リエゾン精神看護

患者ケアとナース支援のために

野末聖香 編

宇佐美しおり
金子亜矢子
野末聖香
早川昌子
樋山光教
福嶋好重
福田紀子
若狭紅子　著

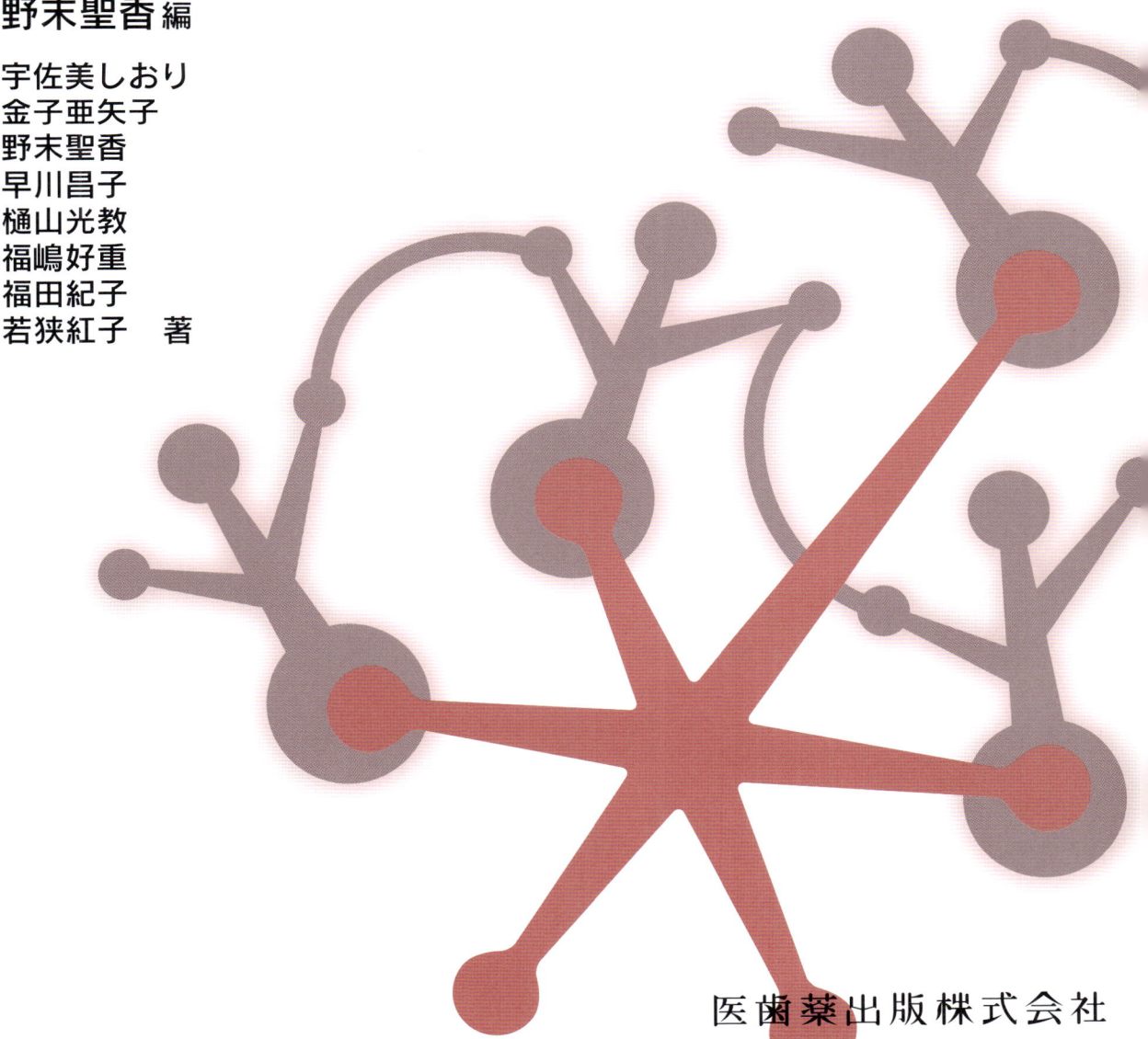

医歯薬出版株式会社

＜執筆者一覧＞

● 編　集
野末　聖香（のずえ　きよか）　慶應義塾大学看護医療学部教授

● 執　筆
宇佐美しおり（うさみ　しおり）　熊本大学大学院生命科学研究部教授
金子　亜矢子（かねこ　あやこ）　東京共済病院リエゾン精神看護専門看護師
野末　聖香（のずえ　きよか）　編集に同じ
早川　昌子（はやかわ　まさこ）　関西労災病院リエゾン精神看護専門看護師
樋山　光教（ひやま　みつのり）　国立病院機構東京医療センター精神科医長
福嶋　好重（ふくしま　よしえ）　横浜市立市民病院リエゾン精神看護専門看護師
福田　紀子（ふくだ　のりこ）　慶應義塾大学看護医療学部
若狭　紅子（わかさ　こうこ）　前横浜市立大学医学部看護学科教授

（五十音順）

This book was originally published in Japanese under the title of：
RIEZON SEISHIN KANGO
KANJA KEA-TO NÂSU SHIEN-NO TAME-NI
　（Psychiatric Liaison Nursing：Empowering Patients and Nurses）

Editor：
NOZUE, Kiyoka
　Professor, Faculty of Nursing and Medical Care, Keio University

© 2004　1st ed.

ISHIYAKU PUBLISHERS, INC.
　7-10, Honkomagome 1 chome, Bunkyo-ku,
　Tokyo 113-8612, Japan

リエゾン精神看護――患者ケアとナース支援のために への推薦の序

　日本における"リエゾン精神看護"の最初の本が発刊されること，そしてその意図や内容をお聞きして私はたいへん心強く思い，推薦の序を書くことを喜んでお引き受けしました．なぜこの本を推薦するかということを，私の体験から述べさせていただきます．

　精神病や精神障害者に対する偏見や無理解は世界中でみられる現象ですが，日本でも根強く残っています．一般の人びとにとって精神世界は，見えない世界であり，かつ自分でも時には自分の心をもてあますという経験もあって，それを病むというのは，狂暴な行動や不可解な言動をとることになるのではないかと怖れるのです．また，精神病は，不治の病であるという偏見もみられ，心の弱い人が罹るのだと思っている人もいます．

　ところが，1995年の阪神淡路大震災を境に，一般の人びとの見方が少しずつ変化してきているように思われます．被災者に対する"心のケア"という表現が使われるようになりました．災害などに遭遇すると，誰でも心に傷がつきやすくなるとわかってきたからです．震災以後，災害が発生すると当然のように"心のケア"の必要性が叫ばれて，専門家たちが現地に出ることが多くなり，新聞などのマスコミでも取り上げられます．災害だけでなく，事故や人生での危機を体験したりしたときにも"心のケア"が必要ということが一般の人びとに浸透してきたようです．

　阪神淡路大震災のときには，この本の編者である野末聖香さんのようにリエゾン精神看護を専門とする専門看護師が活躍されました．避難所の人びととの心のケアもありましたが，自らも被害者でありながら震災時に被災者のケアをした看護者たちの心のケアもされました．しかし，当初は，ケアをする側の看護師が"心のケア"を受ける側になるということには，抵抗がなかったわけではありません．私は，その当時，日本看護協会の副会長でしたので急遽，日本看護協会現地対策本部の本部長となり，リエゾン精神専門看護師の応援を求めました．私自身も，被災者であり心が傷つく体験をしましたので，被災地の看護師の抵抗感はよくわかりました．しかし，野末さんたちはたいへん粘り強く，優れた知識と技術を駆使して対応してくださり，多くの看護者が助けを得ました．このプロセスを体験しながら，私はリエゾン精神看護を日本に導入した当時の似たような体験を思い出していました．

　アメリカのカリフォルニア大学博士課程で精神看護学を専攻した私は，そこで優れたリエゾン精神専門看護師に出会いました．私自身が，看護師を目指したのも"心と体の接点に働きかけていく"ことを夢に描いていたこともあって，こういう専門家がいるのだというのは衝撃的でした．1982年に帰国して，聖路加看護大学で精神看護の修士課程の開設に携わるようになり，私はこの"リエゾン精神看護"という概念と理論を紹介し，専門家を育成したいと思うようになりました．その当時の日本の看護界では，修士課程も少なかったのですが，そのうえ，大学院では研究者育成が唯一の目的という時代に，高度な専門職業人を修士課程でという考え方は一般的ではありませんでした．日本看護協会では，看護のスペシャリストの育成を試行し始めていましたが，大学院がきわめて少ない状況下では，専門学校卒業者の看護経験者に2年課程の研修を行うというもので

した．私は，これはむしろ大学院で行うべきだと考えていましたし，精神看護だけでこの制度を進めるわけにはいかないことがわかっていましたので，現在の日本看護系大学協議会の前身である組織に提案しました．検討を始めてもよいという許しを得たので，4大学の教員たちと検討を始めましたが，それが現在では日本看護系大学協議会のもとにある専門看護師教育課程認定制度にまで発展し，すでに認定を受けた大学院は16校，56教育課程となりました．日本看護協会では，大学院の動きをみながら，自らが研修を行うという計画を断念し，個人認定をすることに専念して，今は74人を認定するまでになりました．

　リエゾン精神看護は，精神看護専門看護師の一分野として位置付けられます．主に身体の病気で入院している患者さんで，一般の看護師には理解し難い反応や行動をとる方々に対し精神看護学の知識と技術を用いて問題の改善をするための介入を行うことをリエゾン精神看護と称します．リエゾン精神看護の対象者には，患者さんやその家族だけでなく，ケアを担っている看護師やそのチームも含まれます．"ナースのためのナース"と称したこともありました．聖路加看護大学大学院の精神看護専攻者のなかでもリエゾン精神看護は，人気の高い分野でした．しかし，片仮名交じりということもあって，同時にやはりわかりにくい分野でもあるという批判を受けました．当時の学部長であった故常葉恵子先生は"南さん，成人看護でも心のケアはたいせつにするのだけど，がん看護専門看護師の心のケアとリエゾン精神看護の行う心のケアはどこが違うの"と率直に聞かれました．私は"確かに重なる部分はあるけれど，がん看護専門看護師が扱うことのできるのは，ストレスコーピング理論でいえば，意識的に問題解決型や感情調節型のコーピングをすることへの援助であり，無意識の防衛反応を起こしている回避型の人への対応は，リエゾン精神看護が主に扱うことになるのでは"と回答したと思います．しかし，それだけの説明ではもちろん不十分であり，私はこの分野の専門看護師が増加し，その経験を通して理論体系を確立するのだろうと考えていました．無責任といえばそれまでですが，私は祈るような思いで微力ながら教育に情熱を注ぎました．

　野末聖香さんを始め，この本の著者たちは，日本の専門看護師の先駆者であり，パイオニアであります．パイオニアには大変な苦労が伴うものですが，著者たちも例外ではありません．そういう人たちが，経験を通して，またその後のさまざまな学びを通してリエゾン精神看護の理論化を試みたのが，この本です．日本でもこれだけの蓄積ができてきたのかと私は感無量でありますし，著者たちの努力に深い敬意を覚えます．この本は，リエゾン精神看護を学ぶ人たちにとっては貴重なテキストになるでしょうし，心のケアに関心のある現場の看護師にもたいへん役立つものになっています．看護管理者の方々や病んだ経験のある方々や一般の方々にも読んでいただきたいと思います．多くの読者からの批判を得て，リエゾン精神看護の知識と技術がさらに洗練されていくことを期待しています．自分を見失うほどのストレス下にある患者さんたちの心を支える看護ケアの改善に繋がると思うからです．

2004年6月　　　　　　　　　兵庫県立大学副学長・日本看護協会会長　　南　裕子

はじめに……医療技術の急速な進歩は，これまで救えなかった命を救うことを可能にした．しかし，命が助かることと引き換えに，重い後遺症や生涯続く治療，生活上の制限に耐えながら人生を歩むこと，脳死や臓器移植に伴うさまざまな葛藤といった課題も生み出してきた．また，医療者の関心が専門性の追求に向かい，病気を抱えて生きている患者全体を理解しケアする志向性が希薄になるという傾向も引き起こした．最近の調査では，95％以上の患者・医療者が病院における心理的サポートは不十分であると回答している（広井，2001）．医療過誤は増え続けており，わが国の現状は，提供する医療技術は高度であっても医療サービスという観点からみればまだまだその質は低いと言わざるをえない．そもそも医療の場は人が人を癒す場である．高度な専門技術を使うときにも，人間的な触れ合いが基盤となるのであり，それが病を癒す力にもなる．しかし残念ながら，いまのところそれが十分に実践されておらず，実践のための環境整備も不十分なままである．

　リエゾン精神看護は，このような状況を改善するためのひとつの手立てとして発展してきた．身体の病を抱える人びとの心のケアに焦点を当てた精神看護のサブスペシャルティ領域である．対象は患者であり，患者をケアする看護師である．そして，医療スタッフ間の連携を促進するという機能ももっている．もともと欧米で発展してきた看護実践モデルであり，日本での歴史は浅い．リエゾン精神看護に対する関心は高まっているが，実働する専門看護師の数がきわめて少ないこともあって，活動の実際や果たしうる役割について理解が浸透しているとは言い難いのが実状である．

　そこで，リエゾン精神専門看護師がどのような理論やモデル，指標を用いながら現象をとらえ，思考し，実践しているのかを，実践者の視点から整理してみようと考え，本書を企画した．企画当時，日本看護協会による認定を受けていた専門看護師に声をかけ，参加可能な人たちで本書をまとめることにした．都合により参加していただけなかった方がたもいらっしゃるが，日ごろの実践で培われた理論と技に照らして本書に対するご意見とご指導をいただきたいと願っている．また，編者が横浜市立市民病院にいた時代からともに活動してきた精神科医の樋山光教先生にも著者として加わっていただいた．

　さて，本書は6章からなる．第Ⅰ章ではリエゾン精神看護がどのような看護実践領域なのかを概観した．第Ⅱ章ではリエゾン精神看護の"直接ケア"に焦点を当てた．その第1節では，リエゾン精神看護の対象となる患者の精神的問題について，診断の視点とプロセスを丁寧に示し，薬物療法を中心とした精神科治療の実際をわかりやすく解説した．第2節では，直接ケアを行う際に用いるさまざまなアプローチの基本と実践への応用について紹介した．第3節では，不安，怒り，気分障害，せん妄，依存といった14の精神的諸問題をあげ，アセスメントとケアについて述べた．第Ⅲ章では"コンサルテーション"に焦点を当てた．第1節で概論を，第2節でリエゾン精神専門看護師によるコンサルテーションのプロセスについて各段階におけるポイントを示しながら論述した．第3節では，コンサルテーションの実際を紹介した．第Ⅳ章では"看護師のメンタルヘルス支援"に焦点を当て，メンタルヘルス支援が必要となる背景，アセスメントと支援について述べた．第Ⅴ章では"組織変革者としてのリエゾン精神専門看護師"という観点から，専門看護師の役割開発のプロセス，組織変革の成果と課題，組織変革者の要

件について述べた．最終章では，リエゾン精神専門看護師になるために身につけるべき知識や技術，有効な教育トレーニングについて，新人段階を目安として詳述した．さらに，認定制度や大学院教育の現状と方向性について述べた．

　本書では，各章で多くの事例を紹介している．事例を通して，理論・モデル・経験知を適用しながらのアセスメント，理論的裏づけに基づいたケアプランと実践，できるだけ多くの代替案，実践評価の視点などを具体的に示すように努めた．また，リエゾン精神専門看護師がどのような思考過程で実践しているのかがわかるように，そのプロセスを記述した．したがって本書は，リエゾン精神専門看護師を目指す方がたには実践の手引きとして，患者ケアにあたる看護師の方がたには日常ケアの参考書として活用いただけるのではないかと思う．さらに，看護管理者の方がたには専門看護師の活用についての，また大学院教育に当たっている方がたには教育についての資料となれば幸いである．なお，事例については個人情報保護の観点から，事例の本質を損なわない程度に修正を加えるとともに，章の著者とそのなかで紹介した事例の著者とが必ずしも一致しないように事例を配置したことをおことわりしておく．

　最後になるが，本書の出版にあたって日本のリエゾン精神看護の生みの親である南裕子先生に心から感謝の気もちをお伝えしたい．南先生は，聖路加看護大学教授当時にリエゾン精神看護を日本に紹介・導入し，大学院教育を開始され，今も卒業生のスーパーヴィジョンを続けておられる．また，日本看護協会の専門看護師制度の発足にご尽力され，現在は協会長という立場で制度の推進と専門看護師の支援に取り組まれておられる．日本の看護界にスペシャリストという役割をつくることには，並なみならぬ決意と努力が必要であったことと思う．ここまで導いてくださった先生に心からお礼申し上げたい．また，私たち精神看護専門看護師のスーパーヴァイザーとして長年にわたりご指導いただき，精神的な支えにもなっていただいている二人の先生にも感謝の気もちをお伝えしたい．おひとりは，Patricia R Underwood 先生である．先生は，Orem-Underwood セルフケア看護モデルを開発し，理論と実践の統合を具現化された精神看護領域の理論家であり，実践家である．その豊かな臨床経験に裏打ちされた的確なアドバイスによって，私たちは迷いのなかから方向性を見いだすことができた．先生の生き方を目の当たりにすることで，看護を誇りに思い愛する心もまた育んできたように思う．もうおひとりは，Pamela Minarik 先生である．カリフォルニア大学サンフランシスコ校メディカルセンターにおいては，多くのリエゾン精神専門看護師の研修を迎え入れ，温かく，エネルギッシュに指導してくださった．エール大学に移られた現在でも，私たちのスーパーヴァイザーとして指導を続けてくださっている．

　出版までに2年近くかかってしまった．執筆の進まない私たちに辛抱強くエールを送り続けてくださり，不慣れな編集の仕事を下支えしてくださった医歯薬出版の担当者の方がたに心から感謝申し上げる．

2004年6月

野 末 聖 香

目次

推薦の序 ……………………………………………………………………… iii
はじめに ……………………………………………………………………… v

I──リエゾン精神看護　野末聖香　……………………………………… 1

精神医学・看護におけるコンサルテーション・リエゾン活動の発展の歴史 …… 3
　コンサルテーション・リエゾン精神医学の発展 …… 3　　リエゾン精神看護学の発展 …… 4
リエゾン精神看護の目標 ……………………………………………………… 6
リエゾン精神専門看護の機能 ………………………………………………… 6
　直接ケア …… 7　　面接 …… 8　　リラクセーション …… 13　　コンサルテーション …… 14　　看護師のメンタルヘルス支援 …… 15　　教育 …… 17　　臨床研究 …… 19
　連携・調整 …… 19
人の心を理解するために ……………………………………………………… 20
　精神状態の検査法 …… 20　　防衛機制 …… 21　　ストレス・コーピング …… 23
　一般システム理論 …… 24

II──精神的諸問題を抱える患者のアセスメントと直接ケア ………… 27

1．一般科患者の精神的問題の診断と治療　樋山光教 ………………… 28
一般科の患者の精神的問題・症状 …………………………………………… 28
心身の相関関係のパターン …… 29
診断プロセス …………………………………………………………………… 30
　主訴と受診動機の明確化─表面化している問題点（症状・行動）と隠された引き金 …… 30　　時間的・空間的全体像の鳥瞰的理解 …… 33　　検査と問診 …… 33　　診断─2つのアプローチ／操作的診断基準とストーリーの読み取り─問題の核心の同定 …… 37
鑑別診断および治療──薬物療法とその副作用を中心として ………………… 40
　せん妄 …… 40　　不眠 …… 44　　うつ状態・うつ病 …… 46
治療上の留意点 ………………………………………………………………… 51

2．さまざまなアプローチ──事例を通した理解 ……………………… 54
リエゾン精神専門看護師の行う直接ケアの特徴　金子亜矢子 …………… 54
　リエゾン精神専門看護師の具体的な動き …… 54　　リエゾン精神専門看護師が直接ケアを行う意義と注意点 …… 55
1-個人精神療法（カウンセリング）　金子亜矢子 ………………………… 56
　個人精神療法を用いたケア …………………………………………………… 56
2-集団精神療法　宇佐美しおり ……………………………………………… 61
　グループ ……………………………………………………………………… 61

治療グループとしての集団精神療法 61
グループの発達 62
グループの実際 63
3-認知行動療法 金子亜矢子 **65**
アサーショントレーニング 65
認知行動療法を用いたケア 67
4-リラクセーション 金子亜矢子 **72**
イメージ療法を用いたケア 72
タッチングを用いたケア 73
呼吸法を用いたケア 75
筋弛緩法を用いたケア 76
5-セルフケア支援 金子亜矢子 **79**
虐待を受けていた患者のセルフケア支援 79
6-薬物療法の管理 宇佐美しおり **85**
精神科薬物療法と人びとの生活 85
精神科薬物療法と看護 86
精神科薬物療法と看護の実際 87
7-家族ケア 金子亜矢子 **90**
家族をどのようにとらえるか 90
家族ケアの実際 91
家族ケアのポイント 94

3. 精神的諸問題のアセスメントとケアの実際　96

1-不安の強い患者　福嶋好重　**96**
不安の強い患者の理解 96
不安の強い患者の直接ケアの実際 102

2-怒りの強い患者　福嶋好重　**105**
怒りの発生要因と怒りの強い患者の理解 105
怒りの強い患者の直接ケアの実際 110

3-気分障害（抑うつ・躁状態）のある患者　福田紀子　**113**
抑うつ状態にある患者の理解 113
うつ状態にある患者の直接ケアの実際 117
躁状態にある患者の理解 120
躁状態にある患者の直接ケアの実際 122

4-せん妄状態の患者　福田紀子　**125**
せん妄状態にある患者の理解 125
せん妄状態にある患者の直接ケアの実際 130

5-依存症（薬物・人）の患者　福田紀子　**134**
依存の問題をもつ患者の理解 136

依存の問題をもつ患者の直接ケアの実際 139

6-痛みを抱える患者　金子亜矢子　**144**
痛みを抱える患者の理解 144
痛みのある患者の直接ケアの実際 146

7-出産をめぐる問題を抱える患者　福田紀子　**151**
出産をめぐる精神的問題をもつ人びとの理解 151
出産をめぐる精神的問題をもつ女性への直接ケアの実際 159

8-摂食障害の患者　宇佐美しおり　**164**
摂食障害の患者の理解 164
摂食障害患者の直接ケアの実際 166

9-心身症の患者　金子亜矢子　**170**
心身症患者の理解 170
心身症患者の直接ケアの実際 171

10-対人関係に問題を抱える患者　宇佐美しおり　**176**
対人関係に問題を抱える患者の理解 176
対人関係に問題を抱える患者の直接ケアの実際 178

11-慢性疾患を抱える患者　金子亜矢子　**182**
慢性疾患を抱える患者の理解 182
慢性疾患を抱える患者の直接ケアの実際 183

12-死に直面している患者　福嶋好重　**189**
死に直面している患者の理解 189
死に直面している患者の直接ケアの実際 192

13-身体的治療を受ける精神疾患患者　宇佐美しおり　**196**
身体的治療を受ける精神疾患患者の理解 196
身体的治療を受ける精神疾患患者の直接ケアの実際 197

14-家族の問題　宇佐美しおり　**201**
患者家族への理解 201
家族の問題に対する直接ケアの実際 202

III――コンサルテーション　**207**

1. コンサルテーション概論　野末聖香　**208**
精神看護におけるコンサルテーションの変遷とニーズ 208
コンサルテーション 209
定義 ..... 209　　コンサルテーションのタイプ ..... 210　　コンサルタントの役割 ..... 211　　コンサルティとコンサルタントの関係におけるダイナミックス ..... 212　　コンサルテーションの倫理的側面 ..... 213　　コンサルテーションのプロセス ..... 213　　コンサルタントを活用するためには ..... 214　　コンサルタントに必要な教育 217

2. リエゾン精神専門看護師によるコンサルテーションのプロセス　野末聖香　**222**

第1段階：コンサルテーションの導入 222
　　　第2段階：安心して話せる雰囲気づくり 224
　　　第3段階：問題に取り組むための基盤づくり 224
　　　第4段階：問題の明確化 228
　　　第5段階：目標設定 229
　　　第6段階：具体的対策の提案と検討 229
　　　第7段階：コンサルテーションの総合評価 233
　　　第8段階：フォローアップ 234
　　3. コンサルテーションの実際 235
　　1-患者や家族の問題に焦点を当てたコンサルテーション
　　　　　　　　　　　　　　　金子亜矢子　宇佐美しおり　福嶋好重　早川昌子
　　直接ケアと並行してコンサルテーションするケース 235
　　　医療チームが陰性感情を抱く患者のケア 235
　　　痛みのとれない患者のケア 241
　　コンサルテーションだけを行うケース 244
　　　外科病棟に入院中の盗み食いをする摂食障害患者への対応 244
　　　終末期で"否認"の強い患者への対応 247
　　2-看護師自身の問題に焦点を当てたコンサルテーション　野末聖香　若狭紅子　251
　　　医療不信を訴える家族に怒りを感じ，歩み寄れない看護師のサポート 251
　　　終末期患者を前にして無力感，自責の念を抱く看護師のサポート 252

IV──看護師のメンタルヘルス支援　福田紀子　257

　看護師のメンタルヘルス 258
　　看護師のストレッサーとストレス反応 258
　リエゾン精神専門看護師によるメンタルヘルス支援 263
　　リエゾン精神専門看護師を活用するメリット 263　　相談の持ち込まれ方 265
　　アセスメントと介入 266
　看護師の心の問題とケアの実際 270
　　職場適応が難しい看護師への支援 270

V──組織変革者としてのリエゾン精神専門看護師　福嶋好重　283

　変化促進者としての専門看護師の役割開発 284
　　役割開発のプロセス；変化理論 285　　変革戦略 285
　役割開発の実際 286
　　組織内の顕在的・潜在的ニーズの確認；解凍期 286　　管理者との協働；移行期 287
　変革者としてのリエゾン精神専門看護師自身の役割開発の取り組み 289
　　システム登録に取り組むこと──病院システムへの参加 290　　システムへの参入の最

初のステップ，力の構造についてのアセスメント……291　役割を創り出すこと，役割開発のための具体的な方策……291　構成員一人ひとりの能力を高める……293　管理者の考え方を柔軟にしていく……293　倫理的ジレンマへの対応……293

CNSの役割発達 …………………………………………………………………………294

役割開発を阻む要素とその対策 ………………………………………………………294
変化への抵抗……295　計画的変化に進むために必要な特性……296

管理者によるサポート・管理者との協働 ……………………………………………296
CNSを組織内に迎え入れる準備をする……296　コミュニケーションネットワークの開発と充実を図る……297　他職種とCNSとの葛藤の調整……297　CNSに自由と柔軟性を提供する……297　活動の評価……298

チーム医療の推進者としての役割と課題 ……………………………………………298
看護師-医師関係と医療チームの特徴……298　協働を促進するための調整機能……299　今後の課題……299

VI——リエゾン精神専門看護師への道　　301

1．認定制度と大学院教育の概要　若狭紅子　野末聖香　302

日本看護協会専門看護師認定制度 ……………………………………………………302
CNSの役割……302　CNSの専門看護分野の特定……302　専門看護師制度に関連する各種の委員会……303　CNSの認定条件と認定試験……303　専門看護師登録者数……303

野末聖香

専門看護師育成のための大学院教育 …………………………………………………304
CNSのための大学院教育……304　大学院における実践的トレーニング……307

効果的な臨床トレーニングの方法 ……………………………………………………308

2．新人リエゾン精神専門看護師をどのように育むか　金子亜矢子　310

新人CNSの準備状態 …………………………………………………………………310
直接ケア（実践）の能力……311　コンサルテーションの能力……311　教育の能力……311　研究の能力……311　連携・調整の能力……312　メンタルヘルス支援の能力……312

大学院教育で学べること，期待すること ……………………………………………312
大学院教育で学べること……312　大学院教育に期待すること……313

新人リエゾン精神専門看護師として必要な能力 ……………………………………314

新人CNSとしてたいせつにしたい態度 ……………………………………………315

新人CNSの成長のために必要なこと ………………………………………………318

看護管理者からのメッセージ …………………………………………………………319

索引 ………………………………………………………………………………………321

表紙カバー：小川さゆり／本文組体裁：編集工房プシケ

I

リエゾン精神看護

はじめに

近年，社会は複雑化し，価値観も多様化しており，人びとのストレスは増大している．自殺死亡者数は，1998年以降年間3万人を超え，2006年に自殺対策基本法が成立してさまざまな取り組みが始まった．2012年には15年ぶりに2万人台に減少したが，若い世代の自殺率は高い水準にある．また，ひきこもりや不登校などの児童・思春期の心の問題，高齢化に伴う認知症の増加も課題となっている．このような背景から，2011年7月厚生労働省がこれまで重点課題として取り組んできた4大疾患に，新たに「精神疾患」を加え「5大疾患」とした．医療の現場もますます複雑化している．医療技術の進歩は，人の寿命を伸ばすことには成功したが，病や障害を抱えながら長い老年生活をいかに過ごすか，慢性疾患を抱えていかに生きるか，さらには脳死や臓器移植，遺伝疾患のような大きな倫理的課題にどのように対応していくのかといった課題も浮きぼりにした．このような課題は，病気や障害を抱えた本人や家族だけでなく，治療やケアにあたる医療スタッフにとっても大きな課題であり，さまざまな葛藤を生じさせている．

一方，医療の専門分化に伴って，医療者は細分化，高度化した専門性を追求するようになり，その結果，患者を病気や病変といった部分でとらえるようになり，全体としての患者，病気を抱えて生きている患者そのものを理解し，ケアするといった志向性が薄くなるという傾向を引き起こした．このような傾向は，医療の質を低下させることにつながり，そして，患者中心の医療がなされないことが，患者の医療不信や，医療事故の要因ともなっている．この反省を踏まえ，病気や障害を抱える人たちに対して，身体的側面だけでなく，精神的，情緒的側面を含めた統合的，全人的ケアが求められるようになってきたのである．現在の医療において，心理的・社会的サポートはどの程度であると考えるかについて調べた研究では，患者・医療者515人のうち，95%以上が不十分であると回答している[1]．人びとは身体的なケアだけでなく心のケアを求めているが，現在の医療においてはそれが満たされていないのが現状である．

身体と心は元来結びついたものであるが，それを統合的にとらえるのは実際にはなかなか難しい．たとえば，精神科の看護師にとっての関心は心理的な問題に向き，概して器質的な問題への関心は低い傾向にあるようである．しかし，精神科疾患を抱えている患者のなかには重症の身体疾患や障害を抱えている人は多く，心理的な側面だけの理解では，適切な看護は行えない．一方，身体疾患患者のケアにあたる看護師が，患者の精神的な問題のアセスメントやケアに悩むということも多い．実際，重症の身体疾患を抱えている患者のなかには深刻な精神的問題を同時に抱えている人も少なくない．皆川らは，癌患者を対象にした2つの調査について紹介している[2]．ひとつは215人の癌患者を対象として行った調査で対象者のうち実に47%が精神医学的診断基準に当てはまり，そのうち，68%は適応障害であるという結果が得られている．もうひとつの調査でも，がん患者の40%が何らかの精神医学的診断基準に当てはまる，という結果が出ている．また，外来通院患者の21〜26%，入院患者の30〜60%が精神障害を有するといわれている[3]．このことは，身体を病むことが心の健康に大きく影響を及ぼす，ということを具体的に示すものである．逆に，心理的なストレスを抱えることが身体の変調をきたし，いわゆる心身症といった症状を引き起こすこともある．このように，身体と心は強く結びついており，身体を治療しケアするにあたっても，心を治療しケアするにあたっても，人を心身統合，心身相関の視点からとらえる必要がある．

リエゾン精神看護[*1]は，精神科以外の一般科領域——たとえば内科や外科といった領域——において，心身相関の視点から患者の心の問題に対応

[*1] psychiatric liaison nursing

する看護領域である．患者のケアにおいてbio-psycho-socialを統合した，全人的で包括的なケアを行うことを目指す．"リエゾン；liaison"には，つなぐ，連携する，橋渡しをするという意味があり，一般科の看護に精神看護の知識や技術を適用し，当該科の看護師および他の医療スタッフと連携をとりながらケアを提供する．すなわち，精神看護領域と他の看護領域を"つなぐ"機能を果たす．

"つなぐ"機能のもうひとつの側面は，患者および患者ケアにあたっている人たちのあいだをつなぐというものである．医療チームの連携を促進し，患者にとっての治療的な環境を整える機能である．前述したように，現代医療は細分化，高度化した専門性を追求してきたために，結果的に病気を抱えて生きている患者全体を理解し，ケアするといった志向性の低下をもたらした．さらに，時間的なゆとりのなさが医療現場におけるコミュニケーション不足に拍車をかけており，患者の治療やケアについて，医療スタッフが，それぞれの専門性を尊重し，十分に意見を出し合い，協働しているとは言い難いのが現状である．また，医療の高度化，複雑化，入院期間の短縮化に伴い，より重症の患者のケアを，短期間に行うことが要求されている．倫理的な課題もより複雑になってきている．医療スタッフのストレスも増し，患者や家族と医療スタッフとの関係，医療スタッフ同士の関係がぎくしゃくしたものになりがちである．そうなると患者にとって治療的で支持的な環境は提供できなくなってしまう．リエゾン精神看護は，包括的で全人的な医療を提供するために，そして，よりよい治療環境をつくるために，関係者のあいだをつなぎ，調整を図る機能ももっている．

リエゾン精神看護を実践するのは，精神専門看護師と呼ばれる精神看護領域の専門看護師（CNS）[★2]のうちリエゾン精神看護師をサブスペシャリティとする専門看護師である．CNSは，ある特定の看護専門分野において，修士以上の学位をもち，卓越した看護実践能力をもつことが認められた者をいう．リエゾン精神専門看護師の多くは一般病院組織のなかで，看護部長直属の独立したスタッフポジションとして活動したり，精神科外来や病棟を足場として活動したりしている．米国では，ホームケア，訪問看護領域で活動している場合もある．

精神医学・看護におけるコンサルテーション・リエゾン活動の発展の歴史

コンサルテーション・リエゾンを専門とする領域のことを，欧米では，精神医学についてはconsultation-liaison psychiatry，看護についてはpsychiatric consultation liaison nursing，という．日本では，それぞれコンサルテーション・リエゾン精神医学，リエゾン精神看護と呼んでいる．psychiatric consultation liaison nursingはconsultation-liaison psychiatryと連動して発展してきた．その発展の歴史と背景について述べる．

コンサルテーション・リエゾン精神医学の発展

リエゾン精神医学という概念は，欧米で発展してきたものである．米国で総合病院のなかに初めて精神科が入ったのは，1902年，ニューヨーク州のオルバニー総合病院でのことである．その後，20年ごろからドイツ，オーストリアで始まった心身医学の運動が米国へも取り入れられるようになった[4]．29年ヘンリー（George W Henry）[5]は2,000症例以上の臨床経験を分析して"身体科医は身体疾患の診断がつかなくなって最後の手段として精神科に相談をもちかける傾向があるので，すべての総合病院には定期的に病棟を訪れ，その科のカンファレンスに参加して，込み入った症例についてフランクに議論できる精神科医が少なくともひとりは必要である"という内容を報告し，こ

[★2] certified nurse specialist

れが最初のコンサルテーション・リエゾン精神医学の論文とされている[6]．その後，34年にロックフェラー財団がリエゾン精神医学に資金を出し，5つの大学病院に psychiatric liaison 部門が設立され，精神科医が他科に出向いて問題となる患者の診療や相談にあたるようになった[7]．

特に60年代は精神衛生に対する関心が高まってきた時期である．カプラン（Gerald Caplan）の予防精神医学を枠組みとして63年に連邦政府は Public Law 88-164, The Community Mental Health Centers Act を出した．これは米国国民すべての社会階層の人びとの精神科的ニーズを満たすために総合的な精神衛生実施システムの確立を図ったものである．

50～60年代は医療が急速に進歩し，専門分化が起こった時代である．精神科医療もまた治療薬の発展によって専門性が高まった．しかし，専門性の高まりは人間を細分化し，患者の病気だけに目を向け，病気をもった人全体として診なくなってしまうという傾向を生み出してしまった．そこで，人を身体だけでなく，精神的・社会的な側面からも包括的に診なければならないという反省から，ひとつの方策として，精神科医あるいは精神科コンサルテーションチーム（精神科医，臨床心理士，ケースワーカー，リエゾン精神看護師などで構成）が他科の医師や医療チームと連携して患者の問題に対応していくという精神科リエゾンのシステムが発展していった．

74年に National Institute of Mental Health の精神医学教育部門が全米のコンサルテーション・リエゾンサービスの発展と拡充を援助することを決定した．これを背景に，米国におけるコンサルテーション・リエゾン精神医学は飛躍的に発展した．84年の調査では，全米で869の総合病院がコンサルテーション・リエゾンサービスをもっていると報告している[8]．

しかしながら，90年代に入って，managed care と呼ばれる保険制度により，コスト削減を余儀なくされ，コンサルテーション・リエゾン精神医学の様相も変化している[9]．

心身医学の概念はドイツ，オーストリアを中心とした欧州によって発祥したのだが，欧州におけるコンサルテーション・リエゾン精神医学の発展は，米国での急激な発展に影響を受ける形で発展している．適切で経済効率もよいコンサルテーション・リエゾンサービスの基準を開発するために，87年に，ECLW (European Consultation-Liaison Working and Psychosomatics) が，また92年には，EACLPP (European Association for Consultation-Liaison Psychiatry and Psychosomatics) が設立されている[6]．

さて，日本においてリエゾン精神医学の概念が紹介されたのは70年代後半である[10]．その後，少しずつ臨床の場にその活動が取り入れられるようになり，88年，日本総合病院精神医学会が設立され，実践報告や評価の研究がなされるようになった．しかし，日本における総合病院精神科は設置数も全病院数の約半数であり，病床数も削減傾向にある．このような医療の現状のなかでコンサルテーション・リエゾン精神の実践をどのように発展させていけるのかが，大きな課題であるといわれている[6]．

リエゾン精神看護学の発展

リエゾン精神看護学は，コンサルテーション・リエゾン精神医学の発展に続く形で発展してきた．米国では，欧州における心身医学の考え方の影響を受け，30年ごろから一般看護の教育コースに精神科の知識が重要であることが認識されるようになった．そして，40年代初頭には，看護の専門分化の必要性が本格的に論じられ[11]，47年までに精神看護の8つの大学院ができるに至った．さらに，50年代から各専門領域の看護師同士が相談し合う活動が行われるようになり，Clinical Nurse Specialist という役割が誕生し，大学院における Clinical Nurse Specialist の教育が始まった．1970

年にはいくつかの専門分野で認定制度が始まっている[12]．Clinical Nurse Specialist は大学院修士課程レベル以上の教育を受け，その専門領域における高度な知識と実践力をもつエキスパートであり，実践とともに，コンサルテーション，教育，研究を行う．精神看護領域においても Clinical Nurse Specialist の役割が注目され，活動するようになった[13,14]．

この流れに伴って，コンサルテーション・リエゾン精神看護の専門教育の必要性が高まり，次々に大学院コースが開校されていった．そして，85年の段階でリエゾン精神看護の大学院教育プログラムをもつ大学は 90 校となり，各総合病院に 1 人程度の psychiatric liaison clinical nurse specialist が在籍するようになった[15]．そして，87 年から psychiatric liaison clinical nurse specialist の全米会議が開催されるようになり，実践報告や研究報告が重ねられるようになった．米国では 2000 年現在，すべての領域のスペシャリストの数は，54,374 人であり，全登録看護師の 7.3％ を占めている[16]．

日本の看護教育においてリエゾン精神看護についての教育が始まったのは，83 年聖路加看護大学大学院精神看護学専攻においてである．当時の精神看護学担当教授南裕子氏が米国留学中にリエゾン精神看護の実際に触れ，その日本への導入の意義と必要性を強く感じてのことであった．折しも日本の看護界は看護師の燃え尽き（burn out）の問題が深刻化しており，対策が急務であった．身体疾患を抱える患者の心のケアに加え，看護師への精神的支援というニーズが日本におけるリエゾン精神看護の黎明を後押ししたのである．

その後，大学院におけるリエゾン精神看護に関する教育は徐々に広がりを見せてきている．90 年から，日本精神保健看護学会のワークショップのひとつの柱として毎年リエゾン精神看護関連のテーマが取り上げられるようになった．さらに，96 年から日本看護協会による専門看護師認定制度が開始され，精神看護分野の CNS の認定が始まり，リエゾン精神看護は精神看護領域のサブスペシャリティとして位置づけられた．日本看護協会が 2002 年に行った調査では，大学院修士課程修了生 512 人のうち CNS になりたいと考えている人は全体の 30.5％（156 人），専門看護師コース修了者の 73.7％（70 人）であった．専門看護師コースを修了していないが CNS になりたいと希望している者も同数程度いるというのも興味深い[18]．

このように，専門看護師制度の開始とともに，日本においてもリエゾン精神看護は看護領域におけるひとつの専門分野として歩み始めた．そしてその活動によって，患者の精神状態の改善や，チーム医療の促進などの効果があることなども研究的に示されてきている[19,20]．しかしながら，リエゾン精神専門看護師の数はきわめて少なく，その養成にはしばらく時間がかかるであろうこと，そして，たとえリエゾン精神専門看護師を目指したい，働きたいと希望する看護師が増えたとしても，現在のところ CNS の活動は診療報酬上に反映されておらず，経済的な面からの後押しがない状態では雇用が進みにくい，などの問題がある．特にリエゾン精神看護の活動は，患者の精神的な問題に早期に対応し，悪化を予防するという活動が主である．また，看護師に対するコンサルテーションやチーム医療の側面的な促進，といった間接ケアが主である．予防や間接ケアを評価するのは難しく，現在のところ看護管理者の思い切った意思決定によって雇用が生じているのが現状である．わが国で，リエゾン精神看護師を含めた CNS という機能が定着するまでにはしばらく時間を要するであろう．しかし，医療の複雑化，高度化に伴い，看護もまた諸領域での専門性を高めていく必要がある．そして，同時に，各専門分野，専門職同士の連携を強め，病気をもった人びとを全人的に治療し，ケアするシステムも発展させていかなければならない．そのためにも，さまざまな側面の課題に取り組みながらリエゾン精神看護の教育と仕組みづくりを丁寧に進めていくことが必要である．

リエゾン精神看護の目標

リエゾン精神看護の目標は，次の3つの柱を基本としている．

① 精神看護の知識や技術をその他の領域の看護に適用し，スタッフ間の連携を図ることによって，患者に包括的で質の高い看護サービスを提供する

② 看護師が生き生きと意欲をもって仕事に取り組むことができるように，看護師のメンタルヘルス（精神保健）の向上を支援する

③ 精神看護学的視点から新たな看護サービスを開発し，求められる看護に対応しうるサービスを提供する

リエゾン精神看護の目標は，それぞれの組織によってその重みづけは異なるであろうが，一般科において精神看護の視点からケアを提案したり，実施したりするとともに，第一線で活動する看護師を教育的，心理的にサポートすることを通して，間接的に患者ケアの質を高める．ルイス（Anita Lewis）とレヴィ（Joyce Sasson Levy）[21]は，リエゾン精神看護の目標として以下のことをあげ，看護師支援の視点を具体的に提示している．

① 精神保健の概念とその臨床看護実践への適応を実施し，教育する

② 適切な精神科看護介入を行う

③ 看護師が質の高いケアを提供し続けられるようにサポートする

④ 看護師の専門職として個人としての自尊感情を高めることを促す

⑤ 看護師が即時に有効な介入や解決ができないことに対して耐えることができるように支える

リエゾン精神看護は，精神領域の専門家として，一般科における包括的で質の高いケアを提供することを目指すが，それは，ストレスによる患者の精神症状の悪化を予防したり，早期の介入を促進したり，回復を早めることにつながる．さらに，そのような介入を医療スタッフとの連携に基づいて実施することで，より効率的な医療サービスが展開できるのである．

リエゾン精神専門看護の機能

リエゾン精神看護の機能を大きく分類すると，直接ケアと間接ケアがある．直接ケアは，患者や家族に対して支持的な面接やリラクセーションを行うものである．間接ケアは，主として看護師（時に他職種）に対するコンサルテーションを中心としたアプローチであり，関係者をつなぐリエゾン活動も含まれる．その他，看護師のメンタルヘルス支援，教育，研究といった機能を果たす．米国ではすでに40年近い歴史があるが，当初より，多面的機能をもつ役割として位置づけられてきた．ネルソン（Jill K Nelson）とシルキー（Dianne A Schilke）は，リエゾン精神看護の役割として，①コンサルテーション，②教育，③直接ケアの提供，④他の学問領域のエキスパートたちとの協働，をあげている[22]．また，ファイフ（Betsy L Fife）は，メンタルヘルスクリニカルスペシャリストの3つの第一義的な機能として，①コンサルテーション，②教育，③治療的介入の3つをあげている[23]．そして，American Nurses' Associationは，ケアの質を高めるためのコンサルテーション・リエゾン看護実践の基準を発表している．そのなかで，コンサルテーション・リエゾン看護実践の活動領域が第一次予防から介入，リハビリテーションの範囲にわたり，直接ケアと間接ケアの両方を含むこと，そして，この専門領域の焦点は，顕在的，潜在的障害を抱えているクライエント/家族の感情的，精神的，発達的，認知的，行動的反応にあることを示している[24]．

リエゾン精神看護の対象は患者であり，医療スタッフである．精神看護を実践し，教育し，医療スタッフの連携・協働を促進する．このようにその機能はかなり多岐にわたっているが，究極的には，患者への良質のそして効率的なケア提供を目指す．そのため，これらの機能は，それぞれが個別になされるというよりは，複合的に提供されることが特徴である．たとえば，看護師からコンサルテーションの依頼があった場合，看護師を対象にコンサルテーションを行うわけだが，同時に，その患者の理解を深め，精神面でのケアを行うために，患者が同意すればリエゾン精神専門看護師自身が患者の直接ケアにあたることもある．あるいは，逆に患者のカウンセリングを行っている場合に，看護師からの要請があれば並行して看護師へのコンサルテーションを実施する．そして看護師が患者の理解を深め，適切なケアができるように支援する．また，コンサルテーションを重ねるなかで，看護師にとってケアが困難である状況が同じように繰り返されるようなときには，それをテーマに勉強会を開くなど，教育的な活動を行う．また，看護師がある事例をきっかけに，その事例の理解を深め，理論的に分析したいと希望すれば，その研究を支援する．

このように，リエゾン精神専門看護の機能は，それぞれが有機的につながりあって，より大きな効果をもたらすことができる[★3]．

直接ケア

人は病気になると，誰でも多かれ少なかれストレスを感じ，身体だけでなく心も弱まる体験をする．多くの場合は，その人自身の心身の回復力，そして，周囲の人たちからの支援を得ながら危機を脱していく．しかし，予想外に病気が長引いたり，重症化したり，回復の見込みがないといった場合には，患者によってはその受け入れがたい状況に対処するすべを失い，抑うつ状態になったり，不安が強くパニック状態に陥ったり，過度に依存的になったり，自暴自棄になったり，周りの人たちに攻撃的になる，といった状況に陥ってしまうことがある．リエゾン精神専門看護師の直接ケアの対象となる患者は，上記のような精神的に不安定になっている人たちである．このような状態の多くは，適応障害と呼ばれる状態であり，適切な治療やケアが必要である．ところが，実際は患者がこのような状態になると，重い病気になったのだから気もちが落ち込むのも無理はない，といったような表面的な理解にとどまり，必要な治療やケアがなされないこともしばしばである．

また，器質的な要因によって精神症状が生じる，せん妄状態にある患者も直接ケアの対象となる．このような患者の精神的な問題が放置されたままでいると，症状が遷延化あるいは，重症化し，身体疾患の悪化や合併症の発症といった状況を引き起こしかねない．

また，もともとパーソナリティ障害があり，対人関係の問題を抱えている人もケアの対象となる．パーソナリティ障害のある患者が入院すると，同室者とのトラブルや医療スタッフとのトラブルが発生し，治療や看護が思うように進まない，あるいは周囲が強いストレスを感じたり"振り回される"と感じる状況に陥ることがしばしばある．このような場合は，患者への直接ケアと同時に，医療スタッフに対するコンサルテーションやサポートが必要となる．

リエゾン精神看護の直接ケアの対象は，患者だけではない．時には，その家族が対象となることがある．たとえば，患者や家族が医療スタッフに対して強い不信や不満を感じている場合，患者だけでなく家族にも直接かかわり，関係の改善を図

[★3]
本章では，リエゾン精神看護について，直接ケア，コンサルテーション，連携・調整，看護師のメンタルヘルス支援，教育，研究といった機能ごとに，その目的や方法について概論的に述べる．そして，リエゾン精神専門看護師の中心的な3つの機能である，直接ケア，コンサルテーション，看護師のメンタルヘルス支援については，章をあらためて第Ⅱ，Ⅲ，Ⅳ章でより詳しく述べることにする．

る．また，家族が強い不安を抱えていて，患者の支援をすることが難しい，それどころか，家族の不安のほうが患者のそれよりもはるかに大きく，家族の精神的反応によって患者自身が悩んでいるという場合もある．このようなときには，まず家族をケアする必要がある．

リエゾン精神専門看護師が行う直接ケアの方法は，主に支持的面接とリラクセーションである★4．ここでは，リエゾン精神専門看護師が行う面接の基本的な特性について述べる．

面接

リエゾン精神専門看護師による面接はどのような経緯で発生するか

リエゾン精神専門看護師の面接はどのような経緯で発生するのだろうか．多くの場合，担当する看護師や医師が患者にリエゾン精神専門看護師の面接を受けてみてはと提案し，さらに患者が希望する場合に行われる．医師や看護師が"リエゾン精神専門看護師の面接を活用してみようか"と判断するときにはいくつかのパターンがある．

ひとつは，医師や看護師が"患者の精神状態が精神科に依頼するほど重症ではないが，しかしこのままでは心配だ"という場合である．これは，患者の精神的問題が潜在的な状態であるときが多い．この段階でリエゾン精神専門看護師が患者にかかわることができれば，精神的問題のアセスメントと早期発見，悪化の予防，精神状態の改善，必要時精神科治療の開始，といった早期対応ができる．医師や看護師が精神的な問題はそれほど大きくはない，と判断していても，実は薬物療法を含め，精神科治療が必要である場合がある．

2つめのパターンは，患者の精神状態によって医師や看護師が患者に対して陰性感情をもち始めたときである．たとえば，何となく患者のところに行きたくない，共感できない，ケアをしていると医療者として無力感をかきたてられるといったような場合であり，それでも何らかのケアが必要だ，と感じている場合である．医療スタッフがこのような気もちに陥っているときは，第三者が少し離れた立場で患者の状態をアセスメントし，かかわるほうがうまくいくことが多い．

3つめのパターンは，精神科的な治療が必要であると考えられるが，患者が精神科受診を受け入れない場合である．患者にとってみると，身体疾患を抱えたことで十分喪失感を感じているところに，さらに精神科を受診してみないか，という医療者からの提案は，ますます強い喪失感をもたらすことにもなる．身体だけでなく，精神も病んでしまったのか，と絶望的な気もちになる患者もいる．そのような患者にとっては，相談相手が精神科医でなく，心の問題を専門にしている看護師というだけで，敷居はずいぶん低くなるようで"看護師ならば会ってみる"と言って面接を希望する患者は多い．リエゾン精神専門看護師が何度か面接し，信頼関係を築くことができれば，患者はリエゾン精神専門看護師から勧められた精神科医による治療を受け入れることができるということもある．

このように，リエゾン精神専門看護師による面接を開始するに至るにはいくつかのパターンがあるが，いずれにしても患者にとってみれば，予防的に，早期に，また抵抗感をさほどもたずに，より気軽に専門的な精神的サポートの機会が得られることになる．そういった意味で，リエゾン精神看護は，一般病院における精神領域のプライマリーケアの機能をもつといえるだろう．

面接の対象となる患者

リエゾン精神専門看護師が面接を行うことの多い患者は，次のような精神状態にある患者★5である．

① 不安が強い

★4 リエゾン精神専門看護師が直接ケアを行うことの意味や特徴，事例については，第Ⅱ章で事例を挙げながら詳述しているのでご参照いただきたい．

② 怒りが強く，攻撃的である
③ 気分障害—ほとんどは抑うつ状態
④ せん妄状態
⑤ 依存的，依存症
⑥ 摂食障害
⑦ 心身症
⑧ 対人関係に問題を抱えている—パーソナリティ障害など
⑨ 慢性疾患を抱えている
⑩ 死に直面している
⑪ 精神疾患があり，かつ身体疾患の治療をしている
⑫ 家族の問題を抱えている

面接におけるアセスメント
① 精神状態のアセスメント

面接の目的のひとつは患者の精神状態をアセスメントすることである．たとえば，看護師から，患者の精神状態についてどのようにとらえ，ケアすればよいか，といった相談があった場合，看護師から情報を得るだけではなく，直接患者と会って患者の精神状態をアセスメントする．

アセスメントに際しては，以下に示すアセスメントの指標を参考に，兆候や症状を多側面から満遍なくとらえることが必要である．

① 全体的印象

a. 外観

体型や姿勢，表情，髪型，身だしなみ，衣服，だらしないか，奇妙か，実年齢相応か，自傷による傷跡など．

b. 表情

苦悶様，穏やか，いきいき，無表情，硬い，険しい，悲しげ，不安げ，ぼんやり，感情と表情との一致，不一致など．

c. 行動

落ち着きがない，興奮，攻撃的，焦燥的，過敏，多動，緩慢，奇異な感じ，常同行為，身体疾患に伴う運動障害など．

d. 態度

協力的，友好的，攻撃的，傲慢，怒りっぽい，防衛的，回避的，子どもっぽい，無関心，警戒的など．

② 気分

憂うつ，不安，心配，恐怖，絶望的，いらいら，不安定，当惑，不機嫌，平坦，多幸的，誇大的など．

③ 話し方，会話

話が飛ぶ，早口，大声，話が途切れる，声が小さい，無口，回りくどい，遅い，単調，口ごもる，緘黙状態など．

④ 知覚障害

幻覚として幻聴，幻視，幻嗅，幻味，幻触，体感幻覚など．

⑤ 思考障害

滅裂，観念奔逸，保続や途絶などの思考の流れの異常や，強迫思考や妄想思考など思考内容の異常，強迫観念，強迫行為，妄想（誇大，被害，注察，関係，心気，嫉妬，罪業妄想）など．

⑥ 意識状態，見当識，記憶（認知機能）

意識の深さの異常（意識の清明性）と，意識の質の異常（せん妄）など．せん妄では器質的要因を特定する．

⑦ 判断力

自分がしたことの結果がどうなると思うか，こういうときには自分はどうするかといったなど．

⑧ 疎通性

患者との間で通じ合える感じがもてるかどうか[★6]．

患者の状態が複雑であればあるほど，継続的に，多面的に評価する必要があり，高い観察の技術が必要である．したがって，アセスメント[★7]の際には，日々のケアにあたっている看護師や医師から

[★5] これらの患者のアセスメントとケアについては，それぞれ第Ⅱ章において事例をあげながら詳しく述べられている．
[★6] 詳細は"人の心を理解するために（p20）"を参照
[★7] リエゾン精神専門看護師のアセスメントについては，第Ⅱ章で詳しく述べる．

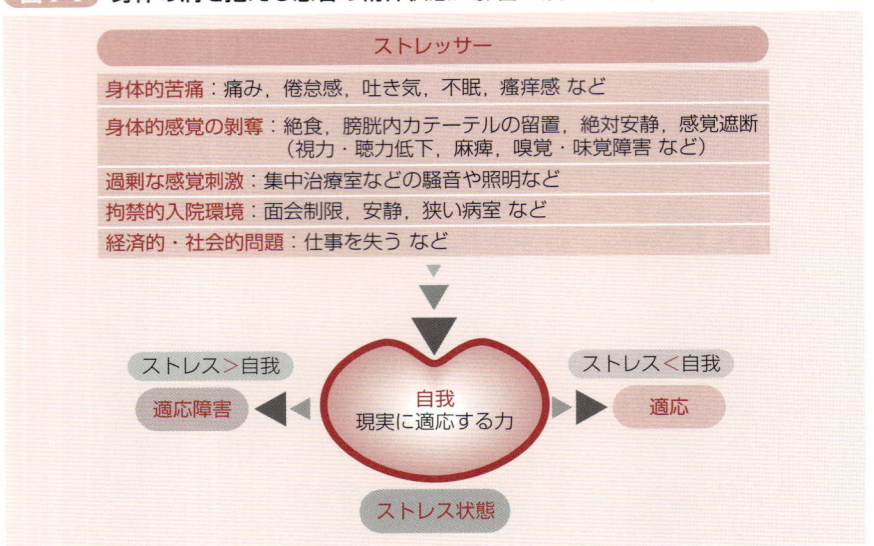

図 I-1 身体の病を抱える患者の精神状態に影響を及ぼす要因と適応力

そら豆の形をしているのは心―自我の力を示す．健康な心の状態は，弾力性のある丸いボールにたとえることができ，この図は，丸いボールがストレッサーによって圧迫されている状態を示す．ストレッサーが心を圧迫し，心が緊張して不安定な状態になっている．ストレッサーが強ければ強いほど，心が緊張し，不安定になり，適応障害に陥りやすい．しかし，強いストレッサーが加わっても，自我の力がより強ければ，ストレッサーの圧力をはねのけて，元の丸い安定した心の状態に戻り適応することができる．逆にストレッサーが小さいものであっても，自我がより弱ければ，容易に適応障害に陥ってしまう．

の情報を得ることが重要である．さらに，家族から，普段の患者の精神状態がどのようなものであるか，現在の状態は以前にも起こったことがあるか，などの情報を得ることも重要である．

また，精神分析的な視点からアセスメントすることで患者の理解をより深めることができる[★6]．

② 精神状態に影響を及ぼす要因と適応力のアセスメント

リエゾン精神専門看護師が対応する患者の多くは適応障害に分類されるが，身体疾患を抱えたことが原因で適応障害に陥るか，適応できるかは，ストレッサー[★8]の強さと元来その人がもっている自我の強さの程度によって決まる．**図 I-1** は，ストレッサーと自我の強さのバランスによって，現実への適応に違いが出ることを示したものである．これはセリエ（Hans Selye）のストレス理論[★6]の考え方を基盤にしている．

身体状態と身体疾患を抱えたことに伴う諸々のストレッサーには，**図 I-1** 中の表に示すようなものがある．

適応障害に陥っている患者についてアセスメントする場合には，この図を基本的な考え方として活用することができる．患者にとってのストレッサーは何なのか，どの程度の強さなのか，また患者自身の自我―現実に適応する力はどの程度なのか，をアセスメントする．しかしながら，患者の自我の力をアセスメントするといっても，それがストレッサーによって一時的に弱まっているのか，もともと自我の力の弱い人であるのか，といったことを出会った初期から判断するのは難しい．患者とかかわりながらアセスメントを深めると同時に，家族からも情報を得ることが必要である．

★8 ストレッサーとは，ストレス状態を生み出す源，要因であり，自我は，現実への適応力と言い換えることができる．

支持的面接

　面接では，患者の精神状態をアセスメントしながら支持的面接を行う．ここでいう"面接"は，カウンセリングに近い意味合いのものである．リエゾン精神専門看護師の行う面接をどのように呼ぶかについては迷うところである．カウンセリングに近いが，カウンセリングの枠に当てはまらない場合もある．カウンセリングは，心の問題や悩みをもつ人に対して行う専門的な心理的援助であり，個人の成長や対人関係の改善，社会・状況への適応を促すことを目的とする．カウンセリングをする人をカウンセラー，受ける人をクライエントと呼ぶが，カウンセラーはクライエントとのあいだに望ましい特殊な対人関係をつくり，その関係を通じてクライエントが自分の問題を解決したり，行動を変容したり，さらには，パーソナリティの成長や自己実現を促すことを助けるものである[26,27]．

　このようなカウンセリングの定義から考えること，リエゾン精神専門看護師は精神領域における基本的なスキルとしてのカウンセリングの技術を使い，精神的に不安定になっている身体疾患をもつ患者に支持的面接を行う．そして，その人が精神的な危機状態から抜け出し，その人らしさを取り戻していくことを支援する．しかし，リエゾン精神専門看護師が行う面接は，心理療法家が行うカウンセリングといくつかの点で違いがある．まず，より短期である場合が多い．これは入院期間が一定の範囲内であること，身体疾患を抱えたことがきっかけであり危機介入的な要素が強いということ，また身体状態が悪化すれば言語的コミュニケーションが不可能になるということと関係している．また，リエゾン精神専門看護師の面接は，言語を介するだけでなく，リラクセーションやマッサージなどの身体的ケアを組み入れることがあり，患者との身体的な触れ合いを伴うことがある，という違いもある．さらにリエゾン精神専門看護師が面接する対象の抱える精神的諸問題は，多くは身体疾患に伴うストレッサーによって起こるものであり，一部を除き，元来は精神的に健康な人たちであり，心の問題を解決するために病院に来たというわけではない，という違いもある．

　リエゾン精神専門看護師による面接をカウンセリングと呼ぶのか，という迷いのもうひとつの理由は，たとえば対象となる患者が死に行く患者であるようなとき，その人は怒りを含めたさまざまな感情を伴った悲哀のプロセスを苦しみながらたどる．リエゾン精神専門看護師は，同じようにさまざまな感情を体験しながら，このプロセスをともに歩むことになる．そして，その人の死を迎えるわけであるが，このようなプロセスはカウンセリングを超えたもののように思えるからである．

　ここでは，リエゾン精神専門看護師による面接を支持的面接と呼ぶことにする．カウンセリングのことを支持的面接と呼ぶこともあるので定義が混乱するが，リエゾン精神専門看護師の行う面接は以上のような特徴をもつものである，ということを確認したうえで，論を進めたい．

支持的面接におけるリエゾン精神専門看護師の基本的態度

　カウンセリングに関して多くの理論や技法が発展してきているが，なかでもカウンセラーのありように焦点を当てた理論を展開したのがカール・ロジャーズ（Carl R Rogers）[28-30]である．ロジャーズは，カウンセラーの態度がカウンセリングのプロセスに大きくかかわっているということに注目し，カウンセラーにとって必要な態度について論じた．その考え方は以降のカウンセリングの理論と技法の発展に大きく影響している．

　さて，ロジャーズが論じたカウンセラーに必要な基本的態度には，①共感的理解，②受容，③自己一致，がある．これらの基本的態度は，カウンセラーとクライエントとの信頼関係の発展を促進する．

　この基本的態度は，リエゾン精神専門看護師が患者の面接を行う際にも，非常に有用である．そ

こで，これらの考え方について紹介しながら，リエゾン精神専門看護師が支持的面接をするにあたっての必要な態度について述べる．

カウンセラーをリエゾン精神専門看護師と，クライエントを患者と読み替えて読み進んでいただきたい．

共感的理解　共感とは，クライエントの不安や葛藤や怒りなどの感情を，**あたかも自分自身のものであるかのように**(as…if)感じとることである．クライエントの不安や葛藤や怒りなどの感情を，決して自分自身の不安や葛藤や怒りと混同しないで理解することである．自分の考えや価値観などを入れないで，相手に巻き込まれずに，ありのままの相手をわかることである．

共感は，同情や同感とは違う．同情や同感は，相手と同じ状態になって相手と一緒になって悲しんだり，怒りを感じたりすることであり，相手に巻き込まれた理解の仕方である．一方，共感は自分自身をしっかりもちながら，同時に相手の立場に立って感じたり考えたりしてみることである．

カウンセラーに共感的に理解されたことが伝わると，クライエントは自分がありのままに理解されたという感覚を実感としてもつことができる．そして，それまで自分自身ではほとんど意識することができなかった感情や考えに気づき，自己理解を深め，それを言語化して伝えることができるようになるのである．

ところで，リエゾン精神専門看護師による面接は，多くの場合，看護師やその他の医療スタッフが患者に面接を受けてみてはどうかと提案し，その患者が希望すれば面接の導入となる．医療スタッフが仲介するため，リエゾン精神専門看護師は，患者に直接会う前に医療スタッフから患者についての話を聞くことになる．それは簡単な患者紹介であることもあれば，かなり詳しい経緯や医療スタッフ自身の感情を含むこともある．特に医療スタッフが患者の対応に困っていたり，患者に対してネガティブな感情を抱いていたりする場合は，リエゾン精神専門看護師に語られる患者についての情報に偏りがある可能性が高い．したがって患者の面接を行う場合には，医療スタッフからの情報にとらわれたり，最初から偏った見方で見たりすることのないように注意する必要がある．

受容　受容とは，カウンセラーが，クライエントのありのままを認め，温かく受け入れることである．人は誰もかけがえのない存在であり，大事な存在であるということを受け入れていることがたいせつである．クライエントがたとえ自分の考え方や価値観とは違った考え方や価値観をもっていたとしても，それを否定せず受け入れることである．人は他者にありのままの自分を認め，受け入れられることによって，自分自身を受容でき，それまでは表に出ていなかった潜在的な力が発揮できるのである．

カウンセリングのなかで，クライエントはさまざまなことを語る．積極的で前向きで肯定的なことを語るときもあれば，一見消極的で後ろ向きで否定的なことを語るときもあるが，どのようなときも同じようにクライエントの体験を受容し，関心をもって聴くことがたいせつである．

とはいえ，たとえば面接のなかで，患者は"こんな状態で生きていたくない""自分は家族に迷惑をかけているだけの存在だ""なぜ自分が病気にならなければならないのか"と語る．このような患者の言葉を聴くと，リエゾン精神専門看護師自身も無力感にさいなまれたり，もっていき場のない怒りを感じる．患者を励ましたい気もちや，否定したい気もちが湧き起こってくる．面接者であるリエゾン精神専門看護師自身もまた医療者のひとりであり，患者には生きる意欲をもってがんばってほしい，という気もちがわいてくる．そうなると，患者を受容するということからかけ離れてしまう．したがって，リエゾン精神専門看護師自身のなかにある医療者としての価値観や考え方の傾向に気づき，患者のありのままを受け入れることが必要である．そうでなければ，リエゾン精神専

門看護師の面接が患者をますます孤独にしてしまいかねないのである．

自己一致　自己一致とは，カウンセラーが，カウンセリングのなかでクライエントを前にして純粋で偽りのない姿でいることである．クライエントを前にして自分が経験しているいろいろな感情や考えを，自分自身で否定しないことである．

たとえば，カウンセラーがクライエントをどんなに共感的に理解しようと思っていても，実際にはどうしてもそれが難しい場合は多々ある．"この人の話を聴いているといらいらしてくる"とか"この人の話を聴いていると，いいようのない不安を感じる"といった気もちが起こる．そのようなときに，その気もちを否定したり，抑圧したりしないで，しっかりと意識していられること，それが自己一致である．逆に"こんな風に感じて共感的に理解できないのは，カウンセラーとして失格だから，こんな体験はしてはいけない"と否定してしまうと，自分が体験していることに嘘をつくことであり，自分を欺くことでもあり，自己不一致の状態にあることになる．

また，カウンセラーがさまざまな感情体験をしているとき，それはクライエントからの重要なメッセージに対する反応である可能性がある．たとえば，絶望感の強いクライエントは，カウンセラーの無力感や怒りを誘発するようなさまざまな言動をとる．カウンセラーが自分の無力感や怒りをありのままに感じ，受け入れ，それにクライエントのどんな心の状態が関係しているのかを考えることで，実は，クライエントには希望を抱くことの怖さ，期待することの怖さが隠されていることがわかるかもしれない．しかし，もしカウンセラーが，自身の無力感や怒りを否定してしまったら，このような深い理解は不可能になってしまう．

ただ，自己一致が重要であるといっても，それはカウンセラーが自分自身の感情を，そのままクライエントに伝えればよい，ということではない．伝えるか伝えないか，どのように伝えるかは，そ

の時どきで，またカウンセリングの進み具合によって，またクライエントとの信頼関係のレベルによって判断すべきである．

看護師教育において，患者に共感することの重要性は折に触れて教えられることである．そうすると，患者に共感できないとき，患者に否定的な気もちをもつとき，そういう自分は受け入れ難くなってしまう．しかし，共感できないことはあるのである．共感のできなさを否定するのではなく，むしろそういった自分の気もちに注意を向けることが患者の気もちを解く手がかりになる．また，かかわりかたの方向性を見つける手がかりになる．患者を前にして自分が経験しているどのような感情や考えも，自分自身で否定しないことである．

リエゾン精神専門看護師が患者の面接を行うにあたって，以上のような基本的考え方と態度を身につけていることは重要である．支持的な面接は面接だけを単独で行うこともあるし，患者の不安や緊張が強ければ，リラクセーションの技法を組み合わせて実施することもできる．また，身体的ケアを行いながら，心理的にもかかわりをもつ，という方法もあるだろう．患者の心にかかわっていくのであるから，スーパーヴィジョン★9を受けながらそのトレーニングを続けることが肝要である．

リラクセーション

リラクセーションとは，不安や緊張の高いときに，自分自身で不安や緊張を緩和する手法である．リラクセーションには，呼吸法，筋弛緩法，イメージ法などがあり，その人に合った方法を選択して活用するとよい．身体疾患を抱えると，心身ともに緊張状態になる．さまざまな痛みを抱えること，

★9　その専門領域に熟達した先輩（スーパーヴァイザー）が後輩（スーパーヴァイジー）に対して継続的に行う臨床実践上の監督，訓練，教育．

身体に装着した点滴・ドレーンなどのチューブ類，絶対安静という拘束などは，容易に緊張状態を引き起こす．また，病気に対する不安や病気に伴って起こる心配事，不眠が続くといった精神的なストレス状態も，身体的な緊張や疲労をもたらす．このようなときに，自分自身で不安や緊張を和らげる方法を身につけることは，置かれている状況に適応したり，ストレスを乗り越えたりすることに役立つ．また，リラクセーションは多くの患者に適用することができ，看護師が自分で主体的に実施したり，指導したりできる方法である．リエゾン精神専門看護師は，リラクセーションの技法★10を身につけるとともに，その技法を多くの看護師に紹介し，指導することで，患者のセルフコントロールの力を高めるように支援する．

コンサルテーション

　コンサルテーションとは，ある一定の事柄についての専門家であるコンサルタントが，その事柄についての非専門家（コンサルティ）から実際的な問題について相談を受け，その状況を改善するために，コンサルティの知識・技術を助長するよう側面的援助を行うことである．コンサルテーションは，コンサルタントとコンサルティがともに問題の明確化と問題解決に向かう対等な相互関係のプロセスである．カプラン（Gerald Caplan）[31]は，コンサルテーションを"クライエントのケアを改善するための2つの専門家間の相互関係のプロセスである"と定義している．リエゾン精神看護は，リエゾン精神専門看護師のもつ精神看護の専門性と，他の領域の専門性を統合し，より質の高いケアの提供を図るものであり，コンサルテーションは，リエゾン精神専門看護師の中心的な機能である．リエゾン精神専門看護師は，精神看護の専門家として他領域の看護師からの相談を受け，お互いの専門性を統合して，問題の改善に取り組む．

　コンサルテーションという概念は，日本の看護の文化において馴染みの薄い概念である．日本語で表現しようとすると"相談"ということになるが"コンサルテーション"という場合は，相談者もある分野の専門家である点，コンサルタントとコンサルティがお互いの専門性を出し合い，対等なパートナーシップで問題改善に取り組むという点において"相談"とは多少異なる．馴染みの薄い概念を導入する場合は，混乱や誤解が生じることが多い．最近になって看護の分野でもコンサルテーションという言葉が使われるようになってきているが，たとえば患者に対する相談活動を"コンサルテーション"と呼ぶといったことも起こっているようである．しかし，コンサルテーションはあくまでも，ある分野の専門家が，何らかの問題を解決しようとしているときに，他の分野の専門家を活用するという場合に用いる用語である．

リエゾン精神専門看護師によるコンサルテーションが求められる背景

　なぜ，精神看護の専門性が他領域の看護に必要なのであろうか．病気になるということは，患者にとって人生におけるひとつの危機である．それが，突然に襲ってきたり，回復の見込みがない深刻なものであったりするときには，なおさらである．人によっては精神的な問題を引き起こす場合がある．

　抑うつ状態になり，希望を失い，無力感，絶望感でいっぱいになることもあるだろう．このような患者の様子をみると，ケアにあたっている看護師自身も無力感に襲われ，希望を失う．なすすべがないと思い，ケアの意欲や方向性を見失ってしまう．ついつい患者の部屋を訪れる回数が減ってしまうかもしれない．そうすると，患者はますます孤独感を感じ，見捨てられたような気もちになり，より強い怒りや不信感，孤独感を感じるだろう．

★10
リラクセーションの諸技法と，その適用については，第II章で事例を提示しながら紹介している．

また"どうして自分はこのような病気になってしまったのだ"と，強い怒りを抱く患者は，もって行き場のないその気もちを看護師に向け換えて，看護師に不満をぶつけ，怒り散らすことがある．このような場合，看護師は，患者の強い怒りに圧倒されて無力感を感じたり，患者に怒りを感じたりしてしまい，硬い表情で接したり，必要最小限の言葉がけしか行わなくなるかもしれない．そうすると，患者の行動の根底にある強い無力感や絶望感に共感することができないままになり，患者は最も支援が必要なときに，孤独なまま取り残されてしまう．

看護師は，入院している患者にとって24時間そばにいる身近な専門職者である．日々刻々の患者の気もちや感情，苦悩，葛藤を，肌で感じ取ることのできる存在である．したがって，どうしても患者の感情に巻き込まれたり，感情的に反応したりしてしまう．それ自体は決して悪いことではないが，違った見方で状況を見ることができなくなったり，問題の本質を見失ったりしかねない．また，熱心さのあまり燃え尽きてしまうこともあるのである．

患者の気もちや感情，苦悩，葛藤に圧倒され，なすすべがないように思うとき，患者の気もちが理解できないと感じるとき，患者がなぜこのような精神状態・行動を示すのか，患者にとって病気はどのような意味をもつのか，患者の気もちのありようや，行動の意味がより深く理解できれば，また心理的距離をとって確認し直すことができれば，また看護師自身の反応にも気づくことができれば，患者の見方が変わる．患者にどのような支援ができるのかがおのずから見えてくる．リエゾン精神専門看護師はコンサルテーションという方法を使って，看護師とともに患者の心のありようを探り，それを看護師にわかりやすく伝え，同時に看護師が自分自身の反応を知り，それを使ってさらに患者理解を深めることを手助けする．

コンサルテーションは，いわば看護師同士がそれぞれの強みを出し合って問題改善に取り組むプロセスであり，リエゾン精神専門看護師は，精神看護の専門家として，その役割を担うのである．コンサルテーションは，リエゾン精神看護の重要な機能であるので，第III章で改めて詳述することにする．

看護師のメンタルヘルス支援[★11]

安定した良質の看護サービスを提供するためには，何よりもまず，看護師自身のメンタルヘルスをよりよく保つことが前提となる．患者の状態を観察するための集中力，患者をより深く理解したいと思う気もち，ケアへの意欲と行動力，それらが十分に発揮できるかどうかは看護師自身の心身の健康度のいかんにかかっている．リエゾン精神専門看護師の役割のひとつに看護師のメンタルヘルス支援がある．具体的には，次のような活動がある．

個人相談

看護師は，集団で患者ケアを行う専門職である．プライマリーナーシング体制をとる病院も多いが，そうであったとしても，夜勤帯の勤務がある以上は，ひとりの患者を複数の看護師で担当することになる．チームとしての機能がしっかりしているかいないかということが，仕事の確実さや質，仕事の進み具合に大きく影響する．チームワークは重要であり，看護師間で協力し合いながら，互いに高め合いながら仕事のできる人間関係が求められる．

ところが，医療現場は日常的に人の生死や病にかかわる場であり，業務は多忙をきわめている．精神的にも身体的にもストレスが高い．看護師がゆとりをもって患者ケアを提供するということは並たいていのことではない．看護師間，医療スタッフ間での人間関係もぎくしゃくすることも多い．

[★11] 第IV章 看護師のメンタルヘルス支援でさらに詳しく述べる．

新人看護師が就職後仕事や人間関係に馴染めずうつ的になる，主任が師長とスタッフとの板挟みになって悩む，医療スタッフ間での意思疎通が取れずにトラブルが生じる，といったことはよく起こる．上野らが看護師438人を対象に心理職に期待するサポートについての調査を行っているが，最も多い期待は"職場の人間関係の問題にサポートが欲しい"というものであった[32]．

また，現場での倫理的葛藤を機に，看護師として仕事を続けていけるのか不安を抱いたり，やる気を失ったりする者もいる．医療社会学者のチャンブリス（Daniel F Chambliss）は，15年にわたる全米の病院のフィールドワークをもとに看護職の抱える葛藤について分析し，次のように述べている．

"ナースの多くは，日常生活において，看護の理想と現実のあいだで常に葛藤を抱えている．この精神的ストレスは，多くのナースにとって耐えがたいものとなっている．…看護倫理の中核である'全人的な'意味での患者の幸福への献身ということも，現代の医療機関においては，医学の支配や財政上，経営上の重要課題の下で忘れられてしまっている"[33]

意欲をもって看護職を選んだものの，医療現場では思い描いた看護を実践するだけの時間も，マンパワーも，財政も，権限も，そして看護職に対する敬意も絶対的に不足しており，そのような現実に直面し，リアリティショックを味わい，意欲をなくしていく，というのである．国による医療状況の違いはあるものの（看護の人員配置という点では日本ははるかに少ないわけだが），看護師の体験している倫理的矛盾，葛藤は類似しているといってよい．

リエゾン精神専門看護師が，相談役として看護師をサポートする際には，支持的面接を基盤とする．支持的にかかわれるのも，リエゾン精神専門看護師が職場において支持命令系統から外れたスタッフ部門として位置づけられているからである．看護師にとってリエゾン精神専門看護師は仕事の評価者ではなくサポーターであり，相談内容に関して秘密の厳守を原則としているからである．ただし，相談内容が職場の人間関係の問題であるようなとき，その問題を改善するためには，上司や部下，同僚といった当事者間で話し合うことが不可欠である場合がある．その際は，相談者である看護師同意のうえで，葛藤の対象である相手と話し合いの場をつくるということもある．また，看護師に精神科治療が必要であると判断される場合もある．そのようなときには，精神科医につなぐ必要がある．精神科がある総合病院の場合は，その病院の精神科に受診することもできるが，実際には自分の職場の精神科を受診することに抵抗感を感じる人が多い．その場合は，他の医療機関を活用することになる．よって，日ごろから信頼のおける精神科外来，クリニックとつながりをつくっておくことが望ましい．リエゾン精神専門看護師仲間のあいだで，それぞれの病院の精神科を紹介し合うこともひとつの方法である．

医療スタッフ間で起こる葛藤の調整と支援

医療スタッフ間で情報交換，意見交換がなされていないために，ケアに一貫性がもてないときや，互いに役割期待がずれていて葛藤状況が起こるときなど，第三者が入ることで問題状況をより広く客観的にとらえることができる．リエゾン精神専門看護師はその調整役として話し合いの場を設定したり，話し合いに加わって意見を述べるなどして，状況改善を支援する．

患者に直接かかわる医療者同士は，毎日顔を合わせていながら，実は十分な意見交換をしておらず互いの役割期待が違っているということは多い．それが結果的に，患者への医療サービスを低下させてしまう．昨今，医療事故の問題がクローズアップされている．多くの医療事故において，要因調査の結果から，医療スタッフ間のコミュニケーション不足が指摘されている．医療スタッフ間のコミュニケーション不足のもたらす影響は，

事故という形で表面化せずとも，患者を不必要に混乱させたり，しなくてもよい我慢を強いることにつながっている．医療現場にいると，医療の長い歴史のなかでつくり出された医療スタッフ間でのコミュニケーションのありようを変えていくことは非常に困難に思えることもある．しかし，リエゾン精神専門看護師は組織を横に動く機能をもった存在である．その立場を生かした活動ができるのではないだろうか．

看護師サポートグループ

リエゾン精神専門看護師は，仕事上の大きなストレスにより心的外傷体験をした看護師に対して，サポートグループを実施することがある．心的外傷体験としては，たとえば，患者の自殺に遭遇した，医療事故にかかわったといったものがある．サポートグループは参加を強制するものではない．リエゾン精神専門看護師が当該看護師にグループをもつことを提案し，賛成が得られれば，参加したい人が自由意志で参加できるようにする．テーマによってはメンバーとなる看護師一人ひとりと事前に面接し，グループに参加することがその看護師にとって過剰な負荷にならないかをアセスメントすることが必要である．

サポートグループでは，参加者がそれぞれの感情や体験について自由に語り合い，気もちや体験を分かち合い，支え合うことで心的外傷を癒し，外傷体験からの回復を促す．グループを開催するにあたっては，時期やメンバー構成，方法について詳細に検討する必要がある．何らかの事件，事故についてグループを行う場合は，時間がたちすぎると効果が薄くなってしまう．また，重いテーマの場合は，グループに参加するのにも心の準備が必要であり，早急にグループを開くとうまくいかないこともある．早すぎず，遅すぎない時期設定が必要である．さらに時間設定はそれぞれのメンバーがゆっくりと話ができるように十分取るべきである．勤務時間外のほうが気が急かずによい．また，開催する場所も，落ち着いて話のできる静かな部屋で，適当な広さの部屋を準備する．

教育

リエゾン精神専門看護師の活動は直接ケアにおいては役割モデルとして，またコンサルテーションにおいては精神領域の知識や技術をもったコンサルタントとして，教育的な役割を果たすことが多い．これらのほかに，組織内において特定の教育プログラムを組んで教育活動を行う．教育活動の具体的な内容は，その組織のニーズによって異なるが，著者自身，あるいは他のリエゾン精神専門看護師の活動から，リエゾン精神専門看護師が行う主な教育プログラムを3つ紹介する．

"一般病院における精神看護"に関する教育プログラム

一般病院において遭遇することの多い患者の精神的問題，行動上の問題に焦点を当て，一般科で働く看護師が精神看護に関する知識を深め，具体的な看護の方法を学び，実践に生かすことができるような教育プログラムを行う．教育は，年間を通した教育コースとしてプログラムされることが多い．基本的な内容は，人の心の理解とケアについての概論，一般科における患者の精神的問題・行動上の問題の特性とその理解，看護の実際が含まれる[★12]．

教育プログラムにおいて学んだ知識や技術は，コンサルテーションの際に個々の患者の理解を深めたり，看護を検討したりするうえで役に立つ．また，事例の振り返りや看護の見直しの際にも有用である．

アサーション（自己表現）トレーニング[★13]

アサーションとは，自分の意見や考え，気もち，欲求を，率直にその場の状況に合った適切な方法

[★12] このような問題についてのアセスメントと看護については，具体的に第Ⅱ章で述べられているので参照されたい．

[★13] アサーショントレーニングについては第Ⅱ章p65に具体的に紹介している．

で述べることである．単に自分の言いたいことを自己主張するということではなく，相手の言うことにも耳を傾け歩み寄る，自分も相手もたいせつにしたコミュニケーションである．

　看護師は人を援助する仕事であり，人の役に立ちたいという気もちが強い．そのような気もちをもつこと自体は望ましいことであるが，そうあらねばならないと思いすぎると，できないことをできないと言えず，自分を二の次にして相手を優先する，という行動パターンが身についてしまう．また，たとえば権威的な医師，威圧的な患者，上司とのやりとりのなかで自分の考えや主張ができない，ということも起こりがちである．このような言動は非主張的自己表現といわれる自己表現である．逆に非主張的でいることのストレスがたまって，あるとき突然攻撃的になったり，自分と同じように仕事ができない同僚を強く責めたり，一見相手を立てるようにしながら，巧みに自分の思い通りに相手を動かすといったような受動攻撃的な行動パターンをとってしまうこともある．攻撃的自己表現と呼ばれる自己表現である[34,35]．このような，非主張的，あるいは攻撃的自己表現を続けていると，相手と相互理解を深めることができなくなり，専門職者として適切な判断に基づいた適切な行動がとれなくなってしまう．

　この2つの自己表現のどちらでもない自己表現，自分の気もちや考え，欲求を，その場の状況に合った適切な方法で，率直に表現する，アサーティブな自己表現を身につけることはきわめて重要である．患者に良質の医療サービスを提供するためには，医療に携わる専門職者が，患者を含めて対等な立場で考えを述べ合い，お互いを理解し合い，信頼し尊重し合うことが何よりも必要だからである．

　この考え方は，どの看護師にも身につけてもらいたいが，特に組織の管理者には十分理解してもらいたい考え方である．管理者によってはアサーションが重要であるといいながら，本音ではスタッフにアサーティブにされると困る，と思っていたり，自己主張するスタッフを，我が強い，生意気，と評価する場合もある．このような環境のなかで，スタッフがアサーションの考え方を学び，実践すると，かえって葛藤を生み出しかねない．そういう点からも，アサーショントレーニングはまず組織のトップ管理者から受けてもらいたいトレーニングである．

プリセプターシッププログラムにおける教育

　プリセプターシップ[★14]は，新人看護師の職場適応を助け，基本的な業務の早期習得を目指して，一対一で指導を行う新人教育の方法である．指導にあたる先輩看護師をプリセプター，新人看護師をプリセプティと呼ぶ．この新人教育方法は，多くの病院で導入されている．一対一の指導であるので，ややもすれば，プリセプティの到達レベルによってプリセプターの能力が評価され，それがプリセプターの過剰なストレスとなることがある．プリセプターは，プリセプティが自分のペースや期待通りにはいかない状況にしばしば遭遇したり，新人教育を通して自分の看護師としての成長の度合いや，人を育成する力量などの課題に直面する．このような体験は心理的エネルギーを使うことも多い．しかし，それは専門職業人としてさらにステップアップする刺激剤でもある．

　リエゾン精神専門看護師は，プリセプターが生き生きとその役割を果たし，新人とともにさらに成長できるように，教育的役割についての助言やサポートを行う．これは，個別に行うこともできるし，講義やグループワークという形で行うこともできる．また，プリセプターとプリセプティの組み合わせによっては，人間関係がうまくいかず，教育が進まない，といったことも起こる．プリセプティがプリセプターの教育方法や接し方につい

[★14] 新人看護師育成方法のひとつ．先輩看護師（preceptor）が新人看護師（preceptee）と一対一で指導，支援し，新人看護師の職場適応と能力発揮が可能となるように導く体制．

て疑問や不安を抱えることもあるので，このようなときには，両者間で起こっていることの整理と調整の役割をとる．

　以上，リエゾン精神専門看護師が行うことの多い教育プログラムを 3 つ紹介した．このほかにもさまざまな教育的活動の仕方があるだろう．院内に精神科病棟がある場合は，その看護師を対象に精神科看護に関する教育，患者の話の聴き方のトレーニングをすることもできるだろう．

　また，所属する組織を越えた教育活動も行われる．たとえば，リエゾン精神専門看護師を目指して学習している大学院生の講義や実習を担当するなど社会的な役割も果たす．

臨床研究

　CNS は，臨床の第一線で活動するスペシャリストである．臨床研究を行い，知見を深め，精神看護の知識や技術の発展に貢献することが求められている．それは個人研究である場合もあるし，リエゾン精神専門看護師のグループで行うこともある．また，最新の研究結果を臨床活動に活用し，生かすこと，さらにその検証をすることも役割のひとつである．

　自らが研究するだけでなく，精神看護に関するテーマで研究を行っている看護師の研究指導やサポートも行う．このように，リエゾン精神専門看護師は，精神看護領域の研究の活用者であり，実施者であり，臨床研究の指導者の役割をとる．

連携・調整

　リエゾンは，連携を意味する言葉であり，リエゾン精神専門看護師が関係者間の連携を促進する調整役として機能することは多い．調整役を誰が担うのが適切かはケースごとに異なるが，たとえば，入院のたびに病棟が変わったり，入院から外来通院に変わったりするようなときには，ある患者についての病状や治療，看護，諸問題を一貫して把握している医療者がいないということも起こる．このような場合に，組織を横に動く CNS が調整役として機能することも多い．また，他職種合同カンファレンスに参加し，連携の促進を図ることもある．

　患者の問題は，それが複雑であればあるほど諸職種の知恵を結集して改善に取り組む必要がある．専門職種間，セクション間の垣根を越えて，意見を出し合い，協力すること，そしてポジティブな相互批判も必要である．リエゾン精神専門看護師は，心のケアの側面から病院組織における連携を促進し，チーム医療の文化を育むことに貢献する．

　以上リエゾン精神専門看護師の役割について，諸側面から述べてきた．役割の範囲はかなり広く，どの機能をどの程度，どのような具体的方法で行うのかについては，それぞれの組織の特性，そしてリエゾン精神専門看護師自身の強みや特性を考慮して決めていくことが必要である．新人のリエゾン精神専門看護師の場合は，まず直接ケアを通して実践の力を示し，組織のなかで信頼を得る努力をするのがいいだろう．多くの役割を担おうとすると，かえって機能が見えにくくなるので，組織に入りたての時期は，活動内容を絞って実施することもよいだろう．

　リエゾン精神専門看護師は，日本においてはいまだに数が少ない存在である．活動を通して，その役割と機能を理解してもらうしかない．理解してもらうには時間がかかり，信頼を得るまでのあいだは，抵抗や葛藤が生じる．そのプロセスを乗り越えていくには，病院管理者のヴィジョンと支援，組織内に良き理解者がいること，そして専門看護師仲間のピアサポート，さらにリエゾン精神看護師自身のタフさが必要である．リエゾン精神看護は欧米で始まったシステムであるが，これがどのように日本流にアレンジされ，活用されるかはこれからしばらくの課題である．病院組織

は，閉鎖的で，セクショナリズムの典型的な組織である．変わっていかなければならない．リエゾン精神専門看護師はその変化に寄与できるひとつのリソースになれるのではないだろうか．

人の心を理解するために

人の心を理解することはたいへんに難しい．心というものは確かにあるのだが，目に見えず，手にとることもできない．したがって，わかりづらくとらえ難いのは仕方のないことである．しかし，心のありようは，その人のもののとらえ方，考え方，行動や生活の仕方，人とのかかわり方，といった生き方そのものを下支えするものである．したがって，私たち看護師が人のケアにあたる際には，その人の心のありように一歩でも近づくことが必要になる．相手の心に一歩でも近づき，相手をより深く理解するために，私たちは対象を理解するための諸理論を用い，同時に自分自身の感性，臨床で得た経験知を用いる．

リエゾン精神看護の実践においてまず必要になるのは，人の心の理解，身体の理解，心と身体，心と行動の関連についての理解である．そのために，いくつかの指標や理論，概念を用いる．それらと自分自身の経験を用い，仮説を立て，対象とかかわりながらその仮説を確かめ，ケアの方向性を探る．ここでは，対象の心のありようの理解とケアの方向性を探るうえで手助けとなる指標，概念，理論のいくつかを紹介したい．もちろん，これらの理論を深く理解するためには，それぞれの専門書に委ねなければならないが，ここでは，それらがどのように有用であるのかを簡単に示したい．それらは，精神状態の検査法，精神分析学における防衛機制の概念，ストレス・コーピング，一般システム理論である．なお，心と行動の関連について理解し，働きかけるセルフケア看護理論については"第Ⅱ章 精神的諸問題を抱える患者のアセスメントと直接ケア"において事例を示しながら紹介する．また，身体の状態が心にどのように影響するかについての視点は"第Ⅱ章3節 精神的諸問題のアセスメントとケアの実際"において事例を示しながら紹介する．

精神状態の検査法 (mental status examination)

精神医学的に精神状態を診断する際には，その前提として対象の全体的な把握が必要である．対象の精神機能を多側面から満遍なくとらえるために，以下のような指標を用いる[36,37]．

全体的印象
① 外観
体型や姿勢，表情，髪型，身だしなみとその清潔さ，皮膚の色や化粧，衣服，だらしないか，奇妙か，落ち着き加減，実年齢相応に見えるか，健康状態の様子，さらには，自傷による傷跡などにも注意を向ける．

② 表情
苦悶様，穏やか，いきいき，無表情，硬い，険しい，悲しげ，不安げ，ぼんやり，空笑い，言葉で表現している感情と表情との一致，不一致などを観察する．

③ 行動
落ち着きがない，興奮している，攻撃的，焦燥的，過敏，多動，几帳面，落ち着いている，緩慢，といった様子や，奇異な感じ，常同行為，チック，身体疾患に伴う運動障害などを観察する．

④ 態度
協力的，友好的，反抗的，攻撃的，傲慢，怒りっぽい，防衛的，回避的，子どもっぽい，用心深い，無関心，ふざけている，無作法，途方に暮れている，警戒的，だらしない，慇懃，などを観察する．

気分
憂うつ，不安，心配，恐怖，絶望的，いらいら，不安定，当惑，不機嫌，多幸的，誇大的，心気的，平坦な感じ，抑圧された感じ，などを観察する．

話し方，会話

おしゃべり，話が飛ぶ，支離滅裂，早口，大声，話が途切れる，口数が少ない，声が小さい，無口，回りくどい，遅い，単調，口ごもる，はっきりしない，どもる，ろれつが回らない，まったくしゃべらない（緘黙〈かんもく〉状態）などを観察する．

知覚障害

最も重要なアセスメントのポイントは幻覚である．

幻覚は実際にはないものを知覚するものであり，幻聴，幻視，幻嗅，幻味，幻触，体感幻覚などがある．

幻聴は，誰かが自分のことを噂しているといったような関係妄想である場合もある．内容を確認することが必要である．幻視はせん妄のときに出現しやすく，虫や小動物などが見える，など内容も確認する．幻嗅には外から危害を与えられるといったものと自分の身体から出るにおいがある．幻触は神経学的問題との区別が必要になる．

思考障害

思考障害は，思考の流れの異常と思考内容の異常に分けられる．思考の流れの異常としては，話が飛ぶ，滅裂，観念奔逸，乱れる，保続や途絶などがある．思考内容の異常としては，強迫思考や妄想がある．強迫観念は自分でも不合理でばかばかしいと思っていても変えられないものであり，強迫行為として現出する．妄想は現実ではないことを確信しており，それが訂正不可能なものをいう．誇大，被害，注察，関係，心気，嫉妬，罪業妄想などがある．

意識状態，見当識，記憶（認知機能）

意識状態の異常は，意識の深さの異常（意識の清明性）という側面と，意識の質の異常（意識の変容）という側面からみることができる．前者では，正常な状態を清明といい，現実見当があり，了解がよく，注意が集中され，記憶に問題がない状態である．これが障害されると，傾眠（うとうと），嗜眠，昏睡（刺激にまったく反応しない）という段階で障害が強くなる．また後者は，せん妄状態を指す．DSM-IV におけるせん妄の診断基準は，注意の障害，知覚・認知障害，急性発症性，気質的要因の存在である．詳細は "第 II 章 2 節 さまざまなアプローチ―事例を通した理解" を参照されたい．

判断力

患者の判断能力は会話を通じて評価する．自分がしたことの結果がどうなると思うか，こういうときに自分はどうするかといったことを聴いてみると把握しやすい．また，自分の病気についてどのように認識しているのか，を知ることは病状をアセスメントするうえで重要である．

疎通性

患者とのあいだで通じ合える感じがもてるかどうか，ということも患者の心の状態を理解するうえで重要な手がかりとなる．

以上のような観点は，網羅的に患者の精神状態をアセスメントするための指標であり，この順に確認していかなければならない，ということではない．機械的に "事情聴取" してしまうと患者に不安と不信，恐怖を与えてしまい，患者の心に近づくことはできない．ここに示したような視点を念頭に置いて，患者との会話やかかわりのなかで，患者の状態に応じて段階的に精神状態の理解を深めていくことがたいせつである．そのプロセスが，治療的，支援的なかかわりであることが必要である．

防衛機制

人の心を理解するうえで，手がかりを示してくれる理論のひとつに精神分析理論がある．精神分析は，フロイト（Sigmund Freud）が臨床的治療経験を通して発見した心理学であり，人間の精神現象，ひいては行動を無意識の領域における働きまでも含めて，局所的（構造的），力動的，経済的，発達的，適応的な観点から理解しようとするもの

表 I-1 主な防衛機制

1.	抑圧	苦痛な感情や欲動，記憶を意識から閉め出す
2.	逃避	空想，病気，現実，自己へ逃げ込む
3.	退行	早期の発達段階へ戻る．幼児期への逃避
4.	置き換え（代理満足）	欲求が阻害されると，欲求水準を下げて満足する
5.	転移	特定の人へ向かう感情を，よく似た人へ向け換える
6.	転換	不満や葛藤を身体症状へ置き換える
7.	昇華	反社会的な欲求や感情を，社会的に受け入れられる方向へ置き換える
8.	補償	劣等感をほかの方向で補う
9.	反動形式	本心と裏腹なことを言ったり，したりする
10.	打ち消し	不安や罪悪感を別の行動や考えで打ち消す（復元）
11.	隔離	思考と感情，感情と行動が切り離される（区分化）
12.	取り入れ	相手の属性を自分のものにする．同化して自分のものとする（取り込み）
13.	同一視（化）	相手を取り入れて自分と同一と思う．自他未分化な場合は，一時的同一化（→融合，合体）
14.	投射（投影）	相手へ向かう感情や欲求を，他人が自分へ向けていると思う
15.	合理化	葛藤や罪悪感を伴う言動を正当化するために社会的に承認されそうな理由づけをする
16.	知性化	感情や欲動を直接に意識しないで，知的な認識や考えでコントロールする
17.	逆転	感情や欲動を反対物へ変更する（サド→マゾ，のぞき→露出，愛→憎）
18.	自己への反転	相手へ向かう感情や欲動を自己へ向け換える（対象愛→自己愛，対象への攻撃→自己攻撃）
19.	自己懲罰	罪悪感を消すために，自己破壊的な行動をする
20.	合体	相手に飲み込まれる．象徴的な同化（融合）
21.	解離	人格の統合が分離してしまう

である．フロイトの考えを基盤として多くの理論が展開され，ほかの領域へも応用されている[38]．人の心のありようは，その人の身体の状態，行動，生活，生き方にかかわる根幹であり，精神分析学は精神看護領域においても，対象理解や治療的かかわりにおいて多くの示唆を与えてくれる．ここでは，その理論の一部である防衛機制の概念について簡単に紹介したい．リエゾン精神看護の対象となる患者は，心身ともに危機的な状態に置かれていることがほとんどである．生命の不安，病気や予後の不安といったさまざまな不安に直面している．そして，さまざまな葛藤を抱く．このようなとき，人は自分の心を守るためにさまざまな対処をするが，心のなかで起こる無意識的，半無意識的な工夫，対処といえるのが防衛機制である．

防衛機制は，人が苦痛を伴う感情や記憶を意識的な自覚の閾外にとどめておくために，用いるものである．防衛機制は苦痛を伴う情動的素材を回避するために心が用いる独特の方法であるといえる[37]．しかしながら，いつまでも防衛機制に頼っていると，問題の根源は残ったままとなる．防衛機制の概念は，患者の心のありようの理解を手助けしてくれる．

表 I-1 に，主な防衛機制について簡単にあげる．

当然のことながら，防衛機制の概念は，患者だけでなく看護師の心のなかで起こっていることを理解するうえでも手助けとなる．看護師は患者のケアにあたってさまざまな感情体験をするが，とりわけ患者との関係がうまくいかない，ケアに困難を感じているときには，看護師自身の不安がそれに影響を及ぼしていることが少なからずある．たとえば，看護師が患者にはもう何もしてあげることがない，自分は何の役にも立たないと必要以上に無力感，絶望感を感じることがあるが，それは実は患者のなかの無力感，絶望感を取り入れ，同一化している，ということがある．また，患者が看護師である自分を拒否している，自分が嫌いなのだ，と感じているとき，実はその感情は自分のもので，自分が患者を避けたいと感じているこ

とを投影している，ということもある．このように看護師自身の感情に目を向け，それを深く理解することは，患者の心をより深く理解したり，患者との関係や看護ケアをよい方向に変えていくひとつの重要な手がかりになる．

防衛機制の働きを理解することは，人の心のなかの葛藤を理解することにつながるが，防衛機制は無意識的，半無意識的に働くものであり，本質に迫ることはなかなかに難しい．

浅薄な理解のまま，軽々にこの概念を目の前の患者に適用し，早わかりしたり，ラベリングするようなことは避けなければならない．防衛機制，さらにその概念を内包した精神分析学を深く学ぶことは，看護をするうえで非常に有用である．特にリエゾン精神看護を実践するものたちにとっては，専門書による学習に加え，スーパーヴァイザーのもとでの事例検討を通した学びが不可欠である．

ストレス・コーピング

ストレスという概念を最初に用いたのは，セリエである[40]．セリエは，生体に影響を及ぼす外的因子（ストレッサー）が加わると，生体はいらいらや不安，抑うつ，身体症状などの特異的な状態を呈する（汎適応症候群；general adaptation syndrome）とし，それをストレスと呼んだ．セリエのストレス学説を基盤として，ストレスを心理的側面から定義したのが，ラザルス（Richard S Lazarus）らである．

ラザルスらは，ストレスは環境が個人の対処能力を超えて影響を及ぼすときに認知される[41]，とし，ストレスに対処するためになされる認知的，行動上の努力をコーピング（coping）と呼んだ．そして，コーピングを，問題に焦点を当てたコーピング（problem-focused coping）と，感情に焦点を当てたコーピング（emotion-focused coping）の2つに大別した．前者は，ストレスフルな状況に積極的に，直接的に働きかけるもので，問題解決型の対処行動である．生活習慣病を指摘された患者を例にとると，生活習慣病について本やインターネットなどで勉強し，食行動を変えたり運動を始めたりするような行動が問題解決型コーピングである．後者は，ストレッサーそのものへの働きかけはしないでストレスに対する認知を変えるもので，ストレスをストレスとは受けとらないように気もちを切り替える，受けとめ方を変える，といった対処法である．生活習慣病の例で考えれば，病気を指摘されてショックであったが，一病息災，病気をコントロールしながら生活すれば大丈夫，これは自分の身体のことを考えるチャンスと考え，気もちを立て直すようなコーピングが感情調整型コーピングである．

近澤は，ラザルスのストレス・コーピング理論を概念枠組みとして看護師を対象に調査を行い，日本文化におけるストレス・コーピングについて検討している[42]．そして，3つのタイプのコーピングを導き出している．それらは，問題解決型コーピング，感情調整型コーピング，回避的コーピングである．前者2つはラザルスに同じであるが，特徴的なものは回避的コーピングである．これは，ストレスに直面しないように避ける行動で，生活習慣病の例でいえば，病気のことを考えないようにして，療養生活に関する資料をもらっても，なかを見ないままに放っておいてこれまでどおりの生活を続ける，などがそうである．一見不合理で，自分のためにはマイナスの行動にみえるが，心理的に自分を守るための行動であるといえよう[43]．

人がストレス状態になったときにとる行動はさまざまである．人それぞれが，意識的・無意識的に対処方法を選択し，用いている．病気を抱えるということはひとつのストレッサーであり，病を抱えた人たちは，ストレス状態から自分を守るためにいろいろな対処行動をとる．しかし，ストレッサーが大きく自我が対応できないようなレベルになったり，もともと自我が脆弱でストレス耐性が低い場合には，適切な認知や行動ができなくなり，

不適応状態を起こすことになる．

　患者がいかにも不合理で不適切な行動をとったり，緊張感が高く情緒的に不安定になったりして，看護師がケアに困難を感じるときは，患者がうまく対処できないほどの強いストレス状態にあると判断できる．患者がストレス状態にあり，それに対処するためにどのような認知や行動をしているのかをよく理解することが必要である．そして，その人にとってストレッサーとなっているものをできる限り軽減できるように支援することが必要である．たとえば，病気や治療，処置に伴うさまざまな苦痛，身体感覚の剝奪，日常生活行動の制限，拘禁的状況，望ましくない環境などを可能な限り改善するように支援することである．また，不安な患者のそばに寄り添い，マッサージや罨法などの身体ケアをしたり，ゆっくりと話を聴き会話する，といった自我を支えるかかわりも重要な意味をもつ．

一般システム理論

　看護師が患者に生じている精神的な問題や行動上の問題を理解したり，働きかけたりするうえで，システム論的視点をもっていることは非常に重要である．本項でこれまで紹介してきた精神状態の検査法，精神分析やストレス・コーピングといった視点は，個人の精神活動，精神内界，行動に焦点を置く．これに対して，システム理論に基づく患者の理解は，問題が患者個人にだけ由来するのではなく，患者と患者を取り巻くシステムとの円環的な相互作用のなかで生じ，維持，強化されるととらえる．一般システム理論は家族療法を中心として心理療法に大きな影響を与えた概念であるが[44,45]，家族療法では，個人の症状や問題行動は，個人を取り巻くシステムの機能不全であるととらえるので，患者とは呼ばず患者とみなされた者（identified patient；IP）と呼び，家族システム全体が変化することによって個人の問題解決に結びつく，と考える．

　システム論的視点の基本は理論生物学者フォン・ベルタランフィ（Ludwig von Bertalanffy）の導き出した"一般システム理論"である[46]．この理論は，元素レベルから宇宙，人間といった多種多様なシステム全般を説明しようとする非常に大きな，諸科学を統合しうる理論である．この理論では，原因と結果の関係は直線的ではなく円環的であり，ある原因と見えるものがある結果を生み，その結果がまたある原因となってある結果をもたらす，と考える．例をあげよう．

　悪性疾患で入院した男性が，入院から日を追うごとに憂うつな表情になり，言葉数もめっきり少なくなってきた．専業主婦の妻は，入院後数日は毎日面会に来ていたがその頻度が減り，今では週末しか来なくなった．そして面会に来ても洗濯物を置くと早々に帰宅する．看護スタッフは，患者が抑うつ的になってきたのには妻の面会が減ってきたことが原因だとアセスメントし，妻に面会回数を増やしてほしいと声をかけた．これは直線的な理解である．ところが妻と話をしているうちに，妻は患者に病名を告げておらず，患者のそばにいるといつ病気のことを尋ねられるか，そうしたらどう応えたらいいかと不安になり，じっとそばにいられなくなる，ということがわかった．患者はそのような妻の不安を感じとって言葉少なくなり，妻は夫が言葉少なくなったのは病気を疑っているからだと思い込み，面会はますます少なくなっていった．妻の面会が少なくなることで，さらに患者は孤独感を感じて言葉数が減り，抑うつ的になっていった．

　これが円環的な理解である．人間関係における因果関係は円環的であり，したがって自分のとった行動は何らかの形で自分に返ってきて，その後の自分の行動に影響を与える（図Ⅰ-2）[47]．

　円環的因果律の考え方は，人間のような開放システムの総体はシステムの部分の和以上の存在である，というとらえ方を導く．すなわち，ある集団は集団を構成するメンバー一人ひとりの総和で

図 I-2　直線的因果律と円環的因果律

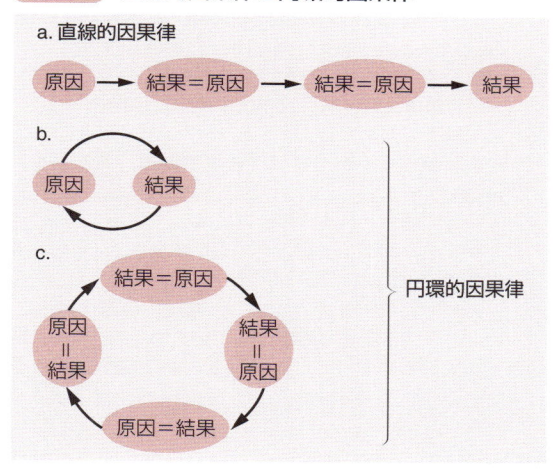

a. 直線的因果律
原因 → 結果＝原因 → 結果＝原因 → 結果

b.
原因 ⇄ 結果

c.
結果＝原因
原因＝結果　　結果＝原因
原因＝結果

（b, c：円環的因果律）

●遊佐安一郎, p27, 1984[47]

図 I-3　生物体システムの7つのレベル

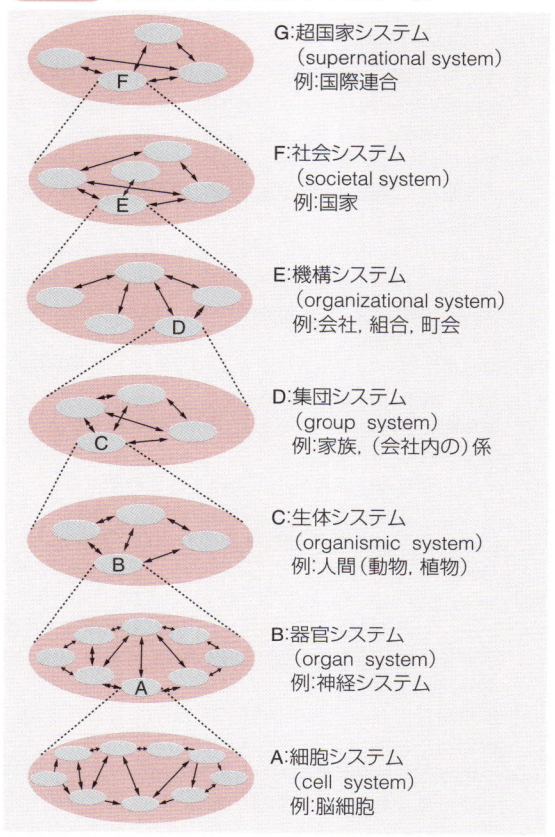

G：超国家システム（supernational system）
例：国際連合

F：社会システム（societal system）
例：国家

E：機構システム（organizational system）
例：会社, 組合, 町会

D：集団システム（group system）
例：家族,（会社内の）係

C：生体システム（organismic system）
例：人間（動物, 植物）

B：器官システム（organ system）
例：神経システム

A：細胞システム（cell system）
例：脳細胞

●遊佐安一郎, p32, 1984[47]

はなく，それらの人たちでつくる関係やパターンをもつシステムである．したがって，そこから一人だけを抜き出して理解しようとしても，十分な理解はできない．個人を理解しようとするときには必ずその個人を取り巻く文脈のなかで理解する必要がある．人間を中心とした生物体システムに焦点化してシステム論を展開したミラー（James G Miller）は，生物体システムを7段階の階層に分類した（図 I-3）[47]．それぞれのレベルでのシステムは，ほかのレベルでのシステムと相互関係をもち，すべてのシステムの生存はその一次元下位のサブシステムに依存する．また，一次元上位のスープラシステムは，それ以下のすべてのシステムを包含し，サブシステムの直接の環境を提供する，というものである．たとえば，ある看護師がリエゾン精神専門看護師に"看護師として仕事をしていく自信がなくなった"と相談をもちかけた場合，単にその看護師個人にだけ焦点を当てるのではなく，看護チームのなかで起こっていること，病棟のなかで起こっていること，病院全体として起こっていること，看護師の私生活で起こっていることなど，複数のレベルでシステムの状態を理解し，介入する必要がある．

一般システム理論は，本来複雑な問題をより多面的にとらえる視点と幅広い介入の選択肢を導く理論として，リエゾン精神看護活動を行ううえでたいへん有益な示唆を与えてくれるものである．

●文献

1）広井良典：患者に対する心理的・社会的サポートの経済評価．社会保険旬報，2001年9月21日号．
2）皆川英明，山脇成人 他：がん患者の精神医学的問題．山脇成人 監，サイコオンコロジーがん医療における心の医学．第1版，pp20-21，診療新社，1997．
3）福西勇夫：総合病院精神医学の発展のストラテジー．山脇成人編，リエゾン精神医学とその治療学．pp19-24，中山書店，2009．
4）三浦貞則：リエゾン精神医学の動向．医学のあゆみ，124：1-5，1983．

5) Henry GW：Some modern aspects of psychiatry in general hospital practice. Am J Psychiatry, 86：481-499, 1929.
6) 萬谷智之 他：コンサルテーション・リエゾン精神医学の歴史と定義．リエゾン精神医学とその治療学，松下正明 総編，第1版，pp3-9，中山書店，2003.
7) 木村　智：コンサルテーション・リエゾン精神医学．心理臨床大辞典．氏原　寛 他編，培風館，pp737-743, 1992.
8) Lipowski ZJ：History of consultation-liaison psychiatry. Textbook of Consultation-Liaison Psychiatry, Rundell, FR et al（eds），pp2-11, American Psychiatric Press, Washington DC, 1996.
9) 福西勇夫：コンサルテーション・リエゾン精神医学．治療，82：161-166，2000.
10) 加藤伸勝：Liaison Psychiatry. 精神医学，19（3）：202-203，1977.
11) アメリカ看護師協会（小玉香津子，高崎絹子 訳）：いま改めて看護とは．日本看護協会出版会，1984.
12) 佐藤直子：専門看護師制度理論と実践．医学書院，1999.
13) Stuart GW and Sundeen SJ（稲岡文昭訳）：リエゾンナーシング―看護実践のための1モデル．新臨床看護学体系精神看護学Ⅱ，樋口康子 他日本語監修，pp643-656，医学書院，1986.
14) 宇佐美しおり：精神看護専門看護師の現状と課題．INR111，26（3）：30-34，2003.
15) 小代聖香：一般病棟における精神看護―リエゾン精神看護の視点から．精神看護学叢書 3．ライフサイクルと看護介入，日本精神科看護協会精神科看護学叢書編集委員会編，pp221-232，メヂカルフレンド社，1990.
16) Pamela Minaric：Psychiatiric Liaison Nursing Practice；An Introduction, the Lecture Text of the Graduate School of Nursing Tokyo Women's Medical University, 2003.
17) 日本看護協会：専門看護師の教育．看護，臨時増刊号 55（7）：164，2003.
18) 加藤令子 他：専門看護師認定に関する看護系大学院修士課程修了生への実態調査．看護（臨時増刊号），55：150-160，2003.
19) 宇佐美しおり 他：慢性の身体疾患を有する患者の精神状態を改善するリエゾン精神看護技術．EB NURSING, 9（1），34-42，2008.
20) 野末聖香 他：精神看護専門看護師によるコンサルテーションの効果．看護，56（2），2004.
21) Lewis A and Levy JS：Psychiatric Liaison Nursing―The Theory & Clinical Practice, Reston Publishing Company, Inc, 1982.
22) Nelson JK and Schilke DA：The evolution of psychiatric liaison nursing. Perspectives in Psychiatric Care, 14：61-65, 1976.
23) Fife BL：Establishing the mental health clinical specialist role in the medical setting. Issues Mental Health Nursing, 8（1）：15-23, 1986.
24) American Nurses Association：Council on Psychiatric and Mental Health Nursing：Standerds of Psychiatric Consultation-liaison Nursing Practice. Kansas City, Missouri, American Nurses Association, 1990.
25) 柏瀬宏隆：プリンシパルコンサルテーション・リエゾン精神医学．第1版，日本医事新報社，1989.
26) 平木典子：カウンセリングとは何か．朝日選書，1998.
27) 河合隼雄：カウンセリングの実際問題．誠心書房，1970.
28) カール・ロジャーズ（佐治守夫 編，友田不二男 訳）：カウンセリング．改訂版ロージャズ全集 2，岩崎学術出版社，1977.
29) カール・ロジャーズ（畠瀬　稔 編訳）：人間関係論．ロージャズ全集 6，岩崎学術出版社，1967.
30) カール・ロジャーズ（畠瀬　稔，阿部八郎 編訳）：来談者中心療法―その選択と現状．ロージアス選書，岩崎書店，1964.
31) Caplan G：The Theory and Practice of Mental Health Consultation. Basic Books, New York, 1970.
32) 上野徳美 他：ナースをサポートする―ケアのための心理学．北大路書房，1999.
33) Chambliss DF（浅野祐子 訳）：ケアの向こう側―看護職が直面する道徳的・倫理的矛盾．日本看護協会出版会，2002.
34) 平木典子：アサーション・トレーニング―さわやかな〈自己表現〉のために．金子書房，1993.
35) 平木典子，沢崎達夫，野末聖香 編著：ナースのためのアサーション．金子書房，2002.
36) 松下正明 総編：精神医学的診断法と検査法．臨床精神医学講座 16，pp51-59，中山書店，1999.
37) リンダ・M・ゴーマン 他編（池田明子 監訳）：心理社会的援助の看護マニュアル―看護診断および看護介入の実際．医学書院 MYW，1998.
38) 前田重治：図説臨床精神分析学．p1，誠信書房，1985.
39) Ursano RJ, et al：Concise Guide to Psychodynamic Psychotherapy.
鑪幹八郎 監，茂野良一 他訳：力動的精神療法入門．p67，創元社，1999.
40) Selye H（杉靖三郎 他訳）：現代社会とストレス．法政大学出版局，1988. The Stress of Life. McGraw-Hill, 1976.
41) Lazarus RS, Folkman S（本　明寛 他訳）：ストレスの心理学．実務教育出版，1991. Stress, Appraisal, and Coping. Springer, 1984.
42) 近澤範子：看護婦の Burnout に関する要因分析―ストレス認知，コーピングおよび Burnout の関係．看護研究，21(2)：37-52，1988.
43) 南　裕子 編著：基本セルフケア看護―心を癒す．講談社，1996.
44) 平木典子：家族カウンセリング入門―家族臨床援助．pp15-22，安田生命社会事業団，1996.
45) 遊佐安一郎：家族療法入門―システムズアプローチの理論と実際．星和書店，1984.
46) フォン・ベルタランフィ（長野　敬，太田邦昌）：一般システム理論―その基礎・発展・応用．みすず書房，1973.
47) 前掲書 45），p27, 32.

II

精神的諸問題を抱える患者のアセスメントと直接ケア

Ⅱ—精神的諸問題を抱える患者のアセスメントと直接ケア

1 一般科患者の精神的問題の診断と治療

はじめに 精神世界は確実に存在し，身体的存在と同等か時にはそれ以上の重要性を帯びている．しかし臨床場面においては，それが身体モードの思考では理解しにくいために，つい敬遠され軽視されがちである．身体（を扱う）科があれほど細分化されてたくさんあるのに対し，精神（を扱う）科が1つしかないのもその現れかもしれない．一方で臨床科や職種を問わず，鋭い"臨床家"はその重要性に気づき，ちゃんと妥当な対応をしているものである．

この項では，精神世界の重要性に気づいたかあるいは気づきつつある看護師，特にリエゾン精神専門看護師あるいはそれを目指す看護師の方がたのために，精神科医が精神的問題に対して日々どのように向き合い診療しているのかについて，総合病院でよくみられるいくつかの問題に焦点を当てながら概観している．もちろんここで述べたことが多様な精神科医すべてに共有された考え方というつもりはないが，ある種の妥当性はもっていると信じる．

そもそも精神科医が一般科患者にきめ細かい精神的ケアを提供することはマンパワーの点ひとつをとってみてもきわめて困難である．一方，一般科の医師・看護師の多くは要求される身体医療水準の向上に忙殺されていることもあり，精神的ケアへの動機づけが希薄なことは否定できない．そしてこの間隙を潤滑油のように埋めて連携（liaison）させ，患者一人ひとりの精神的ケアを良質なものにすることこそリエゾン精神専門看護師の面目躍如の場ではないだろうか．したがってここで述べられていることの多くは，リエゾン精神専門看護師に実践し，あるいは評価して関係者間で話し合ってもらいたいことでもある．そして患者はもとより医療関係者の幸せ（必ずや患者の幸せに還元されるので）につながればと思う次第である．

一般科の患者の精神的問題・症状

そもそも健康な人や医療スタッフと呼ばれる人と患者との境界は，不確実で流動的なものである．健康な人を突然病魔が襲うことはよくあるが，実は以前からの病変の表面化ということも少なくない．ある病院の看護師が別の病院の患者であることも珍しくない．つまり役割という面からみることもできる．同じようにあるいはそれ以上に身体的な問題と精神的問題との境は判然としがたく，切っても切り離せない相互関係にある．元来，こころの主座と考えられ全身（全身体）の制御をつかさどる脳は，臓器としての身体的側面をもっているわけだから当たり前ともいえる．精神科の受診理由として内科の発熱のようにありふれた不眠も"生理的な意識障害の問題"ととらえれば，身体の症状ともいえる．また身体疾患を抱えた人は自らの病状・経過・予後や自分を取り巻く家族・仕事・経済的問題などを考えて，不安になったり落ち込んだりいらいらしやすい．入院ともなれば少々退行してもともとの人格的問題も露呈しやすくなり，看護師の手を煩わせることにもなりかねない（心理的〈機能的〉レベル）．身体疾患や薬剤によって意識が混濁して幻視や被害妄想にさ

いなまれて大騒ぎになることも日常診療のなかではよく見られることである（器質的レベル）．

一方で精神的問題は自律神経系を介して多くの身体症状となって現れることがある．それが機能的なこともあれば器質的レベルになることもある．もちろん，精神病の人が身体の病気にならないとは限らない．一般科・精神科といったレッテルに至っては，そのときの都合によって決まりうる，より不確かなものである．したがってこの表題の"一般科の患者の精神的問題・症状"はあらゆる精神的な問題・症状を含むといっても過言ではない．しかしこのままではあまりに素っ気なく漠としているので，細かいことは取り払って身体的問題と精神的問題の関係を以下のように分類して例をあげ，その相関性に注意を喚起したい．

心身の相関関係のパターン

以下，身体疾患・状態・症状は"**身体**"，精神疾患・状態・症状は"**精神**"と略す．

① 身体➡精神

精神疾患・状態・症状の直接的・間接的主因が身体的なものにあると考えられる場合．

- 脳卒中，脳炎，脳腫瘍，肺炎，心不全，肝硬変，腎不全，発熱を伴う全身感染症，電解質異常，術後の状態など→せん妄
- 種々の身体疾患
  →抗コリン作動薬，麻薬など→せん妄
  →不安，抑うつ，退行
- 脳卒中→うつ病

② 精神➡身体

精神疾患・状態・症状が直接的・間接的主因となって身体的なものが生じていると考えられる場合．

- 対人関係上の強いストレス
  →嘔気，体重減少
  →消化性潰瘍（心身症[★1]）
- パーソナリティ障害（情動不安定・衝動抑制低下）→大量服薬→昏睡・誤嚥性肺炎
- 急性精神病→セレネース®[★2]投与→薬剤性パーキンソニズム

③ ➡精神/身体

同一の原因から精神/身体疾患・症状が生じていると考えられる場合．

- 種々の遺伝性・感染性・薬物性の原因→精神遅滞/てんかん
- アルコール依存→離脱症状としての不安・せん妄/手指振戦/痙攣

④ 精神⇔身体

精神/身体疾患・症状が相互に起こるであろうと考えられる場合．

- 不安⇔動悸
- パニック発作⇔狭心痛（狭心症が一次的）

⑤ 精神‖身体

精神/身体疾患・症状が互いに無関係に存在すると考えられる場合．なるべく一元的に考える必要がある．

- 統合失調症[★3]‖悪性腫瘍：訴えがはっきりせず見逃されやすい

⑥ 精神〈身体〉

身体疾患の仮面をかぶった精神疾患．つまり一見身体疾患のように見えるが実は精神疾患のもの．総合病院ではこのタイプの疾患がとても多く，②ともいえる．

- 仮面うつ病[★4]：たとえば倦怠感・食欲不振・

[★1] 身体疾患のなかで，その発症や経過に心理社会的因子が密接に関与し，器質的ないし機能的障害が認められる病態．ただし神経症やうつ病など，ほかの精神障害に伴う身体症状は除外される（日本心身医学会，1991）

[★2] ハロペリドール：ブチロフェノン系抗精神病薬．せん妄の治療，p42参照．

[★3] 以前は精神分裂病といわれたが，語感の不適切さや社会的偏見の強さなどから名称が変更された．

[★4] masked depression；うつ病に随伴する身体症状が仮面のように前景にあって，実体である抑うつ気分・抑制（精神運動制止[★53, p46]）などの精神症状を覆い隠している場合をいう．

著しい体重減少・腹痛などが主訴
- 転換性障害★5：ヒステリーの一種，歩行障害・失声など

⑦ 身体〈精神〉

精神疾患の仮面をかぶった（かぶされた）身体疾患．⑥の逆．総合病院の精神科に回されることがあり，最も鑑別に留意すべき一群．
- 胃癌の再発・腹膜播種：家族とのトラブルがあり，食欲低下・体重減少を拒食症とのふれこみで受診
- 悪性腫瘍の脳転移：軽度の意識障害による無関心をうつ病と考えられて受診，①ともいえる
- 筋萎縮性側索硬化症（ALS）★6（進行性球麻痺〈PBP〉★7）：急速に進行した構語障害による筆談を転換性障害（ヒステリー）と考えられて他院から紹介受診

上記はひとりの患者（身体的であると同時に精神的存在でもある）を診る際，心身相関の全体像を得るための部分（ジグソーパズルのピースに相当）の主な種類を示したつもりである．しかしこのほかにもいろいろなパターンが考えられる．たとえば糖尿病が人格や知能に関連したセルフコントロールの悪さ（アルコール依存という表現形をとる場合もある）から多くの合併症を抱えるに至る過程…身体→身体
　　　　　　　　　精神↑

診断プロセス

適切な治療を提供するためには妥当な診断が前提となることはいうまでもないが，それには"身体モード"とは趣を異にするいわば"精神モード"の気配りや考え方が必須となる．ここでは精神科特有の基本的な留意点や思考過程を中心に概観を試み，最後に多少各論的なことを付け加えたいと思う．

主訴と受診動機の明確化——表面化している問題点（症状・行動）と隠された引き金

主訴の明確化

患者や家族が精神科を受診するとき，または身体科の医師が併診を依頼する際，時に"主訴"ですら今ひとつはっきりしないことがある．精神症状は身体症状に比べて数値化はおろか言語化できない場合があってわかりにくい．医療関係者でさえなかなか適切に表現できないかまたは誤って言及される場合もあるので，一般の人に要領のよい説明を期待するのは無理と思っていたほうがよい．

しかし誰かが何か困っているのはほぼ確かである．特に不安が強く全部を伝えようと強迫的になっていたり，混乱が強く話のまとまりが悪かったり，もっている病理が重いために抽象的な話し方しかできなかったり，知的な問題のために質問の内容を理解できないときなどはなおさらである．たとえば患者がかなり以前からあるいろいろな問題点についてお店を広げてしまい，それを聞いた治療者はどこに焦点を置いていいのか一見わからないことがある．その場合にわれわれは"なかでも最もお困りになっていることは何ですか？"と尋ねることにしている．

★5
conversion disorder：ここでいう"転換"は，痙攣発作を起こす"てんかん（癲癇）"とはまったく異なり，抑圧された無意識の葛藤が感覚や随意運動系の身体症状に置き換えられる（転換される）ことを意味する．自我の防衛機制のひとつであり，症状には象徴的な意味がある．

★6
amyotrophic lateral sclerosis；俗に"アミトロ"などという．

運動ニューロンだけが選択的に（感覚は保たれる）進行性に変性していき，外眼筋・膀胱直腸括約筋を除く全身の筋が萎縮して四肢麻痺となり，構音・嚥下障害・呼吸筋麻痺などを呈して数年の経過で死亡する神経難病．

★7
progressive bulbar palsy（paralysis）；ALSの病型のひとつ．"球"は延髄のこと．延髄支配の筋群による構音・嚥下障害が前景となるタイプ．予後が悪い．

受診動機・転医動機の明確化

このような患者でのもうひとつの疑問は"長年の問題点を紛れもない今，なぜこのように訴えずにはいられなくなったのだろう？ 受診の最後の一押しになったものは何なのだろうか？"ということである．そこで"どうして今日ここへ来ようと思ったのでしょう？"などと聞いてみる．この**"受診動機"**は非常にたいせつなもので，精神科が一般科に比べて敷居が高いことがかえってその確かさや強さを物語り，そこに問題の核心に触れる糸口が隠されていることが往々にしてある．そこには高い敷居を越さざるをえなかった**"のっぴきならない訳"**や**"もっともな理由"**があるはずだと考える．したがってそれがはっきりしないうちは，何かその人のことがわからないままという印象をもつ．もちろん症状の悪化という表面上の受診理由がわかっても，その背後の機序（問題の核心）についてはまったくといってよいほどわからない人もいる．

転医の場合は遠隔地からの転居や廃院，前治療者の治療方針への妥当な疑問といった合理的理由があれば別だが**"転医動機"**のなかには患者側の問題が隠されている場合も多い．たとえば不安からあちこち構わずすがりつくいわゆる"ドクター・ショッピング"（対象への依存・関係性の問題）や精神療法中の患者が転医してくる場合（抵抗★8）などがある．特に後者では何が起きているのかを一通り説明し，もう一度前の治療者と話し合うよう勇気づけるほうが適当かもしれない．

併診依頼について―動機づけをめぐって

これに比べ併診依頼（特に病棟から）の場合はかなり事情が異なる．ほかの精神科の医療機関ですでに治療を受けていた人の多くを除けば，患者自身に精神科受診の動機づけがないか不十分なことが多く，スタッフが家族代わりあるいは妥当な判断の代理人となって依頼することになる．しかし病棟併診の場合には患者の症状・行動に実際困っていて，精神科を受診させたい妥当な理由のある人（看護師）と依頼用紙を書く人（医師）が違うために問題点がぼやけて何を依頼されているのか要領をえないことがよくある．これは病院によっても異なるだろうし長短両面があると思われるが，前述のような敷居も併診では低く，わが国の医者のパターナリズムの名残から患者に十分な説明もなく（多忙なのも事実であるが）安易に回されてしまうことがひとつの要因といえる．

ここで少し患者への精神科受診の勧めかたについて考えてみよう．

"せん妄"のような意識障害のある場合でも"夜になると人が変わったように興奮して怖いから"とは言えない．しかし"ご自分ではお気づきにならないかもしれませんが，寝ぼけてしまうこともあるようなので，専門の先生に診てもらいましょう"などというように精神科受診の橋渡しをしてもらうとその後の運びがスムーズになる．落ち込んで希死念慮があるときなども"はたから見ていてとてもつらそうに見えますが，何かお役に立てることがあったら言ってください．専門の先生に頼むのもひとつの方法ですよ"と，なるべく本人が受け取りやすいかたちで伝えていく．このあたりの感触/具体的な患者と看護師のコミュニケーションのとりかたは，リエゾン精神専門看護師が折に触れて一般看護師を指導してもらいたいところである．少しでも混乱を避けるためと能率を考えて（病棟併診の場合は後述するような多くのデータをカルテから読み取らなければならず，そうでなくてもかなりの時間を要する），われわれの病院では**図 II-1** のような問診用紙を原則的に**病棟併診の初診に限って**主治医に記入してもらうようにしたところ，少なくとも訳のわからない依頼

★8
resistance；本人が意識的・無意識的に避けている不安が病的状態の原因であり，精神分析療法においてはこれを洞察・解明しようとする．この洞察に対する防衛として抵抗が起きる．もともと患者は病気を治したいと思って治療を始めるにもかかわらず，なるべくしてなっている病的状態に，治療による変化を起こそうとすると"抵抗"が生じ，治療は停滞し，場合によっては中断されてしまう．

図 II-1 神経科併診依頼書(入院患者用)

```
神 経 科 併 診 依 頼 書 (入院患者用)

                            _____病棟    _____科

  患者_____様の併診をお願い致します。

  当科の診断_____
      (主病名だけでなくその他の身体症状や検査データの異常も列挙してください。)

  検診依頼要旨
  1．いつから、どのような問題点(症状や行動)があるのですか？
    複数ある場合は箇条書きにしてください。昼夜など時間的変化はどうですか？
    入院前から入院後から？




  2．原因や誘因として考えられることはありますか？
    たとえば身体症状・検査データ・投薬・ADLの変化、手術などが問題点と時間的に近接している時
    には、その事柄と日付を記入してください。




  3．問題点により診療上や看護上、具体的に困ることは何ですか？



  4．もともとの(入院前の)ADLは？  身辺自立の程度、外出、その他の活動。



          平成    年    月    日   依頼医師_____
```

あまり長いと多忙な医師に記入してもらえないので、依頼の多い"せん妄"に焦点を当てて項目を絞ってある。1が"主訴の明確化"，3が"受診(併診)動機の明確化"に相当する．
©横浜市立市民病院神経精神科

は影を潜めた．しかし，前述したように他科の医師や看護師は精神症状への馴染みが薄いこともあって間違った思い込みをする可能性がある．たとえば身体疾患が重くせん妄の不活発なかたちを呈したときには，必要以上に共感し"うつ病"と考え"これだけ重症なのだから落ち込んでも無理はない"と誤った印象をもってしまうことがある．したがって依頼の記載を鵜呑みにせず，しっかりした問診をすることが肝要となる[★9]．そのなかでうつ病のたいせつな要素である"抑うつ気分"や"興味・喜びの喪失"はまったくあるいはほとんど認めず"せん妄"の診断基準にあるような"注意の障害"(たとえば100－7の連続減算でわかる典

★9
主訴の欄に"落ち込んでいる"との記載があれば，正確には"～ように見える"が略されていると考える．

型的な単純計算のミス）や"急性の発症と動揺性の経過"が前景にあると判断できる．

時間的・空間的全体像の鳥瞰的理解

人が日常生活のなかで意識できる範囲は，地上を歩く人から見える風景にたとえられるかもしれない．行き交う人や車に気をつけながらとりあえずの目的地に向かうために，自らの周囲の狭い範囲を認識しているにすぎないことも多い．地上から少し離れ鳥の目になって俯瞰したり，さらには四次元空間のなかでその人の軌跡をたどると，迷路にはまっている必然性が理解できたり，危険な道や渋滞を回避することが多少は可能になると思われる．

ここではそういう観点に沿って，診断の要素となりうる項目を列記してみる．

時間的因子

時間的因子とは"起始と経過"である．問題となっている症状・行動はいつ始まったのか．かなり前からなのか（それがこのごろひどくなっているのか）．つい最近始まったのか．それと軌を一にした変化（身体疾患の増悪や重大なライフイベントなど）が何かあるのか．その後の経過はどうか．増悪傾向にあるのか．エピソード的か．動揺性か（日内変動〈せん妄やうつ病のときに重要〉はあるのか．あるいは何か関連した因子があるのか）などである．精神疾患の既往も現在の症状に無関係とはいえないのでここに入る．

空間的因子

空間的因子とは"患者の生活状況"といってもよい．理想的には自分が"患者の目を通して"現在の生活がどう見え，感じられるかを追体験できるとよい．そのためには患者を取り巻くあらゆる変数＝環境を知る必要がある．すなわち家族の成員（同居の有無；おのおのの年齢・職業・大まかな住所と距離；主な人物の性格や本人を含む家族内の関係性〈誰と誰とが気が合う・合わない，世代間の境界が守られているかなど〉；必要に応じて主な親類について），居住環境・経済状態・職業とその就労状況や対人関係（現在のような不況下では特に重要．学生なら学校の種類・成績・所属クラブ・友人関係・異性関係），趣味の活動，嗜好品（特に飲酒量，不法薬物の使用），身体疾患（持病）とその治療薬や身体障害の有無（あればその程度および実生活上で困難に感じていること）など．

両因子の混ざったもの

教育歴（最終学歴，できれば成績），職歴（特に最長のものの職種と従事期間，就職および退職理由），結婚歴，その他の生活歴，家族歴（家族内の重大な身体疾患・精神疾患・自殺者の有無のほか，両親の離再婚とそれに伴う離散や再同居，父親の転勤に伴う転居など），身体的既往歴などがある．

このような情報を総合して患者の全体像を構築していくなかで，現在取り上げられている問題点についてその位置づけを考えていく．もちろんこれら全項目を全例に問診する必要はなく，必要や時間的制約のなかで適当に取捨選択していく．そのやり方のヒントについては後述する．効率と見落としを避けるために，われわれの病院では図II-2のような問診用紙を患者や家族に渡し，待ち時間を利用して記入してもらっている．

検査と問診

検査

精神科で日常的に行って意味のある検査は限られている．血圧・脈拍・体重（必要なら体温）は簡単に計れて，精神疾患の経過や薬剤の副作用の客観的根拠となるなど，後でいろいろ役立つので継続して行っておくとよい（たとえば典型的なうつ病では減少していた体重が回復期に増えて臨床症状の改善を裏書きし，また問診だけではわかりにくい抗うつ薬による頻脈が察知されそれ以上の増量を控えることもある）．末梢血・生化学検査（血糖値・肝機能・腎機能・電解質・血清蛋白・

図 II-2　神経精神科問診用紙

```
神経精神科問診用紙

患者名＿＿＿＿＿　記入者名＿＿＿＿＿　本人との関係＿＿＿＿＿

１：どこがお悪いのですか？
　（具体的に，どんな症状や状態のため診察を受けたいか書いてください）

２：いつ頃からですか？

３：何か原因（思い当たること）がありますか？

４：上記のために生活上困ることは何ですか？

５：今日の受診は本人の希望ですか？周りの方のすすめですか？
　周りの方のすすめの場合，本人は診察の必要があると感じていますか？

６：このことで他の科または他の病院や診療所を受診しましたか？
　・いいえ　・はい→いつから＿＿＿＿＿＿＿＿＿
　　　　　　　病院・医院名＿＿＿＿＿＿＿＿＿
　　　　　　　現在飲んでいる薬＿＿＿＿＿＿＿

７：上記のこと以外に，現在治療中の病気またはこれまでにした大きな病気や
　　怪我がありますか
　・いいえ　・はい→病院名・医院名＿＿＿＿＿＿＿
　　　　　　　　病名＿＿＿＿＿＿＿＿＿
　　　　　　　　現在飲んでいる薬＿＿＿＿＿＿

８：以前に次のことを指摘されたことはありますか
　アレルギー体質　　じんましん　　喘息　　高血圧・低血圧
　薬による発疹や副作用

９：女性の方にお尋ねします
　月経は
　・順調にある　　・不規則　　・ない→（　　）歳から

（裏面にもお答え下さい）

１０：日常生活についてお尋ねします
　○睡眠は　・眠れる　・寝つきが悪い　・早くに目が覚める
　　　　　＿＿＿時頃就寝　＿＿＿時頃起床
　○食欲は　・普通　・旺盛　・ない
　○便通は　＿＿＿日に＿＿＿回位
　○お酒は　・飲まない　・飲む（時々　毎日＿＿＿合位）
　○タバコは　・吸わない　・吸う（１日＿＿＿本位）
　○身長（　　　cm）
　　体重（　　　kg）→最近（増えた　減った　変わらない）

１１：以下の項目についてお尋ねします
　（１）職業：これまでにした仕事，現在行っている仕事と従事期間を書い
　　　　て下さい．

　（２）学歴→（・中学　・高校　・専門学校　・大学　・大学院）を
　　　　　　　　＿＿＿＿年に（卒業・退学）
　（３）趣味

　（４）性格（自分で見た場合でも人から言われていることでも結構です）

１２：家族構成についてお尋ねします
　＊（　　）人兄弟の（　　）番目
　＊ご両親は　・健在
　　　　　　　・死亡→＿＿＿＿＿年に＿＿＿＿＿＿の病気で
　＊婚姻歴はありますか？　→　・ない　・ある
　＊現在同居している家族はどなたですか？（年齢もお書き下さい）


　＊血縁の方で，精神的なことで調子が悪くなったり診察を受けたことの
　　ある方は
　　・いない
　　・いる→だれが，いつ？＿＿＿＿＿＿＿＿＿＿＿

１３：その他特に必要なことがあればお書き下さい

　　　　　　　　　　　　　　　　　　ご協力ありがとうございました．
```

©横浜市立市民病院神経精神科一般外来用

★10　amylase
★11　creatine kinase（creatine phosphokinase；CPK）
★12　ammonia
★13　calcium
★14　magnesium
★15　computed tomography；コンピュータ断層撮影
★16　magnetic resonance imaging；磁気共鳴影像法
★17　Wechsler Adult Intelligence Scale-Revised；ウェクスラー成人知能検査（改訂版）．IQ（intelligence quotient；知能指数）は同年齢群の平均得点との比較による偏差値．言語性検査と動作性検査からなる．対象は16～74歳．児童用はWISC-III．

脂質など，必要に応じてAmy★10，CK★11，NH₃★12，Ca★13，Mg★14なども），尿検査などは，精神症状の原因検索や二次的な身体レベルへの波及の根拠として，また投薬前のベースラインとしてとっておく．そのほか必要に応じて頭部CT★15/MRI★16（器質的疾患が疑われるとき），脳波（てんかんや意識障害の疑い），心理検査（WAIS-R★17—知能検査，ロールシャッハテスト—人格検査），甲状腺ホルモン，心電図，胸部X線（これらはたとえばパニック障害の除外診断として，また患者に対する安心のためにも）など．

問診

内容については前述したような事項を聴いていくわけだが，その際重要（リエゾン精神専門看護師にとっても当然のこと）と思われることを以下に列挙してみる．

① **非言語的情報**

精神科の面接の場合，言語的内容と同じくらい，時にはそれ以上にたいせつなのが"非言語的情報"である．たとえば同伴者の有無，さらにその同伴者の同席の可否である．後者について私は原則的に診察を始める前に本人に選ばせている．たとえば母親と来た20歳代の男性が，母親の同室を許容するか渋るか，それに対する母親の態度はどうかなどは母子関係を診る重要な情報になる．もちろんこれには例外もあり，たとえば認知症の患者では困って連れてきた家族に同席してもらわないと要領をえない．その際本人の言い分は病識を診るうえでも自尊心を傷つけないためにも非常にたいせつである．家族が患者の"罪状"をまくしたてるときには制止し，家族の困惑に共感しつつ患者とは離して聴くようにするのが理想的だろう．服装・化粧については，清潔さ，派手さ，色使い，年齢に相応か，流行に敏感かなどが，特に女性で重要な情報源になる．また態度，表情，話しぶりや話の内容との一貫性も参考になる．たとえば"とてもたいへんだ"と言いながら深刻味が伝わってこない場合には，症状が出ることで満ち足りているヒステリーの患者や，本当に深刻さを感じてはやっていけないのでかなり感情を引いてしまっている分裂病質（パーソナリティ障害）[18]の患者などが想定される．以上のようなことからその患者の精神状態や知能程度を知ることができる．

② **関係性**

これは前項①に含めることもできるが，患者がこちらとどういう"関係性"をもつかを診ることはことさらたいせつな情報を供給してくれる．こちらが後述するようなそれなりの対応をしていても，どこか話に乗ってこない人[19]は，往々にしてこちらと治療者-患者関係をもちたいと思っておらず，自らには治療動機がないか希薄である場合が多い．

患者自らが初めて精神科の門をたたくときには，相当の覚悟で来ていることが多く"何を聴かれるか""治るのだろうか"など一般科以上にとても不安な気もちが強くて当たり前と思われる．したがって自分から助けを求めてきた場合でもとても警戒的でなかなか必要なことを話せない人もいる．その一方で初めからかなり内面的なことまで明かしてしまう人もある．どちらも対人関係の距離のとりかたに問題があるという印象をもつ．外来でも治療が進むと治療者とどういう関係をもつかが，その人のたいせつな対象との関係を計る，より重要な指標となる．

また入院して生活全体が病院内になれば，看護師や同室の患者とどうつきあうかは，この人の社会での対人関係を類推する非常に有力な情報となる．この際看護日誌などの看護師の情報が精神科医にとってもたいせつなものとなる．患者が困難な状況にあり，病院が母親機能をもつために，患者は多かれ少なかれ退行しやすく"地"が出やすくなっている．たとえば医師と看護師とで態度が大きく変わる患者がいるが，これもこの人に関する有力な情報と考え"知的に"利用する．当然随伴する"感情的軋轢（あつれき）"はミーティングでの他者からの共感やナースステーション内での仲間内への愚痴などで発散するのも一法である．このあたりのマネジメントもリエゾン精神専門看護師の腕の見せ所といえる．

③ **治療的意味合いと侵襲性**

問診は第一に診断のために行うのだが，そこにはすでに"治療的意味合い"も含まれていることを意識して聴いていく．目の前の困っている患者

---

[18] schizoid（personality disorder）：自閉，無関心，よそよそしさを前景とする．

[19] 乗りたいのに乗れないのではなく，乗ろうとしない人．

をどうしたら少しでも楽にしてあげられるかを考えるには，その人によい意味でかなりの興味・関心を抱く必要がある．そしてこれ自体ケアしていることにほかならず"癒しの力"がある．

一方でこれと表裏一体となって存在するものとして，問診の"侵襲性"がある．少々誇張した言い方かもしれないが，問診は外科でいえば（たとえば生検の目的で）心にメスを入れているという側面がある．そこまで言わないにしろ，腹痛時の内科の触診のようにいったんは痛みを増してしまうことがある．先ほどのような警戒的な患者で明白に現れることだが，患者はプライバシーを根掘り葉掘り尋ねられ，"何でそこまで聴くのか"と不愉快になり"侵入的"と感じて恐くなってしまう場合もある．そのときには患者の心の扉を無理にこじ開けて，自分の記述の充実や診断を優先させる愚（親切の押し売りとなる）は避けなくてはならない．なぜ問診するのかという初心に立ち返るゆとりが必要である．いつもこの問題を語るときに思い出すのはある病院で聞いた話である．

症例　老婦人の入院患者が興奮したため，原因検索の一環として頭部CT検査を受けさせようとした．しかしまったく静止できないため，呼ばれた医師がホリゾン®★20をワンショットで静注したところおとなしくなった．頭蓋内には何もないことがわかったが，同時に呼吸が停止していて検査結果は生かされなかった．

しかし黒白のつかない"保留"あるいは"空欄"の状態は，いわばロールシャッハの図版の不明瞭さに似て，面接者を何とも座りの悪い，落ち着かない感じにさせる．その点がわからないと診断についても雲をつかむような感じかもしれないが，これには耐えて，わからないことをわからないままにしておかなくてはならない．もともと精神的世界は，その人の意識できる範囲を遙かに超えた無意識の世界が広がり，漠として判然としにくいものなのに，それをいかにせよ言語化してわかった感じにしていくためには，得られた情報の範囲での"仮説設定とその検証"の連続というとても困難で骨の折れる仕事が必要となる．そのなかにあって少しでも真実に近づくためにはこの能力は必須といえる．参考までに詩人のJohn Keatsは，詩人に不可欠な能力として"不確かさ，不思議さ，疑いのなかにあって，早く事実や理由をつかもうとせず，そこにいつづけられる能力（negative capability）"をあげているが，面接者も然りである[1]．患者が情報を出さないこともまたひとつの情報といえるし，秘密にしておく力という見方もできる．だから患者が話しあぐねているときには"無理をしなくてもいいですよ．これについてはあまり聴かれたくないですか？"と介入して，否定しないときには話題を変えるようにするとよい．

ここで一言，対極的なことを述べておく．一部の医師や看護師のなかにはいまだに精神科的症状（特に精神病症状）に嫌悪感・忌避感や恐れを感じて"臭い物には蓋"式に十分な吟味もなく精神科に回してしまう人がいる．これによって身体症状は見落とされ，ケアもおざなりになりかねず，とりわけ患者の自尊心をいたく傷つける．この背景には精神症状のわかりにくさからくる知識不足の存在も大きいと思われるが，医療関係者である以上はこの点を克服してほしいと切に願う．ここでもリエゾン精神専門看護師の活躍が期待される．

④ 臨機応変性

前述のとおり診断と治療は渾然一体となっている．これまでに述べた問診で得るべき情報については，その治療上のプラス面・マイナス面のバランスを考えながら，必要に応じて適当に取捨選択し，項目別・段階的ではなく話の流れのなかで聴けることから聴いていく．理想的には患者の注意が向く方向に従って問診を進めるとよい★21といわれるが，実際には時間的制約があるので，コストパフォーマンスを考えながらやっていくことに

★20
ジアゼパム：ベンゾジアゼピン（BZ）系抗不安薬（長時間型）

なる．その際の道標となり，効率をよくするための着目点を次項にあげたので，その条件に合うような情報を取捨選択していくとよい．これには経験を積み重ねる必要があるが，その成果は十分苦労に見合うものである．患者は往々にして話しあぐね，とてもたいせつな情報を問診が終わろうとするときに切り出すことがある．そのため，今までの話から立てた仮説に大幅な変更を余儀なくされるかもしれない．仮説は修正を前提としているものであり，柔軟性は常に残しておかなくてはならない．穴はおいおい埋めていけばよいし，患者が埋めない情報の穴はそれ自体に意味があると考える．

診断—2つのアプローチ/操作的診断基準とストーリーの読み取り—問題の核心の同定

操作的診断基準

精神科の診断といえば，昨今ではDSM-IV[22]やICD-10[23]などに代表される**操作的診断基準**が真っ先に浮かぶ．これらは相互に類似しているので以下ではDSMについて述べる．これらは指示された項目をチェックしていけば入門者でも比較的容易に正しい診断に至る，網羅的で魅力的なマニュアルにみえる．特にDSM-IIIの出現（1980）により診断基準が明確化され，診断者によるばらつきの大きかった精神疾患の範囲が格段に明瞭化されたといえる．このマニュアルにはその診断の本質的特徴とともに，関連する特徴・障害，有病率，経過，鑑別診断などが付記されていて，これに準拠した教科書にはその治療法も載っている．また基準の明確化により基準自体の妥当性の評価もしやすくなり，より実際に即したものを目指して版を重ねている．したがってこのマニュアルをマスターしさえすれば，常にその時点で最善の治療が受けられる感じがする．しかしこれには以下のような**落とし穴**がある．

① 初期診断や疑診の欠如

中安[2]によれば，臨床診断は"1例に対する前向的な仮説設定（動的進行態）"であるのに対して，その最大の準拠枠である**疾患概念**は"多数例に基づく遡行的な事実認定（静的完了態）"といえる．詳細は省くが，このマニュアルには臨床診断に不可欠な**初期診断**[24]や**疑診**[25]の項目がなく，後者に属するものであり，統計用・研究用の対象選択基準にはなり得ても臨床診断基準とはならないといわれる．

② 症状羅列的で症状間の相互関係は不明

DSMは多軸評価方式を採用してこれを補い患者の実像を描出しようとしているが，病因論や心理過程は排除されているため，その患者の個別的状況・全体像は十分にはわからない．

"うつ"の診断の中心となる"大うつ病エピソード"を例にとって話を進めよう．症状についての多少の縛りや排除されたはずの原因についてわずかな除外診断はあるにしても，9項目のうち5項目を〈2週間〉満たせば可という"手軽さ"もあって"大うつ病エピソード"（ひいてはこれを主要項目とした"大うつ病性障害"）という診断基準は比較的容易に満たされてしまう．下位項目による分類や心理社会的ストレスの記載（第4軸）はあるが，それでもなおそのあいだの相互関係がわからないうちは"うつ"という患者の特性のひとつが

---

[21] ドイツ語で，gleichbewegende Aufmerksamkeit．直訳すれば"ともに動く注意（関心）"

[22] Diagnostic and Statistical Manual of Mental Disorders, 4th edition．精神疾患の診断・統計マニュアル，第4版．APA（米国精神医学会）編．

[23] International Classification of Disease（Injuries and Cause of Death），10th edition．国際疾病（障害および死因統計）分類，第10版．WHO（世界保健機関）編．精神疾患を含む．

[24] 疾患を早期に発見するために必須．初期には完成した状態とは違う症状のことがある．

[25] 重症の疾患を見逃したときの影響の大きさを考慮して，疑陽性を含むことも仕方がないと考える．

わかったにすぎない．

症例 たとえば30歳代半ばのコンピュータ会社に勤める男性のケースをみてみよう．

彼の仕事量は半年前から増えていた．そして1カ月くらい前から次第に憂うつになり，好きなポップス音楽も聴く気がなくなった．食欲もなく体重は3kg落ち，早朝に目が覚めてしまう．また仕事の能率も落ちて疲れやすくなった．内科的に調べてもどこも悪いところは見いだせず精神科受診を勧められた．DSMで診断すれば明らかに"大うつ病性障害"となり，ただ"抗うつ薬"を出してすませる医師もいるかもしれない．しかしよく聴くと，彼は10年前には徹夜の連続するもっとハードな仕事をやり通し，うつは発症しなかったという．今回との違いはどこにあるのだろうか？ 単に年齢による体力の低下だけの問題なのだろうか？ この疑問を感じてさらに話を聴いていく．この10年のあいだに彼の後輩が次々に入社し，次第にプログラミングをすることよりも全体の管理や対外折衝の仕事が増えた．また発病の1カ月前に彼のよき理解者である上司が異動となり，後任の上司はいまひとつ彼と反りが合わなかった．彼は自己主張が苦手で対人関係をうまく保てず，ひとり黙々とコンピュータに向かっているのが好きだった．

おそらくこの人の"うつ"の発症には，この人の性格傾向に合わない仕事内容の増加やサポートシステムの減弱が関係していると思われる．こういったことは第4軸で取り上げられるかもしれないが，どこか無機的・断片的で理解できたということにはなりにくい．

★26
中核的にはヤスパース（Jaspers K）のいう"発生的了解"に当たる．"了解：comprehension/Verstehen"とは精神的なものを内的・直感的に把握すること．自然科学的な認識方法である因果的説明に対立する精神科学固有の認識方法．患者の心的状態を把握する（追体験できる）"静的了解"に対して，心的連関を把握するのが"発生的了解"である．了解できないものに行き当たったとき，確かであるという明証体験は動揺し，それから先は因果的に説明されることになる．ここでは，たとえば妄想内容をただ論理的思考によって了解する"合理的了解"も含むことにする．

ストーリーの読み取り

患者の全体像をジグソーパズルにたとえるなら，DSMが要求する項目はいわばその診断に必要な"特別なピースの一組"のようなものである．だからほかの診断に必要なピースが混ざっていることもあるし（部分的あるいはひとそろい），DSMとは無関係だが意味のありそうなもの，まったく無関係そうにみえるものなど問診により次々に情報のピースが増えていく．これらを患者の真の問題につながるよう（それをあぶり出せるように），完成図のついていないジグソーパズルをいかに意味のあるものに組み立てるかが最重要課題となる．その際の道標・着眼点となるのが土居の言うところの**患者の"ストーリ"を読む**[1]という態度である．ここでいう"ストーリ"とは"何かある人物や事柄を時間的経過に沿って述べたまとまった話"と定義されている．

患者が今の苦境に至ったストーリーを読もうとすることは，患者の精神状態の理解につながり，その人の抱える問題の核心が垣間見えてくる．よほどの異常心理や重い家族病理でない限り，ストーリーは"なるほどと頷けるような連関"[★26]をもっている．したがってこういう視点に立てば自らこれまでの情報のなかで抜け落ちていることがわかり，その空白を埋めては全体の筋書きを考える．するとまた疑問点がみえてきて，その空白について聴いていくという手順を繰り返し，次第に問題の核心に近づいていく．これは不足しているピースを患者からもらってジグソーパズルを組み立てていくことに当たる．

患者はこちらが言わないと（気づかないと）たいせつなピースを見せようとしないことが往々にしてある．患者の動機づけが不十分だったり，不安が強すぎるときにはピースを出さないかもしれない．また家族や医師・看護師からの情報しか得られず，本人の認知能力に低下やゆがみがある場合には，意味のあるピースが少なく，誤ったピースをもらうこともある．そんなことに注意をはら

いながらピースを組み立てていき，虫食いの部分を残しながらも，その時点で全体として見えてくる図柄に目を凝らすのである．新たなピースが加わることで全体像の変更を余儀なくされることもありうる．

在来診断にしてもDSMのような操作的診断基準にしても，重要な特性の存在を示しているのは確かである．ただたいせつなことは，それぞれが限界を内包しており，それが"全体像ではない"ということをわかったうえで利用できるか否かにかかっている．

DSMの多軸評定に準じた大ざっぱな各論

ここでもう一歩各論的なことに踏み込んだ話を試みよう．ある程度は"DSMの多軸評定"に対応しているが，正確な定義などは一切とばし，実践的で非常に大ざっぱな思考過程を以下に示す．これらは概念的であり，実際のケースではどちらとも判然とせずに混在していることも多く，特性や傾向といったほうがいいかもしれない．

まず，患者個人の問題の焦点が"病気"（DSM；第1軸）にあるのか"人格"（DSM；第2軸）にあるのかということを考える．それは前者であれば治療の主体は"**薬物療法（身体療法）**"で，後者では"**精神療法**"が主となるからである．

症例 20歳代の女性．同棲中の男性との別れ話の後，突然の呼吸困難・動悸・手足の痺れを呈して夜間救急外来を受診．問診と血液ガスを含む諸検査により"過換気症候群"と考えられた．またリストカットの跡がいくつも見られ，反復する大量服薬の既往もあった．精神科医が呼ばれ，対人関係のもち方・感情不安定性などから"境界性パーソナリティ障害"が強く疑われた．

この場合"パーソナリティ障害"の治療を十分に視野に入れないと"過換気症候群"に対する投薬は大量服薬に流用される危険性が高い．一方"うつ病"の場合は，元気がなく思考力・注意力・判断力などが不十分のときにはやはり薬物療法と休息が治療の主体となり，回復してきたところで再発防止の意味合いからも精神療法を併用していくのが現実的だろう．

さて"病気"と"人格"の重要な鑑別点は**変曲点の有無**にある．"人格"はその人の"もち味"であり持続的で変化しにくいが，これに対して"病気"というと多くは一定の"人格"のうえにどこからか始まり，本来のその人らしくない状態[27]である．また，知能の評価もたいせつである．"**精神遅滞**"（**DSM；第2軸**）は"人格"と同じように変化しにくく，これが基盤にあると人格発達に重大な影響があり，種々の反応[28]も呈しやすくなる．特に正常との境界知能の人は健常人として社会参加させられていて反応も起こしやすい．保護的な環境調整がたいせつになる．

"病気"の場合，それが統合失調症やうつ病あるいは神経症といったいわゆる"**機能的**"なものか，せん妄や認知症といった"**器質的**"なものかを考えてみる．コンピュータにたとえるならソフトとハードといった違いがあり，後者のほうが基本的なレベルの障害といえる．この鑑別がたいせつなのは，幻覚・妄想やうつ症状あるいは不安があっても意識や知的レベルの障害を示唆する症状が先行あるいは混在していれば，より基本的ないし重篤な疾患の診断が妥当あるいは重要となるからである．これは**精神病**と**神経症**という対比でも当てはまり，神経症様の症状があっても精神病症状があれば，診断としては重いほうの可能性が高まる．ここでは心的状態やその連関が理解できるかどうか（すなわち"了解"）が重要な鑑別の鍵となる．もちろん精神病までいかない重いパーソナリティ障害が基礎にある場合も両方の症状がみられることがある．

そして精神的なことばかりに注意を向けている

[27] らしくないは質の変化ばかりではなく，程度の問題を含む．たとえば，もともと悲観症だが，死のうとまではしなかった，などという場合である．

[28] 病気のひとつ．精神病性を含む．

とつい抜けがちなのが、"薬物"と"身体疾患"（DSM；第3軸）である。これらは精神状態にいろいろなレベル★29で影響を及ぼすので、考慮に入れないと治療はおろか診断すら危うくなる。"薬物"には身体疾患の治療薬だけではなく、アルコールや覚醒剤といった依存性薬物を含む。たとえば、うつで不眠を訴えてきた患者が、こちらから聴かない限り大量飲酒の事実を明かさず、念のために採った血液検査（肝機能）の異常でそれと判明し、またパニック発作の患者でまれに甲状腺疾患が見落とされているということもある。

次に"患者を取り巻く問題"（DSM；第4軸）も評価の必須項目である。前述したように、家族関係や職場の問題、経済的困窮など多々考えられる。時にこれらがライフイベントといえる大きな変化として患者に襲いかかったときには、何とかもちこたえてきた人格の防衛を破綻させ病気に追いやり、すでにある病気を悪化させることもある。身体疾患の治療可能性と同様、一般的に慢性的な重圧がかかり、病気自体が常態になっているようなケースより、破滅的でない程度の急性の変化のほうがまだ何とかなりやすい。これもそのつもりで聴かないと患者は今の問題と無関係とはじめから除外していたりする。したがって問題の同定や治療のための環境調整に重要な評価である。

そして"病気"や"人格"の問題の大きさ（重症度）を測る際には、"社会機能水準"（DSM；第5軸）がたいへん参考になる。学生なら長期の不登校・中退の反復、社会人なら頻回の転職・長い無職の期間などは芳しくない徴候といえる。現在、病気や対人関係の不調・衝動コントロールの悪さ（自傷行為・反社会的行為）などのために学校や会社に行けないのかどうか、在宅であっても家族とは話せ、その人なりの活動ができているのかなどを診る。これによって外来で取り扱えるのか、時に入院まで必要なのかについてある程度の見当がつく。

精神的なものは目に見えず、身体的なもののような確かさはない。しかも多要因がそれぞれの重みづけをもって絡み合う複雑系といえる。その暗闇を照らす灯りが"了解"や"ストーリー"である。

鑑別診断および治療──薬物療法とその副作用を中心として

薬物療法は精神科治療のたいせつな部分であってもすべてではない。詳細については専門書に譲るとして、ここでは二、三の症状について述べるにとどめる。

せん妄★30

定義・鑑別診断

精神医学的には"軽度ないし中等度の動揺する意識混濁に活発な妄覚（錯視・幻視・幻聴など）・妄想、強い不安・恐怖、不穏・興奮を伴う代表的な意識変容"と定義され[3]、実際の臨床ではこの定義に当たる患者が問題行動で併診されることがほとんどである。Lipowski[4]の定義だと"活動過剰型"と"活動減少型"に分けており、後者はぼんやりとして元気がない状態で"うつ"と見間違われやすい。前者が前述の定義にあたるもので、JCS★31の"1～2桁でRがつく状態"にほぼ相当すると考えられる。特にJCS＝1-Rだと一般には意識

★29
身体疾患の直接の随伴症状、身体障害（disability）に対する本人や家族の反応、薬剤の副作用など。

★30
せん妄の"せん"は漢字では"譫"と書き、うわごとの意。英語ではdeliriumと綴り、ラテン語の"それる"の意からきている。妄想（delusion, 動詞 delude＝まどわす、あざむくはラテン語の"間違って演じる"の意から）と似ている。

★31
Japan Coma Scale；3-3-9度スケールとも呼ばれるわが国で開発された意識障害レベルの数量的表現方法。刺激しないでも覚醒している状態（1～3）、刺激すると覚醒する状態（10～30）、刺激をしても覚醒しない状態（100～300）の9段階に分ける。Rはrestlessnessで落ち着かない状態の付記。

障害とは思われずに，興奮を伴う幻覚妄想状態から"精神病"と考えられやすい．しかし失見当識・睡眠覚醒リズムの障害・日内変動や妄覚の内容の浮動性・精神病の既往の有無などから鑑別される．最もたいせつなのは"認知症"との鑑別である．老人が純粋にせん妄をきたしても，家族は"ぼけた"とがっかりする．実際両者は似ているが，大きな違いはその経過にある．せん妄は急性に発現し変動する傾向が強いのに対し，認知症は大概，年月単位でゆっくり進行していくものである．ただ認知症があるところに身体の具合が悪くなると，せん妄もきたしやすく状況は複雑になる．このため入院前からの経過や症状変化に注目する必要が生じる（図 II-1，p32 参照）．

病態

中枢神経系は頭蓋骨，髄膜，髄液のほか，血液脳関門（BBB）[★32]などで通常堅く守られているのだが，脳や身体の状態が悪化するとこの機能も十分ではなくなり，その結果中途半端に意識が障害されて起こると考えられる．人が認知する外界を舞台にたとえれば意識は舞台照明にあたり，これが暗くなった状態が意識障害といえる．真っ暗なら舞台で何が起こっていようと何も見えないが（JCS3桁），薄暗いと中途半端に見えるために，見間違いやありもしないものがあるように感じて混乱する．はっきりしないと人は不安に駆られやすい．これはいかにも幽霊の出る状況である．一般的な言葉で言えば"寝ぼけ"や"夢うつつ"がこれに比較的近いだろう．認知症があると合併しやすいが，基本的には違うものなので，ショックを受けている家族に十分説明する必要がある．たいせつなことは，これがもともとの身体疾患ないしは**状態の中枢神経系合併症**であり，その**危機的徴候**であるということである．実際にこの症状が出た際の致命率は高く，間違っても"精神病の合併"などとは考えてはならないのだが，このあたりの感覚が身体科の医師とのあいだでずれを感じる．

症例 90歳代の女性のケース．近所の内科医で高血圧・骨粗鬆症・不眠症などで3種類の睡眠薬を含む多剤投与を受けていた．これまでに精神病の既往はない．1カ月前から夕方になるとテレビに話しかけ"電気で攻撃してくる"と言って騒ぐようになったため，精神科あての紹介状を携えて週末に某総合病院の救急外来を受診．内科当直医は"せん妄"と診断を下したが，週明けに一連の検査を入れ，不穏時にホリゾン®[★20]やドルミカム®[★33]（呼吸抑制＋）を指示して"精神科"で入院とした．週明けの検査で"重症の肺炎"が判明し，呼吸器科医の懸命な治療にもかかわらず数日後に死亡した．

リエゾン精神専門看護師はこのややわかりにくい病態を十分把握したうえで，一般看護師や身体科医師への啓蒙を通して，その早期発見や次項の治療・精神科併診への橋渡しに寄与してもらいたい．

治療

早期発見・早期治療が効果的なのはほかの多くの疾患に同じである．

要因[5]として考えられるもののうち**素因**は動かしがたいが，**促進因**については看護師や家族の努力で改善しうる部分もある．たとえば前記の本人・家族への説明は付き添いの心理的負担を減らして患者にもよい影響を及ぼし，日光浴や日時を含む安心させる話しかけ，身体を動かすといった刺激もたいせつである．

器質因については，当該身体科医師との連携のなかで原因の同定を試み，その改善を促すことが

[★32]
blood-brain barrier：血液から脳実質への物質の移行が選択的であることにより（たとえば脳代謝に必要な物質は通りやすく，蛋白質は通過できない），脳を保護してその内部環境を恒常的に維持するための機構．
脳毛細血管壁とそれに接するグリア細胞（アストロサイト；astrocyte）細胞膜とのあいだの物質交換がその実体といわれる[17,20]．

[★33]
ミダゾラム：全身麻酔薬（ベンゾジアゼピン〈BZ〉系超短時間型）

原則である．疾患に特異的な治療の必要な状態（たとえば低血糖，低酸素）は通常見逃さないが，薬剤性や代謝性脳症はその寄与を軽視されがちなので注意が必要である．ただし，せん妄は**多要因性**で厳密には原因を同定しにくく，悪性腫瘍や慢性疾患の末期などわかっていてもどうにもならないために依頼されることが多い．

薬物療法[6]

投薬は，この疾患の本質からしてもわかるようにあくまでも**対症的**なものにとどまらざるをえず，何とか興奮を抑えて原病の治療が滞りなく行われるようにするのが目的である．しかしもともと危機的な状況のところに投与するため，通常では起こらない副作用にも留意しなくてはならない．その最も鋭敏な高機能モニターは看護師の目であり，その眼力を鍛錬するのがリエゾン精神専門看護師の役割のひとつである．実際の薬剤は以下に示す．

① **ハロペリドール**（セレネース®[★2]；1A＝5 mg/1 mL）

用量 確定はしていないが，ひとつの方法[★34]としては，1～2 mg/2～4 時間ごとの静注[★35]である．興奮が治まるまで反復する．興奮が強い場合は，最初に 10 mg 静注した後に引き続き 5～10 mg/時間で持続点滴[★36]する．必要最少量で，日を追うごとに総投与量が減少することが望ましい．最終的には夜間せん妄の予防に就眠前 1～3 mg の経口投与へ．治療がうまくいかないことが多いのは，**治療開始の遅れによる重症化と投与量が少なめであること**が考えられる．前者は看護師の目の鋭さと主治医の頭の柔らかさに律速される．

副作用 抗コリン性の副作用がほとんどなく，心血管系の副作用も少ないので第一選択薬となる．副作用としては以下のものに留意する．

① **錐体外路症状**：静注では内服より出にくいといわれる．アカシジア[★37]，パーキンソン症状（パーキンソニズム）[★38]がある．この副作用の予防や治療に抗コリン性抗パーキンソン薬（ビペリデンなど）の投与は是認されない．

② **QT 間隔延長**：特に高い用量時（＞35 mg/日）に起こることがある．トルサード・ド・ポアンツ[★39]から失神や心室細動・突然死の可能性がある．QT 間隔のフォローが必要である．

③ **悪性症候群**：まれに起こる．錐体外路症状の最重症化と考えられる．高熱（自律神経症状），筋強直（錐体外路症状），昏迷または興奮（精神症状）を 3 主徴として，投薬を中止しないと致死的．CK が上昇する．

関連薬剤

① **フェノチアジン系抗精神病薬**：鎮静作用の強い塩酸クロルプロマジン（コントミン®，ウインタミン®）やレボメプロマジン（レボトミン®，ヒルナミン®）は過鎮静・抗コリン作用・α アドレナリン作用（低血圧をきたす）の副作用のためにかえって病像を複雑化させることがある．

② **ベンズアミド系薬剤**：スルピリド[★40]（ドグマチール®）は軽症ならごく少量の経口投与にて有効．塩酸チアプリド（グラマリール®）もこの系の薬剤で，わが国で唯一せん妄（ただし"脳梗塞後遺症に伴う"という条件付き）への保険適用が

[★34] 米国精神医学会治療ガイドライン[6]．

[★35] 高齢者では 0.25～0.5 mg/4 時間ごと．

[★36] このように量的な幅がきわめて広いことに注意！

[★37] akathisia；静座不能，この副作用がでると，かえって落ち着かなくなる．

[★38] parkinsonism；手指振戦，動作緩慢，寝返り困難のほかに，歩行障害から転倒による骨折，嚥下障害から窒息，肺炎などを引き起こす．

[★39] torsades de pointes, TdP＝twisting of the points. 直訳すれば"尖端のねじれ"．著しい QT 間隔延長に続いて起こる非持続性多形性心室頻拍．QRS 波の振幅や波長が変化し，基線のまわりをねじれて振動するようにみえることからこの名がある[7]．

[★40] もともとは抗潰瘍薬として登場したが，中等量で抗うつ作用（後述），大量で抗精神病作用が認められるユニークな薬剤．

認められている．

　③**非定型抗精神病薬**★41：リスペリドン（リスパダール®）・オランザピン★42（ジプレキサ®）・クエチアピン★42（セロクエル®）など．この群の薬剤は従来の定型抗精神病薬（たとえばハロペリドール）に比べ，錐体外路症状などの副作用が少ない利点があり，将来的にはせん妄の治療においてもこちらが主流になっていくことが予想されたが，最近米国で認知症に対する適応外使用（せん妄を含む）によって死亡率がやや増えるとの知見から認知症に対しての使用が禁止された．リスペリドンではプロラクチン上昇による月経障害や乳汁分泌，用量増加時の錐体外路症状に，オランザピンでは体重増加，脂質代謝異常，糖尿病の誘発にそれぞれ注意をはらう必要がある[8]．オランザピンとクエチアピンでは糖尿病とその既往で禁忌であり，この点でも使いづらくなった．

②**ベンゾジアゼピン系抗不安薬**★43

　この種の薬物は，その依存からの離脱でせん妄が起こることからもわかるように両刃の作用をもつといえる．

　一般のせん妄　単剤での効果は低い．高齢者で過鎮静や脱抑制が起こることもある．しかしハロペリドールの低用量にしか耐えられない患者や不安・焦燥が顕著な患者に対してハロペリドールとの併用療法が考慮される．比較的作用時間が短く，活性代謝産物のないロラゼパム（ワイパックス®）がアメリカで好まれているが，これは日本にはない注射薬が利用可能だからでもある．日本で使用可能なこの系の注射薬には，ジアゼパム（ホリゾン®，セルシン®；1A＝10 mg/2 mL），フルニトラゼパム（ロヒプノール®・サイレース®；1A＝2 mg/1 mL），ミダゾラム（ドルミカム®；1A＝10 mg/2 mL）がある．この系一般の副作用は次項で述べるが，注射薬では**呼吸抑制に注意**★44をはらう必要がある．ジアゼパムは作用時間が長いため反復投与により蓄積しやすく，**筋弛緩作用も強い**ので（**転倒の危険性がある**）高齢者や肝疾患患者には要注意といえる．ミダゾラムは超短時間型の睡眠薬で調節しやすい利点があり，フルニトラゼパムは中間作用型である．これらはハロペリドールによる鎮静が間に合わない緊急時にとにかく寝かせる場合に利用するが，これはいわば**一時的に意識レベルを下げている**（JCSを3桁に落としている）訳で，（原病が改善するか）ハロペリドールの効果が十分発揮されなければ，短時間で醒めてまた興奮が戻ることになると考えたほうがよい．長期にわたる使用では呼吸抑制による合併症や**依存形成**が問題となってくる．

　てんかん発作やアルコールまたは鎮静睡眠薬の離脱に起因するせん妄　ジアゼパムを中心とした**単剤投与**が支持される．抗痙攣作用やアルコールと交差耐性をもつことによる．急速投与によりアルコールと置換し，その後漸減させていくことで負担をかけずに離脱を図る．**常用量より多く必要**で，興奮が強いときにはハロペリドールを使用する．

③**抗うつ薬**

　塩酸ミアンセリン★45（テトラミド®），塩酸トラゾドン（レスリン®）など催眠・鎮静効果の強い

★41
atypical antipsychotic；AAP．新規あるいは第2世代抗精神病薬ともいわれ，その主体はセロトニン・ドパミン拮抗薬（serotonin-dopamine antagonist；SDA）である．抗ドパミン作用より数倍以上強い抗セロトニン $5-HT_{2A}$ 作用をもつことで，錐体外路症状などの副作用を生じにくい低用量でも抗精神病作用を発揮する．セロトニン系がドパミン系に作用して，その放出を抑制することと関連するが，詳しい機序は成書を参照されたい[9]．

★42
multi-acting receptor-targeted antipsychotic；MARTA．多元受容体標的化抗精神病薬．後発のオランザピンがSDAのなかでもリスペリドンとは異なり，ほかの脳内受容体にもバランスのとれた親和性をもつことによる利点を強調した用語．クエチアピンも同じグループに分類される[10]．

★43
benzodiazepine；BZ．睡眠薬を含む．

★44
特に高齢者，閉塞性肺疾患患者に注意！

★45
四環系抗うつ薬

抗うつ薬も用いられるが，どれも内服だけで，興奮が強いときの効果は望みにくい．

不眠[11]

不眠はそれ自体の苦痛ばかりではなく，良質の睡眠が身体疾患の治療や健康維持に不可欠なこと，また日中の眠気が注意力の低下に基づく事故につながりかねないことから積極的に治療すべき症状といえる．

鑑別診断

内科でいえば"発熱"に当たるような非常にありふれた症候であり，背後には以下に示すようないろいろな原因（5つのP）が考えられる．ここでも身体疾患と薬剤は重要な原因となっていることに注意を要する．入院患者は特に身体疾患に対する不安も抱え，不眠になりやすい用件がそろっているといえる．

身体的原因（physical） 疼痛・瘙痒・頻尿・呼吸困難をきたすものなど多くの身体疾患が入る．睡眠時無呼吸症候群（SAS）★46もここに分類される．

薬理学的原因（pharmacological） アルコール，睡眠薬（長期連用による耐性・離脱時），カフェイン，ステロイド，H_2ブロッカー，抗コリン薬，抗悪性腫瘍薬，インターフェロンなど．

生理学的原因（physiologic） 時差ぼけ，交替制勤務など．

心理学的原因（psychological） 精神的ストレス（たとえば重篤な疾患の告知），生活状況の大きな変化（たとえば入院）．

精神医学的原因（psychiatric） うつ病，不安神経症，アルコール依存症，統合失調症など．たとえばうつ病なのに本人の訴えは不眠だけのことがある．このときには睡眠薬だけを投与してもうまくいかない（うつ病の治療は後述）．

治療

① 原因の軽減・除去の試み

疼痛に対する鎮痛薬投与，看護師や家族による患者のつらさの受容，可能なら原因薬剤の変更，それぞれの精神疾患の治療など．

② 非薬物療法[12]

以下は原則的な話．入院環境では満たせないこともある．

① 睡眠について以下のような基礎知識を伝える
- 眠ろうとする努力は緊張をまねき逆効果となるため，リラックスできる楽しいことを思い浮かべる
- 老人の睡眠は生理的に浅くなるので，若いときのようにぐっすりと眠れずトイレに起きるのは普通，その後比較的すぐ眠ることができればよい
- 平均睡眠時間は6〜9時間だが個人差が大きく6時間未満で十分な人もいる．結局日中が普通に活動できればその人にとって十分といえる

② 規則正しい生活習慣：入院中は守りやすい．睡眠は深まり日中の活動レベルも上がる

③ 体温が低い深夜に最低4時間は眠る

④ 昼寝：昼下がり（眠気の小さな山がある）に30分以内

⑤ 日光浴：特に午前8〜10時の屋外，屋内なら窓際あるいは2,500lx（ルクス）の蛍光灯下

⑥ 寝室の環境：夏24〜26℃，冬12〜14℃．湿度は夏冬50％が最適．ほのかな間接照明，ラベンダーなどの香りも有効．寝室はできるだけ寝るときだけに使用する

⑦ 寝具：枕は首が6〜8cm上がるもの，寝衣はゆったりして通気性のよいもの

⑧ 適度な運動：患者にあったレベルで，車椅子

★46
sleep apnea syndrome；夜間睡眠中10秒以上の換気停止が1時間当たり5回以上に及び，無呼吸によるPaO_2低下が覚醒刺激となり不眠の原因となる．自覚症状がなく激しいいびきとその中断，呼吸再開時の喘ぎで家人に気づかれることが多い．日中の眠気による運転士の不祥事で社会的認知を受けた．重症化すると高血圧，突然死の原因にもなる．筋弛緩作用のある睡眠薬，多量の飲酒は増悪因子となる．

に乗るかあるいは起座だけでも．夕食後の激しい運動は不可
⑨ 夕食とくつろぎ：楽しみながらとり，その後はテレビ・音楽・読書・ゲームなどでくつろぐ．日中の活動からシフトダウンしていく時間がたいせつ
⑩ カフェイン：夕食後のコーヒー，紅茶，緑茶，コーラ，チョコレートや水分一般は控えめに（特に老人）
⑪ アルコール：少量の酒（日本酒1合程度は高血圧に対する許容範囲と一致）は緊張をほぐすが，酩酊するほど飲むと眠りを悪化させる．寝酒の習慣，睡眠薬との併用は不可
⑫ 空腹時：少量の飲食物をとる．温かい牛乳，パン，野菜サンドイッチ，ビスケット，ヨーグルトなど
⑬ 入浴：ゆっくり楽しみ，体の火照りが収まってから入床する
⑭ 入床後：眠ろうと努力せず，楽しい状況を思い浮かべ，深呼吸をして全身の力を抜く．好きなラジオやテープを聴く（静かな内容，小さな音，イヤホン，タイマー，新奇なものやテレビは不可）
⑮ いびきをかく人：横向きかうつぶせで寝る
⑯ 中途覚醒時：最初の入床時と同じ，焦らずに

薬物療法

一般的に，**バルビツール酸系睡眠薬**（現在でもよく使われる**ベゲタミンA，B**®★47はフェノバルビタールを含んだ合剤）は脳全体の機能を抑制し，大量服用では呼吸中枢をも抑制し致死的となるが，**ベンゾジアゼピン系薬剤**は大脳辺縁系や視床下部に選択的に作用するため，大量服用でも死に至ることはほとんどなく，その近縁やさらに新しい薬剤とともに現在の睡眠薬の主流となっている．各薬剤については専門書に譲る．

① 適応・禁忌・用量・用法

特別な例外を除き，単剤で少量から始め臨床用量内にとどめるなら，とりあえず試してもよいだろう．例外とは睡眠時無呼吸症候群★46，重症筋無力症★48，急性狭隅角緑内障，HIVプロテアーゼ投与中，呼吸機能の高度低下などで，この場合は禁忌となる．意識障害時・薬物依存症の患者にも注意が必要である．老人や肝・腎疾患者では代謝・排泄の遅延を考えて1/2量以下から開始したほうが安全である．睡眠薬だけではうまくいかないときには背後にうつ病などが隠れていたりすることもある（前述の"精神医学的原因"）．したがって睡眠薬だけでの"深追いはせずに"もう一度原因を考え直すか精神科に併診する．入眠障害（や中途覚醒時の頓服）には超短・短時間作用型，中途覚醒・早朝覚醒・熟眠障害には中・長時間作用型が適している．両者の混在ではまず**中・長時間作用型**だけで試す．そしてよい睡眠が安定して得られるまではしっかり継続投与★49する．

② 依存性と中止方法

問題はその後のやめ方にある．この種の薬剤は精神依存ばかりでなく身体依存もあるため，ある程度以上の用量を連用していて突然中断すると，反跳性不眠という以前より強い不眠のほか，不安・振戦・発汗，さらにせん妄・痙攣などが一過性に出現しうる（"離脱"あるいは"退薬"症状）．これらは一般に"切れ味のよい"超短・短時間作用型ほど早期から強く現れる．このため中止できずに長期にわたって臨床用量の服用を続け依

★47
塩酸クロルプロマジン（フェノチアジン系抗精神病薬）・塩酸プロメタジン・フェノバルビタール配合；Aのほうが強い．

★48
myasthenia graivs；外眼筋（眼瞼下垂）をはじめとした随意筋の脱力と易疲労性を示し，休息で回復する神経筋接合部の疾患．抗コリンエステラーゼ薬に反応して軽快する[13]．

★49
継続投与をしないと，かえってやめることができずに慢性化する危険があるとされている．

★50
臨床用量依存：仮に依存症になっても，長期連用による危険はアルコールよりもはるかに低いとされている．

存★50することになってしまう．中止するには以下の3通りがある．

　漸減法　経過を診ながら1～2週ごとに1/4量ずつ減らしていく．再燃時にはその前の量にとどめ1～2カ月の経過をみて再び試す．

　隔日法　中・長時間作用型に適しており，漸減法で1日量をある程度減らしてから行う．服用しない日を週1日から始め，経過をみながら徐々に間引いていく．

　置換法　超短・短時間作用型で漸減法がうまくいかないとき，いったん中・長時間作用型に置き換えた後，前述の方法で減量．置換時の一過性（1週間程度）の不眠に耐えるように前もって伝えておく．

③ その他の副作用

　呼吸抑制は前述のとおり．アルコールとの併用は作用・副作用ともに強く出現するため不可．作用時間のタイプ別により**出やすいもの**を以下に示す（他の型で出ない訳ではない）．

　中・長時間作用型　高用量，高齢者でも出やすい翌朝までの"**持ち越し効果**"★51，集中力や反射運動能力の低下（事故の危険性があるため服薬中の**車の運転は不可**），高齢者の夜間トイレ時のふらつきによる**転倒・骨折**（これは筋弛緩作用の強いものでも出やすいので，それが少ない酒石酸ゾルピデム★52〈マイスリー®〉が開発された）．

　超短・短時間作用型　特に高用量・アルコールとの併用時で起こりやすい"**前向性健忘**"（殺人事件がらみで話題になったことがある）．

うつ状態・うつ病[14-16]

　現代のように世の中の変化が速い時代においては，それに適応していくためのストレスが強く"う

つ"は非常に身近な症候といえる．しかし内容は非常に多種多様で辺縁もまた不明瞭なところがあるため一概に治療を論じにくい．以下に概観を試みる．

症状・診断基準

　前述したDSM-IV[14]の"大うつ病エピソード"の診断基準が参考になる（II-3-3：気分障害（抑うつ・躁状態）のある患者，p113参照）．以下の症状のうち5つ以上がほとんど毎日2週間以上続き，いくつかの除外診断の後，著しい苦痛か社会的・職業的機能障害をきたしていれば当てはまる．

① 抑うつ気分／② 興味・喜びの減退（アンヘドニア）：中核症状，どちらか一方が必要．実は2群あって，この診断内容が不均一の可能性あり[16]．他覚的なものでもよい（たとえば聴くと落ち込みを否定するが，家族の話では涙を流していることが多いとされるとき）

③ 食欲または体重の減少（あるいは増加）

④ 不眠（あるいは過眠）

⑤ 精神運動性焦燥または制止★53：他覚的

⑥ 易疲労性または気力の減退

⑦ 無価値感または罪責感

⑧ 思考力・集中力・決断力の減退：他覚的でも可

⑨ 希死念慮や自殺企図

　同様に躁病エピソードや軽躁病エピソードなどの規定があり，これらを組み合わせるなどして以下の分類がある．

分類[14]

① 大うつ病性障害（うつのエピソード）

② 気分変調性障害（慢性的な軽うつ）

③ 双極I型障害（うつ＋躁のエピソード）

④ 双極II型障害（うつ＋軽躁のエピソード）

★51
眠気，ふらつき，頭重感，倦怠感，構音障害など．

★52
非ベンゾジアゼピン系睡眠薬（超短時間型）

★53
精神運動（性）制止：inhibition, Hemmung：精神と運動すべての面で現れる抑制症状で，欲求，意思などの発動が損なわれ，思考過程が遅延し，動作が緩慢となる．患者は"根気がない""億劫"などと訴える．"焦燥"は他覚的にこの対極にあるが，混在してどちらも"うつ"の症状をなす．

⑤気分循環性障害（慢性的な軽うつ＋軽躁エピソード）

⑥一般身体疾患による気分障害（うつ状態）：脳卒中，パーキンソン病，甲状腺機能低下症，多発性硬化症など[15]．

⑦物質誘発性気分障害（うつ状態）：アルコール中毒，コカイン離脱；レセルピン・ステロイドなど[15]．

⑧適応障害（うつ状態／ストレスに対する反応）／⑨死別反応：どちらもひどくなれば①となる．

⑩失調感情障害（うつ病型／双極型：統合失調症の併存）

⑪特定不能のうつ病性障害

　ⅰ月経前不快気分障害

　ⅱ小うつ病性障害（軽うつのエピソード）

　ⅲ反応性短期抑うつ障害（2日〜2週間未満という短い"うつ"のエピソードの反復／境界性パーソナリティ障害の抑うつ症状を含む）

　ⅳ精神病後うつ病性障害（統合失調症の残遺期）

　ⅴ妄想性障害または統合失調症の活動期に重畳する大うつ病エピソード

⑫その他：不安障害（パニック障害，強迫性障害，外傷後ストレス障害など），身体表現性障害（疼痛性障害など），摂食障害なども抑うつ傾向を示しやすい

さらに"**エピソードの特定用語**"という特徴を示す下位項目がある．そのなかの"重症，精神病性"という用語では"幻覚・妄想が抑うつ性の主題と一致していないもの（たとえば貧困・罪責などとは関係ない被害妄想や思考伝播）"も含まれる．以前なら分裂病の亜型とされた**緊張病性**という用語があることからもわかるように，"**精神分裂病（統合失調症）**"**の概念が狭まり"気分障害"の概念が広がったのである**．これはDSMがつくられたアメリカ精神医学の概念に基づいており，以前"ヨーロッパの分裂病患者を手っ取り早く治す方法は，アメリカに渡ることだ"という笑い話を聞いたことがある．

また"メランコリー型"という特徴も記載されている．これは喜びや快刺激への反応の消失・異質な抑うつ気分・朝の抑うつ・早朝覚醒・著しい制止か焦燥などで規定され，以前いわれていた"**内因性**"の特徴に重なる．**内因性**とは"誘因がないにもかかわらず病気になり，（想定される）身体的な変異あるいは異常を伴うもの"を指す．その身体的基盤はまだ見つかっていないが，いわば身体疾患に近いうつ病といえ"**心因性（反応性）**"と相対峙するものであった．しかし実際には誘因が認められるもののほうが多いことがわかってきて（誘発される内因），統一的に考えて**脆弱性**という言葉で置き換えたほうが理解しやすい[16]．こうすれば元来その人がもつ"脆弱性"と誘因（状況因・心因）の相対的な力関係で発症するかどうかが決まる訳である．つまり"脆弱性"が大きいほどたいした誘因もないのに病気になるが，一方で"脆弱性"が小さくても過大なストレスがかかれば発症しうることになる．

鑑別診断

① せん妄

前述のような"活動減少型"は"うつ"と紛らわしい．また軽い意識障害時には部分症状として意欲や感情の変化を伴うことがある[17]★54．ほかの症状や急性の発症・変動傾向といった経過，脳波所見などで鑑別する．

② 認知症

老人のうつ病では注意力や記憶力の低下・失見当識などの仮性認知症★55のかたちをとり，紛らわ

★54
寝起きの悪い人はそのときの自分のことを考えてみるとよい．物事をしようとする気がまったく起こらず，不機嫌なことはないだろうか．

★55
pseudodementia；精神疾患による認知症様症候群．ヒステリー性（ガンザー〈Ganser SJM〉のもうろう状態），うつ病性などがあり，真性認知症と区別される．神経内科，脳外科領域での"治療可能な認知症；treatable dementia"のうち心因性のものに相当する．

しいことがある．病前性格（うつになりやすい執着性格），過去のエピソードの有無，質問に対する態度（うつでは努力がみられず，認知症では言い訳しがち），経過，治療反応性などから判断する．しかし認知症の経過中にうつを合併し，うつから認知症へ移行する例もあり鑑別は困難なこともある．

③ 不安障害

ハミルトン（Hamilton M）のうつ病評価尺度と不安症状評価尺度を比較してもわかるように，抑うつ症状と不安症状には共通部分が多く，その境界ははっきりしない．実際初老期のうつ病患者のなかには不安・焦燥を強く訴える人がいるが，その背後には抑うつ症状★56がある．またパニック障害と大うつ病性障害は合併しやすい．このことから選択的セロトニン再取り込み阻害薬（SSRI）★57が双方に有効なことも頷ける．

④ 身体表現性障害★58

頭痛，胃腸障害，身体的に説明できない疼痛（腹痛・腰背部痛・四肢痛）などを前景に訴えて内科など身体科を受診するうつ病患者はかなりおり（仮面うつ病），大うつ病エピソードの基準のなかに疼痛症状の項目が入っていないことを問題視する人もいる．うつの場合は背後にある抑うつ症状と疼痛が並行する．鎮痛薬はあまり効かず，抗うつ薬が有効である．

治療15)

以下では主として"大うつ病性障害"について論じる．一般的に生活上のストレスが多いと，うつは治りにくく再発しやすいので，治療によってできる限り軽減を図る必要がある．具体的には会社員であれば診断書を書いて仕事を休ませ，場合によっては入院させ，上司と業務上の環境調整について話し合う．また患者・家族への支持的な説明によって双方の負担を減らし，家族のサポートを強化する．独居老人など社会的弱者に対しては，社会的・経済的サポートを用意することもある．そのうえで以下の治療がある．"大うつ病性障害"は心理学的要因と生物学的要因が組み合わさったものなので，治療も一般的には精神療法と薬物療法の組み合わせが効果的といえる．

① 精神療法

認知療法 うつ病の患者は，たとえば現実の否定的側面をとらえて非現実的で病的な解釈をしやすいので，こういった認知のゆがみを自身で認めさせ吟味を促すことによって，以前と違った柔軟で肯定的な考え方を身につけさせる．

対人関係療法 早期から現在に連綿としてつながる対人関係上の問題が，うつに関連していると考えられる場合に，その1つか2つに注目して（たとえば自己主張の欠如），これを精神内界の現象としてではなく，対人関係における意味や効果という観点からだけ扱っていく．

行動療法 不適応的な行動様式を指摘して改めさせ，社会への適応を図る．

精神分析的精神療法 精神分析理論に基づき，単に症状軽減にとどまらず患者の人格構造や性格に変化を与える．しかし治療には数年を要し，患者は強い不安や苦痛を経験する．

家族療法 患者の症状が家族機能に密接に関連しているときが適応．患者が家族全体の精神的健康に果たしている役割や家族全体が患者の症状維持に果たしている役割を吟味する．

★56
初老期あるいは退行期うつ病；involutional melancholia：初老期（男性55〜65歳，女性50〜65歳）発病のうつ病．加齢，状況，神経症的機制が発病に大きく関与し，度重なる喪失状況に耐えられずに発症したと思われることが多い．妄想的色彩を帯びることも多い．自殺率もほかのうつ病に比べて高く，経過は単相性で長引く．

★57
selective serotonin reuptake inhibitor

★58
somatoform disorders；身体疾患の存在を示唆するような身体症状を訴えるが，明らかな器質病変や病態生理学的機序は認められず，身体症状が心理的要因や葛藤と関連しているような病態を一括した概念．DSM-IVでは転換性障害★5，疼痛性障害，心気症などが含まれる．虚偽性障害・詐病とは症状の産出において意図的ではない点で異なる．

★59
modified electroconvulsive therapy

集団精神療法 集団所属感や孤立感の軽減だけではなく，メンバー同士の複雑な相互作用のなかで，治療的共感・示唆・介入・支持などの機能が働いて，おのおのの治療的自己表現や洞察を促進する．

② **薬物療法**（後述）

③ **その他の身体療法**

修正（無痙攣性）電気痙攣療法（mECT）★59 18)
薬物療法に比べて有効性は同等以上で即効性に優れるため，強い希死念慮・拒食による著しい体重減少・薬剤抵抗性・副作用による薬剤不耐性などの場合が適応となる．名称から受ける印象で誤解されがちだが，適応を守れば薬剤よりもかえって有効で安全な治療といえる．麻酔科医の管理のもとに筋弛緩薬を使って筋肉の痙攣をほぼなくすことで脱臼や骨折などの危険も軽減される．1週間に2〜3回，合計5〜12回（平均8回）行われる．

光療法（高照度光照射療法） 秋冬に"うつ"となる季節性障害の患者に対して，2,500〜3,000lxの高照度光の照射が奏効する．

薬物療法[19)]

① **概略**

大うつ病性障害（非精神病性） 抗うつ薬（重症ではmECTも）．

大うつ病性障害（精神病性） アモキサピン★60（アモキサン®）あるいは抗うつ薬＋抗精神病薬あるいはmECT．

双極性障害（うつ状態） 気分安定薬として炭酸リチウム★61（リーマス®），カルバマゼピン★62（テグレトール®），バルプロ酸ナトリウム★63（デパケン®）．後二者は抗てんかん薬でもある．うつ病相のときも抗うつ薬が躁転や病相の頻発化を生じさせる可能性があるため，**抗うつ薬単独での投与はしない！**

② **抗うつ薬の種類**

三環系抗うつ薬（TCA）★64 最も古い系統．塩酸イミプラミン（トフラニール®）は基準薬．塩酸クロミプラミン（アナフラニール®）は点滴でよく使う．後述のとおり副作用は強い．

非三環系抗うつ薬（nonTCA） 四環系抗うつ薬などで，TCAより副作用が少なめ．塩酸トラゾドン（レスリン®）は抗うつ作用より鎮静作用のために睡眠薬代わりに用いる（せん妄，p40参照）．

選択的セロトニン再取り込み阻害薬（SSRI）★57
マレイン酸フルボキサミン（デプロメール®，ルボックス®），塩酸パロキセチン（パキシル®）．

セロトニン・ノルアドレナリン再取り込み阻害薬（SNRI）★65 ミルナシプラン（トレドミン®）．

その他 スルピリド★66（ドグマチール®）：軽症うつに対して．**錐体外路症状や無月経・乳汁漏出の副作用がある**（せん妄，p40参照）．

塩酸メチルフェニデート★67（リタリン®）：覚醒剤類似薬で耐性・依存性が強いため，なるべく避けるべきである．ただし進行癌の大うつ病では予後を考えて適応となる．

③ **第一選択薬・副作用**

特定の抗うつ薬が最も優れているという証拠はないので，どの抗うつ薬から始めてもよい．しかし副作用には相違があるので，年齢・自殺の危険性・合併する身体疾患や服用中の薬物・過去の治療歴（家族のものも）などを参考にして薬剤を選択する．

TCAには口渇・便秘・眠気・起立性低血圧；嘔気・尿閉・躁転・錐体外路症状（振戦など）；せん妄・アレルギー・痙攣；心伝導障害（**大量服薬**

★60
三環系抗うつ薬
★61
lithium carbonate；Li
★62
carbamazepine；CBZ
★63
sodium valproate；VPA
★64
tricyclic antidepressant
★65
serotonin-noradrenaline reuptake inhibitor
★66
ベンズアミド系薬剤（せん妄，p40参照）
★67
精神刺激薬

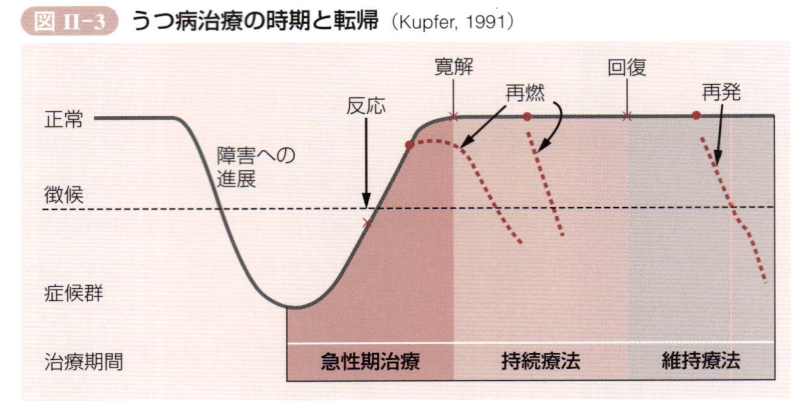

図 Ⅱ-3 うつ病治療の時期と転帰 （Kupfer, 1991）

●精神科薬物療法研究会 編（大坪天平），2003[19]

時致死的となることがある）など多彩な副作用があり使いにくい．これに比べて SSRI や SNRI は嘔気・口渇・便秘（共通）や眠気・頭痛（SSRI），時に尿閉（SNRI）などがある程度で，**大量服薬時の安全性も高く，特に軽症～中等症のうつ病では第一選択薬としやすい．ただし SSRI には代謝酵素の阻害作用があるので併用薬には注意が必要**となり，また急激な中止時には**離脱症状**として，めまい・不安・嘔気などを起こすので漸減する．

④ 用法・用量

抗うつ薬は**単剤治療を原則**とする．安易な多剤併用は慎むべきである（⑤参照）．ただし**抗不安薬については焦燥・不安が著しい場合に 4 週以内の併用であれば有用である．日本では漫然と長期投与されることがあまりにも多い！**（進行癌患者の大うつ病ではアルプラゾラム[★68]〈ソラナックス®〉の大量療法が推奨される）．これとは別に**睡眠薬の併用には意味がある**．抗うつ薬は当初，**低用量から始め**（副作用に対する慣れが生じるので），効果不十分なときには副作用が容認される範囲内で維持量まで 1～2 週ごとに漸増し，**十分な用量を十分な期間投与することが肝要である**．TCA を例にとれば，1 日量 25～75 mg から始め，必要に応じてゆっくり 100～200 mg まで増量する．十分量まで増量して 2～4 週しても効果が不十分か無効のときに初めて，**系統の異なるほかの抗うつ薬に変更する**か，**強化療法**を試みる．すなわち小刻みな変更は慎むべきである．参考までに SSRI は同じグループ内の 2 剤で有用性が異なることがある．

⑤ 強化療法[★69]

抗うつ薬にほかの薬剤を追加して，その効果を補強する治療のことで，追加薬剤としてはリチウム（リーマス®）が最も確実である．ほかには甲状腺ホルモン[★70]，ピンドロール[★71]（カルビスケン®），クエン酸タンドスピロン[★72]（セディール®）・気分安定薬（VPA，CBZ）・非定型抗精神病薬（せん妄の治療，p41 参照）などがある．

⑥ 治療期間

初回エピソードの場合でも寛解後最低，**4～6 カ月間は急性期の量を継続**した後，徐々に減量する

[★68] ベンゾジアゼピン系抗不安薬（中時間型）

[★69] augmentation

[★70] レボチロキシンナトリウム：levothyroxine sodium（T4）：チラーヂン S®

リオチロニンナトリウム：liothyronine sodium（T3）：チロナミン®

[★71] β遮断薬（$β_1$非選択性 ISA＋）

[★72] 非ベンゾジアゼピン系でセロトニン作動性の抗不安薬（短時間型）

II―精神的諸問題を抱える患者のアセスメントと直接ケア

2 さまざまなアプローチ――事例を通した理解

リエゾン精神専門看護師の行う直接ケアの特徴

　リエゾン精神専門看護師が行う直接ケアの目的は，①患者の精神状態のアセスメントを行い精神状態に合わせたケアを組み立てて提供すること，②最終的に患者自身のセルフケアが向上する，あるいはセルフコントロールができるようになること，③患者の安心感や安寧が増すこと，④スタッフも患者の精神状態を理解したうえで精神的ケアを提供し続けられる，あるいは少しでもより質の高い看護ケアを提供できるようになること，という4本の柱がある．

　また，部署外の第三者の立場から状況をみるので，客観的に全体のプロセスをとらえることができる，ということもリエゾン精神専門看護師が直接ケアを行ううえでたいせつにしたい点である．

リエゾン精神専門看護師の具体的な動き
精神看護の役割モデルとして直接ケアを行う

　部署のスタッフの看護ケアがよりよい方向に変えられるように"精神看護の役割モデル"として，実際のアセスメントや身体的，精神的ケアを行う．

スタッフとともにアセスメントをし，看護ケアを検討する

　リエゾン精神専門看護師は，直接ケアの目的を達成するために，自分自身が患者に直接ケアを提供するだけではなく，そこで観たこと考えたことを基にして，スタッフとともに看護ケアを検討する．このときには，自分自身が患者と接して得た情報（これは，スタッフに返す情報を選択して，患者本人に確認する必要があるが）を整理し，アセスメントを示しながら，改めて患者像の再構成を試みる．そして，観察のポイントやケアの具体的な方法とその意味を伝える．

看護ケアを評価する

　スタッフとともに看護ケアの結果を見て評価も行う．そして，どのケアはどういう点で効果的であったかなどを確認しながらケアの続行，終了，中止を決めていく．必要があれば，効果的ではないと考えられるケアを変更する役割も担う．

部署のスタッフやコメディカルと協働する

　直接ケアは，部署のスタッフやコメディカルと協働して行う．そのため，カンファレンスを活用し，誰が，何のために，どのようなケアを提供するのか，リエゾン精神専門看護師がそこに入ることでどのような変化が期待されるのか，そしてどのような変化が予測できるのか，といったことを想定して話し合いをしておく必要がある．カンファレンスの場では，その患者にかかわるそれぞれの役割分担を考え，確認することも重要である．

看護管理者や医師と協働する

　直接ケア時のアセスメントや実施によって得られた情報を活用して，看護管理者とは，①よりよい看護を提供するために，何がうまくいっていて，何が障害になっているかなど気づいた点，あるいは②看護管理者として機能してほしい点に関して伝えることもある．一方で，リエゾン精神専門看護師に対する看護管理者としての期待についても十分なフィードバックを受けることがたいせつであろう．

Psychiatry. 7th ed. Williams & Wilkins, Baltimore, 1994. 井上令一, 四宮滋子 監訳：カプラン臨床精神医学テキスト―DSM-Ⅳ診断基準の臨床への展開. pp294, 298-312, 326, 328, 医学書院 MYW, 1996.
16) 神庭重信：躁うつ病の診断とその薬物療法の問題点. 第3回横浜感情障害研究会（講演録）, 1998.
17)*原田憲一：意識障害を診わける. p46, 診療新社, 1986.
18) 本橋信高：ECT マニュアル―科学的精神医学をめざして. 医学書院, 2000.
19)*精神科薬物療法研究会 編（本橋信高 他）：気分障害の薬物治療アルゴリズム. じほう, 2003.
20) 八木剛平：精神分裂病の薬物治療学―ネオヒポクラティズムの提唱. pp67-69, 金原出版, 1997.
21) 藤井康男 編：精神分裂病の薬物療法100のQ&A（こころの臨床 à・la・carte 第19巻増刊号）. p259, 星和書店, 2000.
22)*Arana GW, Rosenbaum JF：Handbook of Psychiatric Drug Therapy. 4th ed. Lippincott Williams & Wilkins, Inc, Philadelphia, 2000. 井上令一, 四宮滋子 監訳：精神科薬物療法ハンドブック, 第3版. pp85, 91, 105, MEDSI（メディカル・サイエンス・インターナショナル）, 2001.
23)*加藤正明 他編：新版 精神医学事典. 弘文堂, 1993.
24) 後藤 稠 他編：最新 医学大事典. 医歯薬出版, 1992.

える必要がある．したがって問題によっては，**今回ここでできる範囲を限定し患者や家族に提示して話し合い**（たとえば，今回の1カ月の入院で性格の改造や症状を完全になくすのは無理だが，休息の場を提供しともに問題点を整理して外来通院の治療方針を立てることはできる，と伝える），時にはより適当と思われる医療機関に紹介することも必要となる．門前払いは是認されないが，抱え込みすぎも患者・治療者双方にとって益とはならない．

⑥身体疾患のケアで追われる日常において，**精神的なケアを考えていくことはとてもたいへんで骨の折れる仕事だが，この機能の善し悪しで患者の快適さの半分が決まる**といっても過言ではなかろう．そしてそのなかの大きな部分を最も患者に近い看護師そしてリエゾン精神専門看護師が担っている．身体疾患の患者は（入院していればなおのこと）精神的にも弱っていて，その一部は治療が必要となる．もちろんその"弱さ"は共感しやすいものばかりではなく，"退行"というかたちで表され，対応に手こずることも多い．精神状態は目に見えるデータが乏しいのでわかりにくく，自分の身に置き換えてわかる範囲ならともかく，それを超えると場合によっては魔術的不安を抱いてかかわりたくない気もちに駆られることもあろう．しかし悩んで困っている存在であることに変わりはなく，かかわるうちにわかってくることもあるので，医療関係者であるからにはそれを乗り越えてほしいと切に願う．患者が快適でいられるためには，活性酸素を引き受けるビタミンCやEのように，スタッフが患者の不快要素を引き受けて疲れることになる．それがまた期せずして患者に戻ることのないように，また安定して機能できるようにするためには，**職場内にスタッフの疲れを癒す機能が必須**といえる（たとえばスタッフ・ミーティングでの共感や支持）．ここにおいてもリエゾン精神専門看護師が中心的役割を果たすことを期待してやまない．

● **文献** （*：お薦めの10冊）

1) *土居健郎：新訂 方法としての面接—臨床家のために．pp36, 49-62, 医学書院，1996.
2) 中安信夫：初期分裂病／補稿．pp235-247, 星和書店，1996.
3) *濱田秀伯：精神症候学．p163, 弘文堂，1994.
4) Lipowski ZJ：Delirium：Acute Confusional States. pp63-65, Oxford University Press, New York, 1990.
5) *野末聖香，樋山光教，福田紀子：特集 せん妄患者対応マニュアル．ナーシング・トゥデイ，13（11）：13-17, 1998.
6) *American Psychiatric Association（Work Group on Delirium／Paula Trzepacz, Chair）：Practice Guideline for the Treatment of Patients with delirium. APA, Washington, 1999.
   日本精神神経学会 監訳：米国精神医学会治療ガイドライン—せん妄．pp33-41, 医学書院，2000.
7) Isselbacher KJ, et al：Harrison's Principles of Internal Medicine, 13th ed. McGraw-Hill, USA, 1994.
8) 宮田量治：特集 非定型抗精神病薬の副作用とその対策—抗精神病薬による副作用とその対処．Schizophrenia Frontier, 4（3）：8-12, 2003.
9) 中根允文：Fujisawa Satellite Journal 特別企画—精神分裂病治療はかわるか—非定型抗精神病薬の時代を迎えて．pp9-10, 藤沢薬品，2001.
10) 村崎光邦：これからの分裂病治療薬．こころの科学，90：58-63, 2000.
11) 樋山光教：いま処方を見直す—睡眠薬．JIM, 8（5）：377-380, 1998.
12) 大熊輝雄：ぐっすり眠れる快眠ハンドブック．pp155-196, ナツメ社，1996.
13) 豊倉康夫 編：神経内科学書．朝倉書店，1992.
14) The American Psychiatric Association：Diagnostic and Statistical Manual of Mental Disorders. 4th ed. APA, Washington, 1995.
    高橋三郎，大野 裕，染谷俊幸 訳：DSM-IV 精神疾患の診断・統計マニュアル．pp325-398, 医学書院，1996.（これは机上版の大冊なので，ポケット版*である"DSM-IV精神疾患の分類と診断の手引き"は値段からいっても入手しやすい．ただしこれは診断基準の羅列だけで一切の説明は省略されている）
15) *Kaplan HI, Sadock BJ, Grebb JA：Kaplan and Sadock's Synopsis of Psychiatry—Behavioral Sciences／Clinical

（持続療法）．ただし初発例の **50〜80％が再発**する．再発予防（**維持療法**）については 3 回以上のエピソード・50 歳以上の初発・40 歳以上初発で 2 回発症では長期継続するべきだといわれるが，投与期間や量についての定説はない（**図 II-3**）．うつ病は予想以上に慢性再発性疾患といえる．

治療上の留意点

① 繰り返しとなるが，これまで述べてきたように薬物療法は精神科治療の大切な部分であるがもちろんすべてではありえない．全体のバランスのなかで治療は選択される．

② 精神科疾患のほとんどは原因について不明な点が多く，薬物療法も**対症療法**にほかならない．別に向精神薬に限ったことではないが，作用の不明な点や厄介な副作用（たとえば抗精神病薬の錐体外路系副作用である遅発性ジスキネジア〈**TD**〉[★73]，抗不安薬・睡眠薬に対する依存性）もある．当然のことながら薬剤は**必要最小限の使用**にとどめるべきである．安易な多剤併用は避け，ひとつの薬剤が効かなかったときには同効のほかの薬剤に入れ替える**単剤療法**が原則である．それでもうまくいかないときに初めてエビデンスのある薬剤を重ねることになる（強化療法，p50 参照）．副作用が出現したときにもすぐ副作用止めの投与ではなく，その前に元の薬を減量するかその副作用の少ない同効薬への変換の可能性を探るべきである．**老人や肝・腎疾患**など身体疾患の患者に投与するときには，代謝経路や副作用を考えて通常の**半量以下**で開始したほうがよい．

③ 自殺目的などでの**大量服薬時**[21,22]にはブチロフェノン系抗精神病薬（ハロペリドールなど）・ベンゾジアゼピン系抗不安薬／睡眠薬，SSRI，SNRI などは安全性が高くほとんど死亡することはないが，**バルビツール酸，TCA，リチウム，フェノチアジン系抗精神病薬**（クロルプロマジンなど）**は大量では致死的となる**ことがあるので注意が必要である．これは誤投薬などの場合も含めて知っておくと便利で安心な豆知識である．

④ 服薬行動には症状のつらさと薬の効き具合や疾病に対する認識だけではなく，**治療者への信頼や依存の度合い**も反映される．薬に依存しすぎる人がいる一方で，魔術的あるいは被害的不安を抱いて拒否する人もいる．またこれらの両者が同時に存在してせめぎ合い悩む人もいる．投薬に対する反応から患者の依存のあり方がうかがわれることが往々にしてあり，その視点で患者の服薬コンプライアンスをみるのも興味深い．たとえば患者が拒薬する場合にはできるだけ押しつけず，なぜ服用したくないのかを聴いてみることもたいせつである．推量とずれることもしばしばである．こちらは患者の気もちに共感しつつも，なぜこの薬が必要かという合理的な説明を心がける．このやりとり自体がとても治療的である．

⑤ 臨床医は常に，患者や家族あるいは併診医や看護師に対し，何らかの治療的（あるいは単なる対応についての）回答を示すことを要求されている．この事情はリエゾン精神専門看護師にも共通していると思われる．そこで問診の初めから，その患者の問題の核心がどこにあるのか，何が求められているのか，とりあえずどこに（どのレベルに）アプローチすれば有効なのかを，自分の力量や所属医療機関のキャパシティと見比べながら絶えず考

[★73]
tardive dyskinesia；抗精神病薬を長期（数カ月〜数年以上）服用している患者に出現する．口，舌，顎，頬を中心とした不随意運動．高齢者に起きやすく，大部分が長期不変のまま経過する．抗パーキンソン薬はむしろ症状を悪化させ，抗精神病薬の中止は原病から困難であり，有効な治療法がまだ確立されていない[20]．

医師とは，病態や治療方針などの情報交換をしながら，患者に対する共通理解を深め，精神的な問題によって療養上妨げになっている出来事について話し合う姿勢をたいせつにしたい．

リエゾン精神専門看護師が直接ケアを行う意義と注意点

スタッフのエネルギー補給を助ける

リエゾン精神専門看護師が直接ケアを行うメリットのひとつに，スタッフのエネルギー補給を助けるということがある．スタッフは，いったんこじれた関係のなか，あるいはケアがうまくいかない状況のなかで，その患者や家族に対して疲労困憊している．そのため，一時的にでもベッドサイドケアから開放して，あるいはケア量を軽減して，改めてその患者や家族との関係を修復していくためのエネルギーを補給する手助けをするのである．

専門看護師（CNS）★の活動の柱を使い分けることによる相乗効果を図る

CNSは，直接ケアだけではなく，コンサルテーションや教育などのほかの活動の柱を活用することができる．これらの活動の柱を使い分け，ひとつの柱でうまくいかない場合に，並行して多方面からアプローチすることがたいせつである．

直接ケアやコンサルテーションだけでうまくいかない場合には，教育コースや部署の勉強会を活用して，病態に関しての知識を深め，看護観の振り返りを行うことで，問題点をより明確にすることができることがある．結果として，心身の病態の理解が進むことで患者像をとらえ直すことができ，より適切な看護ケアを検討できるし，ケアの有効性を客観的に評価することもできる．また，患者と看護師，あるいは医療者間の相互作用のなかで，何が起こっているのかを改めて考える機会になることもある．

コンサルテーションで対応しているケースの受け持ち看護師に対して，メンタルヘルス支援を行うことで，看護師自身が自己を洞察することを助け，スタッフの感情の吐露と整理（カタルシス）ができた結果，改めて看護に取り組もうという意欲を取り戻せる場合もある．

直接ケア時に気をつけたいこと

その一方で注意しておきたいことがある．それは，リエゾン精神専門看護師が直接ケアを行うこと自体が，スタッフがうまくケアができていないというメッセージになる可能性もあるので，状況に合わせて役割を明確にして行うこと，また，介入方法などを工夫していくことである．さらに，リエゾン精神専門看護師に任せておけば大丈夫と，スタッフが看護ケアや調整をすることから手を引いてしまうような対応にならないよう留意しなければならない．

最初は，リエゾン精神専門看護師をどのように活用すればいいのかがわからずに，リエゾン精神専門看護師をひとりの看護ケアの提供者として当てにして"忙しいから呼ぼう"ということも起こるかもしれない．あるいはナースコールが多く，対応が面倒な場合に依頼するといったことが起こる可能性もある．そのため，受け持ち看護師と十分に話し合いをしながら，リエゾン精神専門看護師の直接ケアの目的を確認して，カンファレンスのなかで役割分担をしっかり行って介入していくことが重要になるだろう．

★ certified nurse specialist

II—精神的諸問題を抱える患者のアセスメントと直接ケア

2 さまざまなアプローチ——事例を通した理解
1- 個人精神療法（カウンセリング）

はじめに　個人精神療法（カウンセリング）とは，言語的および非言語的コミュニケーションを通して行動の変容を試みる人間関係である[1]。このアプローチの対象は，神経症，心身症，精神病のほか，慢性疾患を抱えた患者，臨死患者など，強い葛藤のなかで揺れ動きながら生き方を模索している人びとすべてである．依頼されて行う直接ケアの場面では，ケア対象者のほとんど全員に対して活用することができる．このアプローチは，病気を抱えて何らかの苦悩をしている患者の全員が，自分らしく生活していくことができるように支援するうえで基礎となる．

このアプローチにおいてたいせつなことを一言で表現すれば"患者の話を熱心に聴く"ことである．さまざまな説明をしたり，助言をしたり，自分の意見を言ったり，指導したりするのではなく，ただひたすら相手の話に耳を傾ける行為が，このアプローチの始まりである．そして"話を聴く"ときに頭に置く必要があるのは，相手の身になろうと工夫しながら聴くこと，相手の利になるよう考えながら聴くこと，さらに相手が抱えている問題をその人の力で解決できるように支える姿勢で聴くこと，である．聴き方は，自分の知りたいことばかりを聴くのではなく，相手が話したいことを話せるように聴いていくようにする．そのためには，先入観にとらわれずに中立の立場で話を聴こうとしなくてはならないだろう．

以下に，このアプローチを活用してケアを行った"透析導入がスムーズに進まなかったケース"を例として具体的に紹介する．

個人精神療法を用いたケア

事例紹介

患者は78歳の男性で，腎不全の徴候があり，近い将来透析が必要になると考えられたため，シャントの手術を勧められていた．しかし，シャントの手術はしたくないと拒否し，ベッドに寝ついていた．依頼の内容は"透析をしなければならない状況にあるが，どうしても透析に踏み切れないという抑うつ的な患者がいる．早く透析を導入しないと命にかかわる結果になるので心配している．しかし何か心配なことがあるのかと尋ねても，自分は透析までして生きていなくてもよいのだと話すだけで，どう介入したらいいのかがわからないので相談したい"というものであった．

面接前のアセスメント

この依頼用紙を記入した看護師の情報から，透析を受け入れられない背景として，いくつかの理由が考えられた．それは，

① 腎不全のための脳症やうつ状態の悪化による思考の障害が生じており，適切な判断ができない可能性があること
② 腎不全を宣告されたショックによる反応性の精神障害が生じており，適切な判断ができない可能性があること

その他の理由としては，

③ 腎不全のとらえ方が偏っており，透析に対する恐怖感が高まっている可能性があること
④ 家族関係の問題などがあり，精神的エネ

ギーが低下しているため自己決定力に何らかの影響が出ていること

などであった．そこで，その仮説を基にしてほかの看護師の話も聴き，記録から情報を収集した．その結果，腎不全による脳症は否定され，腎不全についての知識・認知などに問題はないということが確認できた．しかし，うつ状態か否かについては情報が不足していて判断ができなかった．そのため，この時点で，受け持ち看護師と話し合い，リエゾン精神専門看護師の直接ケアの目的として，うつ状態のアセスメントを行うこと，および自己決定に影響を与えている心理社会的要因を明らかにすることの2点をあげて，患者の話を聴くことにした．

面接の導入

はじめに，面接を開始するにあたって，受け持ち看護師から患者にリエゾン精神専門看護師を紹介してもらうために，その導入方法を一緒に検討した．そして，受け持ち看護師から"今回の入院で，落ち込んでいらっしゃる様子を感じて，われわれ（看護師）はとても心配しています．そのため，心のケアを専門にしている看護師がいるので，一度会ってみていただきたいのです"と伝えてもらうことにした．すると，患者はすぐに了解したものの"話すほどのこともないけど"という反応であったという情報が入ってきた．しかし，リエゾン精神専門看護師と患者のつなぎができたため，すぐに日程調整をして面接に入った．

面接の実施

初回の面接では，

① リエゾン精神専門看護師と患者との関係をつけること
② 相手の価値観をとらえて，準拠枠を大きくすること
③ 精神機能のアセスメントを行い，うつ状態がどの程度なのかを見極めること
④ 今回の透析導入の決断に影響を与えている要因を見いだすこと

を主たる目的とした．初回の面接時に，リエゾン精神専門看護師が面接のテーマに据えていたのは"透析"であった．そのため面接の最後には，患者自らが透析を決意して生きる意欲を取り戻してもらいたい，という思いをもっていた．しかし，このような自分の意図に患者を誘導しては面接の目的が達成できないので，これらの考えや思いは頭の隅に追いやって，まずは患者の話を聴くことに集中することにした．また，前情報から考えたところ，患者はこの面接で透析についての話を聴かされ，透析に踏み切るように説得されるのだろうと考えて，かたくなになっているかもしれないと推測できた．そのため，面接導入時には，患者がリラックスした状態で話せるように世間話を取り入れることにした．さらに，透析をしなければ命にかかわることはわかっているのに，なぜ透析を受け入れないのか，何が透析導入を阻んでいるのか，については，あえてリエゾン精神専門看護師（私）からは触れないことにした．

面接の導入場面は以下のとおりである．

場面

私：こんにちは．初めまして．私は心のケアを専門にしているリエゾン精神専門看護師の○○と申します．今，お話を伺ってもよろしいですか．
患者：ええ．どうぞ．そこの椅子に…
私：では，この椅子に失礼させていただきます．（腰をかける）
患者：僕はね，このままのうのうと生き続けてよいものだろうかと思うんだよ．もう年だしねぇ．
私：のうのうと生き続けてもよいのかというのは，どういう意味ですか？
患者：うん…
私：…（沈黙，身体を前かがみにしてうなずく）
患者：僕はね，A国生まれなんですよ．
私：A国で…．へぇ．
患者：ええ．終戦のときもA国にいてね，最後の戦線で戦ったんです．戦ったといっても完全な負け戦ですから，できるだけたくさんの日本人

が日本に帰れるように，少しでも相手方を食い止めるための戦いだったんです．それはひどいもんでしたよ．

この面接の導入時の様子や話の内容などから，精神機能のアセスメントを行っていった．外見としては面接者への態度もきちんとして丁寧であり，意識や認知，感情（気分），思考，知覚など精神状態に問題はなく，うつ状態もないと考えられた．精神機能としては問題がないのにもかかわらず，なぜ突然このような話が切り出されたのかはまったく理解できなかった．しかし，この話の裏に，何か今回の透析導入に踏み切れない心理状態に影響を与える要因があるのかもしれないと考え，そのまま傾聴した．

ここで患者が，時折涙を流しながら語った内容は戦中戦後の人生の軌跡―敗戦間際の前線は引き揚げをかけての戦闘のために凄惨をきわめたものであったこと，負傷した仲間を残し一歩一歩後退するしか道がなかった様子，そのときの身を切られるような思いがずっとつきまとっていること，戦後の日本の極貧生活のこと―であった．そして，帰国後は妻と力を合わせて力いっぱいがんばって，自分なりに素敵な家庭を築いてきたという満足感はある．しかし，それとは裏腹に仲間を見捨てて帰ってきた自分が幸せになっていてよいのだろうか，透析をしてまで生きのびてよいのだろうか，という葛藤を抱えていることが語られた．

面接の結果

この面接の最後に患者は，自分の人生を一気に駆け抜けるように話したことで，すっきりした気分であると言った．そして"腎不全になっても透析をすれば生きていけるのだから，悲観的になっているわけではない"とも述べた．また，話をしながら今の自分は，自分ががんばった結果だということが確認できたので，その自分に寄り添い続

けてくれた家族のためにも，朝の一杯の紅茶を楽しみに生きていこうと思うと，自分なりに透析を受け入れたことを表現した．

解説

この事例のように，病状によっては，治療方針は明確であり，患者の自己決定を尊重したくても，生命の安全を守るためには選択肢が限られる場合がある．しかし，このような場合でも"透析しないのはどうしてなのですか？""透析しないなんて言わないでくださいよ"というように，明らかに医療者の意図がみえるようなやりとりに終始することは避けたい．医療者の発する言葉によっては，患者の思考を停止させ，自己決定を妨げるばかりではなく，医療者の思惑どおりに誘導してしまう危険性が高くなるからである．また，医療者が聴きたいことや言いたいことを先に発信する，あるいは助言，指導を先走ってしまうことも，同様に患者が自由に話すことを妨げてしまうために控えたい．パターナリズム★的なかかわりは，患者が話そうとする気もちをそぎ，自分なりの答えを見いだす機会を提供できない．さらに医療者の見方に沿った話しか引き出せない可能性も高くなり，患者が本当に伝えたかったことを聞き逃してしまうことにもなるからである．

そのため，著者は面接時には，患者の語っている内容が自分の心のなかで情景として描かれていくように，あるいは患者の気もちを実感できるような姿勢で話を聴くように心がけている．

この事例での具体的な技法は，
① 身体を前かがみにすることで，話を聴こうという姿勢をみせる
② 効果的な相づちをうつ
③ 相手の言葉を繰り返す
④ 沈黙を使う
⑤ 話を整理する
⑥ 質問を投げかける
であった．このことを次に説明する．

①の非言語的コミュニケーションの部分では，

★（温情的）父権主義などと訳されるが，医療の場では，医療者が患者のために，本人の意思とは関係なく，よかれと思って行う強制的な介入のことを指す．

面接者自身の姿勢を患者に見てもらうとともに，面接者は相手の外観を観察することができる．たとえば，髪型・服装・髭・化粧などの身繕いや，表情・姿勢・視線・マナーなどのふるまいや態度などである．そして必要ならば，そばにいてタッチ・マッサージなどを行い，相手の気もちをほぐすこともできる．これは，相手に与える印象や関係性にも影響を与える部分であることを認識しておくとよいだろう．

②には，大きく分けて3つの相づちがあり，会話のなかで効果的に使うことができる．
- 肯定的な相づち：〝はい〟〝ええ〟〝うん〟
- 中立的な相づち
   ⅰ) 驚きを表す：〝ふ～ん〟〝なるほど〟〝へ～〟〝ほんと〟
   ⅱ) 先を促す：〝それで〟〝それから〟〝ということは〟
- 否定的な相づち：〝いいえ〟〝いやあ〟〝でも〟〝だけど〟

③は〝やっとの思いで戦地から引き揚げてきた…〟〝必死でやってこられた…〟という風に，相手の言葉をそのまま繰り返して，相手の話を受けとめていることを示すとともに，相手に会話の主導権を戻すことである．

④沈黙を用いるということは，非常に効果的である反面，難しいことである．黙ってそばにいることは誰にでもできる看護ケアではあるが，面接者が沈黙に耐えられなくなる場合も多いのではないかと思う．何となく気まずい雰囲気に感じたり，時間を無駄にしているように感じたり，早く話を先に進めなくてはならないように思い，焦ってしまう．しかし，話をしている患者にとっての〝沈黙〟は，思考したり振り返ったりする時間として重要であり，洞察を助ける場合が多い．そのため，実際に話をしている時間よりも，沈黙でいる時間のほうがその人にとって有効な場合もある．沈黙が生じた場合には，前述した①の技法を使って，相手をよく観察しながら待ったほうがよいのか，もう少し洞察が進むように働きかけたほうがよいのか，患者の不安が高くならないようにあえて思考を中断させるような問いかけをするのか，などを判断していくことがたいせつであろう．

⑤は，相手の話が一段落したところで〝○○ということですかね〟といったように，今まで聴いた話を，自分がどのように理解したのかをフィードバックするということである．これは，自分がきちんと患者の話を受けとめていますよ，理解していますよ，ということを示すための手段でもあり，またこの整理によって相手の心のなかに，今まで話した内容がすっきり納まるのを助けることにもなる．さらに面接者の理解した内容にずれがないかどうかの確認にもなる．

⑥の〝質問を投げかける〟とは，話の内容を理解するための問いというよりは，もっと話を深めて洞察を進めるために使うことが多い．質問には，閉ざされた質問と開かれた質問があり，それぞれ目的に合わせて活用するとよい．閉ざされた質問とは〝はい〟や〝いいえ〟で答えられる質問であり，たとえば〝頭が痛いのですか？〟〝熱があるのですか？〟といった質問である．開かれた質問とは〝はい〟や〝いいえ〟で答えられない質問であり〝いつ〟〝どこ〟〝誰〟〝～は何ですか？〟〝たとえばどのようなことですか？〟〝～について話をしてください〟〝～についてはどう考えておられますか？〟といった質問を指す．

質問は〝いつ；when〟〝どこ；where〟〝誰；who〟→〝どのように；how〟→〝何；what〟→〝なぜ；why〟の順番でオープン度が増すと考えられている．確認の問いかけとしては〝できる？やれる？；can〟があり，それぞれいろいろな場面で使い分ける．これらの質問は，患者にとってどういう意味があるのか，どのような負担がかかるのかを認識しながら使いたいものである．基本的に質問のオープン度が増すと，話をする側が追い込まれる場合があるので注意が必要である．つまり，自分の秘密にしていたいことを聞き出され，気もちの

深い部分に踏み込まれる感じを抱かせてしまうし，現実に直面させられて苦しくなったり，考え込んでしまうような内容を突きつけられたような気もちにさせるということである．そのため，安易に何でも聞き出そうとしてはならない．その内容を，今のこの場で，この関係性のなかで，話しても大丈夫なのかどうかの判断を下しながら問うことがたいせつであろう．このようなことに気をつけながら質問を効果的に使用すると，話を転換したり，広げたり，深めたりすることができ，投げかけた質問によって，相手の洞察を深め，思考を進めていく働きかけができる．

著者自身は，基本的に初回面接では別の話へ展開してしまうような質問はあまりしないことを心がけている．しかし，その時どきの話の内容を理解するには，積極的に質問を投げかけることにしている．話を聴いていてわき起こった疑問や意味がわからなかったと感じたときは，率直にその場で質問をし，自分の理解を確認している．これは中途半端に話を聴き，わかったふりをしないということになり，信頼を得るためにも重要である．

ただし，この事例でいえば，著者が戦争の悲惨さや苦悩を実感することは不可能である．また，これは戦争だけではなく，どのような病気をもつ患者にも共通しているかもしれない．患者は，こんな病気になってしまった自分の苦悩をわかってほしいと思う反面，戦争や病気を経験もしていない者にわかってたまるかという思いを抱くことも多いのではないかと思う．そのため，自分が過去にテレビや本などで戦争について得た知識や，不治の病で亡くなった友人に対してなすすべもなかった体験など，自分の今までの経験を総動員して，相手をわかろう，わかりたいと思って話を聴く姿勢が重要だと考えている．"どうせわからないので聴いてもしょうがない"ではなく"自分にどこまで理解することができるのかはわかりませんが""わかろうと思っても簡単にわかるものでもないのでしょうが"聴かせてくださいという姿勢で相手の話に聞き入ること自体が，ひとつの重要な心のケアになると思う．

経験はしていなくても，その体験者の話を聴くことが癒しを生むことを，著者は震災体験者とのかかわりを通して学ぶことができた．著者は阪神淡路大震災のあった数カ月後に兵庫に移り住んだ．そこで被災者の語る震災体験の悲惨さに動揺し，自分はそんなつらい体験をしてもいないのに，ただ黙って話を聴いていてよいのだろうかと，何もわかってあげられない自分を責め，いたたまれない感じをもった．話を聴きながら無力感，虚無感があふれてきてしまった著者は"私は被災者ではないので，こうやって聴いていても，あなたの本当のつらさをわかってあげられないかもしれない"と相手に伝えた．すると被災者は"経験していないからわからないといって自分たちのつらい体験を聴こうとしてくれない態度のほうが，われわれ被災者の孤独感を深めるんです．わからなくてもいいからそうやって，そんなつらい体験をしたのだ，その傷はなかなか消えないのだということを聴いてほしいのです"と話された．つまり，その人の気もちに共感するということは非常に難しいことであり，不可能なのかもしれないが，わかりたいという気もちで聴くことは，相手を癒すことにつながると考えられる．そのため，話し手に"話を聴いてもらえた感じ"あるいは"わかってもらえた感じ"をもってもらえるような聴き方をすることが重要なのではないだろうか．

● 文献
1) 國分康孝：カウンセリングの定義．カウンセリングの技法，p3，誠信書房，1979．
2) 國分康孝：カウンセリングの理論．誠心書房，1997．
3) 神田橋條治：精神療法面接のコツ．岩崎学術出版社，1990．
4) 神田橋條治：追補精神科診断面接のコツ．岩崎学術出版社，1994．
5) 丸田俊彦：サイコセラピー練習帳．岩崎学術出版社，1986．
6) 平木典子，袰岩秀章編著：カウンセリングの実習．北樹出版，1998．
7) 広瀬寛子：看護カウンセリング．医学書院，1994．

2 さまざまなアプローチ——事例を通した理解
2- 集団精神療法

グループ

グループとは単に人の集まりを意味するものではない．グループには作業グループとセラピーグループがあり，作業グループは課題を達成するためにグループメンバーが共同作業を行う．一方，セラピーグループはグループの相互作用を活用し，グループメンバーの人格の成長や症状の改善を目的とする．集団精神療法はセラピーグループのひとつである．

作業グループもセラピーグループも，グループの機能としては5つの特徴をもっている．
① メンバー間の力動的相互作用
② 共通の目標
③ グループのサイズと機能の関係
④ 意志決定および合意
⑤ 自己指示の能力　である．

メンバー間の力動的相互作用は，治療者に対してメンバーが行うものではなく，メンバー間で展開される．すべての相互作用が治療者に対して行われるとき，それはグループとはいえない．また共通目標はグループの機能を明確にし，明確に設定された目標はグループの機能を促進することとなる．さらにグループのサイズはグループの機能を決め，またメンバーの意志決定および合意によってだけグループは効率的に機能し，さらに民主主義的な雰囲気のなかでグループメンバーはどのようにしていきたいのかを自分で考えることができる（自己指示の能力）．グループのサイズは4人から8人が理想的な治療グループのサイズであり，8人から30人は理想的な教育集団のサイズといえる．

治療グループとしての集団精神療法

集団精神療法家として有名な精神科医ヤロム（Irvin D Yalom）は，集団精神療法の治療的要因を抽出している．主な治療的要因としては，次のようなものがある．

① 希望の注入
同じような問題を抱えたほかの患者が集団精神療法から利益を得るのを見ることによって患者は希望を抱く．初期の段階で患者に回復への希望を抱かせるのは主として治療者の役目であるが，次第にほかの患者が回復していくのを見てメンバー同士が希望を与え合うようになる．

② 普遍性
患者は自分の抱えている問題や状況は自分だけだと感じているが，集団精神療法を通してほかのメンバーも同じように感じていたり孤独感をもっていることを知り，自分だけがこのような状況におかれているわけではないことを理解することができる．

これは"ほかの人で同じような体験はありませんか""同じような問題を抱えたことがありますか"と治療者がメンバーに尋ねることで，普遍化を助けることができる．

③ 情報提供
さらに患者は助言や説明，明確化を通して，治療者やメンバーから互いに情報を得る．個々の治療者に対する過度な依存は，情報提供がすべての

グループメンバーに等しく与えられるので、特に問題とならない。

④ 愛他主義
グループメンバーはグループを通してメンバーに助けられた感じをもつ。それは、自分が意見を言うことで、メンバーが助けられたり、感じたところをお互いがフィードバックし合うことによって自分も人の役に立てるということを感じることができる。

⑤ これまでの家族の体験の修正と取り入れ
グループメンバーは、これまでの家族との体験のなかで、さまざまな葛藤を抱えているが、これがグループのなかで再体験される。しかしグループのなかで"いま、ここでの体験"を通して、これまでの葛藤を修正することができる。すなわち、これまでとは異なった対人関係を学習することができるのである。

⑥ 対人関係技術の育成
そして、グループの"いま、ここでの体験"を通して、人との関係をどう保っていったらいいのか、という技術を体験することになる。

⑦ 自己開示
そしてグループのなかで、自分が感じていることやこれまでの思いを語り、それをグループメンバーに受け入れられることで、自分を安心して表現できるようになる。

⑧ カタルシス
さらに自分の思いや感情、葛藤をグループのなかで語ることで、これまで表現できなくて苦しんでいた感情を解放することができる。これをカタルシスと呼ぶ。カタルシスは、患者が自分の感情のコントロールを失っても安全であると思い、それが許されていて、そうすることで気分がよくなるだろうと信じる場合に起こる。自己開示はカタルシスと密接に結びついている。

⑨ 実存的因子
患者は、死や孤立、無意味、責任などの"存在の究極の関心事"についての感情を打ち明ける。それをメンバーが受け入れることで、自分の存在への安心感が生じてくる。

⑩ 凝集性
そして自分の語ったことがメンバーに受け入れられ、この相互に受容し合う関係が持続することで、グループとしての凝集性が高まる。凝集性とは、それぞれのこれまでの体験は異なるが、グループのなかで同じような思いや葛藤が受け入れられることで、グループのなかで所属感を初めて体験することになる。

⑪ 対人関係の学習
これらの体験を通して、メンバーは自分の行動が人にどのように影響するかを学び、支持的な雰囲気のなかで、新しい人との関係のもちかたを学ぶ。これらの治療的要因は、グループのなかでは相互依存的に出現し、単独では出現しない。これらの要因を通して、グループメンバーはこれまでの家族のなかでの葛藤を解消し、これまでとは異なった対人関係を学習し、そのことが症状の軽減や人格の成長を促すことにつながる。

グループの発達

グループが始まる初日におけるメンバーの不安はかなり高く、グループメンバーはその不安を回避しようと動く。グループメンバーが互いに初対面であったり、相互に信頼がおけなかったり、不安は治療者が消してくれるという依存が起こったり、メンバー同士が争ったり、話し合いを回避しようとしたり、闘争-回避★が起こる。しかし、グループが成長していくに従い、ユーモアも醸し出され、親密性、凝集性が高まっていく。

このグループを行う際の治療者の選択は、グループを体験したことがある人に加えて、精神保健の専門家（経験者）が一緒に組むことで実施できる。看護であれば精神看護専門看護師が望ましいが、臨床のなかでそのような人材がいない場合

には，グループの体験のある専門家（たとえば精神科医，臨床心理士など）と組んでスタートする．

治療効果の上がるグループは，グループサイズ8人，1週間に2〜3回，60〜75分の実施である．

グループの実際

事例紹介

ここでは，精神看護専門看護師が運営する怒りのコントロールグループについて紹介する．

ある精神病院の急性期治療病棟では，45床のベッドのうち，7〜8人がいつもパーソナリティ障害の患者である．この病棟の看護師長から，精神看護専門看護師にパーソナリティ障害の患者へ直接ケア，スタッフへのコンサルテーションをしてほしい，との要望があり，かかわることになった．

パーソナリティ障害の患者でも，この病棟では反社会性パーソナリティ障害，境界型パーソナリティ障害，依存性パーソナリティ障害などの診断で任意入院するが，実際には頻繁に起こる行動化やスタッフへの操作，医師と看護師のスタッフ間の分裂，などパーソナリティ障害の患者のもつ問題行動のため，スタッフは疲労，無力感，怒りなどからケアしづらくなっていた．またこのパーソナリティ障害の患者たちは一緒に行動をともにし，シンナーを隠れて持ち込んだり，自傷行為を見せ合ったり，夜間に自分たちの思い通りにならない看護師を中傷したりして過ごしていた．彼らの行動はほかの統合失調症患者や不安障害や抑うつの患者へも影響を与えていた．このパーソナリティ障害の患者たちについて，それぞれ受け持ち看護師とケアプランを立て，治療チームの一貫性を保つため，各患者ごとに定期的に2週間に1回，チームミーティングを開いた．それと同時に，医師，臨床心理士が個人精神療法，家族療法を行い，病棟を越えて病院としてやっている集団精神療法への導入も考えた．しかし，患者自身のもつ問題が類似しているほうが，より効果を高めると考え，このパーソナリティ障害の患者たちの集団精神療法を行うこととした．治療チームで了解してもらい，治療者はグループの体験のある精神看護専門看護師とグループは初めての副主任が行うこととした．

アセスメント

グループメンバーには，行動化がなぜ起こるのか，自分のことを集団のなかで話し合うことで，これまでの自分の体験を見つめ，これまでとは違う人との関係をつくっていき，行動化をコントロールする方法を見つけていくことを目的とすることを伝え，確認した．このように"行動化"に焦点を当てる場合を，フォーカスグループとも呼ぶ．さらにここでは，先に述べたヤロムの治療的要因の獲得をも目的とし，個々人の人格の成長，新しい対人関係の獲得を目的として行うこととした．1週間に1回，60分，7名のメンバーでスタートすることとした．

メンバーのアセスメント

当初，メンバーたちは"ここに来て話しても何も変わらないし，おもしろくない"と言い，何回か出ていこうとする，ほかのメンバーが話しているのに，突然自分のことを話し始める，メンバーが話すのを無視するなどグループのなかで闘争-回避★がみられた．しかしグループメンバーは定期的にグループへ出てきて，これまでの家族との体験のなかで，いつも母親の顔色を見ながら生活してきたのにその努力をちっとも評価してくれないでそれがつらい，両親をはじめいろいろな人に見捨てられてきて自分を何度も傷つけてきたけれどそうするしかなかったこと，家族の元へ帰っていくことを考えると死にたくなること，などそれぞれの状況は異なったが，グループ開始3カ月めから，自分と両親との関係，両親との関係で満た

★グループが不安定なときに，メンバー間で争いが起こったり，それを巧妙に避けて乗り越えようとすること．

されないことを友人とのあいだで補おうとしていること，行動化を起こしたくなる状況，そのときの感情，行動化に代わる方法，について少しずつ言語化するようになってきた．グループの最中は，ある患者が話をすると"ほかのメンバーで同じような体験はない？"と聴きながら，問題の普遍化を促し，ほかのメンバーも同じような体験をしていることを伝え，これまでの家族との体験を修正できるような"いま，ここでの体験"をたいせつにすることとした．さらに自分の感情や思いの表出を促して自己開示を勧め，自分のなかの葛藤や緊張を話すことでほぐす，というカタルシスをも促した．また行動化を引き起こす状況にメンバーが気づくと同時にほかのメンバーはどう対処しているのかをメンバーやグループの治療者から情報提供を行った．グループの前後では，スタッフ間で，必ず打ち合わせ（個々の患者の1週間の様子の確認と患者個人の治療目標の確認）と振り返りを30分ずつ行った．振り返りでは特に介入技術について話し合いを行っていった．

看護師チームのアセスメント

当初，ともに治療者の役割を担った看護師は患者に対して助言しなければという思いが強く，メンバーの話にひとつひとつ答えていたが，次第に安心してメンバーの発言を聴けるようになり，前述の介入を徐々に行うようになっていった．

また当初"あんなのやってもメンバーの問題行動は変わらない"という発言も多くみられたが，オブザーバーとして病棟スタッフも参加することで，メンバーの変化を体験することができ，次第にグループへの批判もなくなっていった．

このグループを始めて，約10カ月が経過している．病棟のなかでもこのグループの存在，運営は安定し，他病棟のパーソナリティ障害患者も加えてほしい，との要望も出ている．今後，より介入技術を磨き，パーソナリティ障害患者への個別的な看護ケア技術とともに集団を扱う集団精神療法の技術を磨いていくことで，より患者の行動化のコントロールや生活の再構成を促すことができるようになるだろう．また今回，精神看護専門看護師が集団精神療法の目的，考え方，方法をスタッフへ伝え，実際に行ってロールモデルとなることで，スタッフは，集団精神療法の技法を学習するとともに，患者の行動化から言語化へと促進する技術を学習できたといえるだろう．

●文献

1) モートン・キッセン（佐治守夫，都留春夫，小谷英文訳）：集団精神療法の理論．pp24-64, 誠信書房, 1996.
2) 中西睦子 監修：精神看護学．pp94-108, 建帛社, 2001.
3) ヤロム（山口 隆，小谷英文訳）：入院集団精神療法．pp37-47, へるす出版, 1987.

2 さまざまなアプローチ——事例を通した理解
3- 認知行動療法

はじめに

個人的感情や行動は，その人の認知，つまりものの見方や考え方の影響を強く受けることから，認知に働きかけて情緒状態や行動を変化させることを目指した精神療法のひとつが認知行動療法である．

認知行動療法の対象とされる年齢層や疾患は，幅広い．対象疾患名も多くあげられているが，著者自身は，うつ状態の患者や不安障害，慢性疾患，脊髄損傷，糖尿病，適応障害などがみられる場合に，このアプローチを活用している．

このアプローチは，何らかの不合理な信念や自動思考[★1]をもつ患者が，認知・感情・行為のあいだの関係を理解し，自分自身が抱えている認知のゆがみ（非論理的・非現実的な思考パターン）や自動思考・スキーマ[★2]に気づいて，ほかの解決手段を見いだしていくことで，生きていく意欲を助ける．

認知行動療法は，

① 現在生じている行動上，感情面での問題は何かを特定する
② 今の状況に対しての認知が何かを見いだす
③ そこにどのようなゆがみが存在するかを見いだす
④ ゆがんだ認知に反論しうる事実を検証し，ほかの考え方を実行してみる
⑤ その結果を吟味し，合理的な思考とはどのようなものかを知る
⑥ 以上の作業を繰り返し，日常生活のなかで鍛えていく

というプロセスで行われる[1]．そして，このアプローチを行う場合には，築いた関係性が大きく影響するために，プロセスをたいせつにしながらタイミングを計って行うほうが効果的である．

本項では，はじめに認知行動療法のひとつであるアサーショントレーニングについて紹介し，続けて認知行動療法を用いたケアについて事例を通して具体的に述べる．

アサーショントレーニング

自分も相手もたいせつにする自己表現，あるいは，お互いに人権を尊重し合うコミュニケーションをアサーションという．つまり，自分の意見，考え，欲求，価値観，気もちなどを率直に，正直に，その場の状況に合った適切な方法で述べることもいえる．自己表現のタイプは，非主張的，攻撃的，アサーティブの3種類がある．

このアサーションの考え方と方法は，臨床現場のあらゆるところで活用できるため，患者ケアだけでなく，医療者同士のやりとりのなかで，根づかせていきたいものである．ここでは医療の現場において患者と医療者との関係性に焦点を当て，このアサーションを考えてみる．

一般的に，患者は医療者に遠慮して，あまり自分の考えや意見を伝えることがなく，自分の病状

[★1] 瞬間，瞬間に頭に浮かんでくる考えやイメージのことをいい，われわれが現実をどのようにみているかがそこに現れる[2]．
[★2] 自動思考を生み出すもとになっている考え方のくせのことであり，一種の考え方の傾向や性格のようなものである[3]．

65

についての質問でさえ控える傾向がある．"もっとほかの医師の意見も聞きたかったが，主治医の機嫌を損ねるのは嫌なので聞くのを我慢する"あるいは"自分の意見を言いたかったが，今後の自分の治療に悪影響が出ると嫌なので言うべきではない""医療者の指示に従わないと嫌われてしまい自分にマイナスになるので，納得がいかなくても遵守する"といった非主張的なとらえかたが日常的に少なくないと感じている．これが高じて"医師の言うとおりにしていれば間違いはない"と自分の治療について主体的に考えない，医療に関するインフォームドコンセントを依頼しない，あるいは自分の治療に対する自分の意思を表明せずに，医療者に任せきりになることがある．これらの要因のひとつには，パターナリズム★，p58が考えられる．しかし，自分のことは自分で決め，その結果に責任をもつという姿勢は，闘病において重要である．というのは，患者が自分に必要な情報を得て，自分がしてほしいサービスは自分から依頼できることは，患者が自分らしい療養生活を獲得するための第一歩になると考えるからである．このような場合に，アサーションの考え方はたいへん効果的である．

"医療者には言わない，聞かない"という言動が身についていた慢性疾患患者のケースへのかかわりを以下に述べる．

この患者は，治療に関してだけではなく，退院後の生活全般において医師の決定に従っており，自分の考えや気もちを表現したり，欲しいものを要求するといったアサーティブな行動をとることが少なかった．しかし，医療者の決定に従って治療を受けたが，病状は不安定で，あまりよい方向にならず，患者は悶々とし，ふさぎ込んでしまった．面接時に今の気もちを尋ねると，医療者の説明が少ないことや，もっと対応してほしいといった不満感を表明した．しかし，そのことを医師や看護師に伝えてみようという発想はまったくなかった．そこで改めて，本当は医療者にどういうことを伝えたかったのか，聞きたかったのか，何をしてほしいと思っているのか，について語ってもらい整理した．次に患者は，自分の考えや気もち，意見を表明することで，どういうメリットとデメリットがあると思っているのか，あるいは医療者に自分の聞きたいことを聞くとどのような結果が生じると思っているのか，ということを話題の中心におき，患者がもつ非合理な思いこみを明確化していった．

このようなかかわりのなかで患者自身の洞察が進んだため，次にどうなれば自己表現することができるだろうかという具体的な方法を検討し，できそうな行動をピックアップした．そして，現実に合った状況設定をして，実際に医師に病状や今後の治療予測などを自分の口から尋ねたり，あるいは看護師に自分がやってほしいと思うケアを依頼することを実行してもらった．すると，少しずつタイムリーに自分の感情や思いに耳を傾けられるようになり，必要な情報を自ら尋ねたうえで，今後の治療の可能性を明らかにし，選択肢から自己決定できるようになった．そして，その後は病状が悪化しても，医療者に対して攻撃的，あるいは非主張的になるのではなく，自分自身の問題として受けとめていくことができるようになった．

このアサーションは，医療者同士，たとえば医師と看護師との関係性のなかでも，日々の生活のなかでも十分活用できる考え方であり，手法である．この考え方を知ることで，自分のなかの窮屈さに少し余裕がもて，自由になれるところもある．自分を息苦しくせず，自分らしく成長するためにもアサーティブなコミュニケーション力を身につけられるとよいだろう．

認知行動療法を用いたケア

事例紹介

患者は，婦人科疾患と慢性腸疾患，てんかんを患っており，腹痛のコントロールが難しい状態が続いていた．看護師も入退院が繰り返されるたびに対応困難を感じ，無力感が生じているケースであった．依頼は，病棟看護師からのもので"婦人科疾患で治療中の患者であるが，人が少なくなる夜勤帯になると，ことさらナースステーションの近くで倒れ，痛いと言って膝胸位をとって，じっと黙って動かなくなるなどの発作があり，どう対応してよいのかがわからないので困っている．加えて，自分に都合が悪いような場面で倒れる傾向と頻度が高いように感じるけれども，てんかんの発作だと恐い．また，発作のたびに，劇薬で依存性の高い鎮痛薬ペンタゾシン（ペンタジン®）を多用しているので心配である"という内容であった．

面接前のアセスメント

① 身体面から

患者は，慢性腸疾患も患っているため栄養の消化吸収が悪く，さらに婦人科疾患による痛みが強いことから全身状態が悪化しており，体力の低下・集中力や気力の低下が予測できた．そのため，婦人科疾患の激痛については，原疾患の治療をはじめとしたペインコントロールが必要と考えられた．

② 精神面から

① 自分の欲求がうまく伝わらない，あるいは通らないときに，発作（倒れると"痛い"と言ったままで膝胸位をとって動かなくなるなど）を起こしている

② 発作を起こすと劇薬で習慣性のある鎮痛薬を多用しているため，日常生活をより困難なものにしている（効果的な対処方法になっていない）

ことが考えられたため，面接では，まず患者本人が自分の現状をどのように感じているのかを把握することを目標とした．

初回面接のアセスメント

患者はストレスがかかると病気や痛みに逃避するという対処方法を，今までの生活のなかで学習し，それによって自分なりの適応状態をつくりだしていると考えられた．一方で，その適応状態を保とうとすることが自己コントロール感を低下させ，無力感を増大させてしまっている．さらに相手の感情や意思をたいせつにするあまり，自分の感情や意見を表現することができなくなったのではないかと推測した．このような自分なりの適応状態を続けていくうちに，夫の希望イコール自分の希望，夫の考えイコール自分の考えといった公式がつくりだされており，依存傾向が強化されているとアセスメントした．

また，家庭内では夫と同じ屋根の下でも直接話さずにメールでやりとりをしてすませ，行き場のない思いのはけ口として両親に悪態をつく，といった不自然なコミュニケーションもみられた．その結果，お互いの真意が伝わりにくくなっているようであった．そして，患者が直面したくない場面，たとえば"これ以上話をしたくないと感じている話題になる"あるいは"自分の言いたいことがわからなくなったり，言えないような状況になる"と，痛いと言って膝胸位になって動かないという"発作"が起こるのではないかと考えた．

以上のことから，まず，今ここで起こっている本人の考えや感情を取り上げて，自分の意思や感じていることに目を向け，自分の意思や感情を意識する力を取り戻せるようなアプローチをすることにした．そして最終的には自分が自分の欲求や希望を身体症状で表現してしまっていることに気づき，自分の欲求や希望を発作ではなく，言葉で表現できるようになるように働きかけた．

> 面接の実施

以下に，①患者の不合理な信念や自動思考をあげ，②それぞれに対する介入の実際，③患者の変化を紹介する．

自分は夫に迷惑をかけているので，自分の正直な思いを伝えてはならない

患者の不合理な信念や自動思考

本人の語りのなかでの葛藤は，婦人科疾患のため気絶するほどの痛みがあり，その治療をしたいが，治療をすると妊娠できなくなる．そうなると，子どもが欲しいと思っている夫の気もちに応えられなくなるということであった．患者は，夫が子どもを望んでいるので，産まなければ妻として失格であるという思いに支配されていた．また，夫は患者が妊娠・出産することが無理なら養子をとってもよいと考えるくらい子どもを欲しいと考えていた．それに対して患者は，今は自分のことも自分でできない状態なのに，自分のお腹を痛めた子どもではあっても育てられるかと不安であった．まして他人の子どもを育てることができるだろうかという不安ももっていた．しかし，このような気もちでいることを夫には，とても打ち明けられないと話した．

つまり，患者は"自分は夫に迷惑をかけている存在であって，何もしてあげられないので，相手の思いに100％応えなければならない，相手の思いは自分の思いよりも優先しなければならない"という不合理な信念や自動思考をもっていると考えられた．

介入の実際

面接では，婦人科疾患の治療をすれば激痛は軽減するが，妊娠はできなくなるというデメリットについての思いを整理していった．そして，患者は今妊娠して出産するのは体力的に無理であり，婦人科疾患の治療を優先したいと考えていること，さらに今の自分には子育ては難しいと感じていること，を意識化していった．

次に自分の気もちに気づくことができたところで，患者はきちんと自分なりの考えをもっているのに，それを表現しようとしていないことを認識してもらえるようにアプローチした．そして，どうして自分の正直な気もちを相手に伝えられないでいるのか，自分の考えを相手に伝えると状況なり雰囲気がどのように変化すると感じているのかを一緒に考えていった．この面接のなかで，患者が自分の気もちや考えを表現した場合には"今あなたがこういう気もちでいる，あるいはこういう考えをもっていることが，私には伝わってきた"ということを丁寧に返すようにした．さらに，そのように気もちを表明すれば，相手（夫）が患者（妻）のことを理解しやすくなることを伝えた．

患者の変化

これらの結果から，自分が今どのように感じているのかに目を向けられるようになり，さらに自分の気もちをそのまま伝えても関係性が崩れてしまうようなことはないのだということを学習し，実践できるようになった．

そして，自分が発作を起こしていた裏にある葛藤についても考えられるようになった．つまり，夫と自分の考えが異なる場面で，向き合って意見を交換しなければならないというストレス状態が生じると，夫と話をしなくてもすむように発作を起こしていたことに気づくことができた．

夫に何もかもしてもらっているので自分は何もできない存在である

患者の不合理な信念や自動思考

患者は，よその妻がしているようなことがひとつでもできないのは妻として致命的であり，自分は病気であるためによその妻がしているようなことを夫には何もしてあげることができない，だから自分にとって夫は必要であるが，夫にとって自分は必要な存在ではない，といった自動思考が働いており，その結果として自己効力感が低減していると考えられた．

介入の実際

面接では"何もかもしてもらっている"あるい

は"何もできない"というのはどういう内容のことを指しているのかを整理した．それらの内容を具体的に表現してもらうと，患者は何もできないのではなく，理想や目標が高すぎることが明らかになった．そこで，理想像や高い目標を言語化しながら，パーフェクトな妻や人間はいないこと，身体状態と相談しながら，できる範囲でやっている自分を認識できるようにかかわった．また，夫の考えや気もちを想像するのではなく，本当に夫がしてほしいと思っていることを夫自身に言葉で表現してもらう機会をつくり，具体的に妻に期待することを確認するように促した．

患者の変化

患者は，実際に自分がしてきたことを認識することができた．そして今までは，無力感に支配され，自分でできることまで夫や看護師に頼っていたことを自覚することができた．そして，体調と相談しながら，自分のできることは，自分の身体のためにも自分で行うことを決意するにいたった．

数日後に，夫が妻に本当に期待していることは具体的に何なのかを患者が夫に尋ねることができた．そこで，その内容を基にその夫の期待のどになら応えられそうか，もしそれを実施するとしたらどういう方法をとればよいか，無理なく行うためにはどういう工夫ができるだろうか，を患者と私とで具体的に検討した．そうすることによって，患者は退院に向けて不安が低減したと語った．

> 自分の痛みは誰にもわかってもらえないので，痛みをコントロールすることはできない

患者の不合理な信念や自動思考

患者にとって，医療者が自分の痛みをわかってほしいのにわかってくれないと感じることが最大のストレスとなっていた．そして，誰も自分の痛みを信じてくれないのだから，この痛みはどうしようもない，という不合理な信念があると考えられた．

介入の実際

"わかってもらえない"という思いを払拭するために，痛みを抱えて生活している困難さを積極的に傾聴した．そして，痛みの種類や特徴，持続時間など痛み自体を明らかにするとともに，そのつらさを十分に語ってもらった（個人精神療法的アプローチ）．さらに婦人科疾患の痛みについて理解を深めるために，婦人科疾患患者の手記を読み，その内容を要約して患者に伝え，痛みがあることを疑っていないこと，ほかにも婦人科疾患の痛みによって苦しんでいる人がいて，あなたひとりの痛みではないことを伝えた．

痛みを信じてくれた，自分だけが特別に痛いのではなく，自分がおかしいわけでもないことを患者が認識したところで，鎮痛薬の効果をモニタリングしてみないかと提案した．具体的には，鎮痛薬使用の枠組みを作成し，その枠組みに従って鎮痛薬を使用すると，痛みがどのように軽減するかを実際に確認し，感覚で流してしまわずにスケールを使ってモニタリングしてもらった．その結果，自分の痛みがスケールの3を超える前に鎮痛薬を使用すると，痛みが軽減することが明らかになった．

痛みの強さと鎮痛薬の効果をモニタリングできるようになったので，次は"自分の痛みを察して黙っていても注射をしてほしい"という医療者に対しての思いについて，自分のしてほしいことを自分から依頼する練習をすることにした．まず，痛みがスケール3の痛みになったら鎮痛薬を使用したいと患者が感じていることを認識できるようなかかわりをし，引き続いて，鎮痛薬が必要と感じたときに"鎮痛薬を注射してほしい"という意思表示をする練習をした．

患者の変化

患者は，ナースコールを鳴らして黙ってうずくまるという表現から，自ら痛みをコントロールするために自分の要求を言葉で表現しようとすることができるようになった．

また，痛みの原因となっている婦人科疾患の専門医がいない病院で治療を受けていたため，治療がスムーズに進まないうえに，診察を受けた婦人科の医師とのあいだで患者が傷つく体験をしていることなども面接のなかで明らかになった．これらも患者にとってストレス源になっていると推察できたため，患者の思いを確認しながら話し合い，効果的な治療を受けられる病院を選択し，痛みのコントロールも含めた原疾患の治療を行える環境に移すという決定を下すことができた．

> 解説

このケースには全体を通じて，認知行動療法のアプローチの中心的な考え方である"認知を変える→行動が変わる→感情が変わりうる"という流れがちりばめられている．これは，認知療法のプロセス[4]に沿って以下のように整理できる．

① 現在生じている行動上，感情面での問題が何かを特定する

問題は，アセスメントの場面で行われている自分の欲求がうまく伝わらない，あるいは通らないときに，発作（倒れる，痛いと言って膝胸位をとって動かなくなるなど）を起こしていること，および発作を起こして劇薬で習慣性のある鎮痛薬を多用していることであった．

② 今の状況に対しての認知は何かを見いだす

"不合理な信念や自動思考"を明らかにするために，本人の最大の関心事である夫との関係についての話題を中心に，今までの状況とそれに対する自分の気もちや考えを語ってもらった．そこで，周囲の人びとが何も言わなくても何でもやってくれる，自分は夫や両親がいないと何もできない人間である，自分は夫に何もしてあげられない人間である，夫の希望イコール自分の希望，夫の考えイコール自分の考えである，といった認知のあることがわかってきた．

③ そこにどのようなゆがみが存在するかを見いだす

発作が起きるときの状況を振り返り，そのときの気もちや考えを想起して"自動思考"によってできあがっている悪循環を明らかにした．さらに，どうして自分の正直な気もちを伝えられないでいるのかを一緒に考えていった．

④ ゆがんだ認知に反論しうる事実を検証し，ほかの考え方を実行してみる

できるだけ合理的思考にするために，プラスのストローク[★3]を送り，認知のゆがみについての指摘と解釈を行った．つまり，患者の建設的・肯定的な考え方を支持し，破壊的・否定的な考え方に対しては中立的に評価したり，そのなかに含まれる建設的・肯定的な部分を見いだして評価したり，リフレーミング[★4]を行うことで，患者の認知に働きかけたのである．さらに，患者自身が本当はどうしたかったのか，どういうことを伝えたかったのかを一緒に考えることで，行動に変化が起こるように支援した．

認知の修正が進んできたところで，本当に伝えたいことを発作というかたちではなく言葉で伝える方法を一緒に検討し，少しずつ自分の意思や感情を言葉で表現する練習を行った．そして，自分なりに考えたり感じたり努力していることを明確化し，がんばっている事柄をピックアップして意味づけし，プラスのストロークを返すことを繰り返した．また，会話のなかで自分なりの気もちを表現できた場面を丁寧に拾い上げ，気もちが伝わる表現，わかりやすい表現を確認した．その一方で，裏メッセージの読み合いになっているような表現や実際の気もちが伝わりにくい表現も，その場でフィードバックして振り返った．

[★3] ストロークとは，相手の存在を認めていることを伝える行為や刺激のことをいい，相手を快くするプラスのストロークと不快にするマイナスのストロークがある．

[★4] ある行動，ある一連のやりとり，ある関係，または現状を今までと異なった側面からみて，その特徴に新しい意味を付与する過程．フィリップ・バーカー（中村伸一，信国恵子 監訳）：家族療法の基礎．pp110-111，金剛出版，1993．

⑤ その結果を吟味し,合理的な思考とはどのようなものかを知る

　患者は自分が自分の気もちをそのまま表現してみても,それを受けとめてもらえるという成功体験ができたため,自分は自分の考えをたいせつにしてよいし,自分がしたいと思っていることを選択するか,望んでいることを言葉で依頼してもよいのだと考えられるようになった.

⑥ 以上の作業を繰り返し,日常生活のなかで鍛えていく

　新たな行動を見いだして実践しようとすることができるためには,患者にポジティブなフィードバックや,プラスのストロークを送り,エンパワメントすることが重要である.支援する際には,できるだけ成功体験が積み上げられるように環境を整えることがポイントになるだろう.失敗体験が積み重なると無力感を学習してしまったり,もともとの自動思考に戻ってしまったり,もっと強化された自動思考になってしまうことがある.そのため,繰り返し,合理的な思考が習慣化できるように介入することもたいせつである.一方で,もし失敗体験となった場合には,プラスとマイナスの双方を評価し,悪循環を再生させないようなアプローチをしていく必要があるだろう.

●文献

1) 野村総一郎,重村　淳:認知療法.老年精神医学雑誌,7(10):1082-1087,1996.
2) 大野　裕:こころが晴れるノート.p1,創元社,2003.
3) 前掲書2),p2.
4) 前掲書1),p1082.
5) 大野　裕,小谷津孝明 編:認知療法ハンドブック,上巻.星和書店,1996.
6) 大野　裕,小谷津孝明 編:認知療法ハンドブック,下巻.星和書店,1996.
7) 伊豫雅臣 監訳:認知行動療法の科学と実践.星和書店,2003.
8) 樋川　毅,多賀千明,井上和臣 他:職場復帰に認知療法が奏効した反復性うつ病の一症例.精神科治療学,11(5):479-485,1996.
9) 大野　裕:パニック障害の認知療法.精神療法,22(6):23-31,1996.
10) 大野　裕:うつ病の認知療法.精神療法,23(1):19-24,1997.
11) 大前玲子,井上和臣:対人不適応の青年期女性に対する認知療法の一例.精神療法,23(6):43-50,1997.
12) 平木典子:アサーショントレーニング―さわやかな〈自己表現〉のために.日本・精神技術研究所,東京,1993.
13) 平木典子,沢崎達夫,野末聖香 編著:ナースのためのアサーション.金子書房,2002.

II―精神的諸問題を抱える患者のアセスメントと直接ケア

2 さまざまなアプローチ――事例を通した理解
4- リラクセーション

はじめに　リラックス反応とは生理現象であり，過剰なストレスからくる交感神経系の異常な興奮を抑制・鎮静化し，副交感神経の亢進による生体反応が期待できる．リラクセーションには，内的な緊張を緩和するという効果があり，ストレスや不安の低減化，痛みの緩和，睡眠導入などに有効である．つまり，リラクセーション技法は，緊張を取り除き，ストレスを緩和する方法として有効であり，対象も疾患も問わず，さまざまな場面で活用できる．そのため，著者自身は面接のなかで，必ずといってもいいほど何らかのリラクセーション技法を活用している．

このアプローチは，心身症や神経症の予防法や治療法としても用いられているが，身体疾患のある患者やターミナル期の患者にも用いることができる．リラクセーション法は，さまざまな場面で組み合わせて活用することができ，組み合わせ方や活用によって，たいへん有効なケアのひとつになると考えている．

以下に直接ケアの実際場面を，イメージ療法，タッチング，呼吸法，筋弛緩法をあげて，具体例で紹介する．

イメージ療法を用いたケア

五感すべての感覚を動員して，現実には存在しないものを思い浮かべて疑似体験をすることにより感情を変化させるリラクセーション技法のひとつが，イメージ療法である．

ホワイト（Janice Post-White）[1]によると，イメージ療法の科学的根拠の解明は，まだ初期段階にあるとされている．しかし，脳と身体は生化学的に連動しており，イメージ療法は自律神経系を通して，生理学的・免疫学的に反応を起こし，精神-身体性の介入が不調和な状態を緩和したり，調整すること，精神的洞察をもたらすこと，情動の意識化を強めることは証明されていると説明されている．

事例1：がんのターミナル期にある患者への活用

ある肺癌の患者は，がんの再発について知らされておらず，肺炎だという説明を受けていたが，体調不良が思うように改善しないために不安が高まっていた．また，肺癌の進行や転移によって呼吸困難や嚥下困難などがみられた．退院後に被害妄想の活発なせん妄状態が生じて緊急入院となったため相談が入った．そこで，せん妄のアセスメントを行うために直接ケアを開始し，その結果を基にして，今後の対応を検討した．

せん妄状態を引き起こしていると考えられる原疾患としての肺癌の治療は困難なため，せん妄の要因となっている身体状態の改善から介入を始めてもらった．点滴による脱水症状の改善，電解質バランスの改善，低アルブミン血症の改善が施行された．さらに対症的な薬物治療として微量のハロペリドール[*1]の使用と看護ケアの工夫によって精神状態は改善した．しかし，患者は呼吸困難感が続いていて，全身倦怠感が治まらないことに対する恐怖感をもち続けており，それが時折悪夢と

[*1] ブチロフェノン系抗精神病薬

なり，幻覚・妄想として表出された．そのため，ターミナル期を穏やかに過ごすこと，快体験や楽しみを提供する目的で直接ケアを継続した．

直接ケアの中心として"一緒に楽しい時間を過ごす"というイメージ法を活用した．

患者は野球が大好きだったので話題に取り入れた．すると，患者から"あの看護師さん，ある野球選手に似ていると思うんだけど，誰だかわかる？"というクイズが出てきた．それに答えてから，今度はこちらから"あの看護師は芸能人の誰かに似ていると思わない？"とクイズを返して楽しんだ．これをきっかけに，野球からほかの好きなスポーツ，趣味の話，好きなことへと話題をひろげていったところ，体調がよくなったら美容院で髪を染めたいというポジティブな希望も出てきた．

このような患者のライフストーリー――自慢話や誇りとしていること，経験談，出会った人びとの思い出――を聴き，冗談を言い合って笑う時間は，亡くなる前日まで続いた．

以上のようにイメージ療法は，ポジティブな感情やコーピングを増強させ，不安の緩和に効果があると考えられる．

> 事例2：食事がとれない患者への活用

肺梗塞を起こし，治療中にうつ状態になった患者は"食べたい気もちはあるけど食べられない"と話していた．これは気分障害による食欲低下が関係しているが，お粥と梅干しという病院食には新鮮味がなく，食べる前からべたーっとした感じが思い出されて，辟易していることも一因と考えられた．患者は"入院前から利用していた別の病院の食堂はおいしかった，もともと外食が好きで食堂の活気ある雰囲気が気に入っていた"と話していた．そこで，食べるものを楽しんで選び，選んだものを食べておいしいと感じることを思い出してもらうため，病室で食堂に行った気分を味わってもらえるようなかかわりをすることにした．手始めに，食堂と同じメニュー表を作成し，そのなかから患者が選んだものを病棟看護師に注文してもらい，看護師が食堂から病室に配達するという看護ケアを提供した．この対応を開始してから，患者は終日メニュー表を眺めるようになり，何を食べようかと想像するのは楽しいと話した．また，熱々の食事が運ばれることを喜び，昼食だけは満足し，おいしいと思って食べられるようになった．

タッチングを用いたケア

このリラクセーション技法には，さすることやマッサージだけでなく，足浴や清拭などの身体的なケアなども含む．タッチングは日常的に行われているケアでもあるが，リラクセーションを目的として意図的に行うとより効果的であり，著者自身は日々の活動のなかで最も多く活用しているリラクセーション技法である．

スナイダー（Mariah Snyder）と野島は[2]，タッチの効果のなかでは，体感システムが最重要としており，強いストレス状況下にある患者の手をとると，気遣いが伝わって安心感を醸し出すことが研究でわかっていると述べている．

また，スナイダーとWenYun Cheng[3]によると，マッサージの科学的根拠は，皮膚を柔軟にする，腫れを軽減する，萎縮した腱を伸ばす，軟組織の癒着の整復を助ける，筋骨格系の活動性を高め促進するなど身体システムに治療効果を生み，摩擦によりヒスタミンが放出されることで静脈還流が促進される．あるいはリンパ液の流れをも促進すると説明されている．

マッサージは，その人の状態に合わせて，力の入れ方やもみほぐす部位を決める．場合によっては温タオルで局所を温め，手から肩へ，背部全体と腰，殿部，足指から大腿部へと関節可動域を意識して動かしながら，緊張が起こりやすい部分を血管に沿ってマッサージする．また，患者がこっ

ていると感じる身体の各部分を左右対称に指を使って押す指圧や軽くたたくことも効果的な場合がある．

事例1：慢性疾患患者へのマッサージおよび他動運動の活用

マッサージは慢性疾患で病状が思わしくなく，精神的なエネルギーが低下している場合，あるいはうつ状態などエネルギーが低下した患者には効果的である．つまり，消耗している患者の場合，タッチングのような受動的なリラクセーション技法が適していると考えられる．

患者は，心不全で肺梗塞を併発し，1カ月以上意識不明の状態で，その後意識が回復しても体力も気力も低下していた．さらに身体状態の低下や近しい人の死による喪失体験が重なり，身体を起こす気にも，物を食べる気にもならない寝たきり状態になっていた．"今は落ち込んであたりまえ．何をしてもよくなるとは思えない"と話し，リエゾン精神専門看護師の面接に対しても拒否的であった．病棟看護師もあれこれ手を尽くしたが，介入の糸口が見いだせずにいて，このままでは全身状態も悪化する一方であり，精神的な問題も深くなると考えられた．そのため，病棟看護師には"身体を気もちよく動かせるように訓練してくれる人"と紹介してもらい，直接ケアを導入した．

ベッドサイドで患者の状態を観察したところ，精神的なエネルギーが枯渇しており，抑うつ気分が著明で，何もやる気がしない，食べたくない，このまま何もしなくてもよいところに行きたい，全身がだるくて重くてたまらないといった状態が1カ月以上続いていることが明らかになった．これらを総合するとうつ状態であると考えられたため，今は話を聴いて整理をするといったアプローチは意味をなさないと判断した．まずは，精神的なエネルギーの補給を目的としたケアを提供することにした．つまり"心地よい""気もちがいい""ほっとする"という感覚を思い出してもらえるような快体験の提供を中心としたアプローチを

行うことにしたのである．

初回は"こんにちは"と挨拶だけをし，ベッドサイドに立って"じっと寝ているのもしんどい状況でしょうね"と語りかけながら"こうやって寝ているだけでも身体が緊張して筋肉がこってしまうんですよ．少しマッサージをさせてくださいね"と話しかけた．患者がうっすら目を開けてうなずくのを確認してからマッサージを始めた．最初は，距離が近すぎると脅威感を抱かせることがあるため，体幹部から遠い"手"からマッサージをしていった．"ご自分では力を入れなくてもよいですよ．楽にしていてください"と話しかけながら，徐々に，腕→肩→首→頭→背中→下肢と移っていく．そのときには，表情を観ながら力の入れ具合を測った．また，さりげなく他動運動をしながら，拘縮がないかを確認し，縮まった身体を伸ばし，循環を促した．

このような介入を数回行っていると，だんだん"もう二度と歩けないのではないかと思うと情けなくなる""もともとひとり暮らしだったところへ一緒に暮らそうと言ってくれた妹が先に死んでしまった"と話をするようになった．そこで，全身をほぐしながら，全身の緊張や筋力の低下に対して，関節可動域内で上下肢をゆっくりと徒手的に他動運動し，筋力アップのためにベッド上で筋の等尺運動を加えていった．その結果"身体を動かすと気もちがいい""やってもらうと痛みが取れるから楽になる"と心地よさを表現するようになり，これらのケアを心待ちしている様子をみせるようになった．結局，数カ月かけて，徐々に抑うつ気分が低下し，自殺企図もなくなっていった．さらに，全身倦怠感の軽減とともに食欲の回復や，やる気を取り戻し，ひとり暮らしの家に退院するまでに回復した．

事例2：ターミナル患者への入浴や足浴の活用

乳癌でターミナル期にある患者は，もともと三度の食事よりもお風呂が好きと話すほど入浴が大好きな人であった．そのため，がんが胸部全体の

体表に広がった状態であったが、家族や医師の了解も得て、リラクセーション目的の入浴をすることにした。意識レベルが徐々に低下していたが、患者に意思を確認して入浴した。入浴中は時に目を開けて"耳の後ろも（洗って）ね"とささやくように話すなどの反応があり、湯船のなかでゆったりと温まりながら"気もちがいい"とつぶやいていた。また、足のしびれが強くて眠れない時期には、病棟看護師が毎晩眠る前に足浴を施行することによって、入眠を促すことができた。

このような身体的ケアによって"気もちがいい"と感じる時間を提供することは、痛みの緩和や筋痙攣、関節のこわばりの低減、新陳代謝の促進など生理的に身体状況を整えるだけではなく、生きようとする力につながると考えられる。入浴後に"もう、お風呂に入れることはないだろうと思っていたけれども、お風呂に入れて自信がついた。まだ生きられるわね"と話す患者もおり、心地よい看護ケアの提供は意義深いと考えている。

事例3：そばにいるケアの活用

"そばにいる"という意図的なタッチングは、息苦しいとか痛いといった身体症状が出現している患者、あるいは死を目の前にして精神的に不安定になっている患者、その他病気を抱えて生活している人全員に効果的である。これは、自分の存在を喪失してしまいそうなときに、自分のために誰かがそばにいて自分の存在を認めてくれることによって、自分の存在を再確認するという意味をもっているためと考えられる。また、このそばにいるケアは、患者は自分がたいせつにされていることを実感でき、生きていてもよいのだと感じるためにも重要である。

たとえば"いつでも呼んでください"あるいは"そばについているのでお休みになっていいですよ"と声をかけ、医療者が自分の時間を患者に注ぐということだけで、孤独ではないことを確認するのに十分な意図的タッチングというリラクセーション効果がある。また、睡眠導入時にそばに寄り添いながら患者の身体の一部分にトントンという軽い振動を送るケアが効果を現すのも、そういった意味合いがあるからだろうと考えられる。苦しそうな患者のそばにいて、その姿をただ見ているだけで何もできないという気もちは、看護師ばかりでなく、家族でも抱きがちである。しかし、そばにいるということは、患者を孤独から救い、存在を認めるといった重要な意味をもつケアのひとつであることを認識したい。

呼吸法を用いたケア

呼吸法は、鼻腔を通して腹式による深呼吸をしてリラックス感を得ることを意図的に行い、心身の安定を図り、自己コントロールをするのに役立てることを目的としている。

五十嵐[4]は"過呼吸および過換気症候群、胸の痛みや機能的心臓症状、四肢冷感、パニック発作、不安、抑うつ的な状態、筋肉の緊張、頭痛、倦怠感、不眠、いらつきなどの改善を期待できる"としており、この深呼吸が効果的であるという裏づけとしては、生理学的効果と認知的効果、呼吸と感情の密接な関係などがある。

呼吸法導入時には、まず呼吸法の効果として、鼻で息をすることで鼻のなかの神経が刺激されて落ち着かせる効果があることや、腹式呼吸によって横隔膜が規則正しく動くことで迷走神経という神経を刺激して、気もちを落ち着かせる作用がある副交感神経の働きがよくなる、といった説明をする。そして"口を閉じて鼻からゆっくり息を吸い、身体のなかで使った息を口からふーっと吐き出してみてください。お腹や胸の横のほうに息を入れてみるように"と、腹式呼吸の方法を説明して、呼吸法を練習させる。次に体位を整え★[2, p76]、開始時には自然な呼吸のリズムを見ながらその調子を崩さないようにして吸気時にカウントを開始

する．最初はもともとの呼吸のリズムよりも少し遅めにカウントし，呼気の後には少し多めに間を取るようにしながら，徐々に1分間に6回程度の深呼吸に近づけられるようにする．5分程度続けた後に"あと2回です"と終了予告の言葉かけをする．その後，終了の言葉かけとして"はい，終わりました．普通の（自然な）呼吸を続けてください"と伝え，もとの状態へ戻るよう言葉かけをして終了する．少し時間をおいて"いかがでしたか？"と試みた感想を聴きながら振り返りをし，日常生活で，どのように取り入れていくかを話し合う．一日に3回程度行えるようにするとよいだろう．

> 事例1：痛みの強い患者への活用

慢性腸疾患のために腹痛が続いている，あるいは術後の痛みがある患者の場合に呼吸法を活用することがある．ただし，腹式呼吸を行うことによって痛みが増強しないか，ドレーンに影響を与えるのではないかという不安感はもっていないかといったことを聴きながら，安心して呼吸が行えるように確認していく必要がある．呼吸法を導入するときには，もともと気管支喘息，過換気症候群，風邪症状などによって，鼻から吸気できない場合には口呼吸でもよいことを伝えておく．そのほか鼻から吸気をしたり，腹式呼吸をすることに問題がないかどうかをアセスメントし，導入が効果的だと考えられた場合には，呼吸法の意味を説明し，

★2
手はお腹の上に置いても，横に置いてもよいこと，膝を立ててみても，目は閉じてもよいことを説明し，肩や前胸部に力が入っていないかを確認する．

実際に声かけをしながら体験してもらい，リラックスした感覚を味わってもらうといった手順を踏む．このとき，"頭のなかを空っぽにして，ゆっくり深呼吸することに集中してみてください"という声かけをして雑念を振り払って呼吸に意識を集中させるとリラックス状態をつくりだしやすくなる．少しでも痛みが緩和されたことを実感できると，自ら痛みがあるときや，痛みが強くなる前に，患者はこの方法を試すようになる．それを繰り返し練習してマスターすると，ストレスが高まったときに自己コントロールする方法をひとつ獲得できたことになり，心身相関によって生じてくる症状を軽減できる可能性が高まる．

> 事例2：不眠のある患者への活用

入院環境のなかで，治療や病気の不安を抱えて不眠がちになる患者は多い．眠れないと感じるだけでも不安感が高まり，寝なくてはならないと思うとよけいに興奮して悪循環に陥ってしまうこともある．そこで，呼吸法を活用してゆっくりと深呼吸をすることで，リラクセーション状態に入っていけることを体験してもらうようにする．そうすると入眠時に呼吸法を活用して，比較的入眠がスムーズになり"いつの間にか寝ていた"と，以前より睡眠に満足感が出ることがある．睡眠導入薬を使用している場合であっても，リラクセーション法を併用することで睡眠導入がスムーズになるようである．

筋弛緩法を用いたケア

これは最初に軽く筋を緊張させてから弛緩する方法を用いて，全身の筋肉を弛緩させ，大脳の興奮を低下させ，リラックス状態をつくりだす技法である．

スナイダー[5]は，漸進的筋弛緩法を一連の筋群を徐々に緊張させ，引き続き弛緩させることと定義し，身体の酸素消費量や代謝率，呼吸数，筋緊張，期外収縮や血圧を低下させ，脳波のα波を増加させることが証明されていると述べている．

> 事例1：術前・術後の痛みがある患者への活用

筋弛緩法を行うと，痛みによって緊張した筋肉をときほぐして循環状態が改善するために痛みが軽減すると考えられる．術前・術後の痛みが強い場合には，思考力や欲求耐性などが低下している

ため，受動的な筋弛緩法を活用するほうが効果的だと感じている．受動的な方法であれば，事前に練習を積み重ねていなくても，指示に従って筋弛緩法を実施でき，簡単で効果的に力を抜いてリラクセーション状態を感じることができるからである．

ある胆管癌の患者は，もともと痛みに対して敏感なタイプであり，術前検査の段階からひどい腹痛・背部痛に悩まされていた．この痛みがあるために，がんや治療に対する不安が増大して精神的にエネルギーを消耗していた．そのため医師と相談のうえで鎮痛薬の調整を行ったが，体位変換時の苦痛が強く，それに伴って筋緊張が高くなっていた．患者は"緊張していて全身が疲れる．でも力を抜けといわれてもどうしていいのかわからない"と話していた．そこで，筋弛緩法（簡易法）[6]を用いてリラックス状態を体験してもらうことにした．

複数の筋肉を同時に緊張と弛緩状態にする方法で，4つの筋肉のグループ，①両手，前腕，上腕→②頭部，顔面，顎，頸部，肩→③胸部，上腹部，背部→④殿部，陰部周辺，大腿，下腿の順に，5秒程度の緊張フェーズと15〜30秒程度の弛緩フェーズをとって行った．ただし，腹部の痛みに対して敏感であったことと，ドレーンが挿入してある状態であったため，腹筋を使用する場合には，腹部が突っ張る感じがしないか，力を入れることで不快感が増すことはないか，などを患者に聴くとともに注意深く様子を観ながら行った．その結果，患者は自分がすごく緊張していたのがわかったと話し，ドレーンの消毒などを行うときに意図的に力を抜くことができるようになった．さらに眠れないときに少しやってみたらいつの間にか眠れた，痛いときに行うと早く楽になるようだ，など自分で日常生活のなかに取り入れながら，痛みが強いときに筋弛緩法を活用できるようになった．

事例2：不安感による緊張が高い患者への活用

不安は理由や対象がはっきりせず，心の内側から突き上げてくる不快な感情であり，何か悪いことが起きそうだが表現しにくいという複雑な感情である．そのため不安の内容は，死の不安，見捨てられる不安，経済的不安，医療への不安，見通しのない不安など多岐にわたっている．何らかの不安によって，あまりにも緊張感が高まっているときには，マッサージなどのタッチングに加えて，筋弛緩法を併用して行うと効果的な場合がある．

慢性疾患があるために入退院を繰り返し，仕事も辞めざるをえなくなった患者は，じっと布団のなかにうずくまっており，厳しい表情をして過ごしていた．ため息はつくが，ゆっくり大きく呼吸をすることはない様子であったため，呼吸法を取り入れ，さらに筋弛緩法（簡易法）によるリラクセーションを行った．

この患者の場合，しかめ面をしていることが多かったこともあり，顔面（苦悶様の表情）に注目してもらい"もっともっと渋〜い顔をしてみましょう（5秒）" "はい，ではぼんやり顔にして（15秒程度）" "次に，に〜っと笑顔にしてみましょう．目を上につり上げて，歯を食いしばって−！（5秒）"と筋弛緩法を行った．これは実際に筋肉を意識的に動かして，笑顔をつくることを思い出してもらえることも意識して働きかけた．

また，筋弛緩法には入らないが，このような流れのなかで"笑顔をつくる練習"も行った．これは箸のような棒を横向きにして，前歯に挟んでもらい，そのままお箸を横に引き抜くという簡単な方法である．"今自分はどんな表情になっていますか？　笑顔になっていますね"と声をかけ，自分が楽しく笑っているところをイメージしてもらい，さらに過去の楽しかった場面を思い出してもらえるように話をした．すると徐々に自分にもよい時期があったことなどが会話に含まれるようになった．このように気分が明るくなるから笑顔になることもあれば，笑顔をつくってみたら楽しい

気分になるということもあるので，患者と笑顔の効能について話をしながら，笑顔をつくるというアプローチをすることもある．

> **解説**

ベッドサイドでケアをする看護師にとって，リラクセーション法はたいへん活用しやすく，心地よさを提供する意味で効果が高い．いろいろな技法を紹介したが，①いくつかの技法を組み合わせられるので患者に合うものを選択する，②患者の好みに合わせて効果を確認しながら進める，③患者の状態によっては適さないこともあるので慎重に行う，などを考慮しながら実践する．たとえば風邪症状による鼻づまりや喘息などの呼吸器疾患がある場合には，呼吸法は鼻呼吸ではなく口呼吸にするなど無理のないかたちに変えたり，漸進的筋弛緩法は消化活動を妨げないように食直後を避けたり，強い痛みがある部位にはタッチングを避けるようにする．

手近に行えるリラクセーション法としては，普段行っている検温時にイメージ法として楽しめる会話を盛り込む，あるいは保清のケアのなかに気もちがよいと感じられるようなタッチングを含めるなど，容易に行えるものがある．

また，ストレスの高い看護師自身のためにも，リラクセーション法を取り入れてみていただきたい．

● **文献**

1) 平河勝美 訳：9. イメージ療法．心とからだの調和を生むケア，野島良子，富川孝子 監訳，p83，へるす出版，1999．
2) 野島良子 訳　前掲書 1），pp120-121．
3) 野村美千江 訳　前掲書 1），p51．
4) 五十嵐透子：リラクセーション法の理論と実際．pp27-53，医歯薬出版，2001．
5) Mariah Snyder, Ruth Lindquist 編著（伊藤幸子 訳）：1. 漸進的筋弛緩法．心と体の調和を生むケア，野島良子，富川孝子 監訳，p3，へるす出版，1999．
6) 前掲書 4），pp55-67．
7) 荒川唱子，小板橋喜久代：看護にいかす リラクセーション技法．医学書院，2001．
8) ポール・ウィルソン（木村貞子 訳）：瞬間リラックス．河出書房新社．1997．
9) 小板橋喜久代，金子好子：緩和ケアの方法としてのリラクセーション療法．臨牀看護，22（13）：1974-1979，1996．
10) チャンドラ・パテル（竹中晃二 訳）：ガイドブック ストレスマネジメント．信山社出版，1995．

2 さまざまなアプローチ──事例を通した理解

5- セルフケア支援

オレム（Dorothea Elizabeth Orem）の看護理論は，一般看護理論であり，セルフケア理論，セルフケア不足理論，看護システム理論から構成されている．セルフケアとは"個人が自分自身の生命，健康および安寧を維持するために開始し，実施する活動の実践である"[1]と定義され，セルフケア理論では，個人が生命や健康および安寧を維持するために，なぜセルフケアが必要なのかが，説明されている．さらに，セルフケアで達成すべき目的で，意図的にセルフケアを行うことから期待される結果としてのセルフケア要件が述べられている．セルフケアの要件には3つのタイプとして，普遍的セルフケア要件，発達的セルフケア要件，健康逸脱に関するセルフケア要件がある．

これらのセルフケア要件とセルフケアを行う個人の能力のバランスが崩れ，個人の力では自分の必要なセルフケア要件を満たせなくなった状態をセルフケア不足といい，セルフケア不足理論でこれらが説明されている．

個人が生命，健康および安寧を維持しがたい状況に置かれ，セルフケア不足の状態になった場合に，看護のニーズが生じる．看護システム理論では，患者と看護者がどのような関係をもち，患者は看護者からどのような援助を受けるのか，さらに，どのような援助的行為や関係が成立するのかについて述べている．ここでの看護行為の目標は，①患者が治療的セルフケアを達成できるようになる，②患者がセルフケアに関して，責任ある行動をとれるようになる，③患者の家族や世話人が，患者の日常的な個人ケアに関する決定力を増大できるようになり，あるいは看護師の助言などを必要に応じて利用しながら，自分のケアを実施したり管理できるようになることである．

つまり，セルフケアのアプローチの対象は，セルフケア不足が生じていて，看護が必要な人びとすべてといえる．実際の看護場面では，このセルフケア不足が生じている背景，身体疾患や精神疾患，社会的要因などが与えている影響について着目することが重要である．看護師は"個人がセルフケア要件を満たすうえで一定期間必要とするセルフケア方策の総和（治療的セルフケアデマンド）"[1]に沿ってセルフケア不足の部分を補完するケアを検討して提供する（図 II-4）．

本項では，入院前に虐待を受けていた患者に提供したセルフケア支援の事例を紹介する．

図 II-4 セルフケアと看護の関連

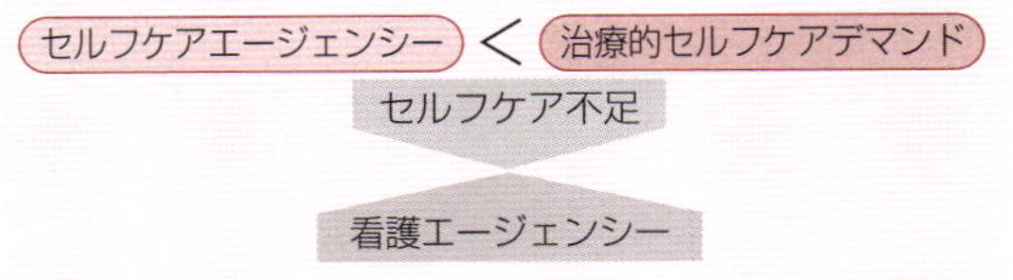

セルフケアエージェンシー ＜ 治療的セルフケアデマンド
　　　　　　　セルフケア不足
　　　　　　　　　↓
　　　　　　看護エージェンシー

虐待を受けていた患者のセルフケア支援

事例紹介

患者は中学生で，左足に痛みがあるため，整形外科で手術を受け，2週間程度で退院できる予定であった．しかし，手術は無事に終了したが，術後めそめそと泣き，甘え方が強くなった．また，痛み，下肢のしびれ感や脱力感を訴え，足をまっ

たく使わず車椅子生活をしている．すでに歩いてもよい状態になっているのにもかかわらず，積極的にリハビリテーションに取り組もうとしない．痛みを強く訴え，ふらつき感や地面が揺れる感じがあるなどと言って，なかなか立位・歩行練習をしなかった．そのようななかで，看護師に親から暴力を受けていることを訴え始めた．

こういうケースにはどのように対応すればよいのか相談したいという依頼があり，リエゾン精神専門看護師がかかわることになった．

アセスメント
セルフケアのアセスメント

① 十分な質と量の空気，水，食物の摂取

病院食はほぼ全量摂取している．差し入れられたお菓子なども食べている．ただし，食欲はなく，食べないと親が食べてしまうから無理に詰め込んでいるだけだと話している．また，以前に親が，たばこの灰をご飯にかけて食べるように強いることがあったということで，楽しく食事をした経験は少ないようであった．

面会日が近くになると，息苦しくなることがあるが，血中の酸素濃度に問題はない．

② 排泄と同時に適切なケアができる

セルフケアの低下はみられない．

③ 活動と休息のバランスが保持できる

活動面をみてみると，本人は足の痛みがひどい，頭が痛い，ふわふわする，地面が揺れる，くらくらすると言って必要な訓練をしないため，リハビリテーションが進まない．休息の面では，夜間の睡眠が極端に短く "ベッドに寝ているといろんな怖い人が来て眠れない" "家では寝ていると，親が頭を踏んだりするので，ゆっくり眠ったことがない" "寝ると殺されるから" と言い，病院でも安眠できない．睡眠導入薬は患者が好まないため使用していない．

④ 孤独と（社会的な）つきあいのバランスを保つ

対人関係の形成は未熟で，べったり甘えるか突き放すと極端である．また，人の嫌がることをしても気づかず，嫌がることを故意にしたりする．寂しいときや甘えたいとき，人の援助を求めたいときなどに，それを素直に表現できず，悪いことをして相手を困らせたり，変なことをしたり，言ったりして注意を引こうとする．保護施設に入ったときには，好きな子の気を引くために階段から突き落としたり，自分が優先されないと相手をいじめたりしたため，友だちができず，集団生活がうまく送れなかった．また，注意されると注意した相手を突き飛ばすような暴力を振るっていた．病室でも同室者に "うるせー！" と怒鳴って物を投げることがあった．友だちの面会はない．

一方，ひとりで時間を過ごすのも苦手で，ナースステーションをしばしば訪れて，看護師にべたべたする．ひとりでいるときには無表情で，遠くを見るような眼差しを浮かべ想像上の声に耳を傾けているようにみえることがあり，架空の友だちをつくって話しかけている様子がある．

⑤ 体温を正常に保ち，身づくろいや清潔という個人衛生が保てる

服装は年齢相応で，髪型にこだわるなど，身だしなみには興味があり，セルフケアは保たれている．術後で入浴ができないため，清拭時に部分介助が必要である．

⑥ 安全を保つ能力

手術後から，手首に包帯を巻いて看護師に見せる，薬のシートの角で自分の腕を刺して傷つけ "カッターを持っているから刺そうかなぁ" などと言ったり，自殺企図をにおわせるような言動がみられる．また "1年後には死んでいるから" "親が反省してくれるなら別に自分の命なんかどうでもいい" "消えてなくなりたい" と話したりもした．土・日曜には，看護師の数が少ないことを知っており "きのう死に場所を見つけたから24時間スタンバイオーケー．自分がいなくなったら，みんなが喜ぶから，そうしようと思う" という内容の手紙を看護師にわたしたこともあった．

以上の情報から特にセルフケア不足が生じてい

るのは，③④⑥の項目と考えられる．⑥では自殺企図がみられ，生命の危険に直結するため早期の支援が必要である．

精神状態のアセスメント

患者は，現実に対する吟味力や欲求耐性度が低く，行動の予測と結果への判断力も弱い．自我の発達が全体的に未熟である．そのため，否認・退行という原始的な防衛機制を使うことが多くなっており，衝動や感情のコントロールができない傾向がある．さらに大人に対して，誰彼となく甘える傾向と極端なディタッチメント[★1]や虐待関係の反復傾向，攻撃者への同一化と問題解決行動としての攻撃性，親密性と攻撃性の混在などがみられ，虐待[★2]を受けた子どもの性格傾向が著明であった．

これらのことは周囲には理解しがたい言動として映り，対応に苦慮する状況を生み出していると考えられた．

以上のことから，リハビリテーションが進まない背景には，虐待する親の待つ家には帰りたくないという心理的因子が絡んでいるため，環境の調整が必要と考えられた．また，日々の看護ケアは，社会性も未成熟で道徳的な観念も弱いことを考慮して，患者の自我の成長を促しながら，人間関係形成と関係保持の力が高まるようなかかわりを中心にすることが効果的と考えた．また，安全の保持ができなくなる状況が起こってくることも否定できないため，自傷や自殺に対して予防的にかかわる必要もあるとアセスメントした．そこで以下に④⑥に関する支援の実際を紹介する．

"孤独とつきあいのバランス" へのかかわり

看護ケアの内容

① 一貫した対応をする

本人を混乱させないためと，良い看護師と悪い看護師のグループに分離させられて，チーム全体での介入が困難にならないようにかかわりの統一を図った．それは，患者の心の発達を促すかかわりを念頭においで検討した．

具体的には，目に余る言動がみられたり，看護師には応えられない要求を出してきたときには，言葉で注意し，"なぜ，これがいけないのか" "こういう理由でここまでしかできない" と伝える対応をした．

また，この患者は今までは親の気分次第で同じ行為でも評価が変わるような家庭環境のなかで育ってきたと推測した．そのために一般的な道徳観や世の中の規範などを学ぶ機会がなかったのではないかと考えられた．そこで "挨拶は元気よくしよう" "ありがとうやごめんなさいを表現しよう" といった基本的なことも含めて言葉で表現する練習をすることにした．まずリハビリテーション日に，訓練ができないときには自分で訓練室まで出かけていってその理由を伝える，また，自分の気に入らないことがあっても物を投げたり，怒鳴ったりしないというような "看護師が患者に期待している行動" を明確にし，患者に伝えた．さらに，あの看護師はやってくれたのに，この看護師はやってくれないという対応にならないような枠組みを作成し，超自我の形成[★3]を促すことができるよう，社会的ルールを教え，道徳観が育つように意識してかかわっていった．

[★1]
ほんのちょっとしたことをきっかけにして，その大人との関係を完全に断ち，その大人から急激に遠ざかってしまうことをいう．（西澤 哲：子どもの虐待．p35，誠信書房，1994）

[★2]
児童虐待防止法では "児童虐待" を殴る，蹴るなどの身体的暴行や性的暴行によるものだけでなく，心理的虐待やネグレクト（児童の心身の正常な発達を妨げるような著しい減食または長時間の放置，その他の保護者としての監護を著しく怠ること）も含むものであるとしている．（日本子ども家庭総合研究所 編：子ども虐待対応の手引き．pp13-14，有斐閣，2001）

[★3]
社会的，文化的に規定され親のしつけや禁止から育つ良心や道徳的，理想的自我を形成すること．

② 毅然とした態度で接する

患者が怒る，泣くという激しい反応を示しても，その感情的な言動に圧倒されて，患者の無理難題である要求をのんだりすることのないように毅然とした対応をとることを看護側で徹底した．しかし，厳しく突き放すのではなく，要求をのめない理由を説明し，その後もきちんと訪床して見守っている姿勢をみせた．

看護師のほうに怒りの感情が起こった場合には，その感情をそのまま患者にぶつけるのではなく，なぜ怒っているのかを伝えていく対応をとった．

そして，患者の感情的な爆発が起こった後には，そのまま放置せず，いったん気もちが落ち着いたところで，患者と一緒に振り返りをした．そして，何に対して感情のコントロールがつかなくなったのか，どういう気もちだったのか，本来はどういうことを伝えたかったのかを患者に考えてもらい，感情を爆発させ，暴力で表現するのではなく，言葉で相手に伝えられるように表現の練習をした．

看護師は，患者の訴えを無視することなく，また感情的な対応をすることもなく，大人のロールモデルとして機能するようにした．

患者は，今まで大人から"暴力的なしつけ"を受けてきたため，看護師が示す"非暴力的なしつけ"を体験してきていないと考えられた．そこで看護師がこの点を強く意識することで，患者が今までとは異なる対処法を学ぶ機会になると考えた．

③ 楽しい時間を他者と一緒に過ごす体験を提供する

この年代では，友だちや親しい人と楽しい時間を過ごしたり，自分の夢を語り合ったりすることは精神的な発達にとってたいせつなことである．しかし，この患者は，今まで人と安心して一緒に過ごすという経験をしたことがなかった．そこで，強制された枠組み——○○すべき，○○しなさい——ではなく，楽しく，心地よい時間を過ごさせるにはどのような環境を提供するのがよいのかを，看護ケアとして検討した．そして，受け持ち看護師が，勉強を教えながら，患者のよき話し相手になり，また一緒に外出するような対応をした．

▶経過と結果

当初は反発するような言動がみられたが，徐々にケアの効果が出てきた．感情の起伏は激しく自分の言動に責任がもてないこともあったが，感情的になってしまったときにも後から看護師にあやまりに来たり，どのような思いであったかを考えるようになった．

また，受け持ち看護師の安定したかかわりの成果で人と穏やかに過ごせる時間も延び，表情も豊かになっていった．さらに約束した時間まで，ひとりでじっと待つこともできるようになった．

▶"安全の保持"へのかかわり

自他に対する暴力的，破壊的な行動を自分でコントロールできるように導く看護も必要であると考えた．そこで，日々のケアのなかで，ストレスが蓄積したときに，感情的になって怒鳴る，物を投げる，自分を傷つけるといった破壊的行為ではなく，別の発散の仕方がないか，一緒に考える時間をもった．

▶自殺企図に対する看護ケアの内容

自殺企図のある患者には，以下のような対応をとるように看護師に提案した．

① 死についての患者の思いを傾聴する

患者が死をほのめかしたときには，その発言を聞き流す，あるいは無視せずに，死について語ってもらうことが重要である．死についての患者の思いを聴くことは，患者の死にたい気もちを助長させることにはならない．"なぜ死にたい気もちになったのか""どうやって死のうと思っているのか""いつごろからそんな気分になったのか"と，正面から向かい合ってしっかり話を聴く．

② 患者の感情や気もちに焦点を当てる

会話のなかでは，患者の気もちを精いっぱい受

けとめるように注意する．"死にたいほどつらいのね""どういう気もちなのか，もう少し話してみて"と患者の思いを掘り下げるような対応をする．

③ 死んだりしないという約束をする

看護師は"死なないでほしいと思っている"こと，患者のことを気にかけていることを伝えながら，必ず"死なない"と約束するように働きかける．

④ 危険な物は預かり，安全な環境を整える

自傷の道具になるようなカッター，紐，ライターなどは預かり，手近に危険な物を置かない環境を整える．このような対応時に看護師は，慌てたり，焦ったりせず，静かなトーンで話すように心がけ，患者が安心できる雰囲気をつくり，患者が興奮しないように配慮する．

経過と結果

予測よりも早い段階で自殺企図の動きがあり，新人看護師が患者から"わたしは死ぬつもりだ"と伝えられ，さらに"みんなには内緒にする"と約束してしまった．

新人看護師は，患者の死に対する思いを聴く(前項①)ことができず，すぐに病室を離れ，先輩看護師に即座に相談をした．

リエゾン精神専門看護師には，この先輩看護師から相談が入り，対応のポイントを確認した．その後直ちにその先輩看護師が対応して事なきを得た．このように新人看護師で経験が不足している場合，自殺企図を打ち明けられると動揺してしまうことがある．そういうときには，少なくとも，他言はしないといった約束はせずに"このことは，私ひとりでは考えられないので，ほかの看護師にも相談させてね"と伝えて，早急に先輩看護師や医師に相談することが重要である．

また，他者に相談したり，危険物を預かるときには"相談してもよいですか？""預かってもよいですか？"と尋ねると，患者からは拒否の答えが返ってくることがある．そのため"急に死にたいと思って止められないことがあるかもしれませ

ん．われわれはあなたの命を守りたいのです．とりあえず危険な物はこちらで預かります"というように断固とした態度で対応してでも，患者の了承を得るほうがよい．

この患者の場合，頻繁に"死にたい""死んじゃおうかな"と言っていたので看護師も不安になり，対応に苦慮する状況が生じていた．そこで再度状態をアセスメントし，衝動的な行動に出ることはないだろうと判断したため，忙しい時間帯であれば，今はかかわれない理由を明確に説明し，話を聴くことのできる日時を約束するという対応方法に変更した．ここで注意すべきことは"いつも言ってくるから気を引きたいだけだろう…"とそのまま聞き流してしまわないこと，今できないことはできないと伝え，その代わりに約束をしたら必ず守るといった対応が必要であることを確認し合った．

解説

看護師は，患者の治療的セルフケアデマンドをアセスメントし，それを充足するために，患者の能力に合わせて意図的に看護実践を行う．セルフケアの支援を行う場合には，まず精神状態や自我機能，およびセルフケアの能力をアセスメントしたうえで，なぜセルフケア不足が起こっているのか，精神状態との関連はどこに現れているのか，どうすればセルフケアが取り戻せるのかを考えながら，患者のセルフケア能力および行動に働きかける必要があるだろう．また，セルフケア能力は，成長発達の過程でもともと身についていなかったのか，病気やその他何らかの心理社会的要因によって低下したのか，病気に伴い新たなセルフケア能力の獲得が必要なのかといった視点もたいせつである．あるセルフケア行動に関して知識はあるけれども機能が低下していてできなくなった場合には，代替策を検討する．また，初めてセルフケア行動を獲得する必要がある場合，たとえば糖尿病でインスリンの自己注射が開始されるとき，ストマ造設に伴うストマケアが開始されるときな

どには，そのセルフケアを行う理由や必要性を知ってもらったうえで，方法や技術についての理解を促し，実施して評価する，というプロセスが必要であろう．

行動変容には自我機能がかかわっており，セルフケアを伸ばすためには自我機能の改善や強化が必要になる．この際，自我機能とセルフケアは双方向に影響し合うことを頭におき，どちらの機能を高めるほうがスムーズな行動変容が行えるのかを考えて支援することがたいせつである．つまり，自我機能の改善に働きかけるほうがセルフケアの改善がスムーズなのか，セルフケア能力が高まりセルフケアを取り戻すことによって自我機能が強化するのかを，患者の特徴や状況をみて判断することが重要になる．

●文献
1) ドロセア E. オレム（小野寺杜紀 訳）：オレム看護論—看護実践における基礎概念，第3版．医学書院，1995．
2) 西澤 哲：2. 子どもへの心理的影響．子どもの虐待．pp19-53, 誠信書房，1994．
3) 自殺予防看護マニュアル．ナーシング・トゥデイ，11(3)：56-57, 1996．

II—精神的諸問題を抱える患者のアセスメントと直接ケア

2 さまざまなアプローチ——事例を通した理解
6- 薬物療法の管理

はじめに　精神看護専門看護師の視点から，薬物療法を受けている患者の看護ケアの実際と見過ごしやすい点について述べる．

精神科薬物療法と人びとの生活

精神科薬物療法は，抗精神病薬，感情調整薬，抗不安薬，睡眠薬に分けられる．抗精神病薬は，幻覚，妄想などの思考障害が強かったり，幻覚・妄想のために興奮が激しい場合に用いられる．また感情調整薬には，抗うつ薬，抗躁薬があり，感情や気分の調整に用いられる．さらに抗不安薬は緊張や身体的な不定愁訴が強い場合などに用いられるが，睡眠導入薬としても用いられることが多い．

精神疾患をもっている患者に限らず，服薬中断の第一の理由は副作用である．前記の薬剤の副作用で最もよく現れるのは錐体外路症状（EPS）[★1]であり，次いで自律神経抑制症状[★2]などが現れる．また目立たない副作用であるが，服薬中断につながるものとして，体重増加，性機能障害があげられる．これらの理由から，近年では副作用の少ない非定型抗精神病薬[★3]がまず用いられ，その効果がみられないときに定型抗精神病薬[★4]が用いられるようになってきた．また気分調整薬では，抑うつを軽減する選択的セロトニン再取込み阻害薬（SSRI）[★5]，三環系・四環系抗うつ薬などが用いられ，躁状態を軽減するためには炭酸リチウム，カルバマゼピンなどが用いられる．この炭酸リチウムやカルバマゼピンは，血中濃度の治療閾値と中毒閾値が近く，効果と中毒を正確に見極めることが重要になる．

また，緊張や不安症状が強い場合には抗不安薬が用いられるが，依存性が少ないベンゾジアゼピン系抗不安薬が主に用いられる．また，入眠困難や中途覚醒など睡眠に問題がある場合には睡眠薬が用いられる．

向精神薬は幻覚や妄想を抑え，不安や抑うつなどを改善していくが，一方，身体がだるくなったり，記憶力・集中力が低下するため，やりたいことに集中できなかったり，人からみると寝てばかりで何もしていないようにとられることが多い．また，役に立ちたいという焦りから，何かに早く従事したがるが，長く続かなかったりこれまでの自分の生活のペースが変わるため，ショックを受けたり，こんなはずはない，と余計に焦りの感情を強め，過活動になったりする．

生活のペースが変わるため，人とのつきあいに

[★1] extrapyramidal symptom；アカシジア，パーキンソニズム，ジストニア，ジスキネジア

[★2] 口渇，便秘，胃部不快感

[★3] リスペリドンなどのセロトニン・ドパミンアンタゴニストを意味し，強い抗精神病作用をもつが，錐体外路症状の出現が少なく，近年では抗精神病薬としてよく用いられている．

[★4] 塩酸クロルプロマジン，ハロペリドールなど抗精神病薬の代表として用いられてきたが，錐体外路症状などの副作用が出現しやすい．

[★5] selective serotonine reuptake inhibitor：マレイン酸フルボキサミンは，抗コリン作用により副作用は少ない．起立性低血圧，鎮静作用の副作用もなく高齢者にも用いやすい．

も変化がみられ，これまでと同じように人との関係を保てないつらさも加わり，孤独感が増していく．さらに家族の理解がなければ，患者の孤独感はより強まり，結局は薬を中断してこれまでの自分の生活を取り戻そうとする．これが再燃や再発につながっていく．

これらの状況に患者および家族の向精神薬を飲むことへの偏見も加わる．薬を飲みながら症状を調整していく，というよりは薬を飲んでいる限りは病気が治っていない証拠と考え，患者が退院して帰ってくると家族の判断で患者の服薬を中断させるケースも出てくる．

精神科薬物療法と看護

精神科薬物療法の開始と終了，効果の判定

精神状態のアセスメント

看護師としては，患者が精神科薬物療法を受ける必要があるかどうかを初めに判断する必要がある．さまざまなことを気にし始めたり，医師や看護師への攻撃性が増したり，気分の不安定さが増したりした場合には"いつ精神科薬物療法の開始を医師に依頼するか"を決める必要がある．その場合，助けになるのが精神状態のアセスメントである．

精神状態のアセスメントの項目には，外見（年齢相応かどうか，身だしなみ，態度など），行動（過活動や引きこもり），気分，思考内容（幻覚や妄想，強迫観念），思考過程（言葉のサラダや思考がまとまらない，思考がとぶ），衝動性（突発的に何かをする），認識（見当識，集中力，注意力），洞察と判断力の項目が，一日のなかで変動するのか（重症度），2〜3日ごとに変動するのか（中等度），1週間は安定していられるのか（軽度）を判定する．

薬物療法の開始

これらの項目のなかのどれかが重度であれば，精神科医に依頼し精神科薬物療法を開始することが必要になる．そして精神科薬物療法が開始されたら，アセスメントされたどの項目が改善しているのかを観察していくことが重要になってくる．向精神薬のなかで最も効果に時間がかかるのは抗うつ薬であり，効果の判定に2週間は要する．したがって"今日にも自殺にはしるのでは"と緊急性を感じる場合には，抗精神病薬や抗不安薬によって一時的に対処していくしかない．また，精神状態のアセスメントの項目のいくつかが重度の場合には"調子が悪いときだけ飲みましょう"という飲み方はしない．精神状態が重症度から中等度に改善するまでは定期的に内服し，血中濃度が常に治療閾に達するよう心がけ，精神状態が改善しているかどうかを毎日把握する必要がある．したがって看護師としては常に血中濃度を確認し，薬が効いているかを判断し，効いていなければ，どの精神状態のアセスメントの項目が改善しないのか，を医師に伝えて変更をしてもらうようにする．

効果の判定

抗うつ薬以外は，血中濃度が治療閾に達するのに，2週間を要しない．2〜3日あれば効果の判定を行うことができる．したがって精神科薬物療法が開始されている場合には，開始と同時に効果の判定も行っていくこととなる．

しかし，抗精神病薬の場合，効果が出てくると同時に副作用も出現してくる．前述したように副作用は服薬中断理由の第一位であり，できるだけ抗パーキンソン薬を用いながら副作用を軽減するか，口渇や便秘を改善する方法を一緒に考えていくことが必要になる．

さらに，薬物療法が患者の症状を現実的にどの程度軽減させているのかも把握しておくことが必要である．当然であるが，抗精神病薬が用いられているとすれば，精神状態の改善を把握しながらターゲットとなっている症状がどの程度軽減しているのかは毎日確認していく必要がある．このこ

とを確認する際，患者に直接聴くことがたいへん重要である．抑うつの場合には直接聴かないと希死念慮の把握は困難である．直接患者に聴くことで，自殺のリスクを正確に把握★6することができる．

薬物療法の終了

　精神疾患をもたない場合には，精神状態が軽度になり，安定し，精神療法や環境の調整を行うことで症状が軽減すると薬物療法を中止することができる．しかし精神疾患をもつ場合には，精神状態が軽度になってもすぐに薬をストップすることができず，刺激や環境，サポート源の調整，本人の安定したセルフケアを支えていく必要が生じてくる．

精神科薬物療法を受ける人びとへのケア

精神科薬物療法への偏見の軽減

　睡眠薬以外の向精神薬については，人びとの偏見が強い．このため，向精神薬を飲むということさえ，不安を抱く人びとが多い．そのようなとき，薬が今のつらさをどう軽減してくれるのかを，患者の体験を通して確認していくことが必要になる．さらに永遠に服用する必要はないことを伝えることで，向精神薬への偏見は軽減する．

中断による再燃への対処

　精神疾患をもっている場合にはやや異なる．すなわち，薬物療法を中断することで再燃することが多いこと，薬とつきあいながら生活することで，より自分の望む生活ができるようになることを，同じ病気をもつ人びと，心理教育などを通して学んでもらう必要がある．ただこのとき，病名は受け入れられなくても，自分の症状がどうすると軽減するのか，については知りたいと思っていることが多く，ここからかかわりをスタートすることで症状や服薬のコントロールを促すことができる．

　また，症状と服薬・生活の送り方，日常生活における自己決定やセルフケアは再燃を防ぐためにたいへんに重要であり，再燃を防ぎ自分らしい生活の仕方を見つけていく過程に看護師がつきあうことで，患者の看護師に対する信頼も増してくる．

　Abbottは，睡眠が10時間以上，刺激は少しずつ増やす，活動と休息のバランス，人とのつきあいのバランス，症状，服薬のコントロールができる，家族の病気へのサポートがあるほど，再燃が少ないといわれている．

副作用と効果の認識

　前述したように副作用を最低限にすることが，服薬継続の大きな要因となる．したがって，副作用の出現は早期に発見し，副作用を和らげるケアをしていくことが服薬コンプライアンスを高めていくことにつながる．さらに医療者からの服薬に関する心理教育だけでなく，患者同士の情報交換のなかで，薬を飲み続けることの難しさと効果を自由に話し合うことを通して服薬に伴う壁は乗り越えやすくなる．

精神科薬物療法と看護の実際

　臓器移植を受ける患者のせん妄についての薬物療法と看護ケアの方法について述べる．

事例紹介

　56歳の家族性アミロイド性多発性ニューロパシー（FAP）★7の患者が，倦怠感，吐き気，黄疸を主訴として検査入院となる．本人は叔父，姉がFAPで臓器移植を受けたことがあるため，覚悟していたようである．しかし，本人が診断される3カ月前に姉が臓器移植の効果もなく亡くなってしまった．

　自分が診断された後，髪の毛が抜けてしまった

★6
過去3年間に自殺企図の既往があり，その方法がかなり正確な死を意味し，また死にたい気もちがあり同時に死ぬ方法を考えているのであればハイリスクである．

★7
familial amyloid polyneuropathy

が，家族（妻と仕事をしている長女）にはその動揺は見せなかった．その後，妻の肝臓を移植されることになった．妻，患者ともインフォームドコンセントを受け，同意後に臓器移植の手術を受けた．

肝移植の結果は順調だったが，患者のせん妄が1カ月続き，気分の不安定さも続いたため，精神看護専門看護師へケアの依頼がきた．

アセスメント

せん妄状態の把握と用いている薬物と看護師のアセスメント

せん妄とはDSM-IV-TR[8]によると，①集中力の低下など意識障害，②認知症では説明できない認知の変化――失見当識，記憶欠損，言語の障害など，③その障害は一日のなかで変化，④その障害が一般的身体的疾患から生じている，ことである．

この患者にはリスパダール®[9]が2mg処方されており，専門看護師がこの患者に会ったときには中等度の意識障害，夜間の失見当識，短期記憶の障害が見られた．さらに攻撃性，抑うつの気分変動が一日のなかで見られた．したがって，せん妄状態への対応と気分変動への対応が必要とされており，患者の日常生活においても離床を促してよい時期なのにそれができない，と受け持ち看護師が困っていた．さらに受け持ち看護師は気分変動へどう対応していいのかわからないので知りたい，と述べていた．

受け持ち看護師に話を聞いた後，患者の調子が比較的良好な日中に直接面接した．患者は"妻の肝臓は自分の身体に定着するのだろうか，定着しなかったら姉のように死ぬのではないか"と話した．またFAPと診断されたときに"本当に死ぬと思ったが，家族には心配をかけるといけないと思い病気についてはほとんど話すことができなかった"と一気に話をした．そして"抗不安薬は肝臓に悪いから飲みたくないが，夜になるととても不安になるし，動くのが怖くてベッドから起き上がることができない"と述べた．患者の不安が少なくなり，自宅に帰れるようになるまで受け持ち看護師，病棟看護師と一緒にケアをしていき，専門看護師は一週間に2回，14時（本人の調子がよい時間ということなので）に面接に来ること，そのとき，病状のコントロールと病状に伴う生活の過ごし方について話をしに来ることとした．その後，以下のようなケアを展開していくことにした．

① 患者はFAPと診断されてから，自分も姉のように死ぬと考え，それが臓器の定着や今後の生活への不安を呼び起こし，せん妄を長引かせ，気分変動をもたらしていた．したがって，定期的に抗精神病薬を服用しながら臓器移植に伴う不安，特にFAPで姉が亡くなったのを目の当たりにしたことから，不安を言葉にできないため，定期的に精神療法的かかわりをもつことにした．そして，不安を言語化するとともに，日常生活が不安によって縛られないよう現実的に日常生活を送れるよう話し合っていくこととした

② ①のことを受け持ち看護師および病棟看護師に伝え，病棟では，患者の離床を積極的に勧めず，むしろバイタルサインのチェックや処置などを通し，定期的に訪室し，患者の不安や思っていること，感じていることをむしろ看護師も質問したり自由に話すことを勧めた．看護師たちは，本来であれば経過は良好なので退院してもよい状態なのに，なかなか退院できない患者の状態に焦りを感じていた．さらにせん妄へのケアとしては，妻はドナー[10]でなかなか面会に来れないので，娘への面会を依頼し，患者の好きな音楽を常に

---

[8] Diagnostic and Statistical Manual of Mental Disorders, 4th edition

[9] リスペリドン（非定型抗精神病薬；serotonine dopamine antagonist；SDA）の製剤名．

[10] ドナーは別の病棟にいたため，他病棟の看護師が意図的に面接を行っていた．

かけ，自宅でよく使っていた将棋盤や好きな本を持ってきてもらうようにした．そして看護師は，

- 30分～1時間ごとに訪室し，食事，排泄など一日の生活時間の流れを提供し
- 今日一日の生活の過ごし方を患者とともに話し
- 不安や気になることがあったら自由に聞く　こととした．

③ 専門看護師のほうでは，一週間に2回，患者の診断後の思い，姉が亡くなったことで起こっている死への不安についての言語化を促し，臓器移植に伴う思い込み（薬を飲んではいけないなど），今後の生活や現在の生活の過ごし方，について話し合うこととした

④ 同時に精神科医に精神看護専門看護師から，患者の攻撃や気分変動は不安からきており，この不安は落ち込みによって引き起こされていたが，抗うつ薬の肝機能への影響も考え（臓器移植の主治医と話し合い），抗不安薬を処方してもらうこととした．そして薬の肝臓への影響について患者に直接説明してもらい，患者の思い込みを軽減することとした

①～④のケアを2週間続けたところ，患者のせん妄は改善し，リスパダール®は中止して，抗不安薬の内服を続けた．これについては本人も同意し，抗不安薬だと安心して内服することができた．

さらに，姉が亡くなったことで自分にも同じことが起こるのではないかと不安で，インフォームドコンセントの折に，せっかく妻の肝臓をもらうのにもかかわらず定着する割合は半分と聞き，とまどいながらも自分で決めて手術に臨んだが，みんなが協力してくれるので死ぬかもしれないとは逆に話せず怖くて仕方がなかった，と話すようになった．加えて家族性なので，娘も発病する可能性があるかもしれない，そのときは誰がドナーになるのかという不安も話した．これらのことはインフォームドコンセントのときにも主治医に話し，そのときは理解したが，やはり不安は繰り返し起こってきたようであった．患者は姉が亡くなった不安を慢性的に引きずり十分に乗り切ることができないようだったが，不安の言語化を繰り返すことで，自分に折り合いをつけ，家族にも言えない不安を専門看護師に語ることで，不安が軽減し，日常生活も徐々に拡大していった．

これらのことを要約すると薬物療法を受ける患者の看護ケアのなかで，

- 患者の病気への思いを聴くとともに正確な知識を提供することで，精神科薬物療法への偏見を軽減する
- 精神疾患ではない一般の身体疾患患者が精神科薬物療法を受けるときは，病気や病状にまつわる経過があり，精神科薬物療法の効果を見ていくとともに，その経過を受けとめ，言語化を促していく
- 日常生活の日々のケアのなかで，治療や処置，看護ケアを通して，食事や排泄の身体感覚，一日の流れを伝え，病状に伴う生活の再構成を話し合っていくこと

が重要である．

文献

1) American Psychiatric Assocition：Quick Reference to the Diagnostic Criteria from DSM-IV-TR. American Psychiatric Assocition, 2000.
高橋三郎 他訳：DSM-IV-TR 精神疾患の分類と診断の手引き．医学書院，2002．
2) 中西睦子 監修：精神看護学．建帛社，2001．
3) 野嶋佐由美 監修：実践看護技術学習支援テキスト，精神看護学．日本看護協会出版会，2002．
4) 宇佐美しおり 編：困ったときの精神看護．医学書院，2002．
5) Abbott FK：Daily Lives of Persons with Schizophresia Living in the Community. Unpublished Doctoral Dissertation, Univ of California, San Francisco.

2 さまざまなアプローチ──事例を通した理解
7- 家族ケア

家族をどのようにとらえるか

今まで家族は，患者をより適切に理解するための背景として，あるいは患者のための資源としてとらえられ，活用されてきた．しかし，ここでは看護の対象としての家族の理解とアプローチについて述べる．

家族看護のニーズは，

① 家族のあり方や家族関係そのものが健康上の問題である場合

② 家族が，ある家族成員の健康問題のため，精神的，身体的，社会的な影響を受けている場合

③ 家族が，家族成員の健康問題の予防・回復，健康の保持・増進に重要な役割を果たしている場合

といわれている[1]．著者自身は，そもそも患者は，入院前から家族の一員であるため，患者とその他の家族という見方だけではなく，患者を含んだひとつの核としての"家族"というとらえかたをするようにしている．

病者を抱えた家族の変容

家族成員のひとりが病気を抱えると，家族はさまざまな変化を強いられる．この影響は，精神的なことだけではなく，身体的，経済的，時間的なものを含めた広い範囲に及ぶ．そのため，場合によっては，患者よりも優先して家族成員のケアを行う必要がある．

たとえば，がんの末期を告知された患者のケースでは，患者自身は自分の状況を理解して，現実的に仕事の整理などを始めているのに対して，妻は軽い躁状態に陥り，夜も寝ずに夫の世話を焼いていた．このような状況のときには，妻の精神的なケアを積極的に行う必要がある．

家族のアセスメント

家族のアセスメントは，

① 基礎データ：社会文化面のアセスメント，たとえば，家族構成や家族形態，家族の文化・民族背景，社会階層など

② 環境についての情報：住居や物理的環境，地域社会と家族の交流と連携

③ 家族コミュニケーションのパターンとその過程

④ 家族の勢力構造

⑤ 家族の役割構造

⑥ 家族の価値観

⑦ 情緒機能，たとえば，家族成員の心理社会的なニーズを尊重しケアする機能があるか，人間性や人格および行動の安定，信頼感（親密な関係をもつ能力），自尊感情などを家族員にもたらしているかなど

⑧ 社会化の機能

⑨ ヘルスケア機能

⑩ 家族の対処方策と対処過程

といった視点があるといわれている[3]．

特に家族成員のひとりが病気になった場合のアセスメントでは，今まで家族がどのように機能していたかということは重要な情報であり，それと比較したときに家族の機能障害がどのようなところに起こっているかを見極めることがたいせつで

ある．つまり，

① 家族成員のひとりが罹患したことや病気のステージなどを，患者も含めて家族はどのようにとらえているのか
② 家族成員の病気によって家族全体にどのような影響が生じているか（客観的な事実と家族の認識にずれが生じていないか）
③ 著しい情緒反応がないか
④ 今までと変化したところはどこか（コミュニケーションパターンや勢力・役割構造）
⑤ 変化に対してどのような対処行動をとっているか
⑥ どのようなかたちで安定しようとしているか

という観点に立つと，家族にどのような看護ケアが必要かの検討が容易となる．

家族ケアの実際

家族のカタルシスを図る

事例紹介

病棟から依頼された患者は，70歳の食道癌の術後で，肺や骨，リンパ節にも転移が判明している人であった．しかし，依頼の対象は家族であり，以下のような内容であった．

"患者の妻は，前の病院での経験から医師への不信感があるようで，看護師の一挙手一投足を観察している．付き添っていても緊張感が高く，精神的に不安定な様子が続いている．何らかのフォローが必要だと思うが，病棟の看護師に対しては，実際に患者にケアを提供している立場なので，本心を話しにくいようであるため，話を聴いてみてほしい"

そこで，まずはリエゾン精神専門看護師の第三者という立場を生かして，妻の話を直接聴くことにした．

面接の場面-1

自己紹介をした後に"われわれはできる限り，奥様のご希望に添うような看護ケアを提供したいと考えているので，医療者に気を遣うことなく，率直にお気もちを話してほしい"と伝えた．それに対して妻は"特にお話しすることはありません．もう，何を言っても主人の病気がよくなるわけではないのですから"と穏やかに断ってきた．しかし，面接のため夫のベッドを離れるときの言動や視線があちこちに動いて定まらず，落ち着かないことなどから，何か胸に秘めた思いがあると予測できた．そこで，まずはカタルシスを図ってもらうために，夫の病気の経過を聴きながら，妻が胸にしまい込んでいる思いを引き出していった．

その面接で語られたことは，

① 以前にかかっていた病院の医師が十分な診療をしてくれなかったためにがんの転移の発見が遅れたのではないか，そのためにこんなに状態が悪くなってしまったのではないかと，納得がいかない感じや怒りの感情を抱いており，なかなか気もちの切り替えがつかないでいること
② その医師からの説明や対応は納得がいかなかったのにもかかわらず，そのときに検査を依頼するなどの手をうつことができなかった自分を責めており，後悔の念を拭い去ることができずにいること

であった．また，現在に至った状況を振り返り，現状はいまさらどうしようもないので，すべては不幸な運命だったと思うしかないのであきらめようとする気もちと，本当にもうどうにもならないのかという葛藤も抱えていた．これらの複雑な思いをもちながらも，自分が前向きに生きていかなくては夫に申し訳ないと，何とか自分を奮い立たせようとすることによって，消耗している様子もみられた．

アセスメント

この面接のなかで，妻は医療に対する不信感を抱いていることがわかった．彼ら夫婦には，2人

でお互いを支え合ってきたという歴史があり，転勤があっても，がんになっても，すべて一緒に闘ってきた同志だったという思いが語られた．話のなかから，夫が亡くなることへの不安，闘病中にもっとできることがあっただろうけれどもできなかったという罪責感，今のうちにもっと何かできるのではないかという焦燥感，いずれ夫の面倒を看るという役割も喪失するだろうという不安，などがあると考えられた．

そのため，期待した医療を受けられなかったことは"不幸な出来事に出くわしたとしかいいようがないことだけれども，楽しいこともあったという思い出"を話すことで，ここまでよくやってくることができた，2人で十分がんばってきたのだという自負をもてるように，リエゾン精神専門看護師によるカウンセリングを行うことにした．そのなかで，最期の療養場所をどこにするか，どのような最期にしてあげたいと思っているかも明らかにして病棟看護師とともにケアの方向性を検討したいと考えた．

> 面接の場面-2

妻は，今の手厚いケアには満足していること，夫も"（入院場所は）ここがいい"と言っていたため，この病院で看取りたいと思っていると話した．そこで，この決定を支持し，次に最期の時間をどのように過ごしたいと思うか，それを実現するために，この病院の医療者に期待することは何かということを具体化していった．また，現在受けているケアについて何か疑問に思うことや不満に思うことがあれば，率直な考えを教えてほしいと伝えながら，情報を得た．

> ケアの方向性

① 妻の不安を低減化するための看護ケアの工夫と統一

面接の結果から，妻がいくつかの看護ケアについて不安を抱いているということがわかった．そこで，看護師に基本的なケアの姿勢として重要と思われる，

①日中の過ごし方の統一：看護師によって積極的に起こそうとする場合と，そっとしておく場合があり，妻としてどういう対応をしたらいいのかとまどっていた
②吸引の方法の統一：吸引の手順が看護師によって異なることが妻の不安を大きくしていた

の2点に絞って伝え，さらに，

③痛みのコントロールを積極的に行ってほしいという希望をもっているが，副作用についても懸念があること

を伝えた．そして，受け持ち看護師と話し合い，妻は，さまざまな葛藤を抱えながら付き添っているので，妻に決定を委ねすぎないこと，および妻が行うケアが患者の支えになっていることを実感してもらえるようなかかわりを行うことにした．

② 妻が自己決定できる対応と妻の決定を最大限に取り入れた看護ケアの提供

妻は長い看病生活を続けているために，現状を客観的かつ冷静にとらえることが困難になっており，自己決定力が低下していた．そのため，医療者からさまざまな情報を得て，その内容を吟味し，よりよい方法を考えて決めること自体が精神的な負担となり，すべて自分が決めなければならない状況が続くと精神的な負担が大きくなりストレスが高まる状態と考えられた．このことから，"決定を妻に委ねすぎないこと"が重要であると判断した．

しかし，医療者が患者の治療やケアをすべて決めてしまっては，医療者の好き勝手にされるという気もちを抱かせてしまうことになるだけでなく，妻が自分は夫のために何もできない存在だと思ってしまう可能性が考えられた．そこで選択肢を絞って選んでもらう方法をとるように工夫した．さらに看護ケアを行う場合にはそのケアの目的と理由について丁寧に説明をし，予測される結果としてどういうメリットとデメリットがあるかについても前もって伝えていった．さらに看護ケ

アの後にも，そのケアについての疑問や質問がないかを確認することにした．また，妻が不安を抱いていた対応については，方法を統一するだけでなく，妻の思いを最大限にくんだかたちの看護ケアになるように検討し，日々の対応時に取り入れてもらった．

③ 精神的な安定が得られるように妻のカタルシスを図る

また，妻が"不幸な境遇""後悔"という気もちをもっていることに対しては"それはつらかったですね"とそのまま受けとめる対応をし続けた．そして"私がやらなくては！"という気力だけを支えにしている緊迫した状態に対しては"奥様は眠れていますか？""すごくがんばっていらっしゃるようにみえるので，奥様が倒れないかと心配です"と声をかけ，ほかの社会資源を活用して休養する時間を確保するように促した．無理に奮い立たせようとしているようなときには"今は落ち込んであたりまえです，無理は禁物ですよ"と伝えることによって，妻の動揺の振り子が大きく振れすぎないようにバランスを保持できるような対応を行った．

看護ケアの結果

妻は，長時間付き添うのをやめて，時どきはきょうだいに付き添いを頼み，家に帰って休養をとるようになった．徐々に患者のそばを離れる時間をつくれる精神状態になり，自分の休養がとれるようになってからは，夫のそばで安定して過ごせるようになった．

看護師たちも，妻の思いを知り，ケア方法を統一したことで，いつも妻から見張られている感じがして緊張するということがなくなり，安心してゆったりと対応できるようになった．また，妻に話しかけやすい雰囲気もでき，妻からも話しかけられるようになったため，一緒にケアを行う場面も多くなった．

夫が亡くなったときにも"この病院で最期を迎えたのは運命であり，それは神様が自分に送ってくれた贈り物であったと思う．主人は幸せな最期でした"と語った．

家族の対処行動を修正しつつ支える
（症状への理解および対処方法の伝達）

事例紹介

病棟からの依頼は"がんが全身に転移している患者で，家でも入院中も妄想様の言動があり，妻が混乱している．明日退院なのだが，妻が自分の対応について相談したいと希望しているので話を聴いてほしい"という内容であった．

患者の精神状態のアセスメント

面接の初めに，妻が対応に困ったときの患者の精神状態について情報を集めた．患者には，認知・知覚の障害（幻覚，時間や空間・人物すべてにおける見当識障害，記憶の障害）があり，精神症状が急性に悪化して変動性もみられることが確認できた．また，この患者には，精神症状を引き起こす可能性のある器質因（がんであること，ボルタレン SR®★坐薬の多用，がんの影響と交通事故後の後遺症で肩に炎症があることによる CRP 高値など）があったため，せん妄状態だったのではないかとアセスメントした．また，この患者にはせん妄の既往もあったことからも，せん妄を引き起こす可能性が高いと考えられた．特に今後，化学療法を開始する予定があり，それも器質因になることと，がんの進行に伴う麻薬性鎮痛薬の増量もせん妄を引き起こしやすい状態になると予測できたため，精神症状への理解と対応を家族に伝えておく必要があると判断した．

妻との面談

妻は，
① 夫の頸部のがんが見つかったことによる不安
② 夫の精神的な症状への自分の対応が適切でないように感じてしまう心配

を語った．

★ ジクロフェナクナトリウム：非ステロイド抗炎症薬

そのため，初めに②については，身体のバランスが崩れたことによって起こった精神症状と考えられることを伝え"頭がおかしくなったわけではない"ことを説明した．そして，妻が語った患者の妄想様の行動は，大黒柱として仕事をしなければならないという患者の思いが反映しているだろうというリエゾン精神専門看護師の解釈を話し，現在患者が置かれている状況と患者に起こっている精神症状への理解を促した．

次に妄想をもつ患者への基本的な対応についてなぜそう思うのかを追求しすぎずに言葉で説明し説得するより，一緒に確かめてみる，もし，○○だったら怖いですねと感情に目を向けて受け答えをする，など具体的な行動レベルで説明した．さらに妻が語った今までの患者への対応のなかで，患者にとって効を奏したと考えられるかかわりを，具体的にあげてポジティブなフィードバックを返した．さらに，そのかかわりの意味（患者の見当識を補って適応できるように支援する意味）を説明し，具体的な介入方法の理解を確認した．

①については，積極的傾聴によってカタルシスを図った．妻は涙を流しながら，夫はまだ若くて働き盛りなのにがんの転移を告げられてショックだった気もちを語った．さらに，今回医師から"覚悟していたほうがよい"と伝えられて動揺したけれども，自分なりに受けとめようと努力してきたことも話した．面接が進むにつれて，徐々に話の内容が夫婦間の思い出話になり，現在は健康だったころとも，精神症状が出ていたころとも違う，新しいかたちの夫婦間のかかわりに変化していることを表現するに至った．そして，子どもも状況を理解して助けてくれていること，両親の関係について話を聴いてくれる役割も果たしてくれているので，精神的な支えになっていることも認識できていることを確認した．最後には，子どもから夫との関係を"のろけだ"と言われるような場面もあること，夫への対応がわかったので安心してかかわれるようになり，夫も落ち着いてきたこと，幸せだなと感じる時間もあると語り，退院してもやっていけそうだと笑顔がみられた．

家族ケアのポイント

なぜ家族ケアを行うのだろうか．それは，患者は家族というシステムのなかに存在し，影響し合っているからである．したがって，患者にだけ焦点を当てて看護を展開しても，なかなか効果的な支援にならない場合がある．患者の心身の状態には，家族のありようが影響を与え，家族のありようによって患者の心身の状態が良くも悪くも変化する．家族がひとつのシステムとしてバランスを保ち（あるいはバランスを取り戻し），家族としての自然治癒力を最大限に発揮できるような支援をすることを考えながらケアを行う．

家族ケアでたいせつにしなければならないのは，まず，家族メンバー個々の思いや考えを把握すること，家族メンバーの一人が病気になったことによって，家族内の役割や機能にどういう変化が生じているのかをアセスメントすることである．アセスメントするためには，患者ではないほかの家族メンバーからの情報収集が必要になる．情報収集するときには家族メンバーのカタルシスを図ることも意図しながら，面会に来ている"あなた（夫・妻・子ども・きょうだいなどいろいろな場合がある）"がどういう気もちでいるのかを率直に尋ねることも意識的に行う．さらに，患者の看病に一生懸命で自分のことは後回しにしており，自分の身を案じる医療者からの問いかけによって，初めて自分自身の状態に注意を向ける家族もいる．家族メンバーの心身の状態はどうかを心配していること，を伝えるようにすることは重要な働きかけである．

家族の問題に踏み込むべきではないと考える医療者もいるが，患者を含めたその家族を，良い悪いといった評価的な視点ではなく，家族のダイナ

ミクスを丸ごと理解して，"その家族だからこそ"できる，あるいはできないことを見極めて，協働してケアにあたることがたいせつである．

文献

1) 鈴木和子，渡辺裕子：第1章 家族看護学とはなにか，2．今求められている家族看護学．家族看護学．p7, 日本看護協会出版会，1995．
2) 前掲書1），p7．
3) Friedman MF（野嶋佐由美 監訳）：Family nursing theory and assessment. 家族看護学．pp129-360, へるす出版，1993．
4) 野嶋佐由美：家族看護学の課題．看護技術，40（14）：6-19, 1994．
5) 石原邦夫 編：家族生活とストレス．垣内出版，1985．
6) フィリップ・バーカー（中村伸一，信国恵子 監訳）：家族療法の基礎．金剛出版，1993．
7) 横浜市立市民病院「せん妄患者対応マニュアル」プロジェクト 編：せん妄患者対応マニュアル．ナーシング・トゥデイ，13（11）：8-25, 1998．

II—精神的諸問題を抱える患者のアセスメントと直接ケア

3 精神的諸問題のアセスメントとケアの実際
1- 不安の強い患者

はじめに

不安は患者の訴えのなかで最も頻繁に聞かれるものである．しかし，不安は直接観察できるものではないので，看護師は対応に苦慮することが多い．

"不安"とは緊張感を伴う不快感であり，どこから生じるのか不明で，原因もはっきりしないまま楽になれず，心的エネルギーを消耗し続ける状態である．生理的，心理的および行動的な徴候を示す．もともとは，自己防衛機能のひとつであり，自己や重要他者にふりかかるかもしれない現実的あるいは象徴的脅威に対する警報としての役割をもつ．この不快な感情から逃れるために迫りくる危険の回避につながる行動をとることになる[1]．

不安の強い患者の理解

不安の分類

不安は，臨床的な見地から非内因性不安と内因性不安の2群に大別され，さらに後者は狭義の内因性不安と内因性恐怖性不安に分類される[2]．

非内因性不安

入院環境のなかで，たとえば，身体的侵襲が大きい検査などのストレス状況に患者がさらされたり，手術前後の危機的状況に置かれたときなどにみられる不安である．このようなストレス反応性，かつ状況因の関与が大きい不安は患者一般に起こりうる心理反応である．この種の不安は，アメリカ精神医学会の分類を適用すると，その一部は不安気分を伴う適応障害，特定の恐怖症（単一恐怖），全般性不安障害に該当する[2]．

内因性不安

内因性不安のうちの狭義の内因性不安とは，正常人が経験する不安の枠を超え，通常の心理機制からは理解できない種類のものであり，その本態は遺伝的脆弱性が絡んだ代謝性または生物学的な不安であると考えられている．このタイプの不安はアメリカ精神医学会の診断基準によれば，パニック障害，全般性不安障害，離人症，心気症，小児または思春期の不安障害に含まれる．一方，内因性恐怖性不安とされるもののなかには，広場恐怖，社会恐怖，恐慌発作を伴う単一恐怖などが含まれる．

アセスメント

不安の訴えはさまざまなかたちをとって表現され，その強度や期間も幅広い．不安を表す反応の有無と程度を観察し，そこから不安のレベルをアセスメントする必要がある．したがって，不安状態にある患者を理解するためには，精神状態のアセスメント，不安状態の背景にある要因，そして不安状態によって障害されている日常生活におけるセルフケアなどの観点から継続的にアセスメントを行っていく．これらのアセスメントに基づいて，働きかけの方向性を明らかにするとともに，精神科医への橋渡しを見極めることが必要である．

精神状態のアセスメント

鑑別診断のポイント

不安を呈する患者のアセスメントを行うには，身体的な基礎疾患と血液検査や心電図検査などの臨床検査結果の検討を行う必要がある．この際，

不安を呈する身体疾患を念頭に入れる必要がある（図II-5，表II-1）．

次に統合失調症や躁うつ病などの精神病の症状はないか，つまり幻覚や妄想などの異常体験や病識欠如や人格変化などがないことを確かめる．最後に不安が生じる背景となったストレスや葛藤状況を見いだせるかどうかによって，内因性と非内因性不安が分類され，その後DSM-IV[★1]の診断基準に基づいて臨床的な下位分類がなされる[2]．不安のアセスメントのなかの非内因性不安と内因性不安の分類は，薬物療法と精神療法や支持的な介入のいずれにウエイトをおくかという治療上の選択に際しても役立つ（図II-5）．

入院患者に多くみられる不安の形式は，状況に対する一過性の反応か不安を伴った適応障害である．ここでは，一般病院においてリエゾン精神専門看護師が出会う頻度の多いと思われる適応障害と不安障害の診断分類の一部（表II-2，3[p100]）を示す．

不安のレベルとその特徴

看護介入の目的で，患者の不安をアセスメントする際には，以下に示すように不安を4つのレベルでとらえることが可能である．

軽度から中等度の不安では，通常，生理的機能が亢進するが，強度の不安では逆に低下する．パニック状態が長引いた場合には完全な機能停止が起こり，極端な状況では死をまねく．

図II-5　不安の鑑別診断

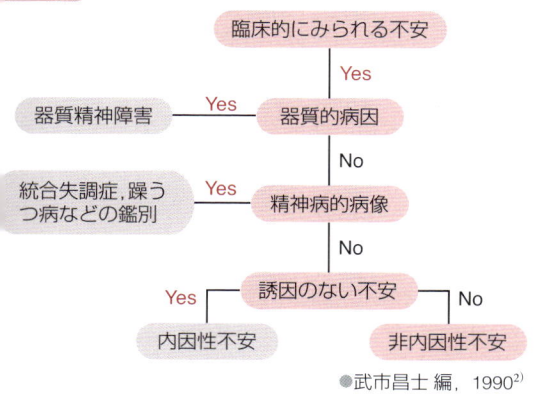

臨床的にみられる不安
- 器質的病因 Yes → 器質精神障害
- No → 精神病的病像 Yes → 統合失調症，躁うつ病などの鑑別
- No → 誘因のない不安
  - Yes → 内因性不安
  - No → 非内因性不安

●武市昌士 編，1990[2]

危険に対する警報としての正常な不安とは別に，異常な不安は，実際の危険な状況をゆがめて知覚させ，事態を非現実的に拡大して感知させてしまうため，防衛的なコーピングや不適応行動をまねく[1]．

共有・共感されることによって軽減されるレベルから，薬物による鎮静化が必要なレベルまである．早期に効果的な介入を行うためにも，不安のレベルのアセスメントが重要である．

① 不安を表す反応

不安のレベルは，次のように表す[1,4,5]．

軽度　人は用心し，知覚領域では見ること，聞くこと，理解することが以前より鋭くなる．憂うつ，落ち着きのなさなど情緒的な反応を自覚しており，その感情を言葉で訴えることができる．注意力，集中力，判断力は保たれている．この種の不安は学習の動機を与え，個人の成長と創造力を生み出すものである．

中等度　知覚領域では，見ること，聞くこと，理解することが低下するが，意識的に注意しようとすれば，注意することができる．口数の変化，話題が変わりやすく，表情の変化など行動の変化が目立つようになる．当面の不安の焦点を合わせ，ほかのことに無関心になる．

強度　知覚領域は非常に低下している．特別に細部に集中しがちである．ほかのことは何も考えられない．そのため，さ細なことで混乱しやすくなる．すべての行動は安心を得ようとしてなされる．ほかの領域に目を向けるためには強い指示が必要になる．脈・呼吸数の増加，発汗，食欲の変化，不眠，緊張などの生理的反応が目立つようになる．

パニック　抑制力をなくし，命令されても行動することができない．筋肉運動は高まり，知覚はゆがめられ，効果的に機能できなくなる．

[★1] Diagnostic and Statistical Manual of Mental Disorders, 4th ed. Text Revision

表 II-1　不安を呈する身体疾患

カフェイン	
薬物乱用	アンフェタミン，コカイン，マリファナ，アルコール，鎮静薬の離脱
内分泌障害	甲状腺機能亢進症，低血糖症，多発性内分泌腺腫症，褐色細胞腫，副甲状腺機能低下症，クッシング症候群
心血管障害	狭心症，特発性心房性頻脈，僧帽弁逸脱症候群
呼吸器疾患	喘息，慢性閉塞性肺疾患，肺塞栓
薬物中毒	アミノフィリン，エフェドリン，ジギタリス，抗うつ薬など
神経疾患	複雑部分発作
脳血管障害	一過性脳虚血発作
閉経	
貧血	

●武市昌士 編，1990[2]

表 II-2　DSM-IV-TR による適応障害の診断基準

適応障害

A．はっきりと確認できるストレス因子に反応して，そのストレス因子の始まりから 3 カ月以内に情緒面または行動面の症状が出現
B．これらの症状や行動は臨床的に著しく，それは以下のどちらかによって裏づけられている
　(1) そのストレス因子に暴露されたときに予測されるものをはるかに超えた苦痛
　(2) 社会的または職業的（学業上の）機能の著しい障害
C．ストレス関連性障害はほかの特定の I 軸障害の基準を満たしていないし，すでに存在している I 軸障害または II 軸障害の単なる悪化でもない
D．症状は死別反応を示すものではない
E．そのストレス因子（またはその結果）がひとたび終結すると，症状がその後さらに 6 カ月以上持続することはない

適応障害は，主要な症状に従って選択した病型に基づいてコード番号がつけられる．特定のストレス因子は IV 軸で特定することができる．

不安を伴うもの：優勢にみられるものが，神経質，心配，または過敏などの症状，または子どもの場合には，主要な愛着の対象からの分離に対する恐怖の症状である場合

●American Psychiatric Association，2000[3]
●高橋三郎 他訳，2002[3]

② 不安に対する対処

不安に対するコーピング方法を以下に示す[1]．

不安衝動の行動化　不安を怒りに転化して，直接的あるいは間接的に表出する．たとえば，治療拒否や無断離院，無断退院，服薬拒否などがそうである．

身体化　不安を身体症状に転化し，腹痛や頭痛を訴える．このような人は，不安を意識化していないために，身体が本当に悪いものと考えがちである．

回避　無意識に不安を紛らわす行動をとり，直接体験を避ける．たとえば，飲酒，睡眠，仕事などに逃げるなどがそうである．

前向きの取り組み　不安体験を踏み台にして学習と問題解決行動をとる（目標設定，新しい技能の習得，情報収集など）．

不安状態を引き起こす要因に関するアセスメント

不安の原因としては，内科・外科的，あるいは精神科的問題を考慮する．心血管系の障害，睡眠障害，甲状腺機能亢進症，焦燥感を伴ううつ病，認知症，せん妄，心気症，統合失調症，躁病，および強迫性パーソナリティ障害などのパーソナリティ障害によっても不安は起こる[2]．また，アルコールや薬物の離脱における不安なども考慮する．以上のような可能性を吟味してアセスメントする必要がある．

患者のセルフケアに関するアセスメント

不安は誰しもが抱く感情であるが，その程度と持続期間によって，疲労しやすい，集中できない，睡眠の質がよくない，刺激に過敏に反応する，そのため人とのつきあいを避ける，食事がとれないなど生活全般に影響する．日常生活を維持するうえでどれくらい影響しているか見極めることが必要である．

不安の強い患者への働きかけのポイント
不安のレベルに合わせて対応する

① その人の全体像を踏まえて不安を理解する

人は，生まれ落ちてから現在に至るまで過去からの影響を受けている．そこで，状況への認知の仕方を患者に合わせて，患者の立場で理解していくことが必要である．不安に影響を及ぼす要因としては，以下の3つが影響を及ぼし合い関連している．

① 個人が状況をどのように認知しているか
② 個人の自我の機能，自尊感情，対処の能力がその個人の状況の認知に影響する
③ 自我機能の低下，弱体化は，身体の統合性，自己の安全感，自尊感情への脅かしによって生じる

これらの要因を吟味することで，介入の視点を考慮していくことが可能になる．

② 患者の自我の防衛メカニズムを理解する

不安に対処し，その感情をコントロールするために防衛機制は働く．うまく機能すれば不安は解消されている場合があるが，過剰防衛によって多大のエネルギーを消耗し現実に適応できるエネルギーを失うと，現実への適応が進まなくなる．このように，防衛機制は，不安を促進したり，抑制したりするといえる．そこで，以下の4つの視点をもちながら防衛機制を理解することは有効である．

- どのような防衛機制を用いているか
- どの程度の防衛機制が用いられているか
- 防衛機制が使われる程度が患者の生活に多大な影響を及ぼしているのか（防衛機制の戦略が不自然で，より大きなエネルギーを必要としていないか）
- 患者はどのような状況で感じた不安に対して防衛機制を用いているのか

不安のレベルに応じて以下の介入を調整しながら自我機能を補強する介入を検討する

① 安心できる環境を提供する
② 日常生活を整える
③ 対処行動を改善する
④ 洞察を促す

① 強度・パニックレベルの不安への介入

① 安心できる環境を提供する
- 患者を静かな環境に置き，混乱させるような刺激（騒音や照明，活動）を減らし，安心感をもたらす
- 落ち着いて静かに話す

② 日常生活を整える
- 不安が軽減するまでは，患者に多くの要求をしない
- 必要なことは具体的に簡潔に指示する
- 温浴やマッサージなどの身体的ケアによってリラックスを図り，心地よさと安心感を提供する
- 抗不安薬，睡眠薬の必要性について評価する

③ 対処行動を改善する
- 自傷・他害の可能性をアセスメントする
- 患者の対処行動を非難せず，尊重し，保護する
- 家族の緊張緩和も配慮しながらサポートシステムへの参加を促す

④ 患者の訴えを聴く
- 患者の訴えに積極的に耳を傾ける
- 起こっている出来事について説明する
- 患者の悩みについて無理に説明を求めない

② 中等度の不安レベルへの介入

前項の①，②の環境や身体的アプローチ中心か

表 Ⅱ-3 DSM-Ⅳ-TR による不安障害の診断基準

パニック発作および広場恐怖はコード番号がつく障害ではない．しかし，いくつかの障害と関連して起こることから，初めに独立して取り上げられている．

パニック発作：強い恐怖または不快感を覚え，明確にほかと区別できる期間で，そのとき，以下の症状の4つ（またはそれ以上）が突然に発現し，10分以内にその頂点に達する

① 動悸，心悸亢進，または心拍数の増加
② 発汗
③ 身震いまたは震え
④ 息切れ感または息苦しさ
⑤ 窒息感
⑥ 胸痛または胸部の不快感
⑦ 嘔気または腹部の不快感
⑧ めまい感，ふらつく感じ，頭が軽くなる感じ，または気が遠くなる感じ
⑨ 現実感消失（現実でない感じ）または離人症状（自分自身から離れている）
⑩ コントロールを失うことに対する，または気が狂うことに対する恐怖
⑪ 死ぬことに対する恐怖
⑫ 異常感覚（感覚麻痺またはうずき感）
⑬ 冷感または熱感

広場恐怖：コード番号のつく障害ではない．広場恐怖が起こる特定の診断にコード番号がつくようになる．

A．逃げるに逃げられない（または逃げたら恥をかく）ような場所や状況，またはパニック発作やパニック様症状が予期しないで，または状況に誘発されて起きたときに，助けが得られない場所や状況にいることについての不安．広場恐怖が生じやすい典型的な状況には，家の外にひとりでいること，混雑のなかにいることまたは列に並んでいること，橋の上にいること，バス，汽車，または自動車で移動していることなどがある

注：１つまたは2～3の状況だけを回避している場合には社会恐怖を考えること

B．その状況が回避されている（旅行が制限されている）か，またはそうしなくても，パニック発作またはパニック様症状が起こることを非常に苦痛または不安を伴いながら耐え忍んでいるか，または同伴者を伴う必要がある

C．その不安または恐怖症性の回避は，以下のような他の精神疾患ではうまく説明されない．たとえば，社会恐怖（例：恥ずかしい思いをすることに対する恐怖のために社会的状況だけを避ける），特定の恐怖症（例：エレベーターのような単一の状況だけを避ける），強迫性障害（例：汚染に対する強迫観念のある人が，ごみや汚物を避ける），外傷後ストレス障害（ストレス因子と関連した刺激を避ける），または分離不安障害（例：家を離れることまたは家族から離れることを避ける）

外傷後ストレス障害（posttraumatic stress disorder；PTSD）

A．その人は，以下の2つがともに認められる外傷的な出来事に暴露されたことがある
(1) 実際にまたは危うく死ぬまたは重症を負うような出来事を，1度または数度，あるいは自分または他人の身体の保全に迫る危険を，その人が体験し，目撃し，または直面した
(2) その人の反応は強い恐怖，無力感または戦慄に関するものである

B．外傷的な出来事が，以下の1つ（またはそれ以上）の形で再体験され続けている
(1) 出来事の反復的，侵入的，かつ苦痛な想起で，それは心像，思考，または知覚を含む
(2) 出来事についての反復的で苦痛な夢
(3) 外傷的な出来事が再び起こっているかのように行動したり，感じたりする（その体験を再体験する感覚，錯覚，幻覚，および解離性フラッシュバックのエピソードを含む，また，覚醒時または中毒時に起こるものを含む）
(4) 外傷的出来事の1つの側面を象徴し，または類似している内的または外的きっかけに暴露された場合に生じる，強い心理的苦痛
(5) 外傷的出来事の1つの側面を象徴し，または類似している内的または外的きっかけに暴露された場合の生理学的反応性

C．以下の3つ（またはそれ以上）によって示される（外傷以前には存在していなかった）
外傷と関連した刺激の持続的回避と，全般的反応性の麻痺：
(1) 外傷と関連した思考，感情，または会話を回避しようとする努力
(2) 外傷を想起させる活動，場所または人物を避けようとする努力
(3) 外傷の重要な側面の想起不能
(4) 重要な活動への関心または参加の著しい減退
(5) 他の人から孤立している，または疎遠になっているという感覚
(6) 感情の範囲の縮小（例：愛の感情をもつことができない）
(7) 未来が短縮した感覚（例：仕事，結婚，子ども，または正常な寿命を期待しない）

D．（外傷以前には存在していなかった）持続的な覚醒亢進症状で，以下の2つ（またはそれ以上）によって示される
(1) 入眠，または睡眠維持の困難
(2) 易怒性または怒りの爆発
(3) 集中困難
(4) 過度の警戒心
(5) 過剰な驚愕反応
E．障害（基準B，C，およびDの症状）の持続期間が1カ月以上
F．障害は，臨床上著しい苦痛，または社会的，職業的，または他の重要な領域における機能の障害を引き起こしている

全般性不安障害の診断基準

A．（仕事や学業などの）多数の出来事または活動についての過剰な不安と心配（予期憂慮）が，少なくとも6カ月間，起こる日が起こらない日より多い
B．その人は，その心配を制御することが難しいと感じている
C．不安と心配は，以下の6つの症状のうち3つ（またはそれ以上）を伴っている（過去6カ月間，少なくとも数個の症状が，ある日がない日より多い）
注：子どもの場合は，1項目だけが必要
　(1) 落ち着きのなさ，または緊張感，または過敏
　(2) 疲労しやすいこと
　(3) 集中困難，または心が空白になること
　(4) 易怒性
　(5) 筋肉の緊張
　(6) 睡眠障害（入眠または睡眠維持の困難，または落ち着かず熟眠感のない睡眠）
D．不安と心配の対象が第I軸の特徴に限られていない，たとえば，不安または心配が（パニック障害のように）パニック発作が起こること，（社会恐怖のように）人前で恥ずかしくなること，（強迫性障害のように）汚染されること，（分離不安障害のように）家庭または身近な家族から離れること，（神経性無食欲症のように）体重が増加すること，（身体化障害のように）複数の身体的愁訴をもつこと，（心気症のように）重篤な疾患があること，に関するものではなく，また，その不安と心配は外傷後ストレス障害の期間中だけに起こるものではない
E．不安，心配，または身体症状が臨床的に著明な苦痛，または社会的，職業的，またはほかの重要な領域における機能の障害を引き起こしている
F．障害が，物質（例：乱用薬物，投薬）または一般的疾患（例：甲状腺機能亢進症）の直接的な生理学的作用によるものではなく，気分障害，精神病性障害，または広汎性発達障害の期間中にだけ起こるものでもない

●American Psychiatric Association, 2000[3)]
●高橋三郎 他訳, 2002[3)]

ら，患者の集中力，思考力の回復を見ながら③，④への言語的なアプローチへと，介入の重心をシフトしていく．

- 患者が感情を表現することを促す
- 患者の状態，興味に合わせリラクセーション，呼吸法を練習する
- 患者の反応や行動について，不安の感情と反応，行動とが関係しているかを患者と確認する．看護師からみた患者の反応，行動を伝える
- 患者とともに，不安の引き金について，心理的，社会的，身体的なストレスについて話し合う
- 過去にどのように不安を緩和してきたのかについて話し合う
- ストレスに対処するための問題解決に患者が立ち向かえるように目標設定する
- 対処方法が効果的であれば励ましそれを使う，そうでなければ，それについて話し合う

③ 軽度の不安レベルへの介入

明らかにされた自分の問題に積極的に対処していくことができるように励まし，勇気づける．

不安の強い患者の直接ケアの実際

事例紹介

　気管支喘息で初回入院中の60歳代後半の女性．40歳代のときに胃潰瘍，50歳代で左網膜剝離の既往がある．夫と息子の3人暮らしである．

　入院をしてから1週間が経過した2,3日前から過換気を起こして興奮状態で"目がちかちかして見えない""眠れない"ということを訴えるようになった．2日前には，トイレに行こうと歩いているときに転倒し，その際に失禁するというエピソードがあった．昨日"喘息は軽快したので退院しましょう"と医師から告げられた直後から，患者はそわそわ落ち着かずとても不安げな様子となった．今朝はパニック状態になり，話のまとまりが悪いので訴えたいことがわかりにくく，看護師が本人とよく話をしてみると，喘息発作の不安，家に帰ると夫や息子の世話をひとりでしなければいけない不安などを訴えているようであった．本日退院予定なので，患者の不安軽減に努めたいがどのようにしたらいいのか相談したい，という受け持ち看護師からの相談依頼であった．

アセスメント

患者

　不眠を訴え，話の内容にまとまりがなく，不安が高まっていることが予測された．2,3日前から急激に症状が出現していること，それまではみられなかった夜間の転倒や失禁などからせん妄の可能性がある．また，初めての入院，喘息発作に伴う苦痛，恐怖，失禁というエピソードから自尊心の低下に加えて，突然，退院を告げられたことなどがストレス因となって，ストレス性の不安を伴う適応障害の可能性が考えられる．

　患者は過換気を起こすために，病棟の看護師はパニック障害症候群ではないかと考えていた．きちんとしていて神経質だという性格傾向から推測すると，心理情動的要因により自律神経系を介して身体症状が変動する可能性も考えられる．しかし，不安の背景にあるものや不安のレベルがどの程度かは定かではなく，アセスメントするための情報が不足していた．退院予定は本日となっているが，退院が可能な状態なのか早急に対応する必要がある．

家族

　年老いた夫がキーパーソンになっている．看護師の話からは，穏やかそうな印象ということだが，夫自身の生活能力や，患者へのサポーターになることができるかどうかは不明である．

看護師・看護チーム

　本日退院という指示が出たものの，患者の様子を見ていてそれは困難であると感じていた．しかし，当該科ではない医師に考えを口にすることにためらいがあった．意見を述べるための根拠が欲しい，また，可能ならば，不安を緩和させる方法を知りたいと思っていた．

医師

　患者の病状が安定したので即退院させたいと考えていた．本日中に退院しなければいけない理由がほかに何かあるのかどうかは明らかではない．

ケアの組み立て（介入計画）

　以上のことから，早急に患者と会い，不安のレベルのアセスメントを行い，介入を考える．精神科への橋渡しの見極めを行う．患者の状態によっては主治医と話し合い，退院時期の調整を図る必要がある．

アプローチ方法の検討

　患者の精神的問題を明らかにするためには，看護師からの情報だけではなく，直接患者と面接することが必要である．リエゾン精神専門看護師に依頼する前に，看護師が患者に打診したところ，会いたいという返事をもらっており，看護師はリエゾン面接に対する患者の同意を得ていた．眼科受診予定など検査や受診が重なっているようなので，時間調整は看護師に依頼する．面接の結果，

医師，看護師との調整を行っていく．

患者の精神状態のアセスメントと精神科への橋渡しについての見極め

退院の可能性，入院の延長の必要性について早急に検討することが必要である．それには，患者の精神状態のアセスメントと問題の背景を明らかにする必要がある．ここ数日の情報から不安の高まりとともに睡眠の質が下がっていることが予測される．薬物療法の必要性が考えられ，精神科医への橋渡しも考慮にいれて患者へのケア方法や内容を検討する．

家族の対応能力の見極め

患者は，自分ひとりでなんとかしないといけないと考えているようであった．それは，患者のもともとの性格傾向なのか，家族の機能が弱まっているのか判断が必要である．

看護スタッフへのコンサルテーション

患者に対してどのように対処したらいいのか知りたいという思いがあり，ケア方法についてのコンサルテーションを併行して行う必要がある．

主治医との協働

患者の状態によっては主治医と話し合い，退院の時期の調整を図る必要がある．患者の状態に応じて今後の方向性について話し合っていく．

ケアの実際

介入計画に基づき，患者の精神状態をアセスメントしたうえで，直接ケアおよび看護師や医師へのコンサルテーションを行った．

患者の精神状態のアセスメントと精神科治療の必要性の判断

さまざまな可能性を検討し除外していくために，まず，器質的な因子について情報収集した結果，患者の血中酸素濃度は保たれており，貧血などはなかった．データ上の異常はなく，意識障害もなかった．患者の生理的反応と行動から判断すると，患者の不安のレベルは強度からパニックと非常に高かった．

患者は，混乱しており話があちこち飛ぶなかで，喘息は初発であり発作時にどのように対処していいかわからない不安，発作時の苦しさ，息苦しく死んでしまうのではないかという恐怖感，目が急に見えにくくなったことで，網膜剥離を起こしたときの恐怖がよみがえったこと，失禁してしまった自分に対するショック・ふがいなさ，夫が風邪で寝込んでおり自分自身も歩くのもおぼつかない状態で，家に帰って生活できるのかという不安などを語った．さらに，"どうしてこんなことになっちゃったのかしら，いい子にしていたのに"という言動がみられた．

患者の生活史からは社会的に周囲に対する適応力や順応性は備わっていると思われた．元来，きちんとしていなければいけないという考え方が強く，神経質な性格のようで，ちょっとした気がかりが自分のなかで増大しパニックに陥りやすいことがあると思われた．症状の頻度や持続期間から考えるとパニック障害ではなく，初めての入院生活に伴う緊張感に加えて，喘息発作時の苦しさ，恐怖，身体面の疲労がストレスを生み，さらに急な退院の話が追い討ちとなり，それらがストレス要因となって，不安を伴う適応障害を引き起こしていると考えられた．さらに，不安の高まりとともに，退行状態を引き起こしていると推測された．社会的に自立できるレベルに戻るまで休養できるような援助が必要であるとともに，そのための環境を確保できるように調整する必要があると判断された．

現状では感情の自己コントロールは困難であり，抗不安薬，睡眠薬が必要であると判断し，薬物療法の適応について精神科につなげる必要があると考えられた．

また，患者が抱いていた夫の世話をしなければいけないという不安は，夫は今風邪をひいているので，退院したらその看病を自分がしなければならない，今の自分に果たしてできるのかという不安，負担感であった．ひとりでがんばろうとする傾向が強いので，家族からのサポートによりその

傾向を和らげるように働きかけることが必要であると考えられた．

看護師へのコンサルテーション

支持的な環境をつくり，適切なケアを提供できること，医師との協働を図ることをコンサルテーションの目標とした．

患者の精神状態への理解を促すこと，患者へのかかわりについて話し合った．具体的には，

① 落ち着ける環境をつくるため，個室にする
② 患者に多くを要求せず，支持的に接する．必要なことは具体的に，簡潔に指示する
③ 身体的ケアのほか，タッチングを行う

などであった．

退院は見送り，精神状態の安定をみるまでは入院を継続するのが望ましいということで看護師間の合意を得た．根拠を得たことで，主治医へは看護師が自分たちから発言するということになった．精神科への併診についても提案していくこととなった．

医師との話し合い

不安が高まりやすい傾向にある患者への対応について話し合った．主治医は，すがるように話してくる患者に苦手意識を抱いていたことがわかった．

翌日精神科を併診．昨日のリエゾン精神専門看護師による面接時よりもさらに退行が進んでおり，抗不安薬，睡眠薬が処方された．精神科医からのアドバイスもあり，患者の反応をみながら患者と話し合って退院日を設定することとなった．

診察に同席した夫は，理解力はよく"風邪もよくなってきたし，自分のことは自分でするから大丈夫"と患者をねぎらうように声をかけており，協力的であると思われたとのことであった．

結果と評価

リエゾン精神専門看護師が2日後に患者に会うと，患者は良眠が得られ，落ち着きを取り戻していた．主治医は退院が可能な状態になったことを説明し，患者の反応をみながら患者と話し合って退院日を設定するようにした．結局介入してから1週間後に退院となった．

早急に判断を求められたケースであった．精神科的治療と病棟の看護師の保護的なかかわりが効を奏したと考えられる．経済効率を問われるようになってからベッドの回転率を上げることが求められるが，性急に退院を迫ることは逆に患者を混乱させ，退院が長引き，患者にとっても不利益となる．その見極めや介入の必要性が問われたケースであった．

●文献

1) Gorman LM, Sultan DF（池田明子 監訳）：心理社会的援助の看護マニュアル―看護診断および看護介入の実際．医学書院，1999．
2) 武市昌士 編：入院患者の精神的ケア―全人医療のために．医学書院，1990．
3) American Psychiatric Association：Quick references to the diagnostic criteria from DSM-IV-TR. American Psychiatric Association, 2000.
高橋三郎 他訳：DSM-IV-TR 精神疾患の分類と診断の手引き．医学書院，2002．
4) Stuart GW, et al（樋口康子 他監修）：新臨床看護学体系，精神看護学Ⅰ．医学書院，1986．
5) 野嶋佐由美，南 裕子 監修：ナースによる心のケアハンドブック．小学館，2000．
6) Charles R（山口泰司 訳）：精神分析学辞典．河出書房新社，1992．
7) 福西勇夫，堀川直史 編：困った患者さんへのアプローチ．医学書院，2000．
8) Schult JM, Videbeck SD（田崎博一，阿保順子 監訳）：看護診断にもとづく精神看護ケアプラン．医学書院，1997．
9) 南 裕子 編：基本セルフケア看護 心を癒す．講談社，1995．
10) 宮岡 等：内科医のための精神症状の見方と対応．医学書院，1995．

II—精神的諸問題を抱える患者のアセスメントと直接ケア

3 精神的諸問題のアセスメントとケアの実際
2- 怒りの強い患者

はじめに　怒りとは強い不快感，欲求不満，不安，無力感に引き起こされた感情的な興奮である．怒りは自然な感情でもある．その怒りの反応が，正常に機能する場合，それが助けとなって脅威と受け取られる状況を制御することができる．また，怒りの反応は種々の喪失経験に伴っても経験されるのが自然であり，その際の適応過程において必要な反応となる．

しかし，怒りを適切な方法で表現できればよいが，怒りを感じないようにする，抑えようとする，感じたとしても否定する，ほかの感情に置き換える，ほかの対象に向け換える，といったことをすると，かえって怒りを拡大させたり，違う問題を引き起こすことになりかねない．

怒りはライフプロセスや日々の生活のなかで繰り返し体験され，比較的軽い怒り（苛立ち）から激怒（頭に血が上る），暴力（自殺・他殺）まで幅がある．また，怒りは，自己に向かって内罰化される場合と，他者や物に向かって攻撃的に表現される場合がある．

怒りの発生要因と怒りの強い患者の理解

複雑な怒りの情動をひとつの視点からだけ説明することは困難である．怒りの反応は各個人の独自なものであり，そのときの状況における生物的，心理的，社会文化的な諸要因が相互に関与しているとみるのが妥当であるといわれている[1]．

① 生物的側面からみた怒りは，テストステロンやエストロゲンなどのホルモン，ドパミンやセロトニンなどの神経伝達物質，その他の生理的要因が引き起こす緊張状態である

② 心理的側面からは，種々の精神力動が想定される．ひとつには，ある出来事や他者が自分を脅かしていると感じ，それに対応できないと脅威を感じ，不安，緊張が増し，怒りの感情が発生する．それがたとえば看護師に向け換えられるのが防衛機制でいう"置き換え"である．また，怒りの反応は個人が学習の結果身につけた行動と考える．たとえば，子どもにみられるかんしゃくは，フラストレーションに対する不適切な怒りの反応である．受動-攻撃性[★1]の表現を用いるコーピング方法では，怒りや憤りが不完全燃焼し続け，いずれは不適切で破壊的な行動のかたちをとって表出されることが多い．親に不愉快な思いをさせることや，親との情緒交流の断絶

[★1] 受動-攻撃性[1]：怒りや敵愾心が間接的に表現されることを特徴とする行動傾向で，他者とのコミュニケーションを阻害する点で不適切な自己表現である．すなわち，怒りは覆い隠され，人間関係において重要な誠実さが通わなくなる．この行動傾向は，強迫性格，境界例およびうつ病との関連でみられることもある．

[★2] 対象喪失と悲哀の仕事[2]：対象喪失後に心のなかで"悲哀の仕事"が行われる．① まず最初に精神的打撃を受け絶望感を抱き，それに対応するための否認や逃避などの心の安全装置が無意識レベルで働きはじめる．② 自己の運命に対する怒りの感情も生じる．年齢相応の言動を示すことができなくなり，周囲に依存的になるなど防衛的退行を示すことがある．③ 不安は絶えず生じるが，その不安は抑えきれないほど強い．④ やがて現実を直視することで，認めたくないが認めざるをえないという"承認"の時期がやってくる．

を恐れたり，また親からの感情的攻撃を受けることを恐れることなどに起因すると考えられる．

恐怖を感じる状況では，怒りは自然な反応である．その怒りの反応が正常に機能する場合，それが助けとなって脅威と受け取られる状況をコントロールすることができる．

また，怒りの反応は，種々の喪失体験★2, p105 に伴って経験される自然なものであり，その際の適応過程において必要な反応となる

③ 社会文化的な要因として表現された怒りをどのように受容するかについては，怒りの処理を許す家族，反対に怒りの表現を嫌う家族など，社会的集団ごとに一定の傾向を示すことが多い．また，たとえば，女は怒りを表現しないほうがいいというような社会的慣習によって，怒りの反応を棚上げしたり，抑圧したり，あきらめたりする傾向をもつ．この傾向は受動-攻撃性の反応や憤りのうっ積を助長し，非生産的なかたちでの怒りの噴出をまねくかもしれない．

怒りの程度にはレベルがある．軽度のレベルのうちに，適切に表現されれば周囲の人が受け入れやすいかたちをとる．その場合，怒りを表出した人は，周囲の人を傷つけることなく，脅威を感じている状況をうまくコントロールできる．

アセスメント

アセスメントをする前に

最初に看護師は自分自身の気もちを落ち着かせ，冷静になる．ゆったりとした態度で患者を見守りながら，患者の感情の高ぶりの度合いによって，自傷他害の危険度を評価する．自傷他害の恐れがあり，緊急の保護が必要か，ほかの職員の協力が必要か，あるいはゆっくり話し合って処理すべきかなどを判断する必要がある．適宜，精神科などほかの専門のリソースの協力を求める．

① 早急に鎮静が必要な場合

自殺や衝動行為の恐れが強いときは，薬物投与が開始されたり，必要最低限の身体拘束が必要になる．その際には，各施設のガイドラインに沿って患者の人権を侵害することのないようにすることが重要である．

② 自傷他害の危険がないと判断される場合

患者が安心して話せるように環境を調整する．低めでゆったりした口調で会話し，患者の主張を傾聴する．

精神状態のアセスメント

怒りの反応としては，気分・情動，思考内容，人間関係と相互作用，身体反応として現れる．それぞれの側面から情動反応としての怒りの反応がどのように現れているかをアセスメントする．以下にポイントを紹介する[1]．

① 気分と情動

- 機嫌が悪い，不快そう，緊張感が続いている
- 怒りやすく冷めやすい，怒りを長いあいだためてから表現する

怒りのレベル

軽度	●日常生活の一部であり，少しいやだと思っている程度 ●感じたことはすぐに忘れてしまい精神的緊張が少なく容易に和らぐ
中等度	●目標の妨げになり，存在への脅威となる．フラストレーションや失望を感じる ●一般的には別の案が考えられ，修正された目標が決められる．感情は思い出されるが，すぐ解決する
重度	●目標達成の妨げになり，存在への脅威となる．強度のフラストレーションや恐怖を感じる ●別の案を見つけるのが困難，また見つけられない．感情を表出できない ●心の平静を得るのに援助が必要な場合がある
極度	●価値観，自我に対する脅威を感じる ●激怒または憤怒と呼ばれる，完全に感情に支配されている．感情表出をコントロールできない ●暴力行為の可能性がある．適応メカニズムの枯渇

●Stuart GW, et al（樋口康子 他監修）を改変．

- 罪責感, 無力感
② 思考内容
- 真に自分が感じている感情を表現する能力に欠ける
- 見捨てられる, 愛を失う恐れ
- 怒っているときに自分の力が増していると感じている

③ 身体的反応
- 怒りを抑圧した結果として, 頭痛, うつ状態, 睡眠パターンの変調, 痛み, 消化器系症状などが経験される
- 看護師が面と向かって対応した場合, 攻撃-逃避反応がみられる. 具体的には, 頻脈, 血圧増加, 呼吸数増加, 筋緊張, 発汗などである

④ 人間関係と相互作用
- 敵意を示す相手, 怒っている相手を避ける
- 患者の怒りを恐れている他者が患者に迎合する

原因がはっきりしない怒りを絶えず医療者に向ける患者のなかには境界性パーソナリティ障害の患者がいる. 自己破壊的な衝動性が特徴であり, 不適切な敵意, 内在する気分の変動, 空虚感, 自己中心性, 疑念, 過度の要求などがみられ, 不安定で利己的な人間関係をもつ傾向がある. 分裂と呼ばれる原始的な心理機制により, すべての対象を白か黒か, 善か悪か, 極端に二極分割する心理傾向を示す. 医療者に対して正当な評価は下せず, 無視や敵意を示すため, 医療者は挫折感や無力感や憎しみを患者に抱きやすくなる[1].

この場合, 怒りを伴う感情に対応するには, パーソナリティ障害による症状の理解が必要であり, 医療スタッフだけに向けられる性質のものではないことを知っていることが必要である. 心理的な障害をもつために自らの感情をうまくコントロールできない患者であるという理解が, 行動化などの問題行動を予防するための基盤となる.

要因に関するアセスメント
① 疾患的要因
臨床的にまずは, 患者に意識障害があるかないかをみていくことが勧められている[4]. そのポイントを紹介する.

意識障害がある場合
①せん妄: 意識レベルの変動に伴って症状が変化しやすい特徴がある. にこにこしていたかと思うと, さ細なことで急に不機嫌になり攻撃的な言動を示したりする. 幻覚・妄想に反応して感情が不安定になることもある.

②急性薬物中毒: 外出, 外泊後に急に意識障害が出現し興奮する場合は, 急性薬物中毒の可能性がある. 飲酒の有無やアルコール臭の確認をする.

③てんかん性もうろう状態: 発作間欠期に出現. 意識が混濁して茫然としたり, 徘徊したり, 暴力をふるったりする. 抗てんかん薬の過量投与が同様の状態をもたらすので, 抗てんかん薬を使用していたら, 血中濃度をチェックする.

意識障害がない場合
意識障害がない場合は, 感情が高ぶり興奮し, 怒る原因が医療者に理解, 共感できるかが重要なポイントになる.

①興奮する理由がなるほどと理解できる場合: 同室者と意見が食い違ってトラブルになった, 看護師の対応が好ましくなかった, 看護師が患者に脅威を与えたときなど, 怒りの感情が生じる場合がある. また, たとえば急性膵炎で激痛が走り, 大声で怒鳴るなど, 器質疾患により生じた激しい痛みや機能障害のために, 興奮し攻撃的になる場合がある.

②怒り, 興奮する理由がある程度理解できるが, あるいはそこまで激しく怒らなくても, 興奮しなくてもと思われる場合

①性格的問題: 衝動的で自己コントロールがきかない, 思慮分別が欠如する, 自己中心的な主張が多いなどの特徴があり, さ細な刺激でかっとなりやすい者がいる.

②内分泌障害: 特に, 甲状腺機能亢進症では,

感情的に不安定で怒りっぽく攻撃的になったり，涙もろくなったり，さ細なことで不機嫌になる．

　③薬物依存
・アルコール依存：感情が変動しやすく，判断力の低下，注意の集中困難が起こる
・睡眠薬・抗不安薬依存：無気力，不眠，不安，思考力の低下をきたし，粗暴・攻撃的となったり，倫理観の低下をみることもある．

　④認知症：精神活動が全般的に低下し，抑うつ的にみられたり，逆に誇大的，粗野，粗暴となり，抑制が低下し常識を欠く行動がみられたりする．

　⑤精神発達遅滞：多動，注意散漫，衝動的な行動，気分易変などがみられることが多い．

③**共感できない，理由を聴いてもよく理解できない場合**

　①統合失調症：向精神薬を内服していた患者が何らかの理由で中断された場合，次第に不眠，落ち着きのなさが出現し，本人しかわからない理由で興奮したり，易怒的になる．

　②躁病あるいは躁うつ病の躁状態：気分は爽快なことが多いが，さ細なことで怒り出すなど気分の変動が激しい．治療上の指示に従わずにくってかかることもある．

　③焦燥感の強いうつ病：険しい表情で落ち着かずに動き回る．

　④覚せい剤精神病：覚せい剤の長期乱用で発現する精神症状は，過敏・不安になりやすく"周囲から監視されている"というような被害関係念慮が起こり，粗暴な攻撃的行動を引き起こすこともある．

② **成長発達学的要因**[1)]

幼年期　子どもがフラストレーションを経験するとき普通は怒りの反応を示す．どのような生活環境で育ったかによって怒りの表現が変わる．強烈な怒りの表現や暴力が受け入れられている環境で育った場合，子どもは極端に攻撃的な怒りの反応を示すようになる．逆に怒りの表現を避ける環境で育った子どもは，怒りの感情を抑圧したり，否認したりする傾向をもち，葛藤にさらされた場合に極度の苦痛と自己嫌悪を経験することがある．

成人期　慢性疾患を抱えていたり，急性期の病気を経験していたりして，度重なる人生の困難に対処しなければならないとき，強い怒りを経験することがある．この怒りが個人のコーピング能力を低下させ，治療を妨げ，さらに病状を複雑にすることがある．

老年期　老年期における怒りは，各種のフラストレーションに起因することが考えられる．フラストレーションの原因としては，身体的・精神的変化，ライフスタイルの変化，などがある．それには認知症の進行，感覚・知覚機能の変調，運動機能の変調，睡眠-休息パターンの変化，薬物の影響，愛する者の喪失，死の恐怖などが考えられる．

患者のセルフケアについてのアセスメント

　怒りの反応行動のために，引きこもったり，目線を合わせなかったりして人間関係を築くことが難しくなる．いら立って，思考が集中できなくなり，その結果，セルフケアが低下するということは容易に起こりうる．しかし，周囲の人も遠ざかるのでセルフケアが満たされないという事態が生じる．看護師は自分自身の反応行動を理解しながら，患者のセルフケアレベルに留意していく必要がある．

　患者の怒りの程度，表出の仕方，方向，怒りの意味などを多角的にアセスメントする．怒りの方向が他者の攻撃などに向けられる外罰的反応行動か，または，自分自身に向けられる内罰的反応行動かをアセスメントする．そして，危険を予防し自己の安全を守る能力があるか，自傷他害の危険性の程度をアセスメントし，患者の安全を確保する必要がある．

　患者の対処行動，防衛機制の特徴，怒りの反応に対する本人の認識，サポートシステムについてもアセスメントする．

怒りの強い患者への働きかけのポイント

怒りは自然な感情ではあるが，強い怒りや攻撃として表現されたり，ほかに向け換えられたりすると葛藤を強めてしまうことになる．扱いにくい感情であるが，そのために，なおさら患者が適切な方法で表現できるように援助することが必要である．そのポイントとしては以下のようなものがあげられる[1]．

① 患者のいうことをよく聴いて，患者が感情を発散できることによって緊張を和らげることができるようにする

② 緊張度がある程度下がったところで，患者にとっての問題の重要性について話し合う．怒りの理由が何で，なぜなのかを検討し，問題解決の方向づけをする

③ 患者の怒りは無力感や恐れなどの感情によるものなのかもしれないので，底に流れる感情などについて患者と話し合う

④ 緊張緩和のための対処を考える．たとえば，深呼吸をする．10まで数を数える．その場を立ち去る．"落ち着いてきますからね"と暗示をかけるなど

⑤ 怒りを表出することが患者にとって自己嫌悪を引き起こすことにならないように配慮する．たとえば，喪失を経験して怒りを覚えるのは正常であるという事実を伝える

⑥ 怒りを適切に表出できるように援助する．不快な感情を生産的な方法で表現する役割モデルを示す．"今，私はとても腹がたっています"というように"私は"で始まる自分についてのメッセージを送るように努める

⑦ 患者には怒りを表現する権利があることを受け入れる．また，ほかのスタッフにもそれを伝える

看護師自身の感情のコントロール

患者との関係で看護師が強い怒りを体験しそれがケアを妨げるような場合には，看護師が自分の感情をコントロールする必要がある．たとえば，患者から怒りをぶつけられる場面に遭遇し，看護師が恐れを抱き感情的に反応することもある．看護師に対して，自分自身の怒りへの対処方法を示して，試みるように勧めるのもよいだろう．そのポイントは以下のようなものである[5,6]．

① 自分が怒りを感じているということに気づき，認める

② 怒りの程度をつかみ，できれば穏やかでいるときに表現しておく

③ 相手の言動に脅威を感じた場合には，何に脅威を感じたのかはっきりさせる．脅威を感じてすぐに怒りの感情をむき出しにして相手に脅威を与えようとしない

④ 脅威を感じていることをそのまま正直に言語化する

⑤ 患者の怒りは看護師である自分のやったことのせいであり，自分が悪いのだと思い込みすぎない

⑥ もしも自分（看護師）が悪かったら謝罪し，同じことを繰り返さないようにする

⑦ 多くの人たちが怒りによって不安を感じ，この患者を避けたいというような気もちを抱いていることを認識し，自分に伝染した怒りの感情をよく見つめ，対応する．そのためにスタッフ間で，あるいは第三者を交えて話し合いをすることも有効である

看護師は患者からの攻撃行動に直面した場合，身の危険を感じ，恐怖感に襲われたり，挫折感や失敗感をもつことがある．攻撃された看護師へのサポートを看護チーム全体で対応していくことがたいせつである．

怒りの強い患者の直接ケアの実際

事例紹介

A氏は50歳代の男性である．一代で築いた会社の社長である．家族は妻と2人の息子の4人暮らし．既往歴はなく，精力的に仕事に励んできた男性である．排便時に下腹部痛と時折少量の出血をするようになり，外科外来を受診．S状結腸癌と診断され，手術目的にて入院となった．思ったよりも病巣が大きく，人工肛門が造設された．手術後，ナースコールで呼ばれて訪室すると"遅い"などと怒り，看護師を怒鳴る．気分の変動が激しく対応に困っているという外科病棟の受け持ち看護師からの相談であった．

アセスメント

患者

看護師からの情報によれば，患者はテレビで大腸癌の特集を見て，自分の症状がそっくりだと思って驚愕したが，手術をすればすむものだと考えていたという．手術前の医師からの説明では単純切除ですむ確率が高いが，場合によっては人工肛門をつくることになるかもしれないと説明をされていた．しかし，思いのほか浸潤しており，人工肛門造設を余儀なくされた．術後，覚醒後にその結果を知らされ，非常にショックを受けているようであった．ボディイメージの変容★3に直面させられたこと，予想よりも病状が進行していることを知って，生命の危機，死の不安をもったのかもしれない．患者が看護師を怒鳴ることの背景には，強い不安があることが推測できる．しかし，怒りの背景を理解するには情報が不足していた．

★3
ボディイメージの変容：身体的自己に関するその人の知覚や態度の変化を意味する．この変容は，身体の重大な変化に対する反応として起こることが多く，喪失と悲嘆を伴う．喪失は，熱傷その他の外傷，慢性疾患の診断，衰弱，末期的疾患，手術，人工肛門，切断，発作などによる．それらは，性転換，乳房形成術や整復術，またはその他の形成手術のように，患者が自分で選んだ処置で起こることもある．変容と喪失はまた，青年期や老年期などの成長に伴う変化によっても起こりうる[7]．

家族

妻が毎日面会に訪れ，かいがいしく看病をしていた．妻の目から見て患者はどのように映っているのか，妻の気がかりなどは明らかではない．

日ごろの様子から推察すると，健康的な家族に思えるが，家族の対処能力をアセスメントするための情報は不足していた．

看護師・看護チーム

ICU入室中は，睡眠薬の使用によって朝覚醒が悪かったときなどは，看護師に向かって"お前たちは薬の使い方もまともにわからないのか"と怒鳴ることがあった．このようなエピソードはICUの看護師から外科病棟の看護師へと伝わり，前評判によって"怖い患者"だと看護師は思うようになっていた．外科病棟に移ってからは，爆発的な怒りの表出はないものの，怒りっぽく，看護師は"機嫌が悪い，対応の難しい患者"と思っていた．患者とのかかわりは看護師に緊張感をもたらすものであった．いつ，怒鳴られるのではないかと気にかけ，怒らせないようにと神経質になっていた．看護チームは，患者の怒りに巻き込まれていた．

医師

患者は医師に対しては普通に対応していたので，医師は格別問題意識をもっていなかった．しかし，患者は医師には淡々と接しているものの，看護師に対しては怒鳴ったりするというように，医療者によって患者の態度が違うということと，医師は看護師の苦慮している状況に無理解であった．医師の無理解は看護師のやりきれない感情を増幅させていた．

ケアの組み立て（介入計画）

患者の精神状態のアセスメント

看護チームのエネルギーが低下していること，患者の精神状態を明らかにするためにリエゾン精神専門看護師が患者に直接会う必要があった．最初に"看護師が最近は睡眠が浅く，つらそうにし

ているので心配しています"という言葉をかけ，本人の気がかりからアプローチし，リエゾン導入につなげることとした．

家族の対応能力の見極め

入院前の患者の状況を家族から聞いて情報収集をするとともに，家族が疲弊していないか家族ともコンタクトをとることにした．

看護スタッフへのコンサルテーション

患者のケアについてのコンサルテーションの前に，まずは患者から怒りをぶつけられて疲弊している看護師の心理的支援のために，看護師のカタルシスを図る機会をつくる必要があった．そのうえで，患者に建設的にかかわることができるように患者へのケアや対応の方法についてコンサルテーションを行うこととした．

主治医との協働

患者理解を深め，チームが一貫してかかわれるように今後の方向性について話し合うことを念頭におくことにした．

ケアの実際

介入計画に基づき，患者の精神状態をアセスメントしたうえで，直接ケアおよび看護師へのコンサルテーションを行った．

患者の精神状態のアセスメントと介入法の見極め

情報収集とアセスメントの結果は，

① 患者は，これまで会社社長という立場から部下に対しては指示命令を下し，支配していた．しかし，今は医療者の監視下に置かれ，身体の自由は失われ，セルフコントロール感覚は低下している
② 病状は予想以上に進行しており，死の不安をもっている
③ 人工肛門を造設したことでボディイメージは大きく変化して，自己概念の変容を迫られており，そのことは自我を圧倒したと思われる
④ 不安と無力感が看護師への怒りとして置き換えられている．これまでの自分のありように同一化し怒鳴ったり命令することで，自己像を保とうとしているのかもしれない

というものであった．

セルフコントロールの意思が強い患者に対して，睡眠を導入しコントロール感再獲得のためにリラクセーションの導入を提案したところ，ヨガをやっていたということもあり興味を示したので，ケアに取り入れた．患者は呼吸法をスムーズにでき，かつ集中力が高く瞑想状態に入り込みやすかったので，呼吸法とイメージ法とを組み合わせたものを実施することとした．

家族のケア

患者は家庭でもワンマンで支配的であった．けれども，その支配的な対人関係パターンは，家長のあり方として家族には受け入れられていたようであった．妻は，看護師に申し訳ないと謝りながら"こんな身体になっては怒鳴りたくもなるのでしょう"と，寛容に受けとめ，かいがいしく世話をしていた．患者を理解して受け入れている妻からのサポートは，現在の患者にとって有効で大きな支えになっていると思われた．この支援が継続されるためには，妻が過剰負担にならないように妻の献身的な看病をねぎらい，休養をとる時間がもてるように配慮しながら，患者をサポートする妻を側面的に支援した．

看護師のコンサルテーション

患者の怒りの表出は特定の対象があるのではなく，患者の不安の表出であると思われるが，看護師にとっては攻撃のように感じられ，脅威となってコミュニケーションが困難となる．知的レベルが高く，年上であるなど力関係が優位にある患者からの攻撃は，特に若い看護師にとっては大きな脅威となるだろう．看護師の気もちに共感し，そのうえで患者の理解を促しケアを検討していくことを考えた．具体的には以下のとおりであった．

① 看護師のなかにある怒り，恐怖，緊張感などに気づき認める
② 患者が怒りを表出する背後にある患者心理

の理解を促す
③患者の身体的苦痛の軽減につながるケアプランを検討する．苦痛という現実的な不安の軽減にまずは努め，身体の回復を図ることで，心的エネルギーの回復を助ける
④患者の怒りの表出に巻き込まれることなく，患者の不安を共感的に理解できるように支援していく

結果と評価

患者は，リラクセーション反応を心地よいと感じることができた．リラクセーションにより身体に起こる"心地よい感覚"と，それを自分の身体のために自分で行うことができるという"セルフコントロール感覚"を得られるようになった．いらいらした感じが和らぎ，看護師もかかわりやすくなった．いつでも自分で実施できるようにという患者の希望で，リラクセーション法のインストラクションをテープに吹き込んで渡した．睡眠導入効果もみられ，外泊するときにも持参していった．イメージのなかで，仕事に成功して海辺の別荘を購入した後，初めて家族と旅行したときに見た夕焼けが浮かび，これまで歩んできた人生を振り返るきっかけにもなった．このことは自尊感情を高めるために役立った．

身体の回復，行動範囲の拡大に伴って，患者にコントロール感覚を回復させた．そして妻からのサポート，看護師からの苦痛緩和のための継続的な看護と共感的なかかわりも加わって，自我が補強されるに従って看護師への怒りの表出もなくなった．

看護チームは，自分たちのなかに生じる緊張感，患者に圧倒されるように感じて萎縮してしまうことなどに気づき，患者の怒りを受けとめやすくなった．患者の理解が進んだことで，過度に緊張して不自然な態度をとることが軽減した．以前られた怖い患者，難しい患者というイメージが固定し関係性が疎遠になることで患者からの真の怒りを買うというような，患者-看護師関係の悪循環に陥ることなく，開かれた関係性が維持できたと思われる．患者の心身のよい変化に看護師が柔軟に気づくことができ，回復退院を互いに喜び合うことがかなった．

●文献

1) Gorman LM, Sultan DF（池田明子 監訳）：心理社会的援助の看護マニュアル─看護診断および看護介入の実際．医学書院，1999．
2) 狩野力八郎 監修：患者理解のための心理学用語．ナース専科，17（13）：48，1997．
3) Stuart GW, et al（樋口康子 他監修）：新臨床看護学体系，精神看護学Ⅰ．p375，医学書院，1986．
4) 武市昌士 編：入院患者の精神的ケア─全人的医療のために．pp101-109，医学書院，1990．
5) 平木典子：アサーション・トレーニング─さわやかな〈自己表現のために〉．金子書房，1993．
6) 野末聖香：対人行動に表れてきた怒りへの介入．ナースによる心のケアハンドブック，野嶋佐由美，南 裕子 監修，照林社，2000．
7) Schultz JM, Dark SL（田崎博一 他訳）：看護診断にもとづく精神科看護ケアプラン．p87，医学書院，1990．

II—精神的諸問題を抱える患者のアセスメントと直接ケア

3 精神的諸問題のアセスメントとケアの実際
3- 気分障害（抑うつ・躁状態）のある患者

はじめに

気分障害（感情障害）は，うつ病性障害，双極性障害，ほかの気分障害に大別される．リエゾン精神専門看護師が相談を依頼される場合，すでに患者が精神科的診断を受けていることもあるが，むしろ看護師をはじめ患者の周囲の人びとが，患者に認められる抑うつ状態，躁状態を理解し難く，対応に苦慮し，問題として取り上げられた場合が多い．

ここではリエゾン精神専門看護師の介入が必要とされる患者の精神的問題を抑うつ状態，躁状態という"状態像"としてとらえ，直接ケアにおける働きかけを述べる．

抑うつ状態にある患者の理解

定義

"抑うつ"という言葉は，①症状（抑うつ気分），②症候群（抑うつ状態），③疾患単位（うつ病）を表す用語として広く用いられている．抑うつ状態とは，気分・情緒面，活動・行動面，思考や認知面，身体面での障害を含む症候群を指す[1]．

アセスメント

抑うつ状態にある患者への直接ケアを行うにあたっては，患者の精神状態とそれに影響を与えるさまざまな要因，そして抑うつ状態によって障害されている患者の日常生活におけるセルフケアという観点からアセスメントを行う．

精神状態のアセスメント

患者の精神状態をアセスメントするうえで，DSM-IV-TR[★1]による気分エピソードの記述を活用することは有用である[2]．診断をつけるのが目的ではないが，抑うつ状態の輪郭をつかみ，患者の精神状態をアセスメントするうえでの手がかりとなる（表II-4）．

抑うつ状態では，抑うつ気分[★2]，精神運動性抑制[★3]，自律神経症状を中心とした身体症状[★4]，などを認める．患者は精神症状よりも身体症状を多く訴えることがあり，身体的な問題としてだけ扱われて抑うつ状態が見過ごされる可能性もある．反対に患者の訴えを心気的[★5]であるとみなして，身体症状の評価がなされないことによって身体疾患の発見が遅延しないよう，訴えの内容や強さの変化など継続的な観察とアセスメントが必要である．

★1
DSM-IV-TR：Diagnostic and Statistical Manual of Mental Disorders, 4th ed. Text Revision.

★2
憂うつ，元気が出ない．

★3
考えがまとまらない，何をする気にもなれない．

★4
疲れやすい，頭重感，食欲不振，便秘など．

★5
"心気的"というのは，実際には身体的所見がないのに身体的愁訴を執拗に訴えるなど過度に健康状態を心配する状態をいい，それが外部からの合理的説明にも抵抗する強い確信にいたれば"心気妄想"といわれる．うつ病の患者には罪業妄想，貧困妄想を認めることがある．罪業妄想は"自分は重大な罪を犯した"という確信，貧困妄想は"財産がなくなった．入院を続ければ借金状態になりローンの返済ができなくなる"など貧困であることに極度の確信をもち，現実の状況の合理的判断ができず，説明，説得しても確信を変えられないものである．（参考：北村俊則：初学者のための精神症状学入門．精神科診断学，9（1）：126, 1998）

113

表 II-4　DSM-IV-TR による大うつ病エピソード

A．以下の症状のうち5つ（またはそれ以上）が2週間のあいだに存在し，病前の機能からの変化を起こしている．これらの症状のうち少なくとも1つは（1）か（2）である
　（1）ほとんど一日中，ほとんど毎日の抑うつ気分
　（2）ほとんど一日中，ほとんど毎日のすべての活動における興味，喜びの著しい減退
　（3）食事療法をしていないのに著しい体重減少あるいは体重増加，または食欲の減退もしくは食欲増加
　（4）ほとんど毎日の不眠または睡眠過多
　（5）ほとんど毎日の精神運動性の焦燥または制止
　（6）ほとんど毎日の易疲労性，または気力の減退
　（7）ほとんど毎日の無価値感，過剰であるか不適切な罪責感
　（8）思考力や集中力の減退，決断困難
　（9）死についての反復思考，特別な計画はないが自殺念慮または自殺企図

B．症状は混合性エピソードの基準を満たさない

C．症状は臨床的に著しい苦痛，または社会的，職業的，他の重要な領域における機能の障害を引き起こしている

D．症状は，物質または一般身体疾患によるものではない

E．症状は死別反応ではうまく説明されない

●American Psychiatric Association, 2000[2].
高橋三郎 他訳，pp339-357, 2002[2]

抑うつ状態を引き起こしている要因に関するアセスメント

　気分障害を引き起こす原因や発生機序はまだ明らかにはされていない．一般身体疾患をもつ患者にみられる気分障害は，①一般身体疾患の脳への影響という二次的なもの，②一般身体疾患の治療に用いた薬物の影響による二次的なもの，③一般身体疾患によって生じた適応障害，④原発性の気分障害（大うつ病など），という点から，その症状の背景にある要因を考えることができる[3]．

① 身体疾患や薬物療法によって抑うつ状態が引き起こされていないか

　先に示した大うつ病エピソードの診断基準では，物質（薬剤）による直接的な生理学作用，一般身体疾患によるものは除外されているが，身体疾患をもつ患者に抑うつ状態が認められる場合，精神科的既往歴がないのであれば，まず一般身体疾患を示すことによる気分障害[★6]を疑い，薬物療法，脳の器質的疾患，代謝性疾患，内分泌疾患などの身体要因をまずアセスメントしていく．抑うつ状態を引き起こす原因と考えられる主な身体疾患を表 II-5 に，気分障害に関連した物質（薬剤）を表 II-6 に示す．

② 精神科疾患の既往歴や家族歴

　患者の既往歴，家族歴，過去に抑うつ状態や躁状態を疑わせる症状があったか，そして先の大うつ病の診断基準を満たしているかという点からアセスメントを行う．患者が過去にうつ病，躁うつ病と診断されている場合には，病気や入院を契機に抑うつ状態が再燃したと考えることができる．しかし抑うつ状態は気分障害だけでなく統合失調症，パーソナリティ障害などほかの精神疾患においても認められる．

③ 患者を取り巻く心理社会的要因

　以上のアセスメントから明らかな器質的要因が認められず，また精神疾患の既往がない場合には心理社会的な要因を考えていく[★7]．気分障害に関連した心理社会的要因には，次のものがある[3]．

生活上の出来事と環境からくるストレス　身体疾患への罹患，慢性や治癒の見込みのない病気

[★6] DSM-IV-TR の診断基準から．

[★7] 患者に認められる情緒的もしくは行動的症状が，はっきりと認識できるストレス因子への反応として考えられ，かつ気分障害の診断基準を満たさない場合には DSM-IV-TR では"適応障害"と診断される．また抑うつ状態が心理的負担を契機に生じた場合には"心因性うつ""反応性うつ"と表現されることがある．

表 II-5　抑うつ状態に関連する一般身体疾患

疾患	例
神経疾患・脳血管疾患	パーキンソン病，ハンチントン病，アルツハイマー病，脳血管障害（脳卒中など），脳外傷，脳新生物
代謝性疾患	ビタミン B_2 欠乏症，電解質異常（特に低 Na 血症）
内分泌疾患	甲状腺機能亢進症または低下症 副甲状腺機能亢進症または低下症
炎症性疾患	SLE，関節リウマチ，シェーグレン症候群
感染症	肝炎，単球増加症，HIV，インフルエンザ
その他	心肺疾患，腎疾患・尿毒症，全身性新生物，産後・術後の気分障害など

表 II-6　気分障害を引き起こすとされる薬物

物質中毒によるもの	アルコール，アンフェタミンと関連物質，コカイン，幻覚薬，吸入薬，アヘン類，フェンシクリジンと関連物質，鎮静催眠薬，抗不安薬，他のまたは不明の物質
離脱によるもの	アルコール，アンフェタミンと関連物質，鎮静催眠薬，抗不安薬，他の不明の物質
投薬によるもの	麻酔薬，鎮痛薬，抗コリン薬，抗てんかん薬，降圧薬，強心薬，抗微生物薬，経口避妊薬，筋弛緩薬，抗パーキンソン薬，副腎皮質ステロイド，免疫抑制薬，リチウム，ヒスタミン H_2 受容体拮抗薬，向精神薬
毒物	有機リン系殺虫剤，神経ガス，一酸化炭素，二酸化炭素

抱えること，入院という環境は患者にとって大きなストレスとなる．これらのストレスには，治療・検査に伴う苦痛，身近な人との隔離，医療者や同室者との対人関係，日常とは異なる生活に適応していかなければならないこと，仕事や家庭，経済面での気がかりなどがあげられる．患者の治療状況，生活状況，置かれている環境などをアセスメントし，患者にとってのストレス要因を明らかにしていく．

患者にとっての喪失体験　精神分析理論，精神力動的理論では，喪失体験が抑うつ状態と関連していると考えられている．喪失体験とは，自分にとってたいせつな人やペットとの死別のほか，乳房や腕など病気や障害により身体の一部分を失うこと，離婚などにより重要な人間関係を失うこと，仕事上の役割や所属する共同体を失うことなどが含まれる．病気や障害により患者がどのような喪失体験をしているのかという視点から，患者を取り巻く心理社会的なストレスをアセスメントしていく．

患者は現状をどのように認知しているか　認知理論では人生経験を否定的に曲解すること，否定的な自己評価，悲観的そして絶望的な解釈など，学習された否定的な見解によって抑うつの感情が導かれると考える．患者が自分の病気や自分が置かれている現状をどのように認識しているのかを明らかにし，それが現実的なものであるか，不合理でゆがんだものであれば認知を修正していくための働きかけが必要となる．

学習された無力感　自分にとって重要な生活上の出来事をコントロールできないという学習された無力感は抑うつ状態を引き起こすといわれる[★8]．疾病や障害を抱えることは自分の身体が思うようにならないことであり，入院とは病院の規則，治療上の制限に従わなくてはならないなど自己コントロール感覚を喪失する体験といえる．

　入院中の患者の抑うつ状態が問題となるとき，

[★8] 無力感と抑うつ状態との関係については，セーリグマン（Seligman）らによる"学習性無力感"の理論を参照．（セーリグマン MEP 他（津田　彰 監訳）：Learned Helplessness 学習性無力感—パーソナル・コントロールの時代をひらく理論．二瓶社，2000）

その患者にもともと抑うつの傾向があり（内因），身体疾患をもつこと（身体因）によりその傾向が強まるという場合もある．また入院に伴うさまざまな喪失体験が誘因となって抑うつ状態が引き起こされる場合もある．抑うつ状態を引き起こしている要因を区別することは必ずしも容易ではないが，可能な限り明らかにすることは，治療やケアの方向性を検討し，介入の効果を高めるためには重要である．

患者のセルフケアに関するアセスメント

抑うつ状態では心身ともにエネルギーが減退しているために，患者は自分の生活に主体的にかかわる意欲を失っていることが多く，日常生活のあらゆる側面におけるセルフケアが障害されている．食欲が低下し食事や水分がとれない，十分な睡眠がとれず，それがさらに身体状態を悪化させ回復の妨げとなり，さらに抑うつ状態を悪化させるという悪循環をつくりだす．患者のセルフケア状況をアセスメントし，抑うつ状態と判断されたら早急な対応やケアを行うことが重要である．

うつ状態にある患者への働きかけのポイント

身体疾患や治療薬が引き金となる抑うつ状態に対しては，原疾患の治療や薬物療法の変更がまず優先されるのはいうまでもない．抑うつ状態への治療が必要と判断される場合には精神科医への橋渡しを考慮する．

看護ケアとしては，症状の程度や治療段階，心身のエネルギーレベルに応じた働きかけを行う．看護の目標は日常生活におけるセルフケアを広げていくこと，患者の示す不適切な感情反応を最小にすること，そして自殺防止など安全を保証することである．具体的な看護ケアは以下のとおりである．

① セルフケアの範囲を広げる

①食事の摂取状況，睡眠や休息，活動状況，排泄パターン，身体や口腔内の清潔や身だしなみ，対人関係，などの点から抑うつ状態によって障害されている日常生活におけるセルフケアをアセスメントし，どこに，どのような援助が必要であるかを明らかにする

②抑うつ状態が重度のときには看護師が行動を指示する場合もあるが，回復の度合いに応じて患者に選択肢を与え，その幅を広げていくようにする

③自分自身のニーズをできるだけ自分で満たせるように時間に余裕をもたせ，治療やケアのスケジュールを患者が自分で決定できるように支援する

④患者が自分でできたことを肯定的にフィードバックする

② 自尊心を保ち，肯定的・現実的な対処がとれるよう支援する

①患者の訴えを共感的に傾聴し，患者を価値あるひとりの人間として接する

②患者は否定的にものごとをとらえがちなため，よくなっている点や患者の肯定的な特性や強さについて具体的に示し，それを強めるようにする

③患者の自己卑下的な考えについては同意せず，間違った思いこみや否定的な前提（抑うつ状態から回復できないなど）は真実でないことを伝える

④現実的で達成しやすい目標設定を支援する．目標を小さなステップに分け，ひとつひとつのステップの前進を患者が確認できるような方法を取り入れる

③ 自殺を予防し，患者の安全を保つ

①自殺の可能性についてアセスメントする．自殺企図，自殺未遂患者への対応マニュアルなどを活用することは有効である★9

②自殺企図のリスクが高いと考えられる以下の状況では，患者の行動に注意をはらい観察する

● 抗うつ薬の効果により患者の気分が上向きかけた時期

- 急に快活になる，苦痛の軽減，罪責感からの解放など劇的な行動の変化の後
- 病棟のスタッフが少なくなる時間帯や何も予定のない時間帯 ★10

③危険物を患者の周囲から取り除く

④ 薬物療法の効果や副作用の観察

①精神症状，自殺念慮の有無や自殺企図の危険性，日常生活におけるセルフケアレベルなどから薬物療法の適応について主治医と話し合う

②薬物療法が導入された場合には適切に投与されていることを確認する．なお抗うつ薬を服用している患者に軽躁状態，躁状態を認めることがある．薬剤の効果や副作用を継続的にアセスメントしていく

うつ状態にある患者の直接ケアの実際

事例紹介

30歳代，女性．急性骨髄性白血病により入院治療を受けている．2クールの化学療法が終了し，検査データをフォローしながら次の治療を待機している．ここ最近，患者の表情が乏しく口数が少なくなってきている．これまで外泊や退院を目標に前向きに取り組んでいたのだが，看護師が話しかけても"もうどうでもいい"といった投げやりな言葉が目立ち，気分転換を勧めても"何もする気がしない"とベッドの上で無為に過ごしていることが多い．患者の直接ケアと看護サイドでのかかわり方について受け持ち看護師から相談を依頼された．

アセスメント

相談を依頼され，まず看護記録，診療記録からの情報収集，受け持ち看護師，看護チームとカンファレンスをもち，以下のアセスメントを行った．

患者

精神状態 患者に認められる症状を評価してみると，①抑うつ気分，②気力の減退（元気が出ない，何もする気になれない），③喜びや楽しみをもてなくなっている，④不眠，⑤精神運動制止（動きの鈍さ，無為に過ごす）などの症状が認められ，大うつ病エピソードに記述される診断基準を満たしている．自殺念慮を含め抑うつ状態の重症度，治療の必要性の判断については看護師からの情報だけでは判断がつきにくい．しかし受け持ち看護師がリエゾン精神専門看護師を紹介したところ"一度話をしてみたい"と言っており"現在の状態を何とかしたい"という前向きな気もちや，それに取り組もうとする程度のエネルギーはあると考えられる．

抑うつ状態を引き起こしていると考えられる要因 患者の抑うつ状態は抗悪性腫瘍薬治療が終了し，ある程度の時間的経過をおいてから出現しており治療薬との関連は考えにくい．患者は友人も多く，地域活動に参加する普通の社会生活を営む主婦であり，精神科的既往歴はない．これまでの治療経過や患者を取り巻く状況をアセスメントすると，2クールの抗悪性腫瘍薬治療の副作用症状が激しかったために次の治療への予期不安が強いこと，苦痛に満ちた治療であったにもかかわらず期待されたほどに治療効果はなく，今後は骨髄移植を考えてみることを医師から説明され落胆が大きいこと，骨髄抑制による易感染状態のために個室隔離が続き拘禁的な環境下にあること，母親や妻としての役割を果たせていないことへの罪悪感を看護師に語っていることから，これら環境的，心理的なストレスが抑うつ状態にかかわっていることが考えられる．

★9
こうしたマニュアルには次のようなものがある．
吉越浩美：自殺企図・未遂者に対する看護—対応マニュアルの作成を通して．ナーシング・トゥデイ，11（3）：54-57，1996．

★10
抑うつ状態にある患者は早朝覚醒しやすく，それはスタッフの注意が行き届きにくい時間帯でもある．

患者の日常生活におけるセルフケアレベル
患者は食欲不振のうえに化学療法の副作用による口内炎があり食事が進まない，十分な睡眠がとれていない，意欲低下や全身倦怠感のためにベッドに横になったまま一日を過ごし活動が制限されている．骨髄抑制による易感染状態のため清潔を保持する必要があり，原疾患や治療，抑うつ状態により日常生活におけるセルフケアレベルは全般的に低下している．

家族
患者は夫と子どもの3人暮らし．近所に住む患者の母親が家庭内のことを手伝ってくれており，入院中もよく面会に来て患者を精神的に支えている．夫は患者の病気を理解し，夫婦関係は良好である．患者の抑うつ状態に関連した家族の問題は現在のところはない．

看護師・看護チーム
看護チームでは，患者は抑うつ的な傾向にあると考えて安易な励ましはしないこと，患者のペースを見守りながら清潔などのケアを進めること，できるだけ時間をとって患者の訴えを傾聴するなどのケア計画が立案され，チームカンファレンスで話し合いながら一貫したケアの提供に努めてきている．看護チームのケア力は十分にあると判断されるが，現在の看護計画が適切であるかの保証が欲しいと考えている．看護師-患者関係は良好であり，患者の経過が思わしくないことや患者の精神的な落ち込みは看護師にとっても無力感や不全感を抱くものとなり，そうした気もちが"現在のケア方法でよいのだろうか"とリエゾン精神専門看護師からケアの保証を得たいという気もちにつながっていると考えられる．また精神科的治療の必要性について判断しかね，患者にも言い出しにくいと感じている．

医師
看護師が患者の精神状態についての気がかりを相談したところ睡眠導入薬の処方がなされたが，精神科医の診察を受けることについてはしばらく様子をみようと考えている．リエゾン精神専門看護師の介入を検討していることは主治医に伝えられており，治療中の患者の反応から精神的ケアの必要性については認識している．

ケアの組み立て（介入計画）
以上のアセスメントから，患者は抑うつ状態にあると考えられる．直接ケアが必要であるか否かの判断，直接ケアを行うのであればケア内容，そしてコンサルテーションや調整などほかの機能の活用について検討し，ケアを組み立てることとする．

患者の精神状態のアセスメントと精神科医への橋渡しについての見極め
患者が面接を希望していることもあり，まずは直接会ってみて，精神状態のアセスメントと精神科医への橋渡しが必要と判断される場合には，そのことを患者と話し合う．

直接ケアにおける具体的ケア計画の立案
患者はリエゾン精神専門看護師との面接を希望しているが，患者のニーズを確認し，直接ケアの目的，方法を検討していく．

看護師へのコンサルテーション
看護師の無力感，不全感などの気もちを受けとめながら，看護チームの立案しているケアを患者の精神状態に照らし合わせながら意味づけることや，さらに必要なケアについて看護師とともに検討する．また継続的に直接ケアを行うのであれば，リエゾン精神専門看護師と看護チームとの役割分担を明確にする．

主治医との協働
主治医も患者への精神的ケアの必要性について認識している．患者の精神状態によって精神科的治療への橋渡しも必要となるため，患者との面接後に医師と直接話し合う機会をつくる．

ケアの実際

抑うつ状態のアセスメントと精神科医への橋渡し
面接による情報収集とアセスメントの結果，患者は睡眠障害により休息がとれておらず，そのこ

とでの苦痛が強いこと，夕方から夜間に不安，焦燥感が強くなること，と自分の気もちを内省して言語化することは難しく，"よくわからない""考えられない"と集中力や思考など認知能力の低下が認められた．明らかな自殺念慮はないが"こんな状態なら死んじゃったほうがましかも"と言い，中等度の抑うつ状態にあると判断された．薬物療法の適応と考えられ，まずはゆっくり休むことが必要であること，心のエネルギーがなくなっている状態であり，自分だけで何とかするのではなく少し薬の力をかりてみること，精神科医への相談を提案すると"楽になるのであれば相談したい"と患者は精神科受診を希望した．精神科医とは，患者の経過や現在の状況やリエゾン精神専門看護師のかかわりなどについて情報共有を行った．

カウンセリング

患者は現在のつらさを何とかしたいこと，今後の治療への不安が強いことからカウンセリングを受けてみようと思ったという．患者の抑うつ状態から考えて，まずは心身のエネルギーの回復が優先と考えられた．よって介入当初は内省を促すことやストレスへの対処方法を見いだすことを意図したものではなく，無理に言語化を促さず，患者が語りたいときには訴えを共感的に受けとめるなど積極的傾聴を主とした短時間の面接とした．薬物療法の効果が徐々に現れ精神的な安定を取り戻してからは，ストレスへの対処方法などを患者自身が見いだしていけるようなかかわりを行った．

看護師へのコンサルテーション

看護チームが立案しているケアの保証 看護チームで立案している看護計画を一緒に振り返り，患者の精神状態と関連させながらケアの適切さを保証した．

患者の精神状態に応じたケアを看護師とともに検討する 抑うつ状態の強い時期には，言語的アプローチよりもマッサージや足浴などの安楽やリラックスをもたらす身体的ケアが効果的であることを意味づけ，日々のケアに取り入れていくこと

を話し合った．また拘禁的環境を改善するために検査値で易感染状態をフォローしながら個室隔離を徐々に広げていくことを主治医と相談しながら進めていった．

看護師の無力感や焦りの気もちをフォローする
抑うつ状態の患者にかかわる際には看護師自身の無力感が強くなることや，抑うつ状態の改善には時間がかかるものであり，看護サイドが焦らずに患者の気もちの回復を待つことが重要であることを話し合い，長い目で経過を見ていくことを話し合った．

主治医との話し合い

初回面接終了後に主治医と連絡をとり，抑うつ状態に対して薬物療法が必要であるという考えを伝えた．主治医はすぐに精神科医の診察を受けるための調整を行い，翌日には精神科受診が行われた．

結果と評価

精神科医の診察の結果，患者は"適応障害"と診断され，以下の向精神薬が処方された．

● スルピリド[★11]	ドグマチール®	200 mg/1 日	朝・夕
● クアゼパム[★12]	ドラール®	15 mg/1 日	眠前
● ゾピクロン[★13]	アモバン®	7.5 mg/1 日	眠前
● エチゾラム[★14]	デパス®	1 mg/回	不安時頓服

薬物療法を開始してから夜間の十分な睡眠がとれ，導入当初は日中も傾眠がちであったが患者自身は"何も考えなくてすむ．このくらいがちょうどよい"ととらえていた．抑うつ状態はすみやかに改善し"あまり先のことを考えないで一日一日をたいせつに生きる"と気もちを切り換え，現実

[★11] ベンズアミド系抗精神薬
[★12] ベンゾジアゼピン系睡眠薬
[★13] 非ベンゾジアゼピン系睡眠薬
[★14] ベンゾジアゼピン（チエノジアゼピン）系抗不安薬

的に物事を考えることができるようになった．受け持ち看護師をはじめ看護チームの看護師は，自分たちのケアを意味づけながら患者の気もちに寄り添うことができるようになった．患者は不安を抱きながらも次の治療を乗り越え，それがさらに患者の自信につながり，寛解期に入ったところで骨髄移植の具体的準備に向けて退院した．

躁状態にある患者の理解

定　義　躁状態とは，異常かつ持続的に高揚した，開放的または易怒的な気分の存在している状態をいう．躁状態においては，抑うつ状態と正反対の症状が，気分・情緒面，思考や認知面，意欲面，身体面に認められる（**表II-7**）．

アセスメント

躁状態にある患者を理解するためには，精神状態のアセスメント，躁状態の背景にある要因，そして躁状態によって障害されている日常生活におけるセルフケアなどの観点から継続的にアセスメントを行い，それらに基づいて働きかけの方向性を明らかにする．また，精神科医への橋渡しを見極めることが重要である．

精神状態のアセスメント

DSM-IV-TR では，躁病エピソード，軽躁病エピソードとして，躁状態の特徴が記述されている（**表II-8**）[2]．

躁状態を引き起こしている要因に関するアセスメント

身体疾患をもつ患者に躁状態が認められる場合には，抑うつ状態と同様に，一般身体疾患を示すことによる気分障害を疑い，身体疾患，投与されている薬剤など，身体因，内因，心因の順にアセスメントを行う．

① 身体疾患や投与されている薬剤によって躁状態が引き起こされていないか

気分障害を引き起こすとされる薬物を**表II-6**に，躁状態に関連する一般身体疾患を**表II-9**に示す．

② 精神科疾患の既往歴や家族歴

家族歴の聴取，精神科受診歴などの情報を収集していく．患者に精神科既往歴がある場合には，双極性障害のほか，パーソナリティ障害，不安障害，統合失調症などの患者が，病気や入院などを引き金として症状悪化や再燃をきたした場合にも認められることがある．

③ 患者の性格特性，患者を取り巻くストレス要因

心因が抑うつ状態を引き起こすこともあれば，ストレスへの防衛反応のひとつとして躁的防衛が働き，躁状態として現れる場合もある．躁的防衛が外れた場合には，抑うつ状態に転じる可能性があることを考慮し，継続的な精神状態のアセスメントが重要である．

患者のセルフケアに関するアセスメント

躁状態においては，あらゆるセルフケアの側面が影響を受ける．食欲亢進，アルコールの多飲，落ち着いて食事に集中できないなど水や食物の摂取への影響，活動性の亢進や睡眠欲求の減少による活動と休息の障害，清潔に気を配れなくなる，

表II-7　躁状態・うつ状態にみられる症状

抑うつ状態		躁状態
抑うつ感 自責・劣等感・絶望感 不安・焦燥・無感情 不健康感	気分・ 情緒面	病的爽快感 過大・自信過剰・ 易刺激的・易怒的 健康感あふれる
思考制止，悲観的 罪業・心気・貧困妄想	思考面	観念奔逸・誇大観念 楽天的，飛躍的
精神運動制止・意欲低下 寡動・自殺念慮	意欲面	精神運動興奮・意欲亢進 行為促迫・抑制欠如
睡眠障害・食欲低下 体重減少・口渇・易疲労 便秘・下痢・倦怠 性欲低下	身体面	睡眠障害・食欲亢進 体重減少・便秘・下痢 性欲亢進

表II-8 DSM-IV-TR による躁病エピソードの診断基準

A. 気分が異常かつ持続的に高揚し，開放的または易怒的ないつもとは異なった期間が，少なくとも1週間持続する
B. 気分の障害の期間中，以下の症状のうち3つ以上が持続しており，はっきりと認められる程度に存在している
  (1) 自尊心の肥大，または誇大
  (2) 睡眠欲求の減少
  (3) 普段よりも多弁であるか，喋り続けようとする心迫
  (4) 観念奔逸，またはいくつもの考えが競い合っているという主観的体験
  (5) 注意散漫
  (6) 目標指向性の活動
  (7) まずい結果になる可能性が高い快楽的活動に熱中する
C. 混合性エピソードの基準を満たさない
D. 気分の障害は，職業的機能や日常生活活動または他者との人間関係に著しい障害を起こすほど，また自傷他害を防ぐために入院が必要なほど重篤であるか，または精神病性の特徴が存在する
E. 症状は，物質または一般身体疾患によるものではない

●American Psychiatric Association, 2000[2]
高橋三郎 他訳，p351, 2002[2]

表II-9 躁状態に関連する一般身体疾患

疾患	例
中枢神経・脳血管疾患	てんかん，頭部外傷，多発性硬化症，脳卒中，脳梗塞，脳内出血
代謝性疾患	ビタミン B_2 欠乏症，電解質異常（特に低 Na 血症）
内分泌疾患	甲状腺機能亢進症
自己免疫疾患	SLE
感染症	腸チフス，HIV，インフルエンザ
その他	出産後，流産後，外科的手術後，人工透析後

対人関係においては抑制がとれ過干渉で無遠慮，自分勝手な行動に及ぶことから，トラブルや社会的な不適応行動など二次的な問題が生じていることも多い．躁状態によって，日常生活におけるセルフケアにどのような障害が生じているかをアセスメントし，患者に必要なケアを明らかにしていく．

躁状態にある患者への働きかけのポイント

躁状態にある患者への働きかけのポイントとして，まず薬物療法の必要性や精神科医への橋渡しについての見極めが必要である．そして躁状態の程度や症状に応じた看護ケアを検討していく．

躁状態が著しいときには患者は攻撃的で，自分の状態を客観的にみる力を失っており，患者自身の主体的なかかわりを期待するのは困難である．患者自身がコントロールできないでいるニーズを看護師や患者の周囲の人びとが満たせるよう支援していくことが必要である．回復期においては，患者の状態や能力に合わせて全面的，代償的なケアから患者自身が自分の問題とかかわっていけるよう支援していく．

また患者の周囲の人びと，特に家族は患者の言動に巻き込まれやすいため，患者の問題を理解して適切な対処ができること，家族への精神的な支援が必要である．

具体的な看護ケアのポイントは以下のとおりである．

① 刺激の少ない落ち着いた環境を提供する

- ゆっくりとした声で，リラックスした態度で患者に接する
- 刺激を少なくして，一貫したケアが提供できるようになるべく同じ看護師がかかわる
- 不穏や興奮が増すようであれば，個室やひとりになれる部屋を準備する
- 部屋のテレビの音量を下げる，明かりを暗く

する，面会者を制限する，などできるだけ静かな環境をつくる
- 会話の焦点を絞り，日々の日課や処置，検査などについては簡潔に伝える
- 患者と議論しない

② 自傷他害を防止し，安全を保つ
- 打ち身，外傷などの有無を把握する
- 危険物を患者の周囲から取り除く
- 社会的に不適当な行動に対しては制限を設ける．何が期待され，何が許されていないのかをはっきりと伝える
- 不安，怒りなどの感情を言葉で表現することを勧める．患者の興奮が強くなるようであれば，話題を変え，気もちをそらすことも必要である

③ セルフケアの範囲を広げる
- 食事の摂取状況，睡眠状況，排泄パターン，身体や口腔内の清潔や身だしなみといった点から，躁状態によって障害されている日常生活におけるセルフケアをアセスメントし，どこに，どのような援助が必要であるかを明らかにする．
- 自分自身のニーズをできるだけ自分で満たせるように支援する

④ 薬物療法の効果や副作用の観察

躁状態の要因のアセスメント，自傷他害の危険性や日常生活におけるセルフケアレベルなどから症状の程度を判断し，薬物療法の必要性を見極める．精神科医に橋渡しをし，薬物療法が導入された場合には適切に投与されていること，薬剤の効果や副作用を観察する．特に抗躁薬が投与されている場合には血中濃度などのデータをモニタリングする．

躁状態にある患者の直接ケアの実際

事例紹介：弟の生命の危機に直面し，躁状態に陥った家族への直接ケア

入院患者に面会に来ている家族に躁状態が認められ，直接ケアを行った事例を紹介する．

患者は心肺停止状態で入院し，集中治療室で治療を受けている40歳代の男性である．ここ数日，面会に訪れる患者の姉が多弁で，話題がとび脈絡のない話しぶりである，突然怒り出すといった様子に家族は"気が狂ってしまった"のではないかと心配している．患者の義兄（姉の夫）から病棟看護師が相談を受け，今後の家族への支援方法について検討したいという相談内容であった．

アセスメント

躁状態にある家族（姉）

家族が"気が狂ってしまった"と感じる姉の奇異な言動を，DSM-IV-TRの診断基準（**表Ⅱ-8**）に基づいてアセスメントしてみると，A：気分の高揚，易怒的でいつもと異なる期間がここ数日間持続している，B：多弁，観念奔逸，注意散漫などの症状が存在している，C：抑うつ的な状態は認めず混合性エピソードの基準を満たさない，D：日常生活活動や他者との人間関係への障害や，自傷他害の危険性などについては現在の情報からは判断が困難である，E：弟の入院までは健康で普通の生活を送ってきた人であり，身体疾患や物質による影響は考えられないが，症状の背景にある要因をアセスメントするための情報が不足している．

以上のことから，躁状態が疑われるものの，さらなる情報収集と継続的アセスメントが必要である．

家族

家族は姉の言動に巻き込まれ不安が強い様子である．しかし日常生活で生じている問題や家族の対処能力をアセスメントするために必要な情報が不足している．看護師の情報から姉の夫が家族内でのキーパーソンと考えられる．

看護師・看護チーム

看護師は姉の言動に奇異な感じを抱きながら

も，姉に生じている症状や行動上の問題の背景にある精神的問題を特定すること，理解することに困難を感じており，姉を含めた家族への対応にとまどっている．また易怒的，攻撃的な姉にかかわることに対して，看護師は怖さを感じている．看護師のストレスを軽減しながら，看護師が姉の精神状態を理解し，家族へのかかわり方を検討できるような支援が必要である．

医師
看護師と同様に医師も対応に困難を感じており，特に姉の精神状態が患者の病状説明を行うに耐えうるものであるかの判断をつけかねている．姉が入院患者ではないことから精神科医へのコンサルトができず，病状説明をすることの是非についてリエゾン精神専門看護師の意見を聞きたいと考えている．

ケアの組み立て（介入計画）
以上のアセスメントから，姉に躁状態と疑われる症状が認められており，そのことに家族が巻き込まれていること，看護師や医師は家族への支援の必要性を感じているが，どのようにケアしてよいかわからずに苦慮していること，姉の精神的問題を見極めたうえで適切な治療やケアが提供される環境をつくっていくことが必要である．さらなる情報収集のための方法，リエゾン精神専門看護師が介入するにあたり，誰に対して，どのような機能を用いて，具体的にどのようなケアを行っていくかについての介入計画を立てていく．

アプローチ方法の検討
姉の精神的問題を明らかにするためには，看護師からの情報だけでなく直接姉と面接を行うことが必要であると判断される．姉に対しては"突然のことで動揺されているご家族へ精神的な支援をしたい"という主旨を伝え，患者（弟）との面会の機会に直接アプローチする．また，事前にキーパーソンと考えられる姉の夫と面談し，情報収集，問題状況，家族のニーズを把握しておく．面談の調整は病棟看護師に依頼する．

姉の精神状態のアセスメントと精神科医への橋渡しについての見極め
姉が躁状態にあることは十分に考えられるものの，危機に直面した心の防衛反応として現れているのか，精神科的治療が必要な状況であるかの判断が必要である．まずは姉の精神状態のアセスメントと，問題の背景を明らかにする．精神科医への橋渡しも考慮に入れ，家族へのケア方法やケア内容について検討する．

家族の対応能力の見極め
姉の精神状態，看護師サイドの躁状態の理解やケア能力などを総合して考えると，コンサルテーションを通して間接的に家族を支援するのではなく，リエゾン精神専門看護師が家族に対して直接ケアを行うことが必要と判断される．家族は現在どのような対処をとっているのか，困っていることは何か，どのようにしたいと考えているか，などの情報を家族との面談を通して明らかにしながら，具体的なケアを提供していく．

看護スタッフのコンサルテーション
家族に関する情報収集のほか，看護サイドが対応に困難を感じている点を明らかにし，家族へのケア方法に関するコンサルテーションを直接ケアと並行して行う．

主治医との協働
病状説明だけでなく，医療チームが一貫して家族にかかわれるように今後の方向性について話し合う．

ケアの実際
介入計画に基づき，姉の精神状態をアセスメントしたうえで，直接ケアの主な対象を姉の夫や実母として，家族の精神的支援と対処能力を高めるための働きかけ，看護師や医師へのコンサルテーションを行った．

姉の精神状態のアセスメントと精神科的治療の必要性の判断
情報収集とアセスメントの結果，姉は躁状態と判断された．その背景には遺伝的素因を含めたス

トレス耐性の低さ，患者（弟）の危機に直面した不安，不眠，緊張などのストレス因子が重なったことが躁状態を引き起こしている要因と考えられた．攻撃的な言動は主として姉の夫に対して向けられており自傷他害などの危険性は現在のところない．睡眠障害が続いており，薬物療法の適応であると考えられた．姉の"眠れない""疲れた"といった主訴を取り上げて医療者は姉の健康状態を心配していることを伝え，心を休めるために精神科医へ相談することを勧めた．姉の精神状態から自分自身で日常生活をコントロールすることは困難であり，姉の夫と実母がセルフケアを代償していくことが不可欠であると考えられた．

家族のケア

① 家族のカタルシスを図り，思いを受けとめる：姉の言動に振り回され，ストレスを感じていた家族の訴えを傾聴し，家族の不安を受けとめ，共感的にかかわった

② 家族の対処能力を高めるためのケア：姉の夫は不安が強いながらも適切な判断ができ，十分なケア能力をもっている人と考えられた．姉の夫や実母が困難に感じている点を明らかにしながら，姉の精神状態を理解し，躁状態によって障害されている日常生活におけるセルフケアの側面に留意したかかわりについて提案した．その際，刺激の少ない環境をつくるために，これまでにとっていた家族の対処を保証していった

看護師のコンサルテーション

看護師が姉やその他の家族に対して支持的な環境をつくり，適切なケアを提供できること，そして看護師のストレス軽減をコンサルテーションの目標とした．姉の精神状態の理解を促すこと，面会時の家族へのかかわり方についてカンファレンスで話し合った．具体的には姉の面会時には落ち着いてゆったりとした態度で接する，なるべく同じ看護師がかかわる，治療にあたっての意思決定などについては夫を窓口としていく，などのケアが行われた．

医師との話し合い

姉の精神状態について話し合うとともに，病状説明については現段階で姉が医療者からの病状を正しく認識し理解することは困難であること，患者（弟）の死を認識させることは不安を高め，症状を助長させる恐れがあることから患者の予後には触れず，現状維持の状態にあるという事実だけを姉に伝えることを話し合った．

結果と評価

その後の面会において姉は比較的落ち着いた様子であり，姉の夫や実母から看護師への相談はなかった．夫からは，本人が拒んでいるために精神科は受診していないが，夫や子どもと離れて実母と生活するなかで徐々に睡眠がとれるようになり，精神的に安定してきたこと，孤立無援感の強いなかで自分たちの気もちを聞いてもらって安心できたと伝えられた．

このケースは，患者の生命の危機を引き金に家族のひとりが精神的危機状況に陥ったものである．コンサルテーションと並行した家族への直接ケアは，看護師の患者・家族へのケア能力を高めること，看護師のストレスを軽減すること，そして家族の対処能力を高めることにつながったと評価できる．

● 文献

1) 斎藤久美，福土　審：抑うつ．臨牀看護，26（6）：806，2000.
2) American Psychiatric Association：Diagnostic and Statistical Manual of Mental Disorders, 4th ed. Text Revision. American Psychiatric Association, 2000.
   高橋三郎 他訳：DSM-IV-TR 精神疾患の診断．統計マニュアル．pp339-357，医学書院，2002.
3) Kaplan HI, et al：Synopsis of Psychiatory Behavioral Science/Clinical Psychiatory, 7th ed. 1994.
   井上令一，四宮滋子 監訳：カプラン臨床精神医学テキスト―DSM-IV 診断基準の臨床への展開．メディカル・サイエンス・インターナショナル，1996.
4) 野末聖香：対応に苦慮する患者の精神的問題とそのアセスメント．看護学雑誌，59（8）：199，1994.

3 精神的諸問題のアセスメントとケアの実際
4- せん妄状態の患者

定　義　せん妄は，急性に発症する一過性の器質性の症候群であり，広範囲の認知機能障害，意識の低下，注意力の障害，精神運動活動の亢進もしくは低下，睡眠覚醒サイクルの障害によって特徴づけられるものである[1]．

せん妄状態にある患者の理解

身体疾患で入院している患者が術後や身体状態の増悪時に，興奮して点滴やドレーン類を自分で抜いてしまう，幻覚や妄想などの精神症状を示すなど，いわゆる"不穏状態""急性錯乱状態"と表現される状態に陥ることがある[*1]．これらの症状の背景には"せん妄"を認めることが多い．せん妄は身体疾患に罹患している患者にみられる一般的な精神疾患であり，合併症併発率，死亡率の増大を予見する徴候ともなる[2]．

患者理解にあたっては，せん妄であるか否かを早期に見極め，せん妄によって患者の日常生活におけるセルフケアがどのような影響を受けているのか，せん妄に起因する障害や予測される問題をアセスメントしていく．

精神状態のアセスメント
せん妄か否かを見極める
① せん妄の診断

せん妄を早期に発見し診断することは，治療や看護の有効性を高めるために不可欠である．しかし，意識障害が軽度の場合には，一見意識が清明にみえ，簡単な会話も可能であり，人や場所の見当識も保たれるので見逃されることが多い．話のまとまりが悪い，話題が飛ぶ，話がまわりくどいなど表II-10に示したような患者のサインに留意し，"何か変だ"と看護師が感じた場合には，まずは意識障害を疑い，せん妄の診断基準にそってアセスメントを行ってみるとよい．

DSM-IV-TR[*2]による診断基準では，A：注意力の障害，B：知覚や認知の障害，C：急性発症と変動性，D：器質因の4つをすべて満たしている場合，せん妄と診断される（表II-11）[3]．C：急性発症と変動性は，せん妄の特徴であり，特に夜間に症状が強く表れることが多い．夜間に不穏状態にあった患者が日中は落ち着いているからといって一時的なものと判断せず，継続的なアセスメントを行うことで早期発見と早期対応に努めることが重要である．また入院治療を受けている患者の場合，何らかの身体疾患を抱え，治療を行っていることからD：器質因は，ほとんどのケースに当てはまると考えてよい．

[*1] せん妄の同義語として不穏，急性錯乱状態，通過症候群，ICU症候群などさまざまな用語が使用されている．使用する者によって指し示す状態は異なり，患者の精神的問題を把握するためには一貫性がなく不明確であることから，精神疾患の診断・統計マニュアル（DSM）では，精神疾患の分類として"せん妄"という診断名として位置づけ，その診断基準を示している．

[*2] Diagnostic and Statistical Manual of Mental Disorders, 4th ed. Text Revision.

表 II-10	軽い意識障害を見極めるためのサイン
●話のまとまりが悪い
●話がまわりくどい
●話題がとびやすく注意がそれる
●単語の取り違い，不注意が目立つ
●話を遮ってしゃべる
●妙に明るく深刻味がない
●不機嫌で怒りっぽい
●何もせずぼんやりしている
●状況にふさわしくない感情反応を示す　など

表 II-11　せん妄の診断基準（DSM-IV-TR）

A：注意を集中し，維持し，転導する能力の低下を伴う意識の障害
B：認知の変化（記憶欠損，失見当識，言語の障害など），またはすでに先行し，確定され，または進行中の認知症ではうまく説明されない知覚障害の発現
C：その障害は短期間のうちに出現し（通常数時間から数日），一日のうちで変動する傾向がある
D：病歴，身体診察，臨床検査所見から，その障害が一般身体疾患の直接的な生理学的結果により引き起こされたという証拠がある

● American Psychiatric Association, 2000[3]
● 高橋三郎 他訳, 2002[3]

表 II-12　せん妄と認知症の鑑別

せん妄	認知症
●急性発症（しばしば夜）	●発症は緩慢
●症状の日内変動	●症状の起伏は少ない
●即時・短期記憶の障害	●短期と長期記憶の障害
●思考のまとまりの障害	●貧弱な思考
●知覚障害：幻覚・妄想	●認知能力の低下

表 II-13　せん妄と抑うつとの鑑別

せん妄	抑うつ
●抑うつ感，気力の低下，希死念慮はなし	●抑うつ感，気力の低下，希死念慮あり
●注意力，記録力，見当識障害あり	●認知能力の低下は軽度

② 認知症，抑うつ状態との鑑別

せん妄との鑑別が必要な精神的問題に，認知症と抑うつがあげられる．鑑別にあたってのそれぞれの特徴を表 II-12, 13 に示す．認知症は認知機能の全般的障害という共通点をもっており，せん妄と合併することも多いため判断に迷うことがしばしばある．家族などから入院前の状況についての情報を得て，認知症症状が入院前に比べて悪化したようにみえるときは，せん妄が加わっていると考えるのが妥当である．せん妄と認知症の鑑別には意識障害の有無，認知障害の発症と経過の時間的特徴が役立つ．

また，せん妄は精神運動活動と覚醒のレベルに基づいて2つの型に分けられる．幻覚・妄想，焦燥性興奮，失見当識によって特徴づけられる "活動過剰型" と，もうひとつは錯乱と鎮静によって特徴づけられる "活動低下型" である[4]．

★3 precipitating factors
★4 predisposing factors
★5 facilitating factors

活動過剰型では，患者の変化を看護師はキャッチしやすいが，反対に活動低下型では患者のせん妄状態に気づきにくく，抑うつ状態と見間違われる場合もある．抑うつ状態であると相談を受けて患者と面接したところ，実際にはせん妄であったケースに遭遇することもある．

どちらの型にせよ精神状態のアセスメントにあたっては，精神症状全般について時間をかけて，また継続的にアセスメントしていく．

③ せん妄の発症要因に関するアセスメント

せん妄の予防や治療，看護ケアの方向性を検討するうえで，せん妄の発症要因を理解することが重要である．

せん妄は，①1つもしくはそれ以上の器質因★3の存在が不可欠であり，それに，②せん妄発症の基礎となる素因★4，③促進因★5，が加わることによって発症の可能性が高まる[5,6]（図 II-6）．

器質因　せん妄発症に関連する一般身体疾患や投与されている薬剤であり，DSM-IV-TR の診断基準 D を満たすものである（表 II-14, 15）．

素因　せん妄が発症しやすい形態的・機能的性状をいい，①加齢（60歳以上），②基礎に脳の障

害が存在すること，③慢性脳疾患など慢性的な中枢神経系の脆弱性要因をいう．また神経質・短気・几帳面・真面目などの性格，不安や緊張を起こしやすい性格，解決困難な葛藤をもつ者にせん妄が発症しやすいといわれる．

促進因 発症を促進し，重篤化や遷延化に関与している因子である．これには，①心理社会的ストレス，②睡眠パターンの変化，③感覚剝奪もしくは過剰な感覚刺激，④強制的な安静臥床や身体拘束などの環境因や状況因が含まれる．

患者の既往歴，身体所見，検査データ，投与されている薬剤，アルコールや物質乱用と依存の可能性，患者の心理社会的背景などの情報を包括して，これらの要因をアセスメントしていく．

せん妄はさまざまな要因が複雑に絡み合って発症するといわれ，その原因の特定は困難な場合も少なくない．また素因や器質因が特定できたとしても，それ自体の改善が困難もしくは不可能なこともある．しかし心理ストレスの軽減，環境調整，睡眠への援助など看護ケアによって促進因を改善していくことは可能であり，ここに注目してアセスメントを行い，看護ケアを検討していく．

その他の精神症状のアセスメント

せん妄における他の症状には，睡眠，精神運動活動，情緒の障害がある．

睡眠-覚醒サイクルの障害により日中は傾眠で，夜間になると落ち着かずに興奮が強くなる，昼夜逆転傾向でうつらうつらと眠ってはいるが連続した睡眠がとれない，などがあげられる．精神運動性興奮が亢進している"活動過剰型"では，

図II-6　せん妄発症の3要因

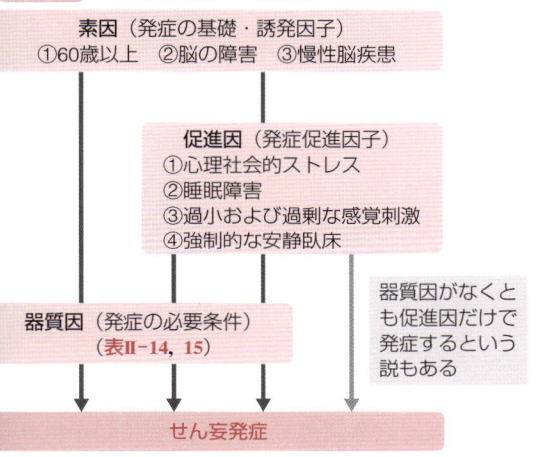

素因（発症の基礎・誘発因子）
①60歳以上　②脳の障害　③慢性脳疾患

促進因（発症促進因子）
①心理社会的ストレス
②睡眠障害
③過小および過剰な感覚刺激
④強制的な安静臥床

器質因（発症の必要条件）
（表II-14，15）

器質因がなくとも促進因だけで発症するという説もある

→ せん妄発症

●広常秀人, p1155, 1991[5]

表II-14　せん妄に関連する一般身体疾患

中枢神経系疾患	頭部外傷，てんかん発作，脳卒中，高血圧性脳症，変性疾患（ピック病，感染症，脳腫瘍）
代謝性疾患	腎あるいは肝疾患，体液・電解質の不均衡，貧血，低酸素症，高炭酸血漿，低血糖，チアミン欠乏症，低アルブミン血症，内分泌障害，酸塩基不均衡
心肺疾患	心筋梗塞，うっ血性心不全，不整脈，ショック，呼吸不全
全身疾患あるいは全身的効果	敗血症・肺炎・尿路感染などの感染症，腫瘍，重度外傷，視覚・聴覚などの感覚遮断，術後の状態

●American Psychiatric Association, 2000[3]
●高橋三郎 他訳, 2002[3]

表II-15　せん妄を引き起こすとされる物質

物質中毒によるもの	アルコール，アンフェタミンと関連物質，大麻，コカイン，幻覚薬，吸入薬，アヘン類，フェンシクリジンと関連物質，催眠薬，抗不安薬，他の不明の物質
離脱によるもの	アルコール，鎮静薬，催眠薬，抗不安薬，他の不明の物質
投薬によるもの	麻酔薬，鎮痛薬，抗喘息薬，抗てんかん薬，抗ヒスタミン薬，降圧薬，心血管系治療薬，抗微生物薬，抗パーキンソン薬，胃腸薬，副腎皮質ステロイド薬，免疫抑制薬，リチウム，ヒスタミン H_2 受容体拮抗薬，抗コリン性の副作用を伴う向精神薬
毒物	有機リン酸エステル，殺虫剤，一酸化炭素，有機溶剤など

●American Psychiatric Association, 2000[3]
●高橋三郎 他訳, 2002[3]

治療に必要なチューブやドレーン類を自分で抜いてしまう，抑制がきかずに興奮状態が続くことによって術後の経過や身体状態の悪化をまねく恐れなど自傷他害の危険性についてアセスメントする必要がある．

また，せん妄患者には不安，恐怖，抑うつ，易刺激性，怒り，多幸，無欲といった情緒の障害が認められる．感情状態が突然，一方から他方へ急激に変化するような不安定性が認められることもある．不安など心理的ストレスはせん妄発症，悪化や遷延に関連すると考えられる．患者がどのような感情状態にあるのか，それらの背景にある心理社会的，環境的な要因をアセスメントしていくことが重要である．

日常生活におけるセルフケアの側面からのアセスメント

せん妄患者は，器質因として考えられる身体状態の悪化，そして見当識，記憶，思考，知覚のゆがみなど認知機能の低下や障害により身の回りのことができなくなるために，日常生活におけるセルフケアのあらゆる側面が障害される．それはせん妄状態の悪化，遷延につながる．たとえば，食事や栄養，酸素の取り込みなど摂取に関するセルフケアの低下は，低酸素，脱水，電解質異常，貧血，低栄養をまねき，さらにせん妄を悪化，遷延させる．

睡眠障害はせん妄発症や悪化の重要な因子となる．清潔が保てないことは感染の危険性を増大させるし，尿意や便意，痛みを言葉で適切に表現することができず，不穏や興奮状態をまねけば自傷他害の危険性が高まる．また，医療者が妄想の対象となり，関係性の悪化が患者のストレスを増強させることにもなる．

せん妄状態によってセルフケアにどのような障害が生じているか，またセルフケアが障害されることで，せん妄状態にどのような影響を与えるかをアセスメントし，せん妄の改善，そして悪化や遷延の予防のために必要なケアを明らかにしていく．なお症状の変動性というせん妄の特徴から患者のセルフケアレベルも日々，時間を追って変化することを念頭におき，柔軟なアセスメントと対応が重要であることはいうまでもない．

せん妄状態にある患者への働きかけのポイント

せん妄状態にある患者への働きかけの第1ステップは，まず発症要因を明らかにし，それに対する適切な治療やケアを行うことである．そのうえで精神症状や症状の程度に応じた看護ケアを検討していく．

看護の目標

① せん妄を早期に発見し，その発症や経過に影響を与える要因に働きかけることによって悪化や遷延を予防する
② せん妄に起因する事故を防止する
③ 現実検討を高めて周囲と適切にかかわれるようになる
④ 損なわれていない機能を最大限に活用し，通常の活動レベルをできるだけ維持する

具体的なケアは以下のとおりである．

① 現実への適応を助ける

① 時間，場所，人などの見当識をつけられるようにする．"ここはどこかわかりますか？""今日は何日ですか？"などの質問は，見当識が障害されている患者にとって混乱をまねくこともある．見当識をつける場合には日常的な会話[6]のなかでさりげなく行う
② 現在の時間がわかるように大きめの時計，カレンダーを患者が見えるところに置く．カレンダーの日付は毎日消していく
③ 患者と話すときには，患者と目が合うようにし，自分の名前と看護師であることを伝え，注意を看護師にしっかりと向けるようにす

---

[6] "○○さん，お早うございます．もうすぐ朝の8時で，お食事がきますよ"

る
④ 患者の認知のゆがみを強めない。認知能力を助けるために眼鏡や補聴器を使用している患者であれば，それらが使えるようにする
⑤ 昼と夜の区別がつけられるような環境をつくる★7
⑥ 患者に読解力がある場合には，その日のスケジュールやしなければならないことなどのリストを紙に書いて渡しておく
⑦ 認知障害に応じたコミュニケーションのとり方を工夫する
- 短く簡潔で，具体的な言葉を用いる．患者が理解できていないときには，繰り返して説明するが，それでもわからないときには患者の混乱を避けるために時間をおいてから行う
- 一度にひとつの質問，話をする．たくさんのことを一度に患者に要求しない．患者にしてもらうことは段階に分けてやってもらう
- 言葉によるコミュニケーションを目に見えるもので補強する★8
- 患者の幻覚・妄想に対しては同調しない．しかし無理に訂正したり患者と議論すると患者の混乱や不安を高めるので，それらを体験していることで患者に沸き起こっている感情に耳を傾けフィードバックする
⑧ 患者から見えないもの，声，周囲の動きは容易に妄想につながるので，患者にあらかじめ説明しておく．被害的な妄想を抱いている場合には，患者のそばでスタッフ同士がひそひそ話したり，不用意に笑ったりしない

②　支持的で穏やかな環境を提供する
① 患者にはゆっくりとした声で話しかけ，落ち着いた，やさしい態度で接する
② 家族の写真，好みの枕や寝具など患者が日ごろから慣れ親しんでいるものが使用できるようにする．また家族の面会を促すことは，患者にとって安心感につながるとともに，見当識を高めるのにも役立つ
③ 混乱が激しいときには一度にたくさんの面会者や大部屋への入院を避け，数人の固定した看護師がかかわるなど患者にとっての刺激の量や質を判断する
④ 患者に接するときは自分が誰であるかを告げ，行おうとする処置やケアを説明する
⑤ 患者の意識が清明なときには，せん妄症状について患者に説明し，安心感を与えたり，不必要な恐怖感を抱かないようにする

③　自傷他害による事故を防止する
① 活動を始める前に眼鏡，補聴器などの必要な補助器具をつけているかを確認する
② 転倒転落のリスクをアセスメントし，環境整備を行う
③ 点滴ルート，チューブ類は可能な限り早期に抜去する．挿入部を包帯でくるむ，ルートを束ねるなど，患者が気にならないような工夫をする
④ 患者の興奮を引き起こす要因を明らかにし，排除もしくは緩和する★9
⑤ 自傷他害の危険性をアセスメントし，安全な環境を保つ★10
⑥ 患者が興奮してきたときには，混乱の原因となったものは中止し，睡眠，休息，気分転換を図り，リラックスを促すようにする
⑦ 興奮が激しく，エスカレートする場合には，医師と薬剤の使用を相談する．その際には，薬剤の効果，副作用を観察する
⑧ 患者が攻撃的になった場合にはひとりで対応せず，応援を求める
⑨ 身体抑制はかえって興奮を強めることがあり，患者の人権を守るという見地から慎重に

★7　窓やカーテンの開放，照明など．
★8　尿器を示しながら排尿を尋ねるなど．
★9　膀胱充満，痛み，空腹，低酸素など．
★10　危険物を所持していないか確認し，患者の手の届くところに置かない．

検討し，ほかの手段を用いても自傷他害が起こる可能性がきわめて高い場合の最終手段と考える

④ **セルフケアへの支援を行う**
① 栄養や水分の摂取状況，睡眠や休息，活動状況，排泄パターン，身体や口腔内の清潔・身だしなみ，看護師をはじめ医療者や家族，同室患者との対人関係，などの点から患者のセルフケア状況をアセスメントし，どこに，どのような援助が必要であるかを明らかにする

② せん妄では症状の変動性が認められるため，患者の意識レベルを継時的にアセスメントしながら，症状に応じた支援を検討する．できるだけ患者自身が自分のニーズを満たせるように支援するが，意識低下による混乱が著しいときには行動を指示する全代償的ケア，いくつかの選択肢を与えて患者に選んでもらう一部代償的ケアを行う

③ 看護チームで一貫したセルフケア支援ができるように，情報共有の仕方を工夫しておく

⑤ **家族への支援**
① 家族の不安を軽減するために，せん妄の理解や患者へのかかわり方について具体的に説明★11する．
② 鎮静のために薬物療法が行われている場合には，その必要性（精神的安寧を図ることや自傷他害による事故防止）を説明し，家族の理解や協力を得られるようにする

⑥ **薬物療法の適応を見極め，その効果や副作用の観察**
① せん妄に対する薬物療法は，せん妄の器質因に対する治療★12と，せん妄症状★13に対する治療とがある．これらの治療がなされる場合には，適切な薬剤投与や治療が行われているか，薬剤の効果と副作用を確認する
② 睡眠障害，自傷他害の危険性に対する薬物療法の必要性を見極め，精神科医への相談について主治医と話し合う

せん妄状態にある患者の直接ケアの実際

事例紹介

70歳代，男性．心疾患により入院している．原疾患の増悪，全身状態から判断して予後は厳しい．現在は心不全の改善を目的に薬物療法，安静，水分制限や食事療法が行われている．患者は看護師の対応についての細々とした注文や訴えが多い，時につじつまの合わない話をするために会話が続かず，看護師が返答に困っていると怒り出す，自分の要求ばかりを繰り返す，看護師に感謝の言葉を口にするかと思うと突然怒鳴り出すなど感情の起伏が激しく，看護師は対応に苦慮している．患者の精神的な不安定さが目立つために精神科医に相談したところせん妄と診断された．患者へのケア方法と看護師のストレス軽減を目的に相談を依頼される．

アセスメント

相談を依頼されてから，まず看護チームでカンファレンスを行い，情報収集とアセスメントを行った．次にせん妄という診断はついているが，せん妄によって看護上，どのような問題が生じているのか，看護師のかかわりづらさはどのような状況で生じているのかを明らかにするために，患者との面談を行った．それらの結果を総合して，以下のアセスメントを行った．

患者

患者の症状を，DSM-IV-TRの診断基準にそっ

★11 患者は，身体の病気のために意識が曇っている状態である．認知症や心の弱さで起こっているのではないなど．
★12 感染症，電解質異常など薬物療法によって改善が可能な要因への治療．
★13 睡眠障害，激しい興奮状態など．

てアセスメントすると，

A：会話をしていても話題が飛び，話題がそれるなど注意力の障害がある

B：昼と夜の区別がつかない（見当識障害），看護師が交代していることの区別がつかない（認知障害），話のまとまりがない（思考過程の変調）

C：はっきりと覚醒して会話がもてるかと思うと話しているそばからウトウトするなど，意識レベルや症状の変動性，特に夜間はつじつまの合わないことが多い

D：器質因として考えられる一般身体疾患と物質使用については，まず基礎疾患である心疾患の増悪と血液循環不全に伴う脳代謝の障害が考えられる

血液検査データから腎機能の悪化，電解質異常，貧血，低蛋白血症を認める．

中心静脈からの持続点滴に H_2 受容体拮抗薬が混注されていたが，これについては精神科医から，せん妄増悪の要因となるために中止の指示が出された．

薬物療法で用いられているジゴシン®[★14]の血中濃度は問題ない．

せん妄発症の要因には，

① 器質因は診断基準 D で述べたとおり
② 素因として脳疾患の既往歴はないが高齢であること
③ 促進因は，長期の安静臥床や数種類の点滴ルートに接続されている拘束感や拘禁的な環境，不眠，現状や予後に対する不安

などが考えられた．患者のせん妄は身体疾患の増悪を示す徴候とも考えられ，急変の可能性を含めた身体状態の観察と，自傷他害に伴う事故防止，患者にとって安心できる環境づくりが現段階では重要である．

家族

妻は毎日来院し，週末には子どもや孫の面会もあり，患者にとって安心できる時間であり，気分転換の機会となっている．家族は予後不良という見通しに不安の気もちを抱いているものの全身状態の悪化が現在の症状につながっていることを現実的に受けとめ，理解している．妻は患者の不満の訴えに巻き込まれることなく，むしろ患者の頑固で怒りっぽい性格のためと受けとめている．

看護師・看護チーム

看護師は患者が意識レベルに変動があり，精神科医の診断もあって，せん妄状態であることは認識していた．しかし患者に認められる症状を認知障害，情緒の障害という点からとらえることができず"元来の性格だから仕方ない"と考え，あきらめていた．そのために患者がつじつまの合わないことを言って怒鳴られても，黙って我慢する，聞き流すことで対処していた．こうした対処は看護師の無力感を強め，自尊感情を低下させていると考えられる．看護師の陰性感情は高まり，患者にかかわることへの意欲や士気の低下をきたし，看護チーム全体がストレス状況に陥っているため，看護師への支援が必要である．

医師

心疾患の治療と同時に，睡眠障害やせん妄症状のコントロールのための精神科的治療が行われている．患者は医師に対しては比較的しっかりとした応答をしており，治療上の制限に対する不満や怒りを直接医師にぶつけることはない．こうした患者の態度も看護師の怒りの気もちを増強させており，看護師の怒りは"治療方針が明確でない""患者のところへもっと訪室すべき"というかたちで医師に対して向けられていた．医師は患者の反応を治療上の安静など拘禁的環境下によるストレスによるものと考えており，患者の精神面のケアの必要性を認識し，積極的であるとはいえないまでも看護師からの相談には協力的である．

ケアの組み立て（介入計画）

アセスメントに基づいて，患者への直接ケアと

[★14] ジギタリス

看護チームへのコンサルテーションを通した介入を以下のように組み立てた.

直接ケアの目的を明確にし，方法を組み立てる

患者のせん妄状態に応じた具体的な対応を検討するために，患者の精神状態やせん妄症状に影響を与えると考えられる要因についてのアセスメントを継続的に行うこと，患者が拘束的な環境において気分転換の機会をもてるようにすることを目的に直接ケアを行う.

看護師のストレス軽減，患者に効果的にかかわれるような働きかけの組み立て

看護師の患者に対する陰性感情が高まり，ケアへの士気が低下していることから，コンサルテーションを通して看護師が患者にかかわるエネルギーを取り戻し，患者と看護師との関係性や悪循環に陥っている現在の状況を客観的にとらえ直すこと，そしてせん妄患者への具体的なかかわり方を検討できるように支援する．また，リエゾン精神専門看護師が患者ケアを行うことで看護師の負担を分担して，第三者が介入することで，まずは看護師-患者間に心理的な距離をつくり，それから徐々に看護師と患者関係をつないでいく.

ケアの実際

患者面接

拘禁的な環境下にある患者のアセスメントと気分転換の機会を設けることを目的として，患者の部屋を1～2日おきに訪問した．患者の精神症状に応じた15～30分の短時間の面接では，せん妄による思考，言語能力の低下を考慮して，注意力を維持させながら言語による表現を助け，表出された気もちを傾聴した．また，意識が清明なときには職人として仕事をしてきたこと，家族の話，患者がたいせつにしていたことなどを語ってもらい，患者が自分らしさを取り戻せる時間をつくるようにした.

看護師へのコンサルテーションの実施

看護チームでカンファレンスを開き，以下の介入を行った.

① 看護師のカタルシスを図る

カンファレンスでは，ケア方法の検討だけでなく，看護師が患者にかかわるうえでの困難さ，患者に対する感情についても表出できるように促し，カタルシスできるよう支援した.

② ケアの保証

受け持ち看護師が中心となり，患者の日常生活におけるセルフケア支援を目的とした看護計画を立案し，チームで一貫してかかわれるような工夫を行っていった．こうしたケアの適切さをフィードバックし，保証した.

③ せん妄に関する看護師の理解を深め，症状に応じた具体的なケアを提案する

看護師が対応に苦慮している患者の感情の不安定さ，コミュニケーションの困難さは患者の性格や看護師の対応のまずさから生じているものではなく，せん妄に起因するものであると説明し，看護師が理解できるよう教育的にかかわった．そのうえで，注意力，認知障害のレベルに応じたコミュニケーションの工夫，現実への適応を促すこと，穏やかで支持的な環境づくりなど，患者の症状に応じた具体的なケア計画を看護師と一緒に立案した.

結果と評価

看護師は問題行動としてとらえていた患者の症状を認知機能の障害として理解できるようになり，患者とのコミュニケーションを図るうえでのコツをつかむことで患者のそばにいることが苦痛ではなくなってきた．また患者も自分のニーズをキャッチしてもらいやすくなり，看護師と意思の疎通が図れるようになったためか，すぐにいらいらして怒鳴ることが少なくなるなど，精神症状に変動はあるものの看護師に対する攻撃的な態度は徐々に落ち着いてきた．またリエゾン精神専門看護師が看護師と一緒にケアに入ることで，看護師自身が安心できたと看護師長からフィードバックされた．患者は急性期の治療を終えたところで転院した.

●文献

1) Lipowski ZJ：Delirium Acute Confusional States. Oxford University Press, London, 1990.
2) American Psychiatric Association Practice Guidelines：Practice Guidelines for the Treatment of Patients with Delirium. American Psychiatric Association, 1999.
 日本精神神経学会 監訳：米国精神医学会治療ガイドライン，せん妄．p7，医学書院，2000．
3) American Psychiatric Association：DSM-IV-TR. American Psychiatric Association, pp142-152, 2000.
 高橋三郎 他訳：DSM-IV-TR 精神疾患の診断・統計マニュアル．医学書院，pp147-148, 149-150, 2002．
4) 前掲書2），p12．
5) 広常秀人：せん妄の発症要因―主に状況要因について．集中治療，3（11）：1155-1162，1991．
6) 前掲書1），pp109-140．
7) 野末聖香 他：せん妄患者対応マニュアル．ナーシング・トゥデイ，13（11）：7-25，1998．

3 精神的諸問題のアセスメントとケアの実際
5- 依存症（薬物・人）の患者

依存

依存とは，こころの安心や満足を求めるために他者に頼ろうとする傾向や行為を指す．依存の原点は，空腹のために泣き叫ぶ子どもが母親にやさしく抱きしめられ，おっぱいを与えられる関係にあり，人が成長発達するうえで対象への依存や愛着が満たされることは必要不可欠なものである．依存欲求は"甘え"として表現されるものであり，不満の体験を契機として生まれ，相手との一体感を求めようとする感情の現れである[1]．しかし生まれ育った環境のなかで，とりわけ母親に温かく抱っこされた実感が少なく，安心の乏しい人には依存が認められやすいといわれる．依存欲求は本来，誰にでもあり，健康で成熟した成人であれば相互依存というかたちで自立と依存のバランスを保ちながら生活している．しかし依存の対象，依存欲求の強さ，依存行動の内容が社会文化的な規範に照らして不適切な場合には，行き過ぎた依存，ゆがんだ依存，病的な依存ともいうべき問題となる．これらの依存は対人関係，プロセス，物質への依存という3側面からとらえることができる[2]．

対人関係依存

人や人から成り立つ組織への依存を指す．不安や寂しさに耐えられなくなったとき，人や組織に強くしがみつこうとする，もしくは過度の世話焼き，争い事の介入役を担うことによって自分の安心を確保しようと試みるものである．対人関係依存は互いに支え合う対等な関係ではなく，上下関係で他者をコントロールし，安心を求めようとするものである．依存する他者を支配することによって充実感を得る者と，他者を心配させることによって，その人を支配し続けるという2者関係を"共依存関係"といい，アルコール依存症に典型的にみられる．たとえば，酒がやめられず失敗を繰り返す夫を世話し続けることで自分の存在感を確認しようとする妻と，妻に世話をしてもらうことで幼児的満足を得ており，愛情を確認するために無意識的に酒で失敗し，妻が見捨てずに世話を続けてくれることを確認し，不安から逃れる夫の関係である．

アルコール依存者にギャンブル依存が同時に認められること，アルコールという物質への依存であること，薬物依存症の女性に摂食障害が多いことなど，病的な依存はさまざまな側面を併せもつという特徴がある．

プロセス依存

ある行為をする過程への依存で，ギャンブル，買い物，仕事，むちゃ食い，性的逸脱行動[★1]などがあげられる．その行為をすることで一時的に緊張を解放でき，いったんはほっとするものの，行為がまねいた結果に後悔することになる．対人関係依存では相手が必要であるために自分の欲求が満たされないこともありうる．しかしプロセス依存では手近な行為に頼ることができ，行為から得る解放感によって自分の不快な感情をコントロールすることや，安心を得ようとするものである．

薬物（物質）依存

アルコールや薬物[★2]を体内に取り入れることに

[★1] 痴漢，覗きなど．
[★2] 覚醒剤，コカインなどの物質．

より，ただちに安心を得ようとするものである．取り入れたときの快感が忘れられず，繰り返し試みる．人とのかけひきや行為を続けるのが苦手で面倒な人にとっては，物質を体内に取り込むことは安易に快感を手に入れられる方法となる．

身体疾患をもつ患者の場合には，鎮痛薬や睡眠薬の長期使用による身体依存，精神依存が生じることがある[★3]．痛みを主訴に救急外来を受診し，薬剤名を指定して鎮痛薬投与を希望する患者の場合には，既往歴や現病歴を聴取し，薬物依存の可能性についてアセスメントする必要がある．

依存の背景

人は心配事や不安があるとき，寂しいときには他者に相談し，頼り，甘えたくなるものである．ストレスがたまったときに衝動買い，やけ食い，酒を飲んで憂さ晴らしをすることなどもストレス発散方法のひとつとして多くの人が用いている．依存欲求それ自体は，誰にでもあるものだが，安心を得るための行為が自分の意思や努力ではコントロールできなくなり"わかっているけれどやめられない"場合には"依存症"と呼ばれる病態となる[★4]．依存が問題となるとき，その背景にはさまざまな要因が考えられる．ここでは以下の3側面から説明するが，これらの要因は重複し，関連し合っている．

成長発達段階における課題

心理学的な立場では，成長発達における自立という課題達成を阻害する乳幼児期の体験に注目し，これが成人してからの依存的行動の発現にかかわると考えられている．たとえば，乳幼児期において養育者（母親）が過干渉，過保護の場合には母子分離ができず成人になってからも過度の依存が続く．反対に養育者が共感性に乏しく子どもの依存欲求を受け入れず，発達段階に見合わない過度の自立を要求することや，子どもが直接，欲しいものを要求できない状況に置かれれば，過去の満たされなかった依存欲求を不適切な対象で満たそうとする．親の注目を引くことができるのが病気になったときだけであれば，身体症状をもつことによってニーズを満たそうとするかもしれない．他者に十分に甘え，受けとめてもらうという体験を通して他者との信頼関係を育むことができないと，依頼心は強いが信頼心は乏しいという病的な甘えの現象が起こる[1]．依存している人は，自分の力で成し遂げたという自信や達成感，自己実現の喜びを経験，学習することができないために，自尊感情が育ちにくく，無力感を抱きやすい．無力で惨めな自己を否認したいために，自分を大きくみせようと虚勢をはり，他者を操作して万能感をもとうとする．周囲の人をコントロールするかたちで依存欲求を満たそうとするので，相互の信頼に基づいた関係を築くことが難しく，社会的な孤立感から代償的な対象[★5]との依存関係に陥ることもある．

状況により生じる依存

病気や障害，重要他者の喪失，老化など状況的な変化，発達に伴う危機など強い不安や欲求不満に直面することによって成長発達のなかで獲得した依存や自立のバランスが崩れることがある．心の安定を図るために自我の防衛機制が働き，退行するなかで依存欲求が出てくると考えられる．

[★3]
身体治療の経過において抗不安，睡眠導入作用を期待してベンゾジアゼピン系薬物（benzodiazepine；BZ）が処方されることが多い．BZは依存性物質としては弱いものであり，通常の用量を投与している限り耐性は認めず，精神依存の徴候である探索行動を示すことはほとんどない．しかし離脱症状を呈して身体依存のあることが知られて初めて依存形成が把握できるという特徴をもつ．これは常用量依存といわれ，離脱症状には不安，恐怖感，めまい，頭痛などの初発症状から，窒息感，易刺激性，振戦，発汗，脱力，悪心，嘔吐，筋痙攣などの症状を認める．
（石郷岡 純：抗不安薬・睡眠薬依存の臨床．日本神経精神薬理学雑誌，19：219-222，1999）

[★4]
依存症：依存や依存症にかかわる診断としてDSM-IV-TRでは，物質関連障害，パーソナリティ障害（依存性パーソナリティ障害）などがあげられている．

[★5]
買い物，宗教，地位，仕事など

また過剰な適応や退行を促進するような周囲の人びとの対応や環境に置かれることも依存を促進する．人が病気や障害を抱えるということは，一時的もしくは永久的に他者に依存せざるをえない状況に置かれることでもある．食事，排泄，身体の移動，清潔など生活のあらゆる面におけるセルフケアを他者に委ねなければならず，さらに医療者が，高齢患者に対して子どもを相手にするような話し方や接し方をすることや，患者のためといいながら医療者の思うままにさまざまなことを進めようとすることは，依存を強化する．自分の努力では症状が改善できず，治療の目処が立たず見通しのつかない状態が長期にわたって続くと，患者は強い無力感を体験し，困難な状況を自分で乗り越えていくための心的エネルギーは低下し，身近な存在である看護師にあらゆるかたちで依存すると考えることができる．

生物学的背景

薬物依存は身体依存と精神依存という生物学的観点から理解することができる．身体依存は，ある薬物が長時間体内に存在することによって，人体がその薬理作用に順応してしまった結果であり，その薬物が体内に存在するときには問題を感じないが，切れてくるとさまざまな症状★6が出てくる状態である．一方，精神依存とは，薬物が切れてくると，その薬物に対する渇望★7が強まり，自己コントロールを喪失し，薬物を使用してしまう状態をいう．どちらにしても渇望に基づく薬物探索行動が認められる．こうした精神依存は"脳の病気"であり，中枢神経作用をもつ薬剤を摂取することにより，脳内報酬系と呼ばれる経路におけるドパミン神経伝達刺激が賦活され，シナプス間隙のドパミンとグルタミン酸放出の増大が生じることが依存を形成すると考えられている．そして薬物の摂取を続けるうちに，ニューロンネットワークの再構築が生じ，脳そのものが"薬を欲しがる脳"につくり変わると考えられている[3]．

依存の問題をもつ患者の理解

看護場面において依存が問題となるのは，看護師に過度に依存して患者が病気の治療や回復のために必要なセルフケアができなくなることである．特に他者を操縦，支配するかたちで依存欲求を満たそうとする患者は，依存欲求そのものは満たされないままなので退行は遷延し，病的結果を生じることになる．

そして看護師は，不合理で一方的な要求が繰り返され，患者の言動に振り回され，さらに依存欲求が満たされないと怒りを露にする患者の態度によって多大なエネルギーを消耗する．患者の要求は際限がないように感じ，無力感，怒り，また患者の要求を満たせないことや患者に対する陰性感情の高まりは，看護師に罪悪感を抱かせやすい．患者といるとつらくなるので避けたくなり，それは見捨てられまいとする患者の依存欲求をさらに刺激し，両者の関係性は悪循環に陥っていく．

先に述べたように，問題となる依存は対人関係，プロセス，物質依存とさまざまなかたちで現れるが，ここではリエゾン精神専門看護師が相談を受けることが多い患者-看護師関係にみられる患者の他者依存に焦点を当てる．

アセスメント

精神状態のアセスメント

患者が依存的になる背景には，先に述べたように病気や障害により強い不安や欲求不満に直面し，心の安定を図るために自我の防衛機制が働いて，退行するなかで依存欲求が出てくると考えられる．患者の外観，言動，思考，気分，認知とい

★6
離脱症状，退薬症状という．

★7
薬物使用に対する強力な欲求．

表 II-16 患者の依存の現れ方

外観・行動	・自分でできるのに執拗に手助けを求める ・看護師にそばにいてほしいために何かと注文をつけてひきとめる ・自分で決断できず，他者に判断を委ねる ・他者からの保証を執拗に求める ・ナースコールのボタンを頻回に押し続け"医師を呼んでくれ"と頻回に要求する ・細かな要求や小言を繰り返す ・自分しか見えず，他者の関心事や問題には興味をもたない ・痛み止めや睡眠薬の使用にこだわる，繰り返し要求する ・泣く，すがりつく ・自分の健康問題や病歴について長々と説明する ・病院の規則を無視する
気分・感情	・要求を満たしてくれない相手の悪口を言う，すねる，ふてくされるなど怒りを表出する ・不安 ・ひとりになること，見捨てられる不安
思考過程・思考内容	・自分の要求は早急に解決されなければならないと信じている ・慢性的な自信喪失，自分の状況を変えることはできないという無力感，低い自尊心

う点から精神状態をアセスメントし，どのような精神状態のなかで患者の依存傾向が強まっているのかを明らかにする．日常場面でみられる患者の依存の現れ方を**表 II-16** に示した．

依存傾向を引き起こしている要因についてのアセスメント

① 身体疾患や薬物療法についてのアセスメント

　身体疾患や障害により身体機能レベル，ADL が低下すれば，他者へ依存することを余儀なくされる．その場合，看護師が"これくらいはできるだろう"と認識するレベルと実際に患者が自立してできる範囲にずれがある場合には，本来しかるべき援助が必要であるにもかかわらず"依存的な患者"とみなされてしまう可能性もある．まずは患者の身体機能，ADL レベルを適切に評価し，患者が本来はできるのにできないと言って看護師に依存的になっているのか否かを見極めることが必要である．

　また患者の依存傾向は医療者との対人関係だけではなく，薬剤への依存というかたちでも認められる．慢性で持続的な疼痛がある，病気や予後についての強い不安があり先の見通しがたたないなど，自分が置かれた状況に対してなすすべがないと感じ，強い無力感や絶望感を感じている患者は，鎮痛薬や睡眠薬を執拗に要求することがある．こうした患者の心の根底には，痛みも不安も忘れて何も考えずに眠りたい，薬剤が身体に入った際の一時的な安楽や快感によって苦痛や不安から解放されたいという無意識の依存欲求があり，それが薬剤の要求を繰り返すというかたちで現れているのかもしれない．

① 医療者に哀願する，おどす，責めるなど何とかして薬剤を使用してもらおうとする
② 使用量が増加傾向にあるなどの点に留意し，痛み，不眠，不安などの症状の程度や範囲，投与されている薬剤の種類や量を確認し，症状緩和に必要な適切な薬物療法が行われているか，患者に投与されている薬剤が精神的・身体的依存を強化していないか

をアセスメントする．

② 精神疾患の既往

　統合失調症の患者では，若年時に発症し，社会経験がなく親から自立できないこともあり，自分で考え，行動し，さらにひとりで生活してきたことがないために依存的な傾向になりやすい．パーソナリティ障害の患者では，適切な対人関係を保てずに他者を操作するかたちで自分の依存欲求を満たそうとすることがある．アルコールや薬物依存症では，依存の対象がアルコールや物質だけでなく，対人関係やプロセスへの依存を同時に認め

ることが多い．アルコール依存症と薬物依存症の場合，精神疾患を抱える患者はストレス耐性が低いことから，身体疾患の治療経過におけるストレス反応として依存や退行が認められることがある．

③ 心理社会的ストレス

患者の依存が，強い不安や葛藤による心理的な防衛として現れていると考えられる場合には，その背景にある心理社会的な要因をアセスメントしていく．身体疾患への罹患，慢性化や治癒の見込みのない病気や障害を抱えること，入院という環境は患者にとって大きなストレスとなる．患者の治療状況，生活状況，置かれている環境などをアセスメントし，患者にとってのストレス要因を明らかにしていく．患者にとってのストレスには，たとえば以下のものがあげられる．

- 病気や治療・検査に伴う身体的苦痛
- 身近な人との別離
- 医療者や同室者との対人関係
- 入院生活の規則や治療上の制限，拘束的な入院環境
- 仕事や家庭，経済面での気がかり

日常生活におけるセルフケアの側面からのアセスメント

患者は看護師に全面的に依存しているのか，看護師が一緒にいればできるのか，どの看護師にも依存的なのか，ある特定の看護師に依存的なのか，日常生活のどの側面については自分で行い，どのような側面について依存的になっているのかなど，患者の依存の現れ方，依存の対象，そして依存傾向が強くなることで，日常生活におけるセルフケアのどの側面が障害されており，それが治療や回復にどのような影響を与えているのかをアセスメントする．

依存の問題をもつ患者への働きかけのポイント

患者の依存に対する看護の目標は，

① 患者の依存行動が減少すること
② セルフケアの範囲がひろがること
③ ストレスや不安への適切な対処がとれることである．具体的なケアのポイントを以下に示す．

依存行動のパターンをつかむ

- 患者の生活史や他者との相互作用のパターンから，通常の生活における依存的行動の傾向を理解する．以前から依存傾向が認められる場合には行動変容は難しいことを心得ておくことも必要である
- 患者が繰り返す要求の内容や頻度，行動の現れるタイミングなどを記録し，明らかにする
- 家族や友人，ほかの医療スタッフとかかわっている様子を観察し，不適切な行動の有無を明らかにする

患者が自立してできる範囲を評価し，本当に必要な側面に対しては援助できるようにする

- 患者が要求する援助が，抱えている病気や環境にふさわしいものであるのか，看護師が見えていないところでは自立的に行動しているのかを明らかにする
- 患者が日常生活において自立してできること，援助が必要な点について看護チーム全体が理解し，一貫したかかわりができるように記録をとるなどの工夫をする

適切な限界を設定し患者に伝え，看護師もそれを守る

- 病院の規則や，看護師が対応できる範囲，使用できる薬剤の量などを患者に伝え，その範囲で要求に応じることができることを伝える
- 例
  - 夜間，看護師に話を聴いてもらうためにナースステーションに入ることはできない
  - 患者が求める特定の看護師の対応や勤務時間外の対応はできない
  - 鎮痛薬は一日3回，投与間隔を4時間あければ，痛みの程度に合わせて自己調整をしてよい

- 患者が看護師との話を望む場合には，都合のよい時間を設定し，どのくらいの時間，自分の注意を全面的に患者に向けられるのかを伝え，強調する．その場合，約束は守る．たとえば30分，話を聴く約束をしたら，それ以上の時間は話を聴かない．やむをえない状況で変更が必要なときには，その理由を説明し，改めて予定を立てる

例　○○時から30分間，話を聴く時間をつくるので，そのときにゆっくりあなたが心配に思っていることについて話し合える

患者の自立行動を促し，セルフケアをひろげられるようにする

- 患者が自分で努力できた点についてポジティブにフィードバックする．自立してからも看護師は見捨てないことを理解できるように，執拗な行動が減ってきたときには患者と過ごす時間を増やすことや，自立の努力のためには必要に応じて看護師の援助を求めることができることを伝える
- 自分では何もできないと感じている患者に対して，患者が努力してできるようになったことを目に見えるかたちでフィードバックし，自覚できるようにする
- 現実的に達成可能な小さな目標を設定することで達成感を得られるようにする
- 過度に指示的にならないようにして，患者の選択や意見を採り入れるようにこころがける

患者の依存の背景にある要因を改善する

- 依存の背景にある患者のニーズや，依存を促進していると考えられる要因をアセスメントし，改善のための方策を立てる

例　軽減されない痛みが患者の不安を強めている場合には，まず疼痛コントロールを図る

看護師自身の感情反応に気づき，ストレスをためこまないようにする

- 患者の怒りの表現を，個人的に向けられたものと受けとめないようにする
- 患者の依存欲求に応じることに苦痛や強い不安を感じるときには，受け持ちをほかの看護師に代わってもらうなどアサイメントの工夫について看護チームで検討する
- 患者は依存欲求を満たしてくれそうな看護師を選び，看護師によって態度を変えたりするという操作的な言動をとることがある．そのために看護チームが分裂してしまうような葛藤を生じることがある．これは境界型パーソナリティ障害患者に特徴的にみられ，看護チームを分裂，操作し，自分の依存欲求を満たそうとするものである．このような患者のケアにあたる際には，患者の操作的行動を考慮に入れながら自分たちの感情反応にも目を向け，看護チームが情報を共有し，一貫してかかわるとともに，看護チーム自体の結束を強めていくことが鍵となる

依存の問題をもつ患者の直接ケアの実際

事例紹介

心疾患で治療を受けている50歳代の女性．突然の発症により入院したが，脳梗塞を併発し，左半身の不全麻痺となる．安静と薬物療法により心機能は安定し，日常生活をひろげていくためのリハビリテーション期にある．しかし患者は自分でできそうなことさえナースコールをし，寝衣をかけてほしい，体位を変えてほしい，電動ベッドにもかかわらずベッドを上げ下げしてほしいなど，看護師に依頼してくる．夜間などナースコールがあっても対応できないでいるとひとりで身体の向きを変えていることもあった．看護サイドでは，患者が自分でできるように見守りながら自立できるよう支援したいと患者に伝えているが"看護師の言うことはわかるし，それが必要なことはわかるけれどできないのだ"と自分ですることをかた

くなに拒み，怒る，すねるなどの攻撃的な態度や"お願いだから助けてほしい"と哀願するような態度を示していた．それでも自分でやることを勧める看護師に対しては"誰々は手伝ってくれないで放って置かれた"とほかの看護師に不平や不満をぶつけるなどの様子が続いている．さらに"こんな状態なら死んでしまえばよかった"と悲観的になり，子どものように泣きじゃくるなどの様子に看護師は苦慮しており，相談が依頼された．

アセスメント

相談を依頼されてから，まず看護チームでカンファレンスを行った．これまでの経過や現在の状況について看護師からの情報収集を行い，以下をアセスメントした．

患者

患者は脳梗塞と診断されているが認知機能の障害はなく，医師の診察所見や理学療法士によるリハビリテーション状況から判断すると，現状よりも自分の身の回りのことができてよい状況であり，今後のリハビリテーションのゴールも杖歩行程度は可能と考えられている．身体機能レベルから考えれば自分でできることすら看護師に要求しており，依存的傾向が強いと考えられた．痛み止めや睡眠薬への固執，要求を繰り返すことはなく，患者の依存的傾向は身近な看護師に対して対人関係依存というかたちで現れている．

患者の精神状態としては，急性の発症であったうえに不全麻痺という予期せぬ事態に病気や今後の生活への不安が強いこと，看護師に対して被害的な言動が続き，さらに"死んだほうがまし"と絶望的な思考からは抑うつ状態も疑われる．また依存的な傾向を引き起こしている要因については，患者の家族背景（家族のアセスメントを参照），尿意はあるが間に合わず失禁が続いていることや麻痺による身体の自由がきかないうえに，気管切開をしているため筆談によるコミュニケーションでは意思疎通が困難で，思ったように気もちや考え，要求が看護師に伝わらないことから，無力感や自己コントロール感覚が低下していること，病気や入院によるストレスなどが推測された．これらの状況に対して，患者自身はどのように現状をとらえ，感じているのか，依存の背景にある要因についてのさらなるアセスメントが必要である．

家族

患者の両親はすでに死亡，兄弟や離婚した夫や子どもとは数十年来，音信不通となっている．職場の友人や上司が入院中のキーパーソンとなり，時どき面会に来ている．これまで身近なところに安心して依存できる対象はいないようで，看護師は唯一依存できる身近な対象であると考えられた．こうした背景をもち他者に頼らずにひとりで生きてきた人が病気になり，障害を抱え，他者に依存しなければ生活できないことのショックや今後の生活への不安は計り知れないものと考えられる．

看護師・看護チーム

看護師は，患者が突然の発症によって入院し，合併症による片麻痺という現実を受け入れられないことが，不安や依存的な態度につながっているとアセスメントしていた．だからリハビリテーションを勧めてADLが拡大すれば回復の実感をもつことができ，気もちも前向きになると考え，患者の自立を促すためのケア計画を立案し，チームで一貫してかかわれるようにしていた．しかし患者のためと考えて身の回りのことを自分でするように勧めても，患者は"何もしてくれない"と怒り，不満を訴え続ける患者の態度や，頻回なナースコールで呼ばれることへのいら立ちから患者に対する看護師の陰性感情は高まっていた．そして介助をする手技や患者への言葉遣いもつい荒くなってしまう自分に気づき，罪悪感を抱いている看護師もいた．看護チームのリエゾン精神専門看護師への相談の依頼意図は，効果的なかかわり方について検討したいことと，看護師のストレス軽減の方法について相談したいということであった．また自分たちのストレス状況や患者の攻撃的

な態度を考えると，第三者的な立場で患者の訴えをゆっくりと聴ける人の存在が必要なのではないかと考え，リエゾン精神専門看護師による患者面接もチーム内で検討されている．

医師

患者が依存的でリハビリテーション以外はADLがひろがっていかない問題については，看護師と医師とのあいだで共有されている．しかし患者の依存的，攻撃的な態度は看護師に向けられていることや，患者の状況から考えて精神的なショックが大きいのは当然と考え，医師は中立的な態度で患者に接し，リハビリテーションが現在の目標であることを繰り返し説明するなどのかかわりをしている．

ケアの組み立て

以上のアセスメントから，患者には日常生活の全般にわたって看護師に対する依存的な傾向が認められる．依存の背景にある患者の精神状態，それにかかわる要因を明確にすることと，看護師のストレス状態への支援を目的に以下の介入を組み立てた．

患者へのアプローチ

患者本人がリエゾン精神専門看護師との面接を希望しているのではないため，まずベッドサイドを訪れ自己紹介をし，病棟看護師から紹介されて来たこと，突然の発症や入院が長引きストレスがたまっているのではないかと看護師が心配していることを伝え，精神面での支援について一緒に考えていきたい旨を伝え，患者にアプローチする．

患者面接を通して精神状態や依存を引き起こしている要因を明らかにする

患者の精神状態のアセスメントや依存的態度の背景にある要因について，さらなる情報収集とアセスメントを行うために患者面接を行う．

直接ケアにおける具体的ケア計画の立案

看護チームはリエゾン精神専門看護師による精神的ケアが必要と考えているが，面接から直接ケアの必要性を判断し，直接ケアを行うのであれば目的や具体的なケア内容について検討する．

看護師へのコンサルテーション

看護師のストレス軽減のための支援と，患者面接によるアセスメントの結果を看護チームと共有し，患者への具体的なケア方法について話し合うためのコンサルテーションを並行して行う．

ケアの実際

介入計画に基づき，患者の精神状態や，患者の依存的態度にかかわる要因をアセスメントしたうえで，患者への直接ケア，看護師へのコンサルテーションを行った．

患者面接

① 患者の精神状態のアセスメント

初回面接から以下のことが明らかになった．

患者はこれまで健康で人の手など借りることなく生活してきたが，排泄の世話をはじめ，人に手伝ってもらわなければ何もできず"情けない"という気もちを，繰り返し涙ながらに文字にして語った．また"自分のことで涙を流すのは初めて"とこれまで気丈に生きてきた側面もうかがわれた．患者には抑うつ気分，気力の低下，食欲低下が認められ，被害的，悲観的な思考から軽度の抑うつ傾向にあると考えられた．しかし"リハビリテーションをがんばって，できることを精いっぱいやっていきたい"と今後の治療や回復への目標をもっていた．また患者を担当する理学療法士から話を聞いたところ，リハビリテーション訓練には前向きに取り組んでおり，無理をせず少しずつプログラムを進めている面もあって拒否や攻撃的な態度などを見せることはいっさいなく，依存的な態度は看護師に対してだけ向けられていることがわかった．

これらのことから，突然の発症によって受けた精神的打撃は患者に強い無力感，喪失感をもたらした．ひとりで気丈に生きてきた反面，抑圧されていた彼女の依存欲求は危機的状況のなかで身近な存在である看護師に向けられたが，自分ですることを強いられ，依存欲求を満たしてくれない看

護師に怒りを向け，さらにナースコールやさ細な要求を繰り返して看護師を支配，コントロールするようなかたちで依存欲求を満たしていると考えられた．また看護師によって対応が異なるために，自分のニーズがきちんと満たされるかどうかという強い不安が，要求を待てずにナースコールを鳴らし続けることにもつながっていると考えられた．これまでの生活歴などから，病気や障害に伴う精神的打撃からの回復や心的エネルギーを取り戻すことができれば，リハビリテーションや日常生活上の問題にも前向きに取り組める強さをもっている人ではないかと考えられた．

② カウンセリング

筆談でのやりとりであったが，一気にメモ用紙に文字を書き連ねる様子から，患者の訴えをゆっくりと聴き，気もちを整理する時間が定期的に必要だと考えた．定期的な面接を提案したところ患者の意向もあり，週に1～2回の面接を計画した．面接では感情表出を促しカタルシスを図ること，そして患者が気もちを整理できるように訴えを傾聴し，気もちを受けとめながら面接を進めた．そして患者の思いや考えを病棟看護師にも理解してもらうことが必要だと伝え，話してくれた内容を看護師と共有することの承諾を得た．

看護師へのコンサルテーション

① 看護師のカタルシスを図る

カンファレンスでは，患者へのケア方法を検討するだけでなく，患者に対する陰性感情をはじめ，患者の要求に共感的にこたえられないことへの罪悪感など看護師の感情表出を促し，カタルシスを図った．

② 面接から明らかになった情報を看護師と共有し，患者理解を促す

面接からアセスメントされた患者の精神状態について看護師と話し合った．そして患者が最も強く感じている"情けない"という気もちをまずは受けとめ，現状に対して患者自身が仕方ないと思ってはいるが，看護サイドでは"仕方がないからがんばろう"ではなく"仕方ないと思っているけれど，とにかく情けなくてしょうがないのだと思っているのですね"という気もちをフィードバックしていくことを伝えた．

③ 具体的なケア方法を看護師とともに検討する

看護師が立案していたケア計画を一緒に振り返り，患者の自立を促すことが無力感を軽減し，生活への自信をつけることにつながることを評価した．そのうえで，身体機能レベルからセルフケアが可能であったとしても患者の精神状態を考えると，ADL拡大よりも心的エネルギーの回復を待つことが先決であり，そのためには患者の依存を強化しないように配慮しながら依存欲求を満たしていく方法について話し合った．具体的には，患者が周囲の状況を自分でコントロールしながら欲求を充足できる感覚をもてるように"自分でできるからやってみましょう"ではなく，体位交換や移動の際には，どの部分を，どのように手伝ってほしいかという患者の意向を尋ね，それに沿うかたちで手伝うことにした．また失禁状態の改善のために水分摂取量の調整や定期的に排尿を促していくなどのケアを話し合った．患者がひとりで行えることを看護チームで共有しながら一貫してかかわっていくことは重要であるが，かといって"昨日はここまでできていたのだからひとりでやりなさい"というのではなく，患者の体調をみながら臨機応変に対応していくこともたいせつであることを確認し合った．

④ リエゾン精神専門看護師と病棟看護師の役割分担について話し合う

リエゾン精神専門看護師はカウンセリングを通して患者が気もちを整理できるようにかかわり，精神的安定を図ること，病棟看護師は患者の日常生活を整え，安心できる環境づくりをすることで患者の精神的安定やセルフケアをひろげていけるようかかわっていくことを話し合った．

結果と評価

面接を通してじっくりと患者の気もちを聴き，

気もちの整理ができるようにかかわったこと，そして定期的に訪室し，自分に関心を向けている他者の存在を感じることができたことで，依存の背景にある患者の孤独感を癒すことにつながったと考える．そして患者の依存に巻き込まれていた看護師，看護チームは，患者と自分たちの関係を客観的に振り返り，そして自立を促すことよりも，まずは患者のもつ従来の強さを信じながら依存欲求を受け入れ，細かな要求に対応していくことは，患者の安心感を保証できたと考える．こうしたかかわりと，患者の身体的回復により患者は徐々に自分らしさを取り戻していった．初回から3回の面接までは，患者は自分が情けないと泣きじゃくりながら気もちを文字にして訴えていた．しかし気管切開口を閉じ，言葉によるコミュニケーションが可能となったころから次第に表情が明るくなり，攻撃的な態度が減少した．さらにいらいらして八つ当たりして申し訳なかったと看護師に謝る場面も見られるようになった．夜間のナースコールの多さは続いていたが，それは患者の状況を考えると当然の要求と看護師は受けとめ，支持的にかかわれるようになり，患者の変化に伴って看護師のストレスも明らかに軽減していった．

● 文献

1) 土居健郎：精神分析と精神病理．医学書院, p55, 1970.
2) 渡辺　登：よい依存，悪い依存．朝日新聞社, 2002.
3) 氏家　寛，野村　晃：薬物依存の生物学的背景．こころの科学, 111：33-38, 2003.

II—精神的諸問題を抱える患者のアセスメントと直接ケア

3 精神的諸問題のアセスメントとケアの実際
6- 痛みを抱える患者

はじめに　痛みとは，身体組織における障害の存在を示すサインであり，その強さは障害の程度に一致すると考えられている．しかし，現場では，器質的所見から予想されるよりも過度に疼痛の訴えを表出する患者に出会うことがある．そして，その痛みを抑えるために使用した鎮痛薬をやめられなくなるなど，日常生活に支障をきたすケースもある．

痛みは，その後の治療の違いから，通常は急性疼痛と慢性疼痛およびがん性疼痛の 3 つに分けて考えている．このなかで対応が困難なのは，慢性疼痛の患者であるといわれている[1]．慢性疼痛の定義は"疼痛の訴えやそれによって引き起こされている社会的・職業的障害の程度が，器質的所見から予想されるよりも過度であるもの"となっている[2]．

痛みを抱える患者の理解

アセスメント
疼痛にかかわる身体・精神状態のアセスメント

　痛みは主観的なものであるため，客観的に判定するのは困難であり，患者本人に尋ねてみるしかない．そのため，アセスメント時に最も重要なのは，どんな痛みの訴えであっても，まずは器質的な要因を明確に評価し，その要因への対処を優先することである．医療者は器質的な要因を探ることなしに，痛みの訴え方が激しいという印象だけで，それは精神的な痛みであると決めつけてはならない．その一方で疼痛の知覚は，情動的要因に影響を受けるため，痛みの背景にある気もちや状況によって痛みの閾値は変動し，器質的所見とは見合わない痛みを表現する場合があることも頭に入れてアセスメントする必要がある．すなわち，痛みに関する情報を丁寧に収集して，本当に必要な治療や看護を吟味することがたいせつである．

　疼痛のアセスメントをするためには，疼痛にかかわる疾患について，また疼痛の特徴や影響はどのようなものか★，身体的，社会的にどの程度の機能障害が生じているか，疼痛の引き金となる要因は何か，など精神的・身体的・社会的に幅広く情報を得ることがたいせつである．

　強い痛みが継続している場合の精神状態の特徴としては，痛みがますます悪化する恐怖感，落ち込み，いら立ちなどの気分の障害や痛みがコントロールできないことによる無力感が起こり，何かをしようとする気力が低下する．また，集中力が低下して現実を論理的に考えられなくなり，痛みのことばかり考えて創造的な思考が生まれないといった思考の障害も起こってくる．さらに疼痛が続くと，医療者から見捨てられるのではないかという不安が生じたり，うつ状態になったり，絶望感が生じて自殺を企てたり，自分の痛みを他人は信じてくれないと感じて孤立してしまうこともある．

★　痛みの性状や強度，部位，分布，痛みの部位の発赤や腫れ，疼痛が変動する状況，今まで行った治療とその効果，鎮痛薬の種類と量・使用頻度とその効果，痛みがあるときに自分なりに行っている対処方法とその効果，血圧や脈拍，呼吸数の上昇，発汗など．

疼痛を引き起こす要因に関するアセスメント

疼痛を引き起こす要因としては，がんや潰瘍，イレウスなどのさまざまな身体疾患と，身体表現性障害・不安障害，心身症・うつ病・不適応反応・統合失調症などの精神病がある．また，社会的，文化的因子も，個人の痛みの意味づけ，痛みに対する情緒反応に影響を与えるといわれているため[3]，患者の言葉や文化的背景などにも注意してアセスメントすることが必要であろう．

患者のセルフケアに関するアセスメント

痛みによって生活のどの部分に影響が及んでいるのかについて情報を集めてアセスメントする．生活全般を把握し，どういうセルフケア不足があり，それによって患者に起こっている苦痛や日常生活上の差し障りは何かを明らかにすることがたいせつである．

たとえば，腹痛がある場合には，食事や水分の摂取が不十分になる．腹痛によって腹圧がかけられないために，排泄にも影響することがある．また，痛みのために不眠を生じやすくなり，十分な休養がとれないことで不活発な生活になりがちで活動と休息のバランスが崩れてしまう．あるいは痛みのためにイライラして人を遠ざける，怒りを露にするため，人とのつきあいに支障が出る．ひとりでいるときに痛くなったらどうしようかといった不安が出現して，ひとりの時間を落ち着いて過ごせなくなり，対人関係と孤独に関するセルフケア不足が生じることもあるだろう．

そのため，患者がどのような痛みの体験をしているのか，痛みによって何を失ってきたのか，現在痛みに支配されて自由に過ごせない時間はどれくらいあるのか，など困っていることを丁寧に聴く．加えて，楽に過ごせる時間はあるのか，痛みを減らすためにやってみたこと，工夫していることについての情報も含めてアセスメントをする必要がある．

痛みのある患者への働きかけのポイント
疼痛のアセスメントを心身両面から行い，アプローチを検討する

① 痛みの存在を認め，痛みが引き起こしている状況を患者と看護師で共通認識する

前述したように，痛みを精神的なものだけと考えず，綿密に心身両面からアセスメントをして，患者が自分の痛みの程度を表現できるように支援する．その疼痛によって苦しんでいる状況をしっかりと受けとめることは，精神的な支えとなる．そして，疼痛を引き起こしている要因が十分に明らかにならない場合もあるが，わかっている範囲で痛みを引き起こしている理由を説明し，不安感が増強しないようにする．

次に患者が，その痛みをどのようにしてほしいと思っているのかを把握する．そのときには，ただ"痛みを軽くしてほしい"というようなあいまいな期待ではなく"どのようなことができる程度になりたいのか""今最もつらいレベルの痛みを1/3程度に下げてほしいと思っている"というような具体的な答えが得られるように聴いていく．もし現実と比べて，患者の期待が高すぎる場合には，目標を下げるためのアプローチが必要なこともある．

② 疼痛コントロールのための対応方法を工夫して提供する

疼痛への対応として鎮痛薬を使用する場合には，期待される効果と薬物中毒や身体的・精神的依存性，耐性などについて正確に理解できるように対応する．使用する鎮痛薬によっては，患者の不安が高くなる場合もあるため，十分にその作用や副作用を説明し，納得して治療ができるように話し合うこともたいせつな看護ケアである．

また，鎮痛薬を使用する以外の看護ケアを工夫することも重要である．たとえば，患者が心地よいと思うような"快"の体験ができると，一時期でも痛みから解放されて癒される可能性もある．また，ゲートコントロール理論[4]によって効果的

とされているマッサージや温冷湿布，温浴，気分転換，リラクセーションなども取り入れ，薬物以外の疼痛コントロールの方法を試みることもたいせつである[5]．

つまり，患者が疼痛を正確に認知して安心してそれを表現し，疼痛のアセスメントに参加する状況をつくることと，患者が安楽に過ごせる，あるいは自分らしい時間をもてるように工夫し続けることが，疼痛患者へのアプローチでは重要である．

患者と医療者との関係性を良好なものにする

疼痛がある患者は痛みの激しさや"この痛みさえなければ…"と痛みが現実のものであることを主張し，医療者に何とかしてほしいと過度な期待をもつ．患者の生活全体が痛みに振り回されていることも多い．しかし，医療者が通常の検査や治療を行っても，疼痛の原因を解明できないことがある．このような場合にも患者は，痛みがあるのだから身体のどこかに異常があるに違いないと考えて不安が高まり，訴えが続く．一方で，医療者側は"痛みは精神的な問題である"と考え，対処に苦慮してしまう．そして，患者の執拗な痛みの訴えに対応策を使い果たして無力感を抱え，患者をあまり訪床しなくなったり，鎮痛薬を漫然と使用してしまうことにもなる．このような場合には，患者と医療者との信頼関係は構築されず，慢性疼痛のある患者と医療者は対立することさえある．そうなると，患者は医療に対して不信感を募らせ，症状は悪化し，さらに痛みに固執していくという悪循環を生むことになる．ここで重要なのは，患者の痛みの訴えを否定せずに積極的に傾聴して，円滑なコミュニケーションを図ること，患者との関係性を確立することだと考えられる．関係性を深めるためには，述べてきたようにアセスメントを丁寧に行うことも信頼関係を確立するうえでの重要なポイントになる．

痛みのある患者の直接ケアの実際

癒着性イレウスによる痛みのコントロールができずに入退院を繰り返していたケースを通して，痛みを抱える患者の直接ケアについて具体的に紹介する．

事例紹介

このケースは，20年ほど前に胃穿孔を起こし，その術後から癒着性イレウスによる痛みが出現したため，依存性の高い強力な鎮痛薬を使っていた．以来，身体の所見に当てはまらない痛みを主張し，外来を緊急受診して注射を要求する行為が続いた．

腹痛の精査入院したときも，鎮痛薬の筋肉注射を要求してきた．そこで，まず検査をして状態を検討してから必要なら鎮痛薬を使用する旨の説明をしたところ"注射をしてもらえないのなら入院している意味がない"と言って，そのまま自主退院をした．

相談の依頼は"今回の入院では，中心静脈栄養と経腸栄養剤で対応しているが，痛みのため経口摂取はほとんどできず，痛みは日に日に増強し鎮痛薬の筋肉注射の要求も強くなっている．対応に行き詰まっているので相談したい"という内容であった．早速病棟に行き，受け持ち看護師と相談した結果，長年対応し続けてきた看護師の無力感が強くなっていたこともあり，リエゾン精神専門看護師が直接ケアを行うことになった．

アセスメント

初回面接後の患者

初回面接で，患者は長いあいだ痛みに苦しめられてきたこと"この痛みを何とかしてほしい，すべてがこの痛みで狂ってしまった"と話した．

精神状態をみると，意識，記憶，認知などに問題は認められず，抑うつ的であることと，痛みに関する知覚にゆがみがみられ，その結果として意欲の低下が起こっていると考えられた．また，痛みに支配されてきた期間が長いためか，痛みが

こると何もできなくなるという，無力な自分を繰り返し学習してきたとも考えられた．この無力感の学習は生活全般に影響を与え，普遍的セルフケア全体の低下につながっていた．そのために数種類の鎮痛薬への依存傾向が高くなっているのではないかと判断した．

患者の痛みの表現は臨床所見よりも過度であると考えられたが，まずは何らかの痛みのコントロールについての介入が必要であると考えた．また，痛みがすっきり取れてからセルフケアを高めるのではなく，セルフケアが高まることで痛みがあっても，それなりに生活することができると気づいてもらえるような対応が効果的なのではないかと考えた．

家族

家族は，妻と子どもがいること以外にほとんど情報がなく，家族の姿を知っている看護師は少なく，家族と意図的に会話を交わしたことのある看護師もいなかった．少ない情報のなかから考えられるキーパーソンは妻であり，仕事のない日や仕事の後に面会に来ていることはわかった．

看護師・看護チーム

受け持ちは熟練看護師であったが，繰り返される患者の入退院に，どう対応したらいいのかがわからなくなり，看護の方向性を見失っていた．患者の所に足を運んでも，痛いという訴えが繰り返されるばかりで，対処のすべがないことも看護師の当惑と無力感を深めていた．そのため痛いという訴えを減らすのではなく，痛いけれども何とか生活できることを目的とする看護ケアと支援が必要と考えた．

医師

主治医も看護師と同様に，疼痛の訴えが続いて鎮痛薬を要求する患者に対して陰性感情を抱いていた．そして何度検査をしても，器質的所見に大きな問題はなかったことから，患者の痛みは精神的なものなので，何も対応する必要はないと考えていた．

この患者の痛みの背景には精神的な要因もあるが，身体的な面ではまったく問題がないのかどうかを正確に見極めてもらうことは重要である．そして，その身体所見の結果をみて問題がなければ，精神的な対応ができる医師に対応を交代してもらうというプロセスを踏むことが必要だと考えた．

ケアの実際

精神状態のアセスメントと精神科的治療の必要性の判断

面接を進めていくと"ゆううつな気分があり，気力が低下しており，ひどいイライラ，不眠，食べたくない（食べられない），頭痛，肩こり，吐き気，しびれ，息苦しさ，胸部不快，便秘，あちこちの痛みの慢性的な持続が認められ，ベースに抑うつ状態がある"というアセスメントに至った．そこで，医師にそのアセスメントを伝え，抗精神病薬（三環系抗うつ薬）の調整がなされたことによって，痛みを感じる時間が減少し，食事などのセルフケアの取り戻しが進んだ．

看護ケアの組み立て

実際に薬剤などを使用して痛みを軽減することと並行して，どのような鎮痛薬が必要かを検討するために精神状態のアセスメントを行うことと，セルフケア能力を高め，患者の痛みに対する認知を変化させていくための看護を展開した．中心となったのは，次の2点であった．

① **セルフケア不足を補完しながら，セルフケア能力を高める**

　① どこに，どのようなセルフケア不足が生じているのかをアセスメントし，不足を補完することによって全身状態を整える

　② 痛みに関連して引き起こされているセルフケア不足に対する能力を取り戻すための支援を行う

　③ 生活を立て直し，セルフケアを高めることによって，痛みにすべてを支配されているのではないと認知できるようにする

　④ 家族との連携を強化し，家族の力も活用しな

がらセルフケア不足を補完していくとともに，退院後の生活も想定して環境を整える

❷ 痛みに対する閾値を高め，自尊感情を高める

① 痛みについて協働して評価する．まずは，痛みをより正確に評価してもらうために，Wong-Baker Face Pain Rating Scale を基にしてオンコロジー専門看護師が作成したスケール[6]をつけて鎮痛薬との関連を目に見えるかたちにする（このスケールをつけるという作業をしてもらうことが，本人が自分の痛みのコントロールに参加しているという意識づけにもつながる）

② 定期的に確実に面接を続け，患者に関心をもっていることを示し続けることで，孤独感を軽減させるとともに，医療者との関係性を再構築し，援助関係を深める

③ 本人の痛みに対する恐怖感や無力感をともに苦しみ，振り回されてみる．そして，うまくいかなくても，あれこれと痛みを減らすための方法を模索する姿勢を示す

④ 生活のなかで，自分で工夫してやっていることを丁寧に評価し，自分にもできるということに気づき，それを実感できるように支える

⑤ 過去の自慢できる事柄を話してもらい，自信を取り戻す

ここでは"セルフケア不足を補完しながら，セルフケア能力を高める支援"のなかでも，特にセルフケアが低下していた食事への支援について紹介する．

食事に関するセルフケアの低下は著しく，一日に1缶の経腸栄養剤を何とか摂取する程度であり，ほとんどの栄養を中心静脈栄養に頼っていた．この食べられないことが無力感を高めることにもつながっていた．そこで，食べられる物と食べられる時間と方法について，相談しながら何があるかを探すことにした．本人がやる気になってもなかなかうまくいかなかったが，少しでもよさそうなことを，その都度，検討，工夫していった．

患者の認知としては"食べる→痛くなる→食べられない→体力が低下する→ますます食事への恐怖感が高まる"といった悪循環が引き起こされていると考えられた．食べなければならないと思う一方で，家ではひとりで食事をすることが多いため，楽しく食事をした体験に乏しく，食への関心や意欲が高まらないのではないかとも考えられた．また，経腸栄養剤は苦手で，食べると調子を崩す牛乳と類似した味であったので摂取量が増えないようであった．そのため，以前にうまくいった体験として記憶されている胃切除術後食を試してみた．

しかし，次の面接時に，そもそもは自分が希望した胃切除術後食について"いきなり胃切除術後食の三分粥にすると，吐いてしまい，食べられない"と訴えた．さらに，過去に嚥下障害を指摘されたこともあり，固形物を飲み込むときの反射が障害されているので，うまく飲み込めずに嘔吐するのだとも話していた．そこで，患者が感じている病院食の欠点を確認したところ，

① 時間が決まっており，その時間に食べないといけないという脅迫感がある

② 食べたいと思ったときに食事が出てくるわけではないので，タイミングがずれるとまったく食べられない

③ 現在の食事形態では，固形物が多いので食べられない

④ 同室のみんなと同じ時間に食事が来るので，嘔吐反射が出ると申し訳ないと思って食べられない

という4点であった．それを聴いてリエゾン精神専門看護師が困っていると，患者は"食べられないとはいっても，食べる気がない訳ではない．みんながんばっていろいろ考えてくれているのに，自分ががんばらないとよくなりゃしないから"とリエゾン精神専門看護師を励ましてくれた．そして，少しでも食べられるようになるためにと，患者自身もアイデアを出してくれた．

それは，
① ゼリー食の検討：ゼリーなら好きだし，口のなかでつぶして飲めるので食べることができるかもしれない
② 牛乳系の味ではないほかの経腸栄養剤を取り入れて，それとカステラやビスケットのようなものを時間に関係なく補食する
③ 白桃などの缶詰を準備してもらって試す

という3点であった．自らアイデアを出してくるのは初めてであったため，そのことに対するプラスのストロークを送り，そのアイデアを実施してみることにした．すると患者は"いつ，何を，どれくらいの量を食べられたか，何を食べたときにはうまくいって，何を食べることができなかったかを，自分でノートに記載するようにしてみる"と意欲を示し，それを基にしてまた考えてもらいたいと依頼してきた．

一方で，食事摂取を促すためのケアを看護師とともに整理し，以下の3点を病棟看護師にも試みるように提案した．
① 促し：どんな食べ物でもよいので口から入れて飲み込み，消化活動をすることで，消化機能の低下は防げるので"少しでもよいから食べてみましょう"と促す
② 励まし：少量でも口に入れて飲み込んだ場合には"がんばりましたね．少しでも構わないので，その調子で！"と励ます
③ 付き添い：食事摂取時にそばにいて，がんばって食べている状態を見届ける

このような対応を行ったところ，最終的には"全粥くらいの食べ物を食べられないとだめなのだ"という患者のなかにある枠を取り払うことができた．退院後も安心して食べられそうなゼリーを主体とした食事にしてみるという提案に同意してくれた．そこで，このように自分に高い目標を課さないことによって"強迫的に食べなくてはならない"という心の負担が減るのではないかと助言した．また，楽しみ程度に，お刺身などの好きな物を口に入れてみると"おいしい"という味覚を取り戻し，食べたいという意欲が高まるかもしれないので試してほしいと促した．その後，受け持ち看護師からゼリー食の紹介をしてもらい，患者も家族も取り寄せてみると意欲的な反応がみられた．さらに，食べたり食べなかったりすると，腸蠕動が不安定になり，痛みを強く感じるような状態になるので，できれば一日3回，ゼリーだけでもいいから食べるように指導した．そうすると栄養面，痛みの面の両方で効果的なのではないかともアドバイスし，それは入院中から実施できるようになった．

結果と評価

このケースでは，上述した食事のセルフケア不足のほかに，排泄や個人衛生，活動と休息，孤独と社会的相互作用に関するセルフケア全般の支援を行った．また，なかなか登場しなかった家族の考えや気もちを傾聴するとともに，今後どのように体制を整えていくとよいのかということを一緒に検討した．

このケースの難しさは，痛みがすっかりなくなることがQOLの向上にはならないところにあった．というのは，痛みは本人にとってたいへんつらいものである一方，自分の存在を確認するひとつの手立てとなっている可能性があったからである．痛みのメリットとしては，
① 目の前にある痛みに神経を集中させることによって，20年にもわたる痛みで狂った人生と直面せずにすむこと
② 処方される鎮痛薬によって眠気や集中力の低下などが起こると，現実の自分を見つめずにすんだこと
③ 痛みが続いている限りは家族にも心配してもらえるし，世話もしてもらえること

などが考えられ，また，
④ 症状があると"病院"という行き場を失うことがない

ということも"痛みのメリット"だったかもしれ

ない．このように考えると，患者にとって"症状がなくなることが幸せ"とはいいきれない．そのため，このケースのような精神的なストレスを取り除くためには，患者が心の葛藤を見つめて整理できるようにアプローチするよりも，セルフケアを高めた結果として認知が変化することを目指した看護ケアが有効だったのではないかと考えている．

また，患者のベースに隠れていたうつ状態をアセスメントし，そこにアプローチできたことは，患者の苦悩や日常生活上の差し障りを軽減するのに役立ったと考えている．

●文献
1) 小原喜美夫：第2章 症状群（状態像）の診かたと対応，IX 痛み．入院患者の精神的ケア―全人医療のために．武市昌士 編，p127，医学書院，1990．
2) 小宮山博朗：IV章 心身症各論，8．慢性疼痛．久保千春 編，心身医学標準テキスト．p190，医学書院，2002．
3) リンダ・M・ゴーマン 他編著（池田明子 監訳）：15章 痛みに関する問題．心理社会的援助の看護マニュアル．p292，医学書院，1999．
4) McCaffery M, Beebe A（委羽文子 監訳）：第3章 痛みを持つ患者への看護過程．痛みの看護マニュアル．pp50-51，メヂカルフレンド社，1995．
5) 前掲書2），p292．
6) 岡崎寿美子 編著：看護診断に基づく痛みのケア，第3版．p30，医歯薬出版，2002．

II—精神的諸問題を抱える患者のアセスメントと直接ケア

3 精神的諸問題のアセスメントとケアの実際
7- 出産をめぐる問題を抱える患者

出産をめぐる精神的問題をもつ人びとの理解

妊娠・出産期は子を産み，育て，親になるという成長発達のプロセスの一時期であり，さらに次の世代のライフサイクルの始まりでもある．この時期にある女性や家族のメンタルヘルスは，新たに生まれてくる子どもの健やかな成長や発達にも影響を及ぼす．リプロダクティブヘルス／ライツ★1という概念が提唱され，その重要性が認識されてきているが，出産期は生涯を通した女性や家族の健康を考える重要な一時期といえる．

出産をめぐる精神的問題とその背景

妊娠・出産期にある女性は子どもの誕生への期待や喜びにあふれ，幸福に満ちているものであるという社会通念がある．しかし，一方で核家族化，少子化，価値の多様化など社会環境の変化に伴い，育児ノイローゼ，乳幼児虐待など子育てに伴う女性の精神的な問題が認識されるようになってきた．妊娠，出産，育児期は精神的に不安定になることや精神障害を発症することが少なからずあり，古くはヒポクラテスの時代から出産後に急激な精神症状をきたす精神障害の記載があるといわれる．Caplan[1]は，妊娠期は心理的危機が起こる可能性が増大する時期ととらえ，予防精神衛生の流れのなかで精神医学的コンサルテーションの重要性を説いている．

出産をめぐる精神的問題をもつ女性への援助を考えるにあたり，問題の特性とその背景，および援助の目的について，5つの側面から概略を述べる．

親になるというプロセスにおける不安定さ
① 問題の特性と背景

出産をめぐる精神的問題の特性としてまずあげられるのは，親になるというプロセスが身体的・心理社会的に大きな変化をきたす，非常に不安定な時期ということである．結婚，子どもの出産，育児など身体的・心理社会的変化に伴う不安定な時期から，安定性を取り戻すまでの移行期には，多幸感や幸福感とともに不安，抑うつ，自己概念や役割遂行の変化，自尊感情の変化などの反応が認められる[2]．

身体的変化 妊娠や分娩は本来，生理的な現象であるが，周産期のホルモン変化は正常範囲であり，気分障害をきたす神経伝達物質や受容体レベルにおけるさまざまな変化を誘発させるといわれる[3]．マタニティブルース★2は，内分泌精神症候群に属するとも考えられており，分娩に関連した脳動脈血栓や大出血による脳循環不全など器質性の障害によっても精神症状が認められる[4]．内分泌環境の変化に加え子宮の増大による腰痛や頻

★1
Reproductive Health／Rights（性と生殖に関する健康／権利）：女性の生涯にわたる健康の確立を目指すものであり，1994年に国際人口・開発会議において提唱された．95年には世界女性会議でも重要なテーマとして検討されてきた．人間の生殖システムの機能および活動過程などがすべての側面において，単に疾病，障害がないだけではなく，身体的・精神的・社会的に完全に良好な状態にあることをいう．具体的には人びとが安全で満ちたりた性生活を営むことができ，子どもを産むか，産まないか，いつ産むか，何人産むかを決める自由をもつことを意味する．

★2
maternity blues：産後3～4日めごろから出現する一過性の症候群．涙もろさ，情動不安定，憂うつ，不安，集中困難，困惑，不眠，疲労や頭痛などの症状が出現する．

尿，そしてボディイメージの変化，(妊娠)悪阻など妊娠に伴うさまざまな身体症状の多くは，女性にとって不快で苦痛な体験となり，それは妊娠を受け入れることなど心理社会的な側面にも影響を与えるものである．

心理社会的変化　さらに妊娠や親になることを受け入れ，新しい役割を担うための準備をして，子どもの誕生後の生活を新たに築いていくなど心理社会的な変化に適応してくことは非常にストレスフルなことである．家事や育児の分担，家庭や職業上の役割の変更や修正，日常生活の時間配分，自分のニーズよりも子どものニーズを優先しなければならないことへの不満や葛藤など，多くの女性が妊娠や子どもの誕生への期待や喜びだけでなく，不安，当惑など両価的な感情を抱くものである．

家族の成長発達という側面からみれば，夫・パートナー，上の子どもやほかの家族メンバーにとっても新たな子どもの誕生は，家族関係に変化をもたらし，強い不安や葛藤を抱かせるものとなる．夫婦の親密性を維持させながら，同時に新たに生まれた子どもとの愛情関係を築いていかなければならないが，子どもの誕生以前の家族発達における課題，たとえば婚姻による出生家族(実家)からの心理的な自立という課題が未解決なままであると，それは夫婦や子どもとの関係，再構築していかなければならない新たな生活に持ち込まれることになるだろう．また，出生家族との関係のなかで，母親との葛藤をもった関係があった場合には，自分が母親になろうとしているとき，その複雑な関係が表面に浮かび上がってくるともいわれる[5]．

さらに妊娠・出産の過程においては，流早死産，未熟児や障害をもった子どもの出産など，女性や家族にとって予期せぬ出来事が生じることによっても危機的状況が引き起こされる．これについては後述する．

② 援助の目的

この時期にある女性や家族への援助の目的は，身体的，心理社会的変化に適切に対処できること，そしてストレスフルな状況によってもたらされた不安定な時期を通り抜け，安定性を獲得するための能力を高めることである．妊娠に伴う危機と，危機に対する人びとの反応は，ある程度予測されるものであることから，妊娠中から準備教育として母親学級が地域で開催され，妊婦検診を通した生活上の指導や教育的アプローチが従来からなされてきた．またソーシャルサポートを調整していくことも重要である．特に夫である父親からのサポートや夫婦関係の満足度は母親の妊娠期の適応と関連があるといわれている．しかし先に述べたように夫(父親)やほかの家族メンバーも家族発達における課題をもっていることを忘れてはならない．出産期にある女性への支援を検討するにあたっては家族全体を視点に入れ，女性を取り巻く家族，地域の社会的支援を考慮に入れたアプローチが重要となる．

高度先端医療の進歩と意思決定をめぐる心理社会的問題

① 問題の特性と背景

妊娠や出産，育児に関する情報が簡単に入手できるようになり，出産に関する価値観は多様化してきている．さらに高度先端医療技術が進歩し，生命操作に伴う多くの倫理的，法的な課題が十分に検討されぬまま加速度的に技術革新が進んでいる．診断技術の進歩により多くの情報が与えられ，さまざまな選択肢のなかから意思決定を迫られている女性やパートナー，そして家族は，これまでにない心理的葛藤や苦悩を体験している．治療やケアにあたっている医療者自身もまた同様である．

生殖補助医療　たとえば，生殖補助技術の進歩により，かつては妊娠を望むことができなかった女性が不妊治療によって子どもを得ることが可能となった★3．しかし，治療に伴う副作用や日常生

活上の制限など身体的，心理社会的な苦痛を余儀なくされるものの，すべての夫婦に子どもが得られるわけではない．不妊治療に伴う高額な治療費★4から，子どもをあきらめざるをえない夫婦もいる．

反対に生殖補助医療が進むことが，子どものいない夫婦の生活という生き方の多様性を認めず，女性は子どもを産むのが当たり前という社会の風潮や価値観を助長させてしまうことも危惧される．さらに不妊夫婦の願いを優先するあまり，生まれてくる子どもの苦悩や人生のQOLへの配慮を欠いてきた点が欧米では指摘されている．非配偶者間人工授精や胚提供により生まれた子どもたちに，真実が伝えられた場合の心のケアについても課題は残されている★5．

出生前診断　超音波，羊水検査などによる出生前診断は多くの胎児情報をもたらしてくれる．かつて子どもは"天からの授かりもの"であったのが，戦後の家族計画の普及により妊娠がコントロールできるようになり，現在では，その是非はともかく，胎児の健康状態や合併症，長期的予後によっては，健常な子どもを得るために，妊娠した子どもを産む・産まないことを夫婦が選択，意思決定できる時代となった．

新生児集中治療においても，予後不良児に対する治療行為の選択にあたっての倫理的・医学的な意思決定は，家族と医療者にとってジレンマの大きいものとなっている．特に周産期の場合には，妊娠した女性や家族だけでなく，まだ生まれぬ胎児，そして自らの意思を表明することができない新生児，乳幼児の尊厳や権利，福祉をどのように考えていくかという複雑な問題を内包している．

合併症や障害をもつ胎児の場合，新生児期の予後を子宮内で予測することの困難さに加えて，胎児の合併症が判明してから分娩までに時間が十分にある場合には，親の母性・父性意識の形成過程や愛着形成のプロセスに与える否定的な影響も危惧される．

妊婦および家族への胎児異常の告知に伴う問題は，

① 対象が目に見えない胎児であるために患者や家族の理解が現実的ではなく，事実を十分に認識できないまま医療者側の指針に同調してしまう可能性がある
② 胎児を人間の生命としてとらえているかどうか，生まれてくる子の障害の可能性に対するとらえ方が患者および家族メンバーによって異なるため，妊婦と家族のあいだに亀裂が生じることや，妊娠週数によっては胎児異常の可能性を告知されただけで人工妊娠中絶に走ってしまう可能性がある
③ 母性あるいは父性行動という点から胎児との関係形成や心理過程を客観的にとらえるのが困難である

などがある[6]．

② 援助の目的

周産期領域に限ったことではないが，健康問題に関する告知や，健康問題にかかわる患者や家族の意思決定にあたっては，十分なインフォームドコンセントと精神的なサポートのもとで行われるように支援することが重要である．特に先進医療においては，治療法のスタンダードが確立されるまでは，その選択にあたっては担当医師の判断や方針に影響されることが当然生じてくる．また，患者が自ら情報収集をして知識を得ることが困難

★3
1999年の厚生労働省による調査では28万5千人が不妊治療を受けているものと推定されている．

★4
不妊治療のうち，人工授精（特殊な器具で精子を子宮に注入する），体外受精（培養液のなかで精子と卵子を受精させ，受精卵が分割した段階で子宮に戻す方法），顕微授精（顕微鏡下で卵子のなかに精子を送り込み受精を助ける方法）には保険が適用されず，全額患者負担となっている．体外受精，顕微授精にかかる費用は平均30～40万円であり，しかも1回で妊娠する確率は必ずしも高くないため，経済的な負担は大きいものである．都道府県，指定都市，中核市を事業実施主体として，体外受精及び顕微授精などの特定不妊治療費に対しての助成事業が行われている．

★5
渡辺久子：生殖補助医療で生まれた子どもの心．助産婦雑誌，56（2）：131-137，2000．

なこともある．医師が勧める治療方法に偏ることなく医学的な情報が提供されているか，そして治療を受けないことも含めた選択肢が提示されているか，そして情報を提供された女性や家族が十分に理解したうえで，自ら主体的に意思決定に参加できているのかを確認することが必要である．

どのような選択をするにせよ，意思決定にあたっての女性や家族の苦悩に耳を傾け，理解し，ケアしていかなければならない．不妊治療を受けている女性や，障害をもつ子どもの親の会など自助グループの活動[★6]から当事者体験を理解していく姿勢も必要であろう．そこには医療者の心ない言葉や態度が当事者を傷つけている現状も語られている．医療者は，女性や家族に認められる反応を理解しながら，個々の状況や時期，プロセスに応じたケアを提供することにより，傷ついた心を癒し，精神的な安定を図ること，そして妊娠女性の場合には胎児との愛着や精神的結びつきを強められるよう支援していくことが重要である．そのためにも，医師や看護師など医療チームが情報を共有し，治療やケアの方向性を確認し合い，女性や家族にかかわっていくことがたいせつである．そして胎児をひとりの人として尊重した態度や言葉遣いで接していくことが重要なことはいうまでもない．

周産期の死別
① 問題の特性とその背景

周産期における死別と，それに続く喪の仕事は，欧米では perinatal bereavement といわれ，親や家族へのケアの重要性が強調されてきた．

人はライフサイクルのなかでさまざまな喪失を体験するが，愛する人を亡くすことは誰にとっても深い悲しみをもたらすものである．なかでも流産・死産・生まれて間もない子どもを失うなど周産期の死別体験は，生命誕生の過程で生じ，母子が分かち難く結びついた一対であることから，子どもを失うという対象喪失であることに加えて，自己の中核を失うことでもあり，ほかの対象喪失にはない複雑な心理反応や葛藤を引き起こすといわれる[7]．

流産や死産を経験した女性の36％が，その後の6カ月間に重い抑うつ症状を経験することや，抑うつ症状以外にも不安や強迫症状，身体化症状の訴えが増加するという．また，流産・死産の体験は，通常の分娩とは異なり，母親にとっては心的外傷後ストレス障害と類似した症状を生み出すこともあるといわれる[8]．

流産，死産，そして生まれて間もない子どもの死は，成人の死に比べて思い出や遺品が少なく，子どもの遺骨さえないこともあり，死の実感が伴わないことがある．母親は何事もなかったかのように日常に戻され，悲しみを思い出させまいとして"早く忘れなさい"といった医療者や周囲の人びとの言動や，亡くなった赤ちゃんのことにはいっさい触れようとしない態度にさらされる．このような言動と態度は，赤ちゃんの死など何もなかったこと（non event）とする"沈黙の共謀"といわれる[7]．このような言動の根底には医療者や周囲の人びとの無力感があると考えられるが，母親と亡くなった子どもの人間としての尊厳を否定するものであり，さらに周囲の沈黙に出遭うと母親は赤ちゃんの死に伴うさまざまな感情を表出することができず，喪の仕事を遷延させることにもつながる．

喪失後に次の妊娠を望む夫婦は多いが，喪失後に妊娠すると，母親のエネルギーは新たな生命の誕生に向かうために喪の仕事が頓挫し，周囲からみると悲しみの体験は忘れてしまったかのように見えることがあるといわれる．しかし，次の子どもの誕生によって母親の心に未解決の葛藤がよみがえり，母親は死んだ子への思いにとらわれ落ち込み，生まれた子どもとの温かい情緒的な交流が

[★6] 自助グループの活動としては，次のようなものがある．
・フィンレージの会 編：新・レポート―不妊治療の実態と生殖技術についての意識調査，2000．

もてないため，乳児にとっては将来の精神病理のリスクにつながることも指摘されている[7]．

② 援助の目的

子どもを亡くした家族の悲しみを癒すためには，悲しみの感情を十分に表現できるよう支援することがたいせつである．家族のケアにあたって心がけることは，
① 悲哀を受容する
② 死を現実のものとして受け入れられるよう援助する★7
③ 医学的事実を伝える
④ 同胞など残された家族メンバーのケア
⑤ 家族が資源を利用でき，コンサルテーションを継続して受けられるようにする★8
ことがあげられる[9]．

流産，死産の場合には原因不明であることも多く，子どもの死後，長い時間を経過しても納得できない気もちが残る★9．"なぜ？""どうして？"という問いが何度となく繰り返されるが，医療者はこうした家族の気もちや反応を理解し，家族の疑問に対して繰り返し説明をしていくことがたいせつである．

親が医療者に疑問をぶつけることができない場合，医学的な疑問の段階で堂々めぐりが生じると悲しみのプロセスは滞ってしまう．医学的な問題がある程度明確になることで"それでもなぜ，ほかならぬ私の赤ちゃんが亡くならなければいけなかったのか"という根元的な問いに戻ることができるという[10]．

先に述べたように"早く忘れればいい""次の子を産めばいいから"といった周囲の反応や，"めそめそしていてはみんなが心配する"といった女性自身の思いは，悲しみを十分に表出することを阻害してしまう．子どもの死は，医療者自身にとってもショック，怒りや悲しみ，不安などさまざまな反応を引き起こすものである．十分に悲しみを表出できるための護られた時間や場をつくっていくためには，医療者自身が自分の感情と向き合い，その場から逃げずに，悲しみにくれる人びとのそばに寄り添うことが重要である．そのためにも医療者自身が，医療チームのなかで十分に支援され，ケアされていることが不可欠である[11]．

精神障害をもつ人びとと出産
① 問題の背景と特性

統合失調症や躁うつ病などの精神障害をもつ女性が妊娠することも少なくない．統合失調症の女性では全般に妊娠の判明が遅れる傾向があるともいわれ，精神疾患のコントロールが不十分であったり，出産後の社会的支援を含めて十分な養育環境が整っていなかったりする状況での妊娠は多くのリスクを含んでいる．

症状の改善や再発予防のために服薬管理が重要だが，胎児への影響や母乳を与えることを強く望み，服薬を自己中断してしまったり，悪阻などの身体症状によって服薬が不規則になることもある．産後に再発する危険性も高く★10，妊娠期からの精神科的フォローは不可欠である．

母親の精神障害がリスクとなるのは，胎児や生

★7
死を現実として受けとめるには，家族が亡くなった赤ちゃんと面会したり，抱っこしたり，髪の毛，写真などの形見になるようなものを残すことがたいせつである．その他，具体的なケアについては，次のような文献を参照されたい．
・ドナ＆ロジャー・ユイ（梅津祐良，梅津ジーン 訳）：赤ちゃんを亡くした両親への援助．メディカ出版，1995．

★8
こうした資源のなかでも，同じように子どもの死を体験した人たち（ピアグループ）からのサポートは，悲嘆のプロセスにおいて非常に助けになるといわれている．たとえば"SIDS（sudden infant death syndrome；乳幼児突然死症候群）家族の会"は全国的な組織として活動を行っている．

★9
竹内らの調査では，死産の場合には，分娩後の医師の説明に対して1回で納得できたものは17％であり，何回かの説明がないと納得できなかった・今も納得できないと回答している対象者が83.3％という結果が得られている．
・竹内 徹：周産期の死（死産・新生児死亡）を経験した母親のメンタルヘルスに関する研究．
・中野仁雄：妊産褥婦および乳幼児のメンタルヘルスシステム作りに関する研究．平成10年度厚生科学研究（子ども家庭総合研究事業）報告書研究協力者研究報告．pp39-42．

★10
産後の気分障害の発症危険率は非産褥期に比べて4〜5倍，統合失調症の再発率は初回分娩では40％，3回までの分娩を含めると51.7％といわれる[4]．

表II-17 産後精神障害の分類

1. maternity blues
2. 産後うつ病
3. 狭義の産後精神病
4. 既往の精神疾患の再発
5. 分娩に関連した器質性疾患に伴うもの

●岡野禎治, 1993[4]

まれた子どもの成長発達にも影響を与えると考えられるからである．妊娠中の向精神薬の服薬は，出生後の子どもに離脱症状を引き起こすことがある．母親がうつ病に罹患していると，子どものサインを読みとることや，子どもへの情緒的なかかわりが困難となるために，養育者との親密で情緒的な交流がもてないことは，乳幼児の健全な発達にも影響を及ぼす．

摂食障害の女性の場合には，子どもへの食事の与え方をはじめ養育態度の問題から発育遅延をきたすなどの問題も指摘されている[8]．

妊娠・出産期に精神障害の発症をきたすこともまれではなく，特に産褥期に生じやすいといわれる．DSM-IVは，特定不能の精神病性障害の例として"産後精神病；postpartum psychosis"が提示されている．産後精神病の病相は，基本的に気分障害であると指摘されている[12]．しかし妊娠中には産科的なチェックや悪阻などの身体症状や胎児のモニターだけに注意が向けられる傾向があり，軽症の精神疾患の実態については知られていないことも多い．岡野は，産後に認められる精神障害を表II-17のように分類し，日本における産後精神障害について研究の実態をまとめている[4]．

② 援助の目的

① 妊娠に伴う心身の変化とともに精神症状を継続的にアセスメントしながら日常生活におけるセルフケア指導を行っていく

② 出産後の子どもの養育環境を視野に入れ，本人および家族の対処能力やサポート体制に応じて活用できる地域のリソースを早期から調整していく

③ 家族のサポート状況や子どもの発達の転帰を含めた長期的，継続的なフォローを考えていく

ことが必要である．

10代の妊娠や性行動をめぐる問題

① 問題の背景と特性

2001年にヘルスプロモーションを基本理念にした"健やか親子21"がとりまとめられ，21世紀の日本における母子保健の取り組み課題が整理された．主要な取り組み課題のひとつにあげられたのが，思春期の保健対策と健康教育である．思春期における性行動の活発化・低年齢化により人工妊娠中絶や性感染症の増加，薬物乱用，喫煙・飲酒，過剰なダイエットの増加などの健康問題が指摘されている．

10代の妊娠が問題となるのは，望まない妊娠である場合，その結果として人工妊娠中絶という女性にとって身体的な侵襲や心理的な外傷体験となる選択がなされることである．その背景には援助交際をはじめとした不特定多数の異性との性交渉など，性モラル，性行動の問題がある．加えて性感染症のリスクも同時に負う可能性が高いことも問題となる．

わが国における人工妊娠中絶は年々減少してはいるものの，全体に占める10代の割合は増加している★11．全妊娠に対する人工中絶の割合をみると，10代の妊娠の約70％が人工中絶されると考えられ，年齢が低くなるほど，そして未婚者ほど中絶の割合は高くなる．

反対に出産に至ったケースの場合には初診時期が遅いことが多く，つまり中絶できずに出産に至っていることも考えられ，生まれた子どもの養育などさらに深刻な問題を抱えることが推測され

★11
人工妊娠中絶実施率は，2001年をピークに減少傾向にある．2008年は8.8（15～49歳の女子人口千対），うち20歳未満は7.6（15～19歳の女子人口千対）といずれも過去最少となっている．
・厚生労働省統計情報部：保健・衛生行政業務報告（衛生行政報告例）．

る．出産後の離婚，子どもの虐待などの問題も存在する．しかし，10代の妊娠でも既婚者で専業主婦の割合が増加しており，それらの人にとって妊娠は望まれたものであることから，10代の妊娠＝望まれない妊娠，という従来の固定概念から脱却している傾向についても指摘されている[★12]．

産科学的に10代の妊娠は初診の時期が遅く，十分な妊娠期の管理がなされていない．特に15歳以下では死産，微弱陣痛，胎児仮死，吸引分娩，帝王切開，骨盤位，胎盤用手剥離などの異常が多いなどの問題があげられる．さらに社会的には低学歴，無職，母子・父子家庭で育った者が多いこと，生まれた子どもの養育に困り施設に預ける傾向が強いこと，男性側にも家出や物質乱用など精神的，経済的な問題があること，16歳以下の場合には相手も同年齢のものが多く入籍などの問題もかかわってくる．15歳以下の妊娠は愛情を伴わない単なる性交渉や強姦に近いものがほとんどという指摘もあり，心理社会的に大きな問題である[★12]．

② 援助の目的

10代の妊娠にあたっては，望まれた妊娠であるのか，妊娠に至った背景，家庭環境，社会的支援状況，経済的背景，そして妊娠や性感染症に関連する知識や認識などから，産科学的，心理社会的なリスクと問題点を明らかにして，ケアを検討していくことが必要である．

人工妊娠中絶や性感染症の予防対策としては性教育，避妊，性感染症予防のための知識の啓蒙や教育などが重要である．保健医療だけでなく，家庭，学校など社会全体で取り組んでいかなければならない課題である．

米国では1980年代に10代の望まない妊娠が増加したことから，各州，学校，家族計画クリニックなどにおいて積極的な予防活動が取り組まれ，妊娠率，中絶率ともに低下傾向が認められるようになってきている[13]．

わが国では，米国ほどに人工中絶の是非をめぐる大きな論争がなされてこなかった経緯があり，人工妊娠中絶が女性や胎児の権利，リプロダクティブヘルスを守るひとつの手段という認識は低い．そして現実的には比較的簡単に中絶手術を受けることができるため，中絶前後のカウンセリング体制がなおざりにされてきているという指摘もある[13]．米国とは異なる社会的背景はあるものの，性と生殖に関連するさまざまなサービスを受けることができ，情報を得ることができることは若者に与えられるべき権利であるという思想に基づいた米国の対策は，10代の若い女性たちのリプロダクティブヘルス／ライツを守るうえで参考になる点がおおいにある．

アセスメント
患者はどのような精神状態にあるのか

先に述べたように，周産期のホルモン変化は女性の精神状態に影響を与える．特に妊娠当初の1〜3カ月はエストロゲン，プロゲステロン濃度の上昇などホルモン変化が起こるために，悪阻などの症状のほかにも精神的に不安定な状態が生じてくる．その後，ホルモン状態が安定するにつれ身体的にも精神的にも安定してくるが，分娩により胎盤が排出されることにより再び急激な変化が生じ，妊娠以前の従来の脳下垂体支配によるバランスのとれた状態に戻るまでの期間というのは不安定になりやすい．このため妊娠初期，そして分娩直後から産褥期と時間的な経過をみながら，精神状態を継続的にアセスメントしていくことが必要である．

産後精神病の特定の診断基準はなく，この診断は精神病が出産と時間的に密接に結びついて生じ

[★12]
10代の妊娠に関連する実態については，以下の文献などを参照．
・竹村 喬 他：10代の妊娠・出産とその問題点．婦人科治療，84（2）：174-178，2002．
・廣井正彦 他：生殖・内分泌委員会報告思春期をめぐる諸問題検討小委員会；わが国における思春期妊娠第4回調査報告．日本産科婦人科学会雑誌，49（9）：763-778，1997．

た場合に適応される．気分障害との鑑別が必要であり，産後精神病に特徴的な症状は，妄想，認知障害，意欲の障害，気分の障害であり，時に幻覚も認められる．症状の内容は，母親になることと，妊娠をめぐることに終始する[12]．

精神的問題に関連した要因のアセスメント

妊娠に伴う身体的・心理社会的ストレスに対する患者の反応，そして問題解決を促進，もしくは阻害する要因についてアセスメントを行う．

① 妊娠による身体的変化や身体的問題について

一般身体疾患や物質誘発性によって精神症状が引き起こされていないかをアセスメントする．産後精神病では甲状腺機能亢進症，クッシング (Cushing) 症候群などを念頭に置く．薬剤では，ペンタゾシンなどの鎮痛薬や降圧薬の使用と関連していることがある．また感染，出血，敗血症など分娩に関連した身体疾患も精神病性障害の要因となることがある[12]．

母体の合併症，多胎妊娠，妊娠中毒症や切迫早産など産科学的問題，胎児の異常や合併症など将来的にトラブルが予測される可能性が高く，厳重な管理を要するハイリスク妊娠の場合には，身体的な問題と同時に，精神的な負担感も高く，心理社会的なストレスとなる．

② 精神的問題は精神疾患の既往や発症に関連したものか

精神科受診歴，家族歴などの情報を収集していく．過去に精神的問題があり，精神疾患の既往などストレスへの脆弱性がもともとあり，さらに妊娠，出産，育児による身体的・精神的なストレスが加わることは精神障害の発症や再燃のリスクを高める．精神科医との連携の必要性，ストレスを軽減させ，発症・再燃を予防するためのケアを検討していくためにも，これらについてアセスメントしていくことは重要である．

③ 患者の抱えている心理社会的ストレス

患者の精神的問題に影響を与えていると考えられる心理社会的ストレスを明らかにしていく．たとえば，産後精神障害のリスクファクターには次のものがある★13．

① 過去の精神科既往歴
② 妊娠や出産に対する不安の訴えの持続
③ 夫の協力がなく夫婦関係が悪い
④ シングルマザーになる妊婦
⑤ 家族や友人などからのサポートが乏しい
⑥ 妊娠前後から出産までに経験するライフイベント（本人や家族の重篤な病気，死別や離婚，経済的危機など）
⑦ マタニティブルースの症状が著しい

これらのほかにも，さまざまなストレス要因が考えられる．妊娠の受けとめ方，胎児や子どもへの思いや愛情形成のプロセス，身体的疲労や痛み・不快症状，妊娠や出産経験，子育てに対する思いや受けとめ方，重要他者である夫や家族の妊娠に対する態度や支援状況，などについてアセスメントを行っていく．

日常生活におけるセルフケアに関連したアセスメント

妊娠期には貧血や体重増加などの問題が生じることが多く，食事や栄養摂取についての配慮が必要になるし，また妊娠初期の頻尿により夜間の睡眠が阻害され，子宮の増大により活動は大きく妨げられる．産後は，夜間の授乳をはじめ子どもの世話に没頭せざるをえなくなり，母親自身の食事，睡眠や休息もままならなくなる．このように妊娠・出産経過が順調で，そして子どもの健康状態に問題がないとしても，妊娠，出産，育児期において女性は日常生活における新たなセルフケア能力を身につけていかなければならない．さらに何らかの身体的合併症や精神的な問題を抱えることにより，妊娠，出産，子育てのなかでどのようなセルフケア能力が必要となり，それらの問題が日常生活のセルフケアにどのような影響を与えて

★13　山下春江 他：妊産褥婦の抱える精神的問題のスクリーニング―その方法と実践．助産雑誌，57 (2)：106-112, 2003.

いるか，反対に患者のセルフケアがどの程度障害されているかによって患者の精神状態やストレスへの対処能力などを判断していく．

出産をめぐる精神的問題で考慮しなければならないことは，それが女性自身だけでなく，全面的に他者に依存している子どものセルフケアを全代償的に担うという女性の養育能力にも影響を与える点である．子どもを育てたくない，愛せない，子どもを傷つけてしまうのではないかという不安，子どもに欠陥があるという妄想を抱く場合もある．

出産をめぐる精神的問題をもつ女性への直接ケアの実際

ここでは，流産・死産など周産期の死別をめぐる問題の事例を取り上げ，具体的な介入について述べる．

事例紹介：2度の流産後の妊娠で重度の悪阻症状が続く女性への直接ケア

妊娠10週で重症悪阻により入院中の女性．3回めの妊娠であるが，前回2回は妊娠初期に自然流産をしている．入院してから悪阻症状の改善がなく，まったく経口摂取ができないために点滴治療を受けている．患者はトイレ以外にベッドから離れることはなく，部屋のカーテンを閉めきり，昼間も暗い個室のなかで，じっと眼を閉じて臥床している．

"いつまで気もちの悪い症状が続くのか"という訴えが繰り返されるが，看護師が声をかけても返事はなく，何度か声をかけて，やっと返答が返ってくるなど周囲との接触を断ち，内にこもる様子が続いている．このような患者の様子に，何か精神的問題があるのではないかと看護師や主治医は考えていた．気もちが落ち込む，眠れないのがつらいという訴えから産科医が精神科医の受診を勧めたが，患者が拒否したため，まずはリエゾン精神専門看護師との面接が提案され，それについては同意したということで患者面接を依頼された．

初期アセスメント

患者

患者は気分の落ち込み，強い倦怠感，ベッドで無為に一日を過ごし，眠れない，食べられない，促さなければ清潔など自分の身の回りのことができなくなっていた．セルフケアレベルは全般的に低下していて，抑うつ状態にあると考えられる．

悪阻の症状が患者の抑うつ的な精神状態を強める．それがさらに症状を増強させるといった悪循環になっていると考えられた．また，産科歴などを考えれば流産に対する強い予期不安が推測される．

周囲への反応の乏しさが意識や認知の障害によるものなのかの見極めが必要であるが，現在の情報だけではアセスメントが困難である．患者の2度にわたる自然流産の既往を考えると，3度めの妊娠において妊娠継続への不安を抱くのは当然であり，そうした精神的要因が悪阻症状を強めていることも考えられる．今後のケアの方向性を検討するためには現在の精神状態，それにかかわる要因などについて患者面接を通して新たな情報収集とアセスメントが必要である．

家族

患者は結婚して3年になる夫と2人暮らし．両親や兄弟は遠方に住んでおり，患者の遠慮もあって入院中に実質的なサポートを得ることは困難であるという．夫は仕事の合間をぬって面会に来院し，患者を励まし，精神的な支えとなっている．患者の様子や精神状態を気がかりに思っていることを医療者から夫に伝えるが，普段の生活でもひとりで過ごすことが多く，仲のよい友人も近くにいないため誰とも話さないで過ごすことが多いと楽観的にとらえている面もあった．しかし症状が改善せず，日に日に苦痛が強くなる様子については心配し，治療で何とかする方法はないかと医師に詰め寄る場面もあり，夫も現状への不安を抱い

ていると考えられる．

看護師・看護チーム

看護師は，少しでも症状改善や気分転換になればと思い，食事の摂り方の工夫を提案し，悪阻は生理的なものだから心配ないと説明するなどの働きかけをしてきた．しかし，看護師のこうしたかかわりに対して患者は返事をすることもない．看護師たちは，患者に無視されているかのように感じ，次第に部屋に入るのも気が重くなり，話しかけるのも嫌になってきて患者に対して陰性感情を抱き始めてきている．看護チーム全体が無力感を抱き，ケア意欲が低下し，今後のケアの方向性を見いだせないでいた．リエゾン精神専門看護師への相談は，現在の患者の状況を理解し難いものの精神的要因があるだろうと考え，リエゾン精神専門看護師による面接を希望した．その面接のなかで問題を明らかにできないだろうかということと，看護チームのストレス状況から援助的なかかわりができない状況に陥っているため，第三者的立場でケアを提供してほしいという意図からであった．

主治医

主治医は，患者の不安や孤独感が悪阻症状に影響していると考え，身体面での治療と並行して心理社会面へのサポートが必要と判断し，リエゾン精神専門看護師との面接を患者に提案している．また夫の面会を奨励し，遠方にいる実母からの実質的な支援についても夫や本人と話し合いの時間をもつなど，患者本人や家族の精神面に配慮し，支持的にかかわっている．

介入の組み立て

初期アセスメントから，患者は悪阻症状や抑うつ状態により日常生活におけるセルフケアが全般的に低下している．その背景にどのような要因があるのか，患者は妊娠や現状をどのように受けとめているのかをアセスメントし，看護ケアの方向性を明らかにすること，そして看護師のストレス状態を支援し，患者ケアへの意欲を取り戻すことを目的として介入を組み立てた．

患者面接を行い，患者の精神状態と，それらに影響を与えている要因を明らかにする

新たな情報収集とアセスメントのために患者面接を行い，今回の妊娠をどのように受けとめ，現在の状況をどのようにとらえているのか，そして患者の精神状態を明らかにする．

直接ケアにおける具体的ケア計画の立案

患者はリエゾン精神専門看護師との面接に同意しているということであるが，面接への期待，ニーズを明らかにし，直接ケアにおける具体的なケア内容を検討する．

看護師・看護チームへのコンサルテーション

患者面接によるアセスメントの結果を看護師と共有し，患者の理解を深めること，そして具体的なケア方法を看護チームと検討していくことで，看護師の患者に対する陰性感情や無力感などのストレス状況を支援する．

ケアの実際

介入の組み立てに基づいて，患者面接および看護師へのコンサルテーションを行った．さらに主治医と情報を共有しながら，チーム内でのケアの方向性を確認した．

患者面接

① 患者との関係づくり

初回面接で部屋を訪問すると，患者は眼を閉じ，横を向いて臥床していた．声をかけるが看護師に対する反応と同様に返答はなかった．

眼瞼や四肢の動きから覚醒していることは見て取れたため，ベッドサイドの患者の枕元に座り，簡単に自己紹介をしたうえで，悪阻症状でつらい思いをしていることへの労いの言葉を伝えた．すると患者は眼を閉じたままであるが，即座に"つらいのです．いつまでこれが続くのかを聞いても様子をみるしかないと先生は言うし，これ以上できる治療はないって言われてしまう．こうして話すのもつらい"とだけ言うと，再び口を閉ざした．無理に話さなくてもよいことを伝え，黙ってそば

に寄り添っていると，患者が身体をこわばらせ，肩で浅い呼吸をしていることに気づいた．そのことを指摘し，身体をリラックスさせることを提案し，声をかけながらゆっくりとした呼吸を促した．また肩から背部のマッサージを試みた．マッサージが刺激になって不快であればやめることを伝えると"大丈夫"と即座に返答があり，むしろマッサージを望んでいるように感じられた．続けるうちに次第に呼吸が安定し，うとうとし始めたため，また訪室することを伝えて1回目の面接を終えた．

② 精神状態のアセスメント

翌日の2回目の面接に訪れた際も患者は閉眼したまま返事はなく，前日と同様に枕元に座り，しばらくそばに付き添っていた．しばらくの沈黙の後，患者の出身地や，遠く離れていて寂しいのではないかという話題を取り上げ，上京した経緯などを尋ねると，眼は閉じたままであったが，学生時代から現在の自分の状況について，堰を切ったように一気に話し始めた．

彼女が語ったのは，母親との関係における長年にわたる葛藤であった．過保護・過干渉な母親に育てられた彼女は，幼いころから母親が敷いたレールの上を歩いてきたと感じていた．それが自分たちのためと信じてきたが，成長するにつれ，そのような生活から抜け出したい，自分の足で歩きたいという思いが強くなり，決まっていた地元の大学への進学を衝動的にやめ，両親の反対を押し切って上京していた．その後，かなりの苦労をしているが，自分の足で歩いている実感は，それまでに味わったことのないものであったという．彼女にとって母親からの自立の試みは，愛する母親への裏切りであり，それは強い罪悪感を伴い，長年のあいだ，自立と依存における葛藤として未解決のまま患者の心の奥底に存在していたと考えられる．2度の流産も，現在の苦しさも，自分のわがままで母親に心配をかけたために神様が自分に与えた罰なのかもしれないと思っていること，そして本当は母親にすぐにでも来てもらい，流産のときの悲しみも全部話し，抱きしめてもらいたいと泣きながら語った．

以上のことから，患者は悪阻症状による身体的苦痛と，それに伴う抑うつ的気分が強いこと，その背景には，妊娠に伴う内分泌環境の急激な変化に伴う気分の変調，悪阻による強い身体的苦痛，流産への予期不安などが考えられた．これまでの彼女の生き方をみると非常に努力家で，困難な状況に対して強い意志をもって立ち向かう力をもった人であるが，現在は現実的な対処ができなくなるほどの心理的な危機状況にあると考えられた．

このような状況で母親を求める気もちは次第に強くなるものの，医師に勧められたように母親を頼りにしながら現在の困難を乗り越えることには抵抗を感じている．それは長年にわたる母親との関係のなかで抱いてきたであろう依存することへの葛藤，つまり自分が母親を頼りにしたときに，それが満たされない，受け入れられないかもしれないという不安や葛藤が背景にあったからではないかと推測される．だから苦しい状況のなかでも他者に頼らず，嵐が去るのをじっと待つかのように看護師とのかかわりも拒み，自分の世界に閉じこもるような態度になっているのではないかと考えられた．もしくは患者にアドバイスをしてくる看護師の態度に，あれこれと世話を焼いてきた自分の母親の姿を重ねていたのかもしれない．

自分が関心のあることには即座に反応することから意識障害はなく，身体的苦痛や心的葛藤に対処することに心的エネルギーが費やされているために，自分の身の回りのことに気もちを向けること，外界とのかかわりや自分に起こっていることへの現実的な対処ができなくなっている状況と考えた．

③ カウンセリング

最初は患者が語るままに傾聴し，身体的苦痛，母親に頼りたいけれど頼れないという気もちを共感的に受けとめ，フィードバックしていった．

患者は母親に依存することに対して両価的な感情を抱いているが，2回めの面接時点では"母親にすぐにでも来てもらい，流産のときの悲しみも全部話し，抱きしめてもらいたい"と依存欲求を意識し，面接のなかで言葉にすることができるようになっていた．そして胎児心拍が確認され，母親に心配をかけるだけではなく喜びの報告も一緒にできるようになれば母親に連絡をとろうとも考えていた．そこで患者が表出した気もちを認め，保証することを意図して，母親に頼ってもよいこと，頼ることもたいせつなことだと思うと伝えた．そして予期不安の強さを考慮して，妊娠が順調であるという現実認識を強められるように，胎児心拍が確認できて順調であると医師から聞いていると伝えると，ほっとしたような表情をみせた．そして"前回の流産は心拍すら確認できなかった．これで母親によい知らせも伝えられる．きっと喜ぶと思う"と語った．

看護師へのコンサルテーション

① アセスメント結果を看護師と共有し，患者理解を促す

患者のプライバシーに配慮しつつ，患者は母親に依存することへの葛藤をもっているようであること，甘えたいのに甘えられないことが現在のつらさを強めていること，しかし一方では母性的で保護的なケアを強く求めていると思われることなど面接からアセスメントした結果を看護師に伝え，患者理解を促した．

② 具体的なケア方法を看護師とともに検討する

アセスメントに基づいて，患者のエネルギーレベルを考えると，現在は悪阻への対処やアドバイスなどのかかわりよりも，患者のつらさに共感していくこと，また母性的・保護的なケアを提供するうえで，身体を介したマッサージや清拭など心地よさを体験できるケアを導入していくことが効果的であることを提案した．

主治医との連携

主治医とアセスメント結果や情報を共有し，実家の母親からのサポートを得るための調整など，主治医の計画を支持し，またリエゾン精神専門看護師の介入について伝えた．

結果と評価

2回めの面接後，明らかに患者に変化が認められた．悪阻症状は持続しているものの，売店に連れて行ってほしいと看護師に要求し，自ら食べ物を選び購入した．

このように看護師が患者の要求にそい，経口から食事を摂るための手助けをするかかわりは，保護的，母性的な意味をもっていたと考えることができる．患者は，これまで"食べても吐くから"と食事をいっさい拒んでいたにもかかわらず，自ら経口摂取を試み始めた．このような患者の変化に看護師は戸惑いながらも，患者が前向きな対処を試みるようになったことで，患者にかかわることへのストレスはなくなり，再び支持的にかかわることができるようになった．

患者は電話で母親に連絡をとったが，心配した母親が飛行機で上京することになると，夫と2人で過ごすのは可哀想だと考えて主治医に退院を要求した．食事を摂り始めて間もなくでもあり様子をみることを勧められても，外来通院での点滴治療を希望して半ば強引に退院を決めた．

退院前の3回めの面接で患者は，別人のように生き生きとし，迷惑をかけたけれども大丈夫だと思うこと，しばらくは母親に甘えて面倒をみてもらうつもりであると退院していった．

面接のなかで母親への思いを表出できたことによるカタルシス効果と，それを周囲に保証され，また胎児の健康状態が確認でき，母親によい知らせを同時に伝えられたことから，患者の心のなかで母親へ甘えることへの折り合いがつけられたと考える．そうして母親に頼ろうと思えたことが患者の悪阻症状や抑うつ状態からの回復のきっかけになったことは明らかである．

今後の課題としては，長年にわたる母親との関係をめぐる葛藤という問題は残されたままである

こと，退院後，一時的であれ支援を受けながら生活をともにしていくなかで，再び強い葛藤状況が生じてくることも予測された．この点については，引き続き妊娠経過における適応状況や，退院後の生活や母親との生活状況を妊婦検診の際にフォローしてもらうことを主治医に伝え，患者からリエゾン精神専門看護師との継続面接の希望はなかったため，直接ケアは退院時点で終了とした．

●文献

1) Caplan G（加藤正明 監訳）：地域精神衛生の理論と実際．p66, 医学書院, 1968.
2) Chick N, Meleis AI：Transition；A Nursing Concern. Nursing Research Methodology. Chinn PL ed. pp241-242, Aspen Publishers, Rockville, 1986.
3) 岡野禎治：産褥期における気分障害の神経内分泌学的研究の進歩．精神科診断学，12（3）：347-360, 2001.
4) 岡野禎治：本邦における産後精神障害研究の実態．周産期医学，23（10）：1397-1404, 1993.
5) 前掲1）p68.
6) 前田博敬：合併症胎児を有する妊婦と母性．周産期医学，23（10）：1411-1415, 1993.
7) 渡辺久子：子どもを亡くした家族への援助．小児看護，20（9）：1287-1292, 1997.
8) 吉田敬子：母子と家族への援助—妊娠と出産の精神医学．金剛出版，2000.
9) 福井ステファニー：大切にしてほしい死産・流産のケア．助産婦雑誌，56（9）：714-717, 2002.
10) 橋本洋子：赤ちゃんが亡くなった時．乳幼児精神保健の新しい風，渡辺久子，橋本洋子 編，別冊 発達，24：113-122, 2001.
11) 福田紀子：援助者である助産師・看護師をケアする大切さ．助産婦雑誌，56（9）：741-745, 2002.
12) Kaplan HI, et al：Synopsis of Psychiatry Behavioral Science/Clinical Psychiatry, 7th ed. Lippincott Williams & Wilkins, Philadelphia, 1994.
  井上令一，四宮滋子 監訳：カプラン臨床精神医学テキスト DSM-Ⅳ診断基準の臨床への展開．pp249-250, メディカル・サイエンス・インターナショナル, 1996.
13) 劒 陽子 他：米国合衆国における人工妊娠中絶と10代の望まない妊娠対策—わが国における人工妊娠中絶と10代の望まない妊娠対策と対比して．日本公衛誌，10：1117-1127, 2002.

II―精神的諸問題を抱える患者のアセスメントと直接ケア

3 精神的諸問題のアセスメントとケアの実際
8- 摂食障害の患者

はじめに 異常な摂食行動の繰り返しに加えて信頼関係も築くのが困難なことから、看護師に不全感や無力感を抱かせる．また，チームとしての一貫性が必要なことから看護師自身にケアの困難さを感じさせやすい．したがって，精神看護専門看護師にも直接ケアやコンサルテーションの依頼が多い．ここでは摂食障害患者に対する看護師としてのかかわりについて述べる．

摂食障害の患者の理解

摂食障害

摂食障害は大きく神経性無食欲症[★1]と神経性大食症[★2]に分けられる．DSM-IV-TR[★3]における神経性無食欲症と神経性大食症の診断基準を**表 II-18, 19**に示す．

神経性無食欲症は身体像の障害，自ら課した厳しい摂食制限，その結果としての深刻な低栄養状態によって特徴づけられ，重症の場合には死に至る場合もある．一方，神経性大食症は，大量の食物を短時間のうちに急速に摂取する強迫的行為を繰り返す．そして引き続いて自己誘発性嘔吐，下痢，利尿薬の使用，過度な運動を行い，体重増加を食い止めようとする．

摂食障害患者

摂食障害患者は，ノルアドレナリンやセロトニンの活性と代謝に問題のあることが指摘され，心理学的には青年期で強まる自立への要求によって，これまで課題として抱えていた母親との分離にぶつかる時期である[1)]．さらに社会的にはやせていること，活動的であることに社会が高い価値をおいていることが関係しているといわれている[1)]．これらの要因が摂食障害に関連しているといえども，日々，患者にとっては過食および拒食との戦いであるといえ，それは家族との関係，社会の価値との戦いともいえるだろう．

精神力動において，摂食障害患者は両親とのエディプスコンプレックス[★4]を抱え，母親への同一化と母親から離れたいという相容れない葛藤をもっている．この葛藤は，成長発達に伴って起こってくるだけではなく，両親，祖父母との三世代家族のなかからうまれてくる．このため，摂食障害患者を理解しようとする場合には，患者がどのような三世代家族のなかで葛藤しているかを把握しながら，現在起こっている現象を理解することが不可欠となる．したがって，摂食障害患者だけではなく，患者を支えていくことになるであろ

[★1]
anorexia nervosa
一般的には神経性食思不振症ともいわれる．

[★2]
bulimia nervosa

[★3]
Diagnostic and Statistical Manual of Mental Disorders, 4th ed.

[★4]
エ（オイ）ディプスコンプレックス（Oedipus complex）とは，精神分析理論を提唱したフロイトが用いた言葉である．乳児がトイレットトレーニングの練習を終え，父母に対して親密な感情を抱くようになるが，この際，男の子は母親に対する父親の立場をねたみ，父親に怒りを覚え，女の子も父親に対して同じような感情（エレクトラコンプレックス：Electra complex）を抱き，結果的に同性の親に同一化することで，このねたみを乗り越えようとするものである．

表 II-18　DSM-IV-TR による神経性無食欲症の診断基準

A．年齢と身長に対する正常体重の最低限，またはそれ以上を維持することの拒否
　　例：期待される体重の 85% 以下の体重が続くような体重減少，または成長期間中に期待される体重増加がなく期待される体重の 85% 以下になる
B．体重が不足している場合でも，体重が増えること，または肥満することに対する強い恐怖感
C．自分の体の重さまたは体型を感じる感じ方の障害：自己評価に対する体重や体型の過剰な影響，または現在の重大さの否認
D．初潮後の女性の場合は，無月経，つまり月経期間が連続して少なくとも 3 回欠如する

病型の特定　　**制限型**：現在の神経性無食欲症のエピソード期間中，その人は規則的にむちゃ食い，または排出行動を行ったことがない

むちゃ食い・排出型：現在の神経性無食欲症のエピソード期間中，その人は規則的にむちゃ食いまたは排出行動を行ったことがある

●American Psychiatric Association, 2000[2)]
●高橋三郎 他訳, 2002[2)]

表 II-19　DSM-IV-TR による神経性大食症の診断基準

A．むちゃ食いのエピソードの繰り返し，むちゃ食いのエピソードは以下の 2 つによって特徴づけられる
　　1）ほかとははっきり区別される時間のあいだにほとんどの人が同じような時間に同じような環境で食べる量よりも明らかに多い食べ物を食べること
　　2）そのエピソードのあいだは，食べることを制御できないという感覚
B．体重の増加を防ぐために不適切な代償行動を繰り返す
　　例：自己誘発性嘔吐，下剤，利尿薬，浣腸またはその他の薬剤の誤った使用；絶食，または過剰な運動
C．むちゃ食いおよび不適切な代償行動はともに，平均して少なくとも 3 カ月間にわたって週 2 回起こっている
D．自己評価は体型および体重の影響を過剰に受けている
E．障害は，神経性無食欲症のエピソード期間中にだけ起こるものではない

病型の特定　　**排出型**：現在の神経性大食症のエピソード期間中，その人は定期的に自己誘発性嘔吐をする．または下剤，利尿薬，または浣腸の誤った使用をする

非排出型：現在の神経性大食症のエピソード期間中，その人は絶食または過剰な運動などのほかの不適切な代償行為を行ったことがあるが，定期的に自己誘発性嘔吐，または下剤，利尿薬，または浣腸の誤った使用はしたことがない

●American Psychiatric Association, 2000[2)]
●高橋三郎 他訳, 2002[2)]

う両親，祖父母へのケアも重要になってくるといえよう．

そして，精神看護専門看護師は摂食障害患者を取り巻く家族だけではなく，彼らをケアする医師，看護師にどのような感情が生まれているのかを十分理解しながら，彼らの感情が患者・家族の葛藤の投影[★5]であること，そしてこれらの投影を乗り越えてケアしていけるよう医療スタッフを支えていくことも必要になってくる．つまり，専門看護師として直接ケアを行いながらも，患者をケアするスタッフへのサポートやコンサルテーションを同時に行っていくことが必要になってくる．

摂食障害患者への働きかけのポイント

摂食障害患者へのケアは，次の過程で行うことが必要である．

① 今回の治療目標を，患者，家族，医師，看護師間で共有するために話し合う．摂食障害患者へのケアは入院-外来と長期にわたるため，治療目標を設定しながら治療，ケアを行う必要がある．目標の不明確なままで治療やケアを進めていくと患者・家族の葛藤にむしろ振り回されてしまい，医療スタッフ自体が方向性を見失うことになってしまう．また，定期的に現状と目標の確認を行っていくことは，治療や看護ケアの方向性を明確にす

[★5] 自分が受け入れることのできない気もちを他人のせいにすることによって，情緒的な葛藤や内的，または外的ストレス因子に対処すること．

るため，スタッフの無力感や不全感を軽減し，患者・家族に振り回されることなく，これを意図的に活用することができるようにもなり，それぞれの職種の役割が明確になる．

ただ，ここで重要なことは，単に医療者が患者・家族に一方的に治療目標を押しつけるのではなく，患者・家族自身がこれまでの経過をどう考えているのか，今回どこまでの回復を期待しているのか，を双方の前で明確にしていくことが特に重要である．これは患者・家族の葛藤を表面化させることにつながる．

② 患者のこれまでの精神状態とセルフケアをアセスメントし，どのようなときにこれらに変動がみられるのかを患者・家族とともに探す．精神状態のなかでは，気分，行動，衝動性，思考内容に変動がみられることが多く，認識（現実見当識や注意力，集中力）に問題が生じることは少ない．

③ 一方，行動療法を行う場合には体重設定，食事のカロリー制限など目標を明確にし，順を追って患者自身が達成感が得られるようなプログラムを患者・家族とともに検討する．また行動療法を行っている場合には，患者は追い詰められていることが多く，行動療法の一部を担っている看護師とは距離をおきたがる．したがって，看護師は患者が困難な状況にあることに対して共感していくことが重要になってくる．

④ "目標は達成されているか" "修正が必要か"について定期的にミーティングを開き，確認していく．

⑤ 患者が家族のもとへ帰っていく場合には，入院中から家族療法を，可能であれば患者にかかわるすべての家族を交え，定期的に実施し，家族ダイナミックスの修正を試みる．

摂食障害患者の直接ケアの実際

事例紹介 1

18歳，女性．神経性無食欲症で大学病院発達小児科に15歳のころから入退院を3回繰り返す．身長145 cm，体重29 kgでむちゃ食いをしては吐くの繰り返しだった．2歳年上の姉は大学の寮でひとりで生活をしている．母親はパートで仕事をしているが夜間はアルコールを飲んで過ごし，子どもたちの食事はほとんど父親が夜の9時ごろに作っていた．父親は製薬会社に勤め，これまで何度も離婚話が出ていた．離婚話はいつも父親に新しい恋人ができることが原因だった．患者の通院，入退院ともすべて父親が付き添い，母親は面会にもほとんど来なかった．父親，母親，姉とも患者の病気を隠したがり，自分たちの祖父母にも娘の病気については知らせていなかった．

今回，死にたいと市販の睡眠薬を大量服薬して，父親が発見して入院となる．これまで主治医から精神科病棟への転棟を勧められたこともあったが，父親が猛烈に怒り，発達小児科への入院となった．入院1週間くらい前から夜間不眠，過食，嘔吐を繰り返し，日ごとにひどくなっていった．父親が注意をすると人が変わったように怒りだし，自分を傷つけていた．その頻度が増し，母親がたまりかねて父親へ娘を病院へ連れて行くよう頼んで入院となった．入院後，個室でのむちゃ食い，嘔吐がひどいため，観察室で過ごしていた．気分変動が強く，一日のなかでも自分を傷つける行為が頻回に続き，看護師が自分の要求に答えてくれない，と怒りだしていた．看護師も対応方法がわからなくなり，病棟師長，受け持ち看護師から精神看護専門看護師への依頼となる．

アセスメント

精神状態のアセスメントを行うと患者の気分，行動の不安定さ，衝動の高さは2日ごとに変動す

る中程度であった．また，セルフケアは食事，排泄は自分で調整することができず，スタッフの目を盗んで売店へ行き，過食してはトイレで嘔吐していた．またひきこもりがちで，過食，嘔吐以外は勉強していた．父親は毎日夕方に面会に来るが，父親の面会後はさらに患者の気分変動，過食はエスカレートしていた．家族以外に人との交流はまったくなかった．患者は両親の前，特に父親の前で感情を表現できず，父親の前では小さな子どものようだった．患者の精神状態，セルフケアの不安定さは母親不在，父親がすべて意思決定をしてしまうことで，より不安定になっていた．

ケアの組み立て

　患者には過食と嘔吐のコントロールが必要であるが，なぜ過食と嘔吐が続くのかを患者とともに考えていく必要があると考えられた．同時に患者と父親，母親と自分との自我境界が不明瞭なため，家族療法を定期的に行いながら，患者のセルフケアを促進していく必要があると考えられた．また今回，目標が明らかでなかったため，チームミーティングを開き，同時に父親，母親，本人を交えて今回の目標とそれぞれの職種の役割分担について話し合う必要があると考えられた．したがって，患者のセルフケアと症状コントロールを促しながら，家族へのアプローチも必要であると考えられた．さらに家族の無力感と機能不全が看護師へ投影されており，受け持ち看護師およびスタッフのコンサルテーションを行っていく必要もあると考えられた．

ケアの実際

病状のコントロールを促す

　精神看護専門看護師は，病棟の要望もあって，患者との信頼関係を構築し，三日に1回40分話し合う時間をもった．衝動のコントロール，患者の家族とのつきあい方，今後の生活時間の再構成について話し合うこととした．ただ，過食，嘔吐が止まらないとき，死にたくて仕方がないときは，

①薬の服用を勧めることがあること
②落ち着くまで個室でひとりで過ごしてもらうこともあること
③それでもだめな場合には入院形態を変えて精神科病棟に移ってもらうこともありうるかもしれないこと

を伝え，どのような方法がとれるかについて話し合いを行った．家族にもこれらのケアについて同意を得た．また，患者が父親へさまざまな不満を電話で伝えるかもしれないけれど，そのことについては一週間に1回の家族，患者との家族療法のなかで話し合うことを伝えた．さらに夜間は話を聞く時間ではなく，休んでほしいこと，話したいことは日中に病棟の看護師が一日の生活の過ごし方と過食，嘔吐のコントロールについて振り返りを行うこととした．そしてケアのやり方で修正してほしいことがあれば，一週間に1回，専門看護師との話し合いの時間で修正をすることとした．

他職種との役割分担

　主治医には体重のコントロールを確認する役割をとってもらい，24時間一緒にいる看護師が体重を指摘するだけでは患者-看護師とのあいだに信頼関係は育たないことを確認し，主治医はこれに同意した．さらに家族療法は精神看護専門看護師と主治医で行い，患者の精神療法は臨床心理士に依頼した．

受け持ち看護師との情報交換とコンサルテーション

　さらに精神看護専門看護師は受け持ち看護師と情報交換を行い，それぞれの役割がどのように進んでいるのかを常に確認し，患者へのメッセージが一貫して伝わるよう努力した．また，治療チームも二週間に1回は定期的にミーティングをもち，自分たちの治療，ケアの是非を確認することとした．当初，看護師たちはどうケアすればよいのかわからなかったが，患者の暴言が看護師のかかわり方からくるものではないこと，患者の精神状態は両親との関係で不安定になること，患者が看護師に表現するほど家族の前で表現できないことに気づきだし，患者の言動に振り回されること

が少なくなり，一貫した対応ができるようになってきた．

> 家族療法

患者，家族との家族療法は二週間に1回，定期的に行った．患者は自分が父親の前で子どもみたいに萎縮してしまうこと，自分のことを言えば捨てられてしまうこと，母親にかまってほしかったこと，祖父母が小さいときに患者に厳しく，両親がかばってくれなかったことを次第に話し，過食したくなる衝動を勉強することで昇華していた．また，父親は睡眠薬の大量服薬が続くとそのショックで患者の面倒がみられない，母親はまったく話さず，本人は父親のいいなりだった．家族療法のあいだ，患者は泣くばかりで"私が悪い子だからみんなが追い出したいのよね"と繰り返し訴えていた．

> 結果と評価

患者は自分の感情や思っていることを父親の前で少しずつ表現するようになり，過食，嘔吐は変わらなかったものの，面会前後に過食，嘔吐が強くなることが患者自身にも自覚できるようになった．また，患者の体重が35kgに回復して退院し，二週間に1回の家族療法，一週間に1回の精神療法[★6]に通っている．摂食障害患者の自助グループも紹介したが，患者はこれには行きたくない，と自宅で勉強して過ごし，二週間に1回の家族療法，一週間に1回の精神療法[★6]に通ってきた．大学へ進学して両親から少しずつ離れていきたい，という希望を少しずつ語るようになった．

このケースでは，精神看護専門看護師が，患者の生活の再構成と症状の認識とコントロールを促し，看護師の日々のケアに一貫性を提供できるようお互いの役割分担を行った．治療チームが患者の病理に振り回されることなく，一貫した対応ができるよう促した例といえよう．

[★6] 臨床心理士による．

> 事例紹介2

16歳，女性．過食，嘔吐が続き，身長150cm，体重30kgだった．過食，嘔吐が続くため，父親が心配して患者を病院へ連れて来る．患者自身も"つらい"と表現し，入院となる．患者は小児科入院後も夜間，過食，嘔吐が続き，スタッフからは"どうしていいのかわからない""廊下歩行が多く，それを注意することに終始してしまい，普通の会話ができない"と直接ケアの依頼があった．

> アセスメント

患者は特に夜間に過食が多く"がまんしなきゃと思うが止められない""食べたあとには罪悪感がこみあげてきて，死にたくなる"と話した．患者の気分の波は2日ごとで中等度，毎日過食の衝動が抑えられず，重度であった．またスタッフは，主治医からは"過食や廊下歩行については注意してほしい"と言われ，注意をすると患者が何も話さなくなることで，葛藤を体験していた．患者は母親，父親に自分の思いを自由に表現することができず，母親，父親の顔色を見ながら自宅での生活を送っていた．

> ケアの組み立て

患者の過食と嘔吐は，罪悪感や抑うつを伴い，患者自身も何とかしたいと思っていることから，どのようなときに過食や嘔吐が強くなるのか，を話し合うことができると考えた．したがって直接ケアとしては，患者の病状のコントロールと悪化しないためのセルフケアについて話し合うと同時に，父親，母親とともに患者の病状が出現する理由を話し合う必要があった．さらに主治医，看護師の治療方針を同一にし，役割分担を行いながら受け持ち看護師へのケースについてのコンサルテーションを行うことが必要である，と考えられた．

> ケアの実際

> 過食，嘔吐のコントロール

精神看護専門看護師は二日に1回患者と会い，どのようなときに過食したくなるのか，ほかの手

段はないか話し合った．過食をしてはいけないと思うけれど，父親が見ている，母親があきれていると思うと余計に過食衝動が抑えられなくなる，と感じていた．したがって，過食をすると一時的にせよ気分はすっきりするという感覚を体験し，その感覚を維持できるよう話し合うこととした．また過食，嘔吐した場合には，早く寝て，専門看護師と話し合うこと，そのためには抗うつ薬の処方を精神科医に依頼することとした．

家族の緊張感の緩和

家族とともに一週間に1回，患者の過食，嘔吐に伴う状況，どう思って過食しているのかを代弁しながら，過食については過食が終わったときに過食したことを責めるのではなく，現在のところ過食が衝動のコントロールのひとつであることを話し合った．母親は患者の過食にうんざりしていたが，3回めになったときに，"あまり過食を治さなきゃと思わなくなり，患者が自宅に試験外泊しても負担にならなくなった"と話し表情が明るくなった．しかし，警察官の父親の参加はあまりみられず，参加しても言語化はなかったが，自宅では患者の過食をじっと見つめることは少なくなった（母親からの報告）．

チームミーティング開催による治療方針の確認と役割分担

主治医，看護師を交えてミーティングを2回開いた．ここでは患者の治療方針，今回は体重にあまり重きをおかず，むしろ症状コントロールを目的とし，症状コントロールと再燃を防ぐためのセルフケアについては専門看護師とのあいだで話し合うこと，主治医は患者の身体的状況をモニタリングしていくことを話し合った．

受け持ち看護師へのコンサルテーション

受け持ち看護師は，患者の問題行動を注意するだけではなく，患者が過食や嘔吐を看護師へ訴えるようになったことを評価し，患者の健康的な側面を一緒に探していくこと，とした．また受け持ち看護師へのコンサルテーションも行い，情報交換を行いながら専門看護師の対応を看護師ができるように促していった．

結果と評価

患者の過食と嘔吐は変わらなかったが，頻度の減少（二日に1回），過食，嘔吐時の状況とそれに伴う自分の感情を表現するようになり，これまでとは異なった健康的な反応を表現することができるようになった．また，父親の反応は母親ほど明確ではなかったが，母親は患者の症状に伴う負担感を表現し，患者の受け入れについて前向きな表現ができるようになった．

看護師は，主治医とのあいだに葛藤を体験することが少なくなり，自分たちで再燃を防ぐためのセルフケアや症状のコントロールについて患者と話し合うことができるようになった．

おわりに

今回の精神看護専門看護師の直接ケアは，患者の病状がどのようなときに，悪化するのかを患者とともに話し合い，家族の負担感を減らすことで患者と家族をつなぎ，さらには患者の理解を深め，看護師と患者をつなぐことを助けたといえる．

●文献

1) Sadock BJ, Sadock VA（融 道男 他監訳）：カプラン臨床精神医学ハンドブック．pp207-208，メディカル・サイエンス・インターナショナル，1997．
2) American Psychiatric Assocition：Quick Reference to the Diagnostic Criteria from DSM-IV-TR. American Psychiatric Assocition, 2000.
高橋三郎 他訳：DSM-IV-TR 精神疾患の分類と診断の手引き．医学書院，2002．

II―精神的諸問題を抱える患者のアセスメントと直接ケア

3 精神的諸問題のアセスメントとケアの実際
9- 心身症の患者

はじめに　心身症とは，現れた状態は身体病であるが，発病やその経過に心理的な原因が考えられるような一群の病気のことを指す．日本心身医学会の"心身医学の新しい指針"では"心身症とは身体疾患の中で，その発症や経過に心理・社会的因子が密接に関与し，器質的ないし機能的障害が認められる病態をいう．ただし，神経症やうつ病など，他の精神障害に伴う身体症状は除外する"[1]と定義している．

心身症患者の理解

アセスメント

精神状態のアセスメント

DSM-IV[2]では，心身症は"一般身体疾患に影響を与えている心理的要因"に分類されている．

① 一般身体疾患が存在している
② 心理的要因が，以下のうちひとつのかたちで一般身体疾患に好ましくない影響を与えている
　ⅰ) ①の要因が一般身体疾患の経過に影響を与えており，その心理的要因と一般身体疾患の出現，悪化，または回復の遅れと密接な時間的関連があることで示されている
　ⅱ) その要因が一般身体疾患の治療を妨げている
　ⅲ) その要因が，その人の健康にさらに危険性を及ぼしている
　ⅳ) ストレス関連性の生理学的反応が，一般身体疾患の症状を発現させ，またはそれを悪化させている

これらの診断基準と合わせて，精神力動的な観点から現実見当識や感情・衝動のコントロール，フラストレーション耐性などもアセスメントする．

要因についてのアセスメント

前述した診断基準を活用して，以下のような点をアセスメントする．

① 症状と心身の状態
② 行動（逸脱行動などの問題と考えられる行動，治療を阻害するような行動，ストレスへの対処行動など）
③ 病態の形成に関連している心理社会的要因
④ 内的要因（認知や病感など）
⑤ 外的要因（親からの過干渉，職場での待遇など）
⑥ 性格（精神発達の未熟さ，アレキシサイミア★1，失体感症★2，タイプA行動特性★3など）
⑦ 患者を取り巻く環境や人間関係
⑧ 生活様式（生活習慣）

患者のセルフケアに関するアセスメント

心身症の患者のセルフケアには，一般身体疾患が大きな影響を与える．喘息や過換気症候群では

★1
alexithymia：自分の感情がどのような状態であるのかに気づかずに，また，それを言葉で表現しにくい状態のことをいう．失感情症ないしは失感情言語症と訳されている[3]．

★2
ホメオスターシスの維持に必要な身体感覚（空腹感，満腹感，疲労感など）の変化に気づきにくい状態のことをいう[4]．

★3
自分の目標達成のために，タイムプレッシャーのある仕事をより多く，より敏捷にこなし，他者との競争や立身出世を意識してがんばろうとする行動特性[5]．

呼吸への影響があり，消化器系，内分泌代謝系の疾患では食事や排泄への影響，循環器系の疾患の人では，職場や家族との人間関係に影響が強く出る場合もある．そのため，一般身体疾患の症状とセルフケアとの関連をアセスメントすることがたいせつである．

心身症患者への働きかけのポイント

①身体疾患による症状が軽くなるような対応をする必要がある．そのために身体症状の観察を十分に行い，医師と連携をとる．②ストレッサーやライフスタイルにおける影響要因を明らかにし，心身相関に気づけるように働きかける．③患者に心身症が及ぼす身体疾患の発症機序を理解できるように説明し，何が病状を悪化させる誘因となっているのか，それを踏まえて今後どのように治療を進めていくのがよいのかを一緒に考えていく．

ストレスをうまく解消することが，身体の病気を回復する手助けになる．そのため，患者が無意識であっても自分なりにストレスをマネジメントしている行為があれば，そのことを意識化できるように働きかけ，強化していくことが効果的な場合もある．また，心のケアが身体を癒し，身体のケアが心を癒すという両側面があって，話ができない場合や感情の起伏が激しい場合などに，身体のケアを行うことが，心の癒しにつながることがある．

心身症患者の直接ケアの実際

事例紹介

患者は，10年以上前から炎症性腸疾患を発症し，病状の経過が思わしくなかった．瘻孔形成や肛門周囲の炎症が続き，手術を繰り返しながら，連日鎮痛薬の筋肉注射を投与していた．内科的治療では症状が軽減しないため，医師からはストーマ造設を勧められていたが，手術を受ける決心がつかず，経過観察していた．その後も症状の改善がまったくみられないため，外科的治療を受けることになった．しかし，術後に瘻孔形成，腸管狭窄，潰瘍病変の悪化が認められ，治療のめどが立たなくなっていた．

依頼内容には"手術をしてストーマ造設をしたところ，術後大腸の一部に瘻孔ができ，そこから炎症が広がっているため，痛みが出現している．患者は，手術をしたにもかかわらず，治癒が遅れ，痛みが消失しないことにいら立ち，不安を訴えている．リエゾン精神専門看護師の存在を話すと，ぜひ話がしたいと希望しているので，お願いしたい"とあった．そこで，受け持ち看護師と相談のうえ，直接ケアを行うことになった．

初期アセスメント

患者

患者の精神的な問題点は，
①コントロールがつかない病気の勢いに飲み込まれそうな気もちでいる
②目標を設定できず，いつまでがんばればいいのか，これから先どうなるかが予測できないため不安が膨らんでいる
③手術によって痔瘻の痛みはなくなったとはいえ，腹痛は続いている．鎮痛薬を使い続けているが，このことに対して医療者との認識に差があり，葛藤を抱えている

の3つであった．また，面接時の様子から，患者は痛みと闘いながら療養生活を続けてきたためか，精神的なエネルギーが減少しており，思考力や洞察力，現実検討識や欲求耐性などが低下していると考えられた．

看護師および看護師チーム

術後の経過が思わしくなく，病状が不安定であったため，患者への対応に苦慮していた．痛みに対する訴えが特に強く，そのたびに依存性の強い鎮痛薬を投与することしかできなかった．この

ことが看護側に"このままの対応でよいのだろうか"という疑問を投げかけていた．方向性が見いだせないままの看護ケアが看護側の疲労感を助長していた．

> **直接ケアの目標**

患者と看護側のアセスメントから，以下の3点を目標に面接を行うことにした．

目標1 炎症性腸疾患に罹患してから今までのプロセスを振り返り，自分の思いを吐露することによってカタルシスを図る．そのことによってストレスの原因を意識化する．

目標2 精神的ストレスが高まったときの行動反応を明らかにし，効果的な発散方法を検討できる．

目標3 痛みとのつきあい方に焦点を当てて話をし，できるだけ患者の痛みに添いながら，鎮痛薬の使用を自分でマネジメントしようと考えることができる．

> **目標に沿った直接ケア**

目標1 炎症性腸疾患に罹患してから今までのプロセスを振り返り，自分の思いを吐露することによってカタルシスを図るとともに，ストレスの原因を意識化できる

> **支持的な面接**

週1回程度の定期的な面接とケアを行った．そのなかで，

① こういう病気なので，いつかはストーマ造設ということになるだろうと予想はしていたが，時期が早過ぎるという思い
② 数年かけてストーマ造設術を受けるべきか考え，決意したこともあり，手術に対しての期待は高かった．しかし，術後の回復が順調に進まないことへのいら立ち
③ 手術前の身体を取り戻すことをあきらめきれない気もちと将来的な不安

の3つが表出された．

特に手術を受ける前に，もっとよく考えればよかった，と手術を受ける決意をした自分に対する後悔の念に加えて，術後の経過が思わしくないことによる医療者をうらむ気もちが表現された．全体的に"この病気になってから我慢ばかりを強いられ，よいことは何もなかった．どんなに努力をしてもどうにもならない"という無力感が語られた．

> **面接後のアセスメント**

この面接を通して，次のことが明らかになった．
① ストーマ造設に対しての期待度が大きかっただけに，結果に不満を抱いている
② 自分の期待していたような方向に進まなかったことで，医療者に不信感をもっている
③ この不信感の背景には，患者と医療者のコミュニケーション不足がある
④ コミュニケーション不足の要因には，過度の遠慮がある
- 医療者とのトラブルは避けたいと思うあまり，もう少し詳しく説明を受けたいと思っても，要求することができなかった
- 医療者の言葉に腹立ちを感じても，自分の気もちを表すことができなかった
⑤ ④によって，情報が欠如しており，納得して自己決定がくだせない

> **ケアの組み立てと介入（医療者とのコミュニケーションの改善）**

今後のことを自分で納得して決定し，その結果を自分で引き受けることは，自己コントロール感を取り戻し，自尊感情を高める一助になると考えた．

そこで，以下の2点について介入した．

自己決定に必要な情報として聞きたいことを聞けるようになるための介入

① 医療者に対する怒りを表出して，自分の感情を認知した
② 十分な情報をもらって自分なりの決定を下すことの必要性について話し合った．このときにアサーティブな考え方について，あるいは患者の権利についての知識を提供した
③ 自分が医療者に聞きたいと思っていること

は何なのか，医療者にしてほしいと思っていることは何なのかを明らかにした

④ 聞きたいことや伝えたいことが明らかになったところで，SST★4の考え方や手法を活用して，自分の考えや思いを表現する，自分の気もちを話すための具体的なコミュニケーション方法を検討し，練習をした．このときに，リエゾン精神専門看護師も病棟看護師も，自分の感情を意識的に言葉にして伝え，患者のモデル的な機能を果たすようにした

⑤ その後，医師の説明を一緒に聞きながら，本来聞こうとしていたことが聞けるように口添えをして，情報を取得する手助けをした

⑥ 病状説明後に，聞いてみての感想と聞き足りないことはなかったか，それを聞くことができなかったのはなぜか，次はどうしたいか，といったことを振り返り，次につなげられるように検討した

これらのかかわりの結果，自ら必要だと考える情報を医師に直接尋ねる場面が増え，医療者に対する理不尽な怒りを抱くことが少なくなった．また"医師の言うことはわかったが，納得できない部分があり混乱している．もう少し考えてみて，またわからないところを整理して聞いてみるようにしようと思う"と自分の状況を洞察して表現することができるようになった．

認知療法的な介入

医療への期待や目標設定が高すぎて，その結果に絶望するという部分には，認知療法的な介入や意味のリフレーミング p70, ★4 を行った．

① "病状が横ばい→変わらない→悪くなっている"といった受けとめ方に対して"横ばい→悪くなる勢いに負けていない"

② "何か治療をすれば痛みがなくなるはず→痛みがあるから治療は失敗→痛みがなくならないことにはどうしようもない"という考えに対して"痛みがなくなることはない→一生つきあっていく痛み→痛みが気にならない時間にやりたいことをやってみよう"

そうすることによって"瘻孔が閉じない→再手術をしなくてはならない"ではなく，瘻孔のケアをしながら家で過ごしてみようという考えをもつことができるようになり，現状を受け入れ退院して実行してみようと表明することができた．

医師への協力依頼と病状説明への同席

病状説明については，主治医と前もってコンタクトをとり，環境を整えた．具体的には，現在患者が病気の状態や治療方針などを十分に理解していないことを伝え，改めて病状説明をしてくれるように依頼した．また，患者への説明にあたってどういう内容を伝えてほしいのかということ，今後の治療については選択肢を出して説明してもらい，おのおのの選択肢についてのメリットとデメリットを伝えてほしいと依頼した．医療者に患者が自分にとって必要な情報を尋ねるというコミュニケーションの練習の成果を試す状況を整えた．

目標2 精神的ストレスが高まったときの行動反応を明らかにし，効果的な発散方法を検討できる

認知療法的な介入（①②）によって，一部はストレスマネジメントができるようになった．しかし，期待に見合った病気の回復がみられないことや身体症状（発熱や腹痛の増強，炎症性腸疾患による潰瘍の悪化，肩こり・背部痛・腰痛など）がストレス要因になっているようであった．そして，鎮痛薬の使用量が増える，便器にトイレットペーパーを詰め込む，睡眠導入薬を数日分一度に内服するといった行動がみられた．そのため，ストレッサーの明確化と意識化を促し，ストレス解消法の模索をしようと働きかけても"自分のストレスについては考えたことがない．炎症性腸疾患になってからは，何事もうまくいかないのだと言い聞かせているだけで，初めから期待せずあきらめるという対処をしてきた"と話した．

★4
social skills training：社会生活技能訓練

介入後のアセスメント

患者の病状は，まったく見通しが立たず，ストレスは高まる一方であり，このようなストレスに関連した身体症状やストレス行動に気づくことが，ストレスマネジメントにつながるとは考えられなかった．また，食べるのが好きにもかかわらず，思い切り食べることもできず，好きな車に乗ることもとめられ，身体を動かして発散することもできず，元来好きだった温泉もストーマのために恥ずかしいので行くことができない，というように今まで活用していたストレス解消法は役に立たなかった．つまり，現時点で即効性のある効果的なストレスマネジメント法を見いだすのは困難であると考えられた．そして，今までの闘病生活のなかで"病気はどうしようもないもの"という無力感を繰り返し学習してきた結果，全体的に自己肯定感が低下していると考えられた．

そのため，まずは受け身で安楽感の得られるケアを提供することと，セルフケアの支援を行うことでストレスの原因となっているものをひとつでも減らしていくことにした．

ストレスマネジメントの支援

快体験と自己コントロール感を味わってもらうことを目的に，患者と話し合ってリラクセーション法を取り入れた．しかし，呼吸法や筋弛緩法を練習してみたが，この方法をマスターして生活に取り入れていくことは，病状による体力・気力の低下があり難しいと感じた．そこで，受け身でできる足浴やマッサージ，リフレクソロジーに変更し，心地よい感じを味わってもらうことにした．さらに，良質の睡眠がとれるようなケアを工夫し，睡眠導入薬の検討も行った．

また，ストーマケアなど日常生活上の不安について具体的に語ってもらい，現実的に対応できる事柄を取り上げて，受け持ち看護師に中心になってもらい，ひとつひとつを着実に解決していくように調整した．その結果，自分の全身の緊張感を感じて，肩こりがひどいときはストレスがあるのかもしれないと気づくことができた．また，ストーマケアという新たなセルフケア行動を獲得することで，退院後の不安材料を減らすことができた．

また，面接の場面では，少しずつ患者が話した内容を整理しながら，どういうストレスを感じているのだろうか，患者の気もちはどうだったか，どういう対処をしてきたのだろうか，もっと効果的な対処法はないだろうか，ということを一緒に考えた．そして，少なくとも自分の気もちを吐き出すことで気もちが楽になることに気づき，今後も面接を活用したいという意思表明をすることができた．

目標3 痛みとのつきあい方に焦点を当てて話をし，できるだけ患者の痛みに添いながら，鎮痛薬の使用を自分でマネジメントしようと考えることができる

術前・術後という長期にわたり，痔瘻や炎症性腸疾患の痛みと術後の痛みが継続していることによって，患者の生活全般に制限が生じ，それがストレスを高めることにつながっていた．さらに入院前から鎮痛薬を使い続けた結果，鎮痛薬を使用しても効果が低い状態になっていた．そのため将来的にイレウスなどが起こって非常に強い痛みが生じた場合に，十分な鎮痛効果が得られないのではないかと不安が生じていた．また，依存性が高い鎮痛薬を使用し続けているので，医療者側はできるだけ使わないほうがよいという気もちをもって対応していた．このことが，患者の痛みのつらさを理解してもらえないという孤独感を深めており，この精神的な影響が痛みの閾値を低下させるという悪循環を生み出していると考えられた．

痛みのアセスメント

実際に痛みのアセスメントをした結果，痛みの原因があることは明らかであった．しかし，前述のような悪循環の影響も考えられたため，現状のように頻繁に鎮痛薬を使い続けるのはデメリットも大きいと判断した．

鎮痛薬に関する理解と減量

　最初は患者の痛みの訴えを傾聴し，痛みに耐え続けることの苦しさをわかろうと努め，孤独感にアプローチした．その後痛みのコントロール法を一緒に検討してみないかということを患者に提案した．そして，現在使用している鎮痛薬の特徴や機序，依存性についての説明をした．

　次に，今抱えている痛みを今後どのようにしていきたいのか，鎮痛薬にどういうことを期待するのかを考えてもらった．鎮痛薬の減量を主目的とせず，今後起こるかもしれないイレウスなどによる痛みに鎮痛薬が確実に効くようにするために，鎮痛薬の使用方法と減量について一緒に考えることにした．

　また，医療者側の対応が統一され，お互いがストレスにならないような基本計画を立て，患者の了承を得た．最終的に患者は，自分が鎮痛薬に依存している状態にあることを自覚することができた．そして，減量は，自分の意思では難しいことを自覚して，全面的に依頼したいと希望した．そこで，主治医の了解を得てリエゾン精神専門看護師が鎮痛薬の減量を引き受け，文献での成功例を参考にして，心身ともに負担が少ない減量方法をプランニングして実施した．

　最終的には筋肉注射を使用せずに鎮痛薬の内服だけで過ごせるようになった．そのため，鎮痛薬のしばりが少なくなり，医療者とのあいだでの葛藤も解消され，ストレスは低減した．

結果と評価

　心身症患者の看護としては，身体的，心理的，社会的な因子によるストレスに対する援助を行うことが重要である．かかわりのポイントは，

①患者が自分の身体症状に影響を与えている認知の特徴に気づき，自分のストレスによる行動反応を発見できること

②ストレスマネジメントの必要性を意識して，自分なりの方法を見いだせること

の2点と考えられる．

　しかし，このケースのように病状の変化が大きく，ストレスマネジメントが非常に困難な場合もある．そういう場合には，積極的な傾聴によって，患者のつらさや苦しみを受けとめ，精神的なエネルギーの低下を食い止めることがたいせつだと考えている．そして，どういう状況にあっても，患者の自己決定力を低下させない，自尊感情を低下させないようなかかわり方の工夫が必要であろう．自尊感情が低下すると退行し，自傷行為などを引き起こす場合もある．その結果，人間関係が悪化し，それがまたストレスになるという悪循環が生じる．そのため，患者の無力感，孤立感，絶望感に一緒になって向き合い，認知のゆがみに働きかける——ストレス解消法の検討，新たな適応状態の模索，小さくてもよいから現実味のある目標や希望を一緒に探す——ことで，患者の生活が少しでも楽な状態になるような看護を提供したいと考えている．

　一方で，患者の治療過程が遅延したり，合併症が起こることによって入院が長期化すると，対応している看護師のストレスも高まる．そのため，看護師自身も自分のストレスを認識して，効果的なストレスマネジメントを行うことがたいせつであろう．

●文献

1) 日本心身医学会教育研修委員会 編：心身医学の新しい診療指針．心身医，31：537-576，1991.
2) 高橋三郎，大野　裕，染矢俊幸 訳：診断カテゴリー，17 臨床的関与の対象となることのある他の状態．DSM-IV精神疾患の分類と診断の手引，pp235-236，医学書院，1995.
3) 末松弘行，河野友信，吾郷晋浩 編著：心身医学を学ぶ人のために．p32，医学書院，1996.
4) 中川哲也：I章 心身医学総論，1．心身医学の歴史と現状．心身医学標準テキスト，第2版．久保千春 編，p4，医学書院，2002.
5) 宗像恒次：ストレス解消学．p20，小学館，1995.
6) 末松弘行，河野友信，吾郷晋浩：心身医学を学ぶ人のために．医学書院，1996.
7) 久保千春 編：心身医学標準テキスト，第2版．医学書院，2002.

II─精神的諸問題を抱える患者のアセスメントと直接ケア

3 精神的諸問題のアセスメントとケアの実際
10-対人関係に問題を抱える患者

対人関係に問題を抱える患者の理解

　対人関係に問題を抱えているという場合には，2つに分類できる．ひとつめは統合失調症，気分障害，不安障害などの症状が対人関係に問題を生じさせているときであり，もうひとつは人格そのものの未成熟さがそうさせている場合である．

　症状が対人関係に問題を生じさせている場合には，どのような症状なのか（気分変動，行動，思考障害，認識，衝動性の程度），またどのような精神状態なのかを把握して，症状を軽減する必要がある．しかし症状が軽減しても，本来もつ人格傾向が個人の所属する文化や期待にそえない場合には，対人関係に問題が生じる．

　一方，人格の未熟さが対人関係に問題を生じさせてしまう場合には，人格に課題をもっている場合がある．人格とは，状況の変化によっても変わることなく，その個々人の人格機能の本質とみなされるような特徴を示す．人間の自我[★1]は人間の衝動性と超自我を調整する機能であり，乳幼児からの重要他者との関係と児の成長発達によって形成されていく．

　人格は認知および行動で構成され，人格は主に"関係していかない"と"関係していく"スタイルに分けることができる（図II-7）[1)]．この人格の形成は乳幼児期からの重要他者および環境に影響を強く受けている．人格の成長を促すには精神療法，カウンセリングなどの方法があるが，人格の発達のレベルによっては精神療法以前に環境を整え，安心して生活できる場と人がそろわなければ，次

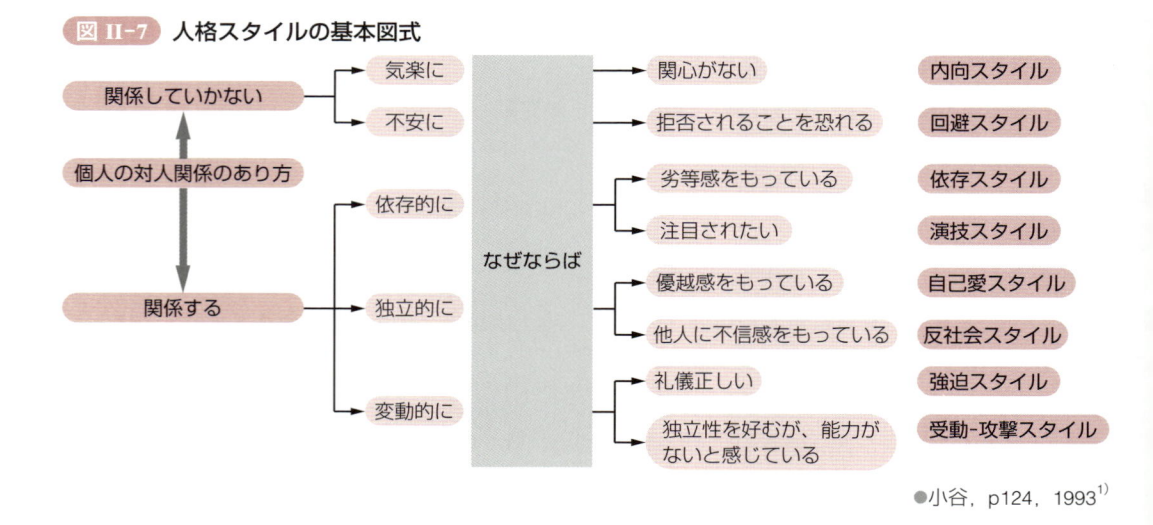

図 II-7　人格スタイルの基本図式

個人の対人関係のあり方			なぜならば	
関係していかない	気楽に	→	関心がない	内向スタイル
	不安に	→	拒否されることを恐れる	回避スタイル
関係する	依存的に	→	劣等感をもっている	依存スタイル
		→	注目されたい	演技スタイル
	独立的に	→	優越感をもっている	自己愛スタイル
		→	他人に不信感をもっている	反社会スタイル
	変動的に	→	礼儀正しい	強迫スタイル
		→	独立性を好むが，能力がないと感じている	受動-攻撃スタイル

●小谷，p124, 1993[1)]

[★1] ビアーズ（Beers, CW）は自我機能には，現実吟味力，衝動のコントロール，対象関係の維持，防衛機制，自律機能，統合機能，刺激の調整力があることを述べており，人格は自我機能がより統合され，またあるパターンをもつその人らしさを表現するものであると述べている．

のステップとしての精神療法に進むことができない場合も多く存在する．

精神看護専門看護師が直接ケアの依頼を受ける場合，病棟でさまざまなケアをしてみたけれど，うまくケアが進まない．また，病状なのか人格なのか区別がつかない場合に，専門看護師としてかかわり始めることが多い．この場合，ストレスや危機状況が強くて症状が形成されて対人関係に支障をきたしている場合と，人格そのものの未成熟さのために問題が生じている場合がある．これらの視点からアセスメントをし，精神看護専門看護師として介入を組み立てることになる．ただ人格そのものの未成熟さが，病棟や地域での問題を生じさせている場合には，治療やケアは長期にわたることが多いため，今，ここで何ができるのかを患者・家族とともに考えていくことが必要になってくる．

対人関係に問題を抱える患者への働きかけのポイント

対人関係に問題があると看護師によって判断され，精神看護専門看護師が依頼を受けた場合には，次のプロセスでケアを行っていく．

① 現在強いストレスや危機に患者および家族が遭遇していないか，もし遭遇しているとすればどのようなことに遭遇しているのか，ストレスや危機はどのように解決されているのか，を具体的に見極める．見極める際には，患者と直接話し，家族からも話を聞き（患者の了解を得て），そして何よりも日々ケアしている看護師の考えを聞きながら，患者を取り巻く状況で何が起こっているのかを明らかにする．そして強いストレスや危機状況が症状を形成しているとすれば，この症状および症状によって影響されている精神状態[★2]がどの程度[★3]なのかを見極める．強いストレスや危機は症状を形成させるだけでなく，人格の未成熟さを露呈するきっかけともなりうるので，患者に何が起こっているのかを具体的に詳細に把握していくことは，かかわりの方向性を定めていくのにたいへん重要な鍵となる．

② 次に患者・家族にのしかかっている強いストレスや危機はどう乗り越えることができるのかを，受け持ち看護師，医師とともに話し合い，お互いの役割分担を行う．

③ 役割分担をするなかで，精神看護専門看護師が直接ケアを担うことを決定する状況は次のような状況である．

- 受け持ち看護師が患者への陰性感情や無力感からケアしにくくなっており，精神看護専門看護師に生じている問題の解決を直接ケアを通して共有してほしいと感じている場合

- 患者・家族の抱える課題が複雑で，日々のケアに携わらない第三者がケアするほうがケアがスムーズに流れ，効果をもたらすことができる場合

④ 精神看護専門看護師はどの期間，どれくらいの頻度，どのようなかたちでかかわるのかを受け持ち看護師，病棟に伝え，かかわりの内容を明確にしていく．

⑤ 患者の精神状態が重度の場合には，1回に会う時間を少なくしてかかわりの頻度を増やし，また患者にとってのストレスや危機を避けられるような環境づくりを行う．場合によっては定期的に症状に合わせて向精神薬[★4, p178]を処方してもらう．また精神状態が中程度の場合には，ストレスや危機が何なのかを一緒に考えながら，ストレスマネジメントの方法をともに探す．

ストレスマネジメントの方法としては，リ

[★2] 気分，行動，認識，思考過程，思考内容，衝動性．

[★3] 重度：一日のなかでの波，中程度：2〜3日ごとの波，軽度：一週間の安定．

ラクセーション，イメージング，時間管理と目標管理，思考制止の方法，適度なエクササイズがある．

精神状態が中程度の場合には，一時的に向精神薬を内服することで楽になる場合があるが，重度の場合ほど必要ではない．また，中程度の場合には，変動はあるものの神経質に保護的になりすぎる必要はなく，リハビリテーションやハビリテーション，セルフケアを状況に合わせて促進していくことも重要になる．

⑥症状が対人関係の問題を生じさせているときには，刺激やストレスを減らし，十分休養をとってもらうことで症状を軽減させることができる．しかし，向精神薬を用いても症状が軽減せず症状が継続したり，人格の未熟さが対人関係に問題を生じさせている場合には，これまでの家族歴および重要他者との関係でどのような思いをして生きてきたのかを精神療法やカウンセリングのなかで意図的に取り上げていき，自己への洞察を深めることで，症状が軽減できたり，対人関係の課題が減ったりする．

対人関係に問題を抱える患者の直接ケアの実際

事例紹介 1

31歳，C氏，男性．自衛隊に勤めていた．1歳の子どもと妻の3人暮らしだったが，妻と子どもは半年前から実家に帰っていた．C氏は，今回，仕事の最中に突然胸が苦しくなり，救急車で運ばれ検査のため緊急入院となる．心疾患を疑われ，大学病院に一週間入院したが異常は見つからなかった．ある日，病院の売店に行く最中，エレベータのなかで急に息苦しくなり，途中の階で降り，他病棟に助けを求めた．その後，受け持ち看護師から精神看護専門看護師に直接ケアの依頼がきた．受け持ち看護師は，心臓外科病棟4年目の看護師だった．精神看護専門看護師は，受け持ち看護師の依頼から，受け持ち看護師へのコンサルテーションだけではなく，直接ケアを行うこととした．C氏と初めて会い，自分の状況をどのようにとらえているのか，精神看護専門看護師が介入することをどう受けとめているのか，について話し合った．C氏はエレベータのなかで起こった自分の反応に驚いており，精神科医は望まないが専門看護師なら会ってもよいと話した．精神看護専門看護師は次の手順で直接ケアを展開した．

精神状態のアセスメント

C氏はエレベータのなかで頭が真っ白になり，急に動悸，息切れ，発汗が起こり，3分くらいでそれが頂点に達していた．したがって，パニック発作と考えられた．また一日前から不眠が強くなり，夜間デパス®[*5]を内服していた．同日荷物のことで妻に電話をした際，妻の父から"君と君を育てた母親は最低だ"と言われていた．その後，妻のことを考えると動悸，発汗，息切れ，窒息感，胸痛を生じ，イライラが始まって部屋をぐるぐると回り，同室のほかの患者が心配していた．患者は不安障害のなかでパニック発作を呈していた（表Ⅱ-20）．また気分の変動は一日のなかで波がみられていた．したがって，精神状態は気分の項目について重度であるため，パニック発作が治まるまで，臨時ではなく，定期的に抗不安薬を内服する必要があると判断した．また，患者の発作は妻と妻の父親から自分と母親を脱価値化[*6]されたことによって誘発されていた．

[*4] 抗うつ薬，抗不安薬，思考障害が強いときには抗精神病薬．

[*5] ベンゾジアゼピン（チエノジアゼピン）系抗不安薬（短時間型）のエチゾラムの商品名．

[*6] 自分が生きている価値がないように扱われてしまうこと．

表 II-20　DSM-IV によるパニック発作の診断基準

パニック発作はコード番号のつく障害ではない

強い恐怖または不快感を感じるはっきりと区別できる期間で，そのとき，以下の症状のうち4つ（またはそれ以上）が突然に発現し，10分以内にその頂点に達する

1. 動悸，心悸亢進，または心拍数の増加
2. 発汗
3. 身震いまたは振るえ
4. 息切れ感または息苦しさ
5. 窒息感
6. 胸痛または胸部の不快感
7. 吐き気または腹部の不快感
8. めまい感，ふらつく感じ，頭が軽くなる感じ，または気が遠くなる感じ
9. 現実感消失または離人症状
10. コントロールを行うことに対する恐怖
11. 異常感覚
12. 冷汗または熱感

● American Psychiatric Association, 2000[2)]
● 高橋三郎 他訳, p171, 2002[2)]

介入の組み立て

パニック発作の原因の見極め

パニック発作の頻度が多いため，不安が重度から中等度になるまで抗不安薬の力をかり，同時に不安のコントロールのためにリラクセーションなどによる不安時の対処方法を促し，さらに発作を誘発している妻，妻の父親との関係による傷つきから回復するための精神療法が必要であると考えられた．

不安発作のコントロール方法と見極め

看護ケアのなかで患者の不安発作に看護師が対応できるように患者のパニック発作時の対応を充実していくことが必要であると考えられた．したがって，患者の反応は不安反応の一部であることを伝えるとともに，不安が中等度になるまで抗不安薬を定期的に内服することで夜間も眠れるようになることを伝え，患者に選択してもらい，その結果をみて，精神科医に処方を依頼する必要があると考えた．

ケアの実際

C氏は抗不安薬の処方に同意したため，精神科医にジアゼパムを処方してもらった．パニック発作が治まるまで，定期的に飲むことを勧め，患者はこれに同意し，一週間の内服を続けた．また，患者のパニック発作は，妻との関係から生じていたため，妻との関係に焦点を当て，症状軽減のための精神療法を一週間に2回行うとともに，リラクセーションが実施できるよう一緒に練習を行い，気分の波があるときや，パニック発作の前にこれをやること，また妻とのことは精神看護専門看護師とともに考え，ひとりのときには思考をストップさせることを話し合った．また，精神療法のなかでは妻へ自分が暴力をふるっていたこと，妻との関係が修復するとは思っていないが，何より自分の母親★7について妻の父がなじったことが悔しくて仕方がなかったと話した．さらに自衛隊に勤めているので，身体が動かなくなるのが最も不安と話し，話している最中，息切れ，息苦しさがみられたが，リラクセーションを勧めると落ち着き，C氏は話を進めた．4回の精神療法のなかでこれらのことを患者は話し，自分が最も何に腹がたっていたのかがわかり始めると次第にパニック発作が軽減していった．

患者は精神看護専門看護師と会わない日には，リラクセーションを行い，思考制止を意図的に用いて自分をコントロールしていた．

さらに以上の直接ケアを精神看護専門看護師が行いながら，受け持ち看護師とC氏への日々のケア方法について話し合いを行った．患者の葛藤は専門看護師とのあいだで話し合うことにしていたため，日々のケアでは心機能検査，体力に関する患者の不安，日々の過ごし方★8について話し合ってもらうこととした．

結果と評価

精神看護専門看護師がかかわり始め，また病棟のケアが変わっていった二週間のあいだにC氏

★7 母親は父親と離婚し，患者を母ひとりで育ててくれた唯一たいせつな存在だった．

★8 患者はやや強迫的でじっとしていることができず，仕事ができないのではないかと不安が募っていた．

のパニック発作は消えた．C氏の希望により自宅近くのクリニックで心理療法を外来で受けられるように紹介した．ジアゼパムは定期的に3日間だけ必要で，それ以後は精神状態が中程度になったことから，リラクセーションや思考制止を行ってみても不安が治まらないときにだけ内服していた．患者は自分の不安の程度を自覚し，程度に応じてリラクセーション（歩く，眠る），思考制止を用いるようになり，不安が落ち着いてから妻・妻の父との関係を振り返り，自分が何がいやだったのかを理解できるようになった．また，病棟看護師も患者がパニック発作や不安反応を起こしたときの対応方法を理解し，不安のコントロールの方法を患者と話し合ったり，妻・妻の父との関係で発作の程度が変わることを理解し，"触れてはいけないもの"ではなく，発作が治まってから患者とそのことをきちんと話し合うことができるようになった．

事例紹介2

35歳，女性．チョコレート嚢胞の手術で一週間の入院予定で婦人科に入院したが，入院時からスタッフの対応，同室者が自分への配慮★9をしてくれないと不満が多く，受け持ち看護師から専門看護師へ依頼がきた．受け持ち看護師は"患者の不安が高いのではないかと考えるが，取り付く島もない，どうしたらいいだろうか，一緒にかかわってほしい"と専門看護師へ直接ケアが依頼される．

患者はひとり暮らしで，患者が慕っていた父親は3年前に死亡．母親は別の県に住んでおり，4人姉妹の末っ子．患者は父親の死後，家を出てひとりで生活をしていた．しかし，実際には父親の死後，外科，内科を転々として入退院を繰り返しており，生活費，入院費は母親が支払っていた．ひとり暮らしの家は荷物が散乱しており，足の踏み場がなかった様子．

★9 面会が長い，面会時間を超えても面会人が病室にいるなど．
★10 カーテンを露骨に閉めたり，やや大きな声で"まだいるのかしら"とひとりで怒ったりしていた．

精神状態のアセスメント

患者と直接会い，受け持ち看護師の話を聞きながら患者の精神状態のアセスメントを行った．患者は落ち込み，イライラが二日に1回くらい起こり，特に夕方になると同室患者の面会人に八つ当たり★10をしていた．また，話をしていても視線が合わず，看護師の処置が遅れると"私のことをばかにしている"と怒りだし，被害的であった．加えて不眠のため夜間は看護室に他患や看護師への不満を訴えにくることが多かった．患者の精神状態は，特に気分，行動，思考内容において中等度であった．また手術に伴う不安，手術を受けるのに家族が誰もついてくれない，という見捨てられ感が八つ当たりという表現になっていると考えられた．またそれだけではなく，これまで父親が死んでからの喪失感が癒されないまま手術を迎えることとなり，患者の不安は過度に強くなっていると考えられた．

一方，受け持ち看護師の患者に対する陰性感情はそれほど強くなく，自分たちも何とかケアできるようになりたいと考えていた．そこで，このような患者へのケアを一緒にやっていくことでケア方法を学んでもらいながら，病棟でも実践してもらうことが可能と考えた．

介入の組み立て

患者には気分，行動が不安定になるときの状況の認識，不安のコントロールを促し，その一方で患者にとっての父親の死による喪失感，および臓器の一部を喪失することへの不安，危機状態であるにもかかわらず家族が誰も来てくれない心細いなどが存在していることから，患者本人とは喪失感を話し合うとともに，母親の患者へのサポートが必要であるため母親への介入を行うこととした．また患者の不安は中等度であり，手術に伴う不安が高く刺激に対して敏感で混乱しやすいため，一貫した対応を行うことを受け持ち看護師とのあいだで話し合うこととした．

ケアの実際

精神看護専門看護師は患者の状態が危機状態であると判断し，二日に1回，患者を訪室し，一日の過ごし方，不安時の対処，人とのつきあいのバランスについて話し合った．患者はひとりになると母親のことを考えだし，腹が立ってきて母親に電話して怒鳴る，ということを繰り返していた．したがって，患者が話したいことを聴く時間をつくりながら，不安になったときにどう対応できるかを話し合った．患者は寝るのがいちばん落ち着くといい，まずは何も考えないで寝る，それでもだめだったら抗不安薬の力をかりて眠ることにした．

また，患者は自分の不安が強くなっていく感じがわからないまま頭が混乱していたので"今は少し休んだほうがいい"ことを伝えて，自分の疲れを認識してもらい，父親，母親のことは専門看護師が来たときに一緒に考え，それ以外の時間はできるだけ考えないよう努力してもらった．患者は面接のたびに，父親が亡くなってから誰も自分を大切にしてくれなかったこと，自分に支えがなくなったこと，母親は自分を守ってくれず，むしろ避けていること，経済的にも不安になったこと，を泣きながら話した．

さらに母親にも来てもらい，患者，母，病棟看護師と一緒に話し合いを行った．母親は患者が家を出てから3年間会うことなく，電話のたびに怒鳴られるのでいやで仕方がなかったと話した．しかし，患者の心細さ，患者への対応について，病棟看護師，専門看護師がどのようにやっているかを聞くうちに母親の患者への怒りも次第に治まり，母親は自分で患者の手術後に付き添うことを決めた．また，病棟看護師とはカンファレンスを開き，患者へのケア方法，時間，訴え時の対応について，できるだけ一貫できるよう情報を共有した．

結果と評価

退院は1週間延期されたが，患者は落ち着きを取り戻して手術を受けることができ，他患の面会人への怒り，スタッフ，母親への攻撃が減っていった．また，受け持ち看護師も患者のおかれている状況が把握しやすくなり，患者と自宅での生活や不安時の対処の方法について，患者と自由に話せるようになっていった．母親も患者から逃げるのではなく，患者と時間を過ごすことができ，患者に対応できるようになっていった．

●文献

1) 小谷英文：ガイダンスとカウンセリング．p88, 124, 北樹出版，1993.
2) American Psychiatric Association：Quick Reference to the Diagnostic Criteria from DSM-IV-TR. American Psychiatric Association, 2000.
高橋三郎 他訳：DSM-IV-TR 精神疾患の分類と診断の手引き．p171, 医学書院，2002.

II—精神的諸問題を抱える患者のアセスメントと直接ケア

3 精神的諸問題のアセスメントとケアの実際
11-慢性疾患を抱える患者

はじめに　慢性疾患とは，永続的に障害が残余し，不可逆的な病理的変質に起因するもので，長期間の管理や観察およびケアを行わなければならない．また，リハビリテーションのために特別な訓練が必要になるものをいう．そのため，患者は将来の見通しが立たず，せっかく立てた人生設計の変更やライフスタイルの調整を余儀なくされる．また，病状が不安定で治療をしても回復と悪化を繰り返し，予測できないまま徐々に病状が悪化することもある．このように不安定ななかで，患者はさまざまな局面に適応しようとしなければならず，生活全体に大幅な変更を迫られることも慢性疾患の特徴である．つまり，慢性疾患は，患者の生活全体に影響を与える．そのため，慢性疾患患者に対しては身体面，精神面，社会面を包括したアセスメントをする必要がある．

慢性疾患を抱える患者の理解

アセスメント
精神状態のアセスメント

身体の病気であっても，その病気と病気の治療によって，精神的な症状を引き起こす可能性がある．まずは慢性疾患の病態および慢性疾患と精神症状との関連について把握する必要がある．

次に慢性疾患を負ったことと，その治療や療養についてどのようにとらえているか―否認していないか，認知にゆがみがないかなど―について以下のアセスメントをする．

① 危機状態に陥っていないか
② 怒りや不安の程度はどのくらいか
③ 不適応状態やうつ状態になっていないか
④ 依存的になりすぎていないか
⑤ 自尊感情の極端な低下やボディイメージの変化はないか
⑥ 回復への高すぎる期待をもっていないか

また，病気によって変化した社会的な役割やライフスタイル，介護者（ソーシャルサポート）の有無，経済的背景による退院後の生活，それらのことから派生する精神的なダメージなどを予測してアセスメントすることがたいせつである．

慢性疾患の症状とその影響についてのアセスメント

慢性疾患にもさまざまなものがあるため，慢性疾患の要因を把握し，さらに罹患した慢性疾患にはどのような症状があるのか，症状の変化に特徴があるのか，その症状のコントロール方法やその効果といった病態と治療への理解が必要である．また，慢性疾患によって，日々の生活のなかでどのような制限や注意点が付加されるのか，新たに使用しなければならない医療器具はあるのかなども把握する．そのうえで，慢性疾患自体とそのマネジメントのために，どのような差し障りが日常生活上にあるのかを把握して，それらが患者に与える影響をアセスメントする．

患者のセルフケアについてのアセスメント

慢性疾患を背負ったまま，生活していくなかで何が障害になるかはそれぞれ異なるため，セルフケア不足の内容も異なってくる．たとえば，消化器系の疾患であれば食事の摂取や排泄にかかわるセルフケアに，呼吸器系の疾患であれば酸素の摂取にかかわるセルフケアに大きな影響を与える．

慢性疾患全般では，病気のことばかり考えていて食欲が低下する，動悸や息苦しさを感じる，不眠傾向が生じる，身だしなみにかまわなくなり個人衛生を保てないといったことが生じる．

身体的苦痛や挫折感などによって，人間関係を維持できなくなり社会的に孤立したり，他人に依存しすぎたり，といった社会的関係と孤独にセルフケア不足が生じることもある．

著者は，過去のセルフケアの状態と慢性疾患になってからの変化，ハビリテーション[*1]とリハビリテーション[*2]ということを，最初に念頭において状況を理解しようとしている．なぜなら，人は新たな能力を身につけるためのハビリテーションには，より多くのエネルギーが必要になると考えるからである．しかし，元来身につけていた力を失ったことを受け入れられず，その力を取り戻す，あるいは別の力や方法に置き換えるといったリハビリテーションが進まない場合もある．そのため，新たな能力獲得のためのハビリテーションは，優先順位を明確につけて厳選して行うようにすることがたいせつだと考えている．さらに新たな自己像を形成して，なおかつ生活を再構築するためのエネルギーがどのくらい残っているかという点もアセスメントするようにしている．

慢性疾患を抱える患者への働きかけのポイント

① 患者が慢性疾患を理解し，病気とともに生きていこうと考えられるように支援する

② 患者のセルフケア能力と慢性疾患のマネジメントに欠かせない能力について，アセスメントに基づいたケア計画を作成し，必要な知識や技術が獲得できるような支援をする

③ 慢性疾患のマネジメントは，長期間続けていく必要があるものなので，最小限のエネルギーでマネジメントできるように，手順をシンプルにする，わずらわしいケアの回数を少なくする，生活スタイルに合った方法を見つけるなどの工夫をする

④ 活用できる社会資源を利用できるように調整する

⑤ 心身の機能が著しく低下している場合には，先が見えない不安，何もできなくなった無力感などを抱えていることが多い．そこで患者の苦しみに添いながら，その患者が心地よいと感じられる体験，たとえば足浴をする，マッサージをするなどの精神的なケアを行う

⑥ 実際の生活能力を高めるかかわりを進めていくことが，自己肯定感を高め，自我を補強することになり，看護ケアとして有効な場合もあるので，患者の状態に合わせた多方面からアプローチする

慢性疾患を抱える患者の直接ケアの実際

事例紹介

朝の出勤時に，わずか10数秒で両下肢が麻痺して立てなくなった60歳代の脊髄梗塞の患者である．他院で急性期を過ごしたが，両下肢の不全麻痺は改善の見込みが薄く，リハビリテーション目的で転院してきた．

直接ケアの導入

この患者は，突然の発症だったこともあり，病気によって生じた変化を受け入れて適応していくことが困難な様子であった．リハビリテーション目的で転院してきたが，痛みやしびれ，不眠，食欲不振が続いており，リハビリテーションには積

[*1] 慢性疾患になったことで新たに身につけなければならないマネジメントに関するタスク．

[*2] 慢性疾患になったことで低下した能力を取り戻す度合い．

極的になれず，活動性が著しく低下していた．抑うつ気分があり，何事にもやる気も興味も起こらず，"死にたい""生きていても仕方がない"と言い，自殺の危険性も高いと考えられたため直接ケアを行った．

アセスメント
患者
① 多くの喪失体験が重なっていることから精神的なエネルギーが低下している

歩いていた自分，健康で元気が取り柄だった自分の喪失（身体的自己の喪失），仕事（職）の喪失，友だち仲間でも，隣近所でも世話役だった自分という"自己像"の喪失，加えて，今から自分の人生を楽しもうと思い描いていた未来感の喪失，子どもに迷惑をかけずに自分の生活を楽しんでいた状況から一転してしまったという，慣れ親しんだ生活の喪失，などがあると考えられた．さらに住み慣れた家ではなく入院生活を余儀なくされていること，かわいがっていた猫をそのまま置いてきてしまったことなども，追い討ちをかける喪失体験になっていた．

② うつ状態である

リハビリテーション室に行くことは拒否をしないものの，PT室では促されたことを受動的に行うだけであった．気もちの落ち込みが続いており，ベッド上でうつむいて無為に過ごし，痛みやしびれによって，不眠，食欲不振，肩こりなどがあり，生きている価値がない，死にたいという気もちも続いているため，うつ状態であると考えられた．そこで，うつ状態を改善し，悲哀のプロセスを経て障害受容に立ち向かうことができるようなかかわりを行うことにした．

家族

夫は1年近く前に突然死しており，子どもはそれぞれ結婚して独立していた．子どもは，ほとんど毎日面会に訪れており，母親との関係は良好と考えられた．子どもは，将来的には同居して生活することも考えているようだが，患者自身は，いまさら子どもに迷惑をかけたくないという気もちが強く，調整が必要だと考えられた．

看護チーム

看護師は，両下肢の不全麻痺になったのだから，気もちが落ち込んでも仕方がないととらえていた．じっとうつむいたまま横になっている患者に対して，どのようにアプローチをすればよいのかわからないようであった．また，うつ状態や喪失感が強い患者の理解が難しいからか距離をおいており，患者から負のエネルギーを受け取ることで虚無的にもなっていた．そのため，見守るという対応に終始し，患者への有効なアプローチを行えないと考えられた．

直接ケアの目標

苦痛を軽減して精神的なエネルギーを取り戻すためのかかわりと，セルフケア不足へのアプローチによって無力感を低減化し，脊髄梗塞によって変化した現状を受け入れて，病気とつきあいながら生活を再構築することを目的として介入した．

精神的なエネルギーを取り戻すための快体験の提供とカウンセリング

自分の現状と向き合い，これからの生活を考えていくためには，精神的なエネルギーを取り戻すことが重要であると考えた．積極的傾聴だけではなく，清拭やマッサージ，足浴などの身体的なケアを取り入れ"快体験"の提供を行うほうが効果的と判断し，以下のような看護ケアを行った．

① リラクセーションの施行

毎回面接時にマッサージを行ったところ"気もちがいい"と表現するようになった．そのため，肩や背部のマッサージおよび温罨法などを用いて上半身のこり感への対応を継続して行った．またこれらのケア時には，ケアの効果出現の機序が明らかなものについては説明をした．効果は不明確だけれども気もちを込めて行う下肢のマッサージなどについては"何かしてあげられることがあればと思うけれども何もできなくて残念です"という気もちを伝えながら施行した．このように，下

肢のマッサージをしながら"つらいですね""痛みが何とかなりませんかね"などと話しかけていると，自分でも足をさすって"ほんとよね"と涙ぐむという感情の表出がみられるようになった．また，両下肢を切断した同室者の話を聞いて"ああいうふうにまで前向きになれたらいいと思うけど，10年もかかったんだって．そうよね，そのくらいかかるわよね"と，今の状態を自分が受けとめるには時間が必要だと思っていることも表現するようになった．これらの経過には，薬物療法との兼ね合いもあったが，介入の結果として，しびれや痛みがあって不快感を与えるだけの不要なものと認識されていた下肢に対して関心が向けられるようになった．

② カウンセリングの実施

本人の話したいことを話してもらいながら，本人の話すことを否定も肯定もせずにただひたすらに聴くというかかわりをもった．そこでは"痛みがあるのにリハビリテーションが必要だと言われ仕方なく行っている"ことや"もう何もしたくないのだから放っておいてほしいのに…"という気もちが続いていること，毎日同じことばかりで意味がないと思っているリハビリテーションに対する不満などが表出された．"もう何もしたくない．どうでもいいのよ"と話すことに対しては"そういう気もちでおられるのですね．そうは言っても，きちんとリハビリテーションを続けていらっしゃるのですね"と，つらいながらも自分なりに，理性を保ってがんばっている事実をそのままフィードバックし，プラスのストロークを送るようにした．"死にたい""どうにかしてほしい""もうやんなっちゃった"といった内容の表現も淡々と繰り返していたが，それについては"そういう気もちにもなりますよね""何もいいことがないという感じですよね"と本人の今の気もちをそのまま受けとめていった．その結果"こうして人に話ができるといいわね""心のケアって，たいせつだと思うわ"という言葉が聞かれるようになり，人に話をすることで少しは楽になっていることが伝わってきた．

身体的苦痛および生活状況の再アセスメントおよび看護ケアの実施・結果

セルフケアの支援

うつ状態があって眠れない状況が続いていた時期には，すべてにおいて意欲が減退していたため，病棟看護師を中心にしてセルフケアの支援を行った．

① 十分な質と量の空気，水，食物の摂取　水分は確実に摂取するようにし，好きなものをいつでも少量でも食べられるように家族に持ってきてもらい，午前中と午後にティータイムをとるようにした．

② 排泄と同時に適切なケアができる　脊髄梗塞によって尿意や便意がはっきりしないため，前の病院で自己導尿の指導を受けていたが，本人にとってはたいへんな負担になっていた．残尿も少なく，尿の混濁もなかったことから，泌尿器科を再診してもらい，時間を決めてトイレに行くという方法をとり，経過観察することになった．

排便については，便秘傾向はあったものの下剤の調整をすることで自立できた．

③ 活動と休息のバランスが保持できる　時間になるとリハビリテーションにだけは行くけれども，その他の時間はほとんどベッド上であった．しかし，横になっていても，下肢のしびれがあるため効果的な休養がとれず，夜間の睡眠も確保できなかった．これは，患者の精神的な回復を疎外する要因として見逃せない問題であるため，以下の対症療法の検討・実施に記載したアプローチを行った．

その結果，リハビリテーションについて意欲的になり，下肢のどの機能が弱いのか，どういう動作がうまくいかないのかを把握したうえで，弱い部分を強化するように自分で工夫した訓練を地道に行うようになった．また，以前は上半身を鍛える意味はまったくないと言っていたが，下肢の力

を上半身の力で補う必要性を認識して，訓練を重ねるようになった．

④ 孤独（引きこもり）と（社会的な）つきあいのバランスを保つ　元来たいへん社交的な人だったようだが，転院当初は友人との連絡を絶ち，家族にも迷惑をかけるから会いたくないと言っていた．歩けなくなった自分を人目にさらしたくない，町中の噂になって笑われるといった思いがあり，社会的関係から引きこもっていた．これは，疾病受容とも大きなかかわりがあることなので，無理につきあいを勧めることはせず，気もちを聴くことに終始した．結果としては，リハビリテーションが進んできたところで同室患者とコミュニケーションをとり始め，一緒に美容院などに出かけるようになった．そして，退院が近くなってきたころには，拒否していた職場の友人にも連絡をとるようになった．"退院してもどうせ家から出ないんだから"と話す一方で"みんなが家に来てくれればいいのよ．そうするつもり．自分が出かけなくてもみんなを呼べばいいんだもんね"と話し，こんな姿を見せたくない，人づきあいはいっさいしないという状況から抜け出しつつあることがうかがえた．また，子どもからの継続的な働きかけもあり，退院後，いずれは同居することになった．

⑤ 体温を正常に保ち，身づくろいや清潔という個人衛生を保つ　うつ状態のときには，身づくろいなどにまったく関心を向けることができず尿臭があり，促されないと着替えないという状態であった．そのあいだは，特に積極的に患者にセルフケアを行うことを勧めず，全介助した．精神状態が改善してくると，次第にお化粧もするようになり，トレーニング時の服装を組み合わせたりする力を取り戻した．また，洗濯も自分で行い，全介助で入っていた入浴も，道具の工夫とシャワーチェアなどのセッティングだけで可能になった．

⑥ 安全を保つ能力　"もうどうでもいい""このひも（ナースコールのひも）でも首に巻いていっそのこと…って思っちゃう"と淡々と話していた

ため，そのつらい気もちを積極的に傾聴した．そして，監視とはとられないように注意しながらこまめに観察していった．これについては，以下の対症療法の検討・実施に記載したうつ状態を改善するためのアプローチを行った．その結果"あのときは地獄だった．あなたも心配だったでしょう？""本当に死にたかった．これ（ナースコールのひも）で首くくろうと本当に思っていたのよ"と，転院して来た当初のことを思い出して話をすることができるようになった．そして最終的には"そりゃあ，足が元通りになったらって思うし，死にたい気もちがまったくなくなったわけでもないけど，家族も心配してくれているし，家の改造も終わったし，帰っても大丈夫だと思う"と表現するに至った．

対症療法の検討・実施（医師へのアプローチ）

定期的な面接とリラクセーションを行ったが，転院後1カ月半は痛みや身の置き所がない下肢の違和感が続いた．さらに"こんな足になったから一生ぐっすり寝られることはない""もうどうでもいいからほっといてほしい""がんだったら死ねたのに""みんなに迷惑をかけるからどこか遠くに行ってしまいたい"という悲観的な発言もあった．そこで，主治医と話し合いをもち，まずは夜間の睡眠を確保することと，下肢の痛みを少しでも軽減することができないか相談した．しかし，主治医は"落ち込むのは患者の問題．痛みも慣れてもらうしかないので何もしない．眠れないと言っても寝ているから生きているんだと思う"と言い，向精神薬を使用するつもりはないことがわかった．そこで，オンコロジー専門看護師や麻酔科医，脳外科医，ペインクリニックの医師などから情報を集め，本当に治療的介入は不可能なのかを検討した．そして，リエゾン精神専門看護師自身がペインコントロールは困難であると確信したうえで，患者に説明をした．"いろいろ調べてみたが，すっきり疼痛を取ることは難しく，痛みを取るとしたら非常に強い薬剤を使うことになるので，今

度は副作用の心配が出てくる．神経ブロックなどを行ったとしてもたいへんな治療である割に完全に痛みが取れるという期待はできない"と説明した．これを聞きながら，患者は"やっぱりそうなのね"という反応を示し"あー，足の痛みがなくなったらどんなにいいかしら""あー，足がよくなって元通りになったらどんなにいいかしら"と涙ぐんだ．

しかし，その後も痛みとしびれ，不眠状態が続いたため神経内科を併診することとなった．そこで，神経内科の医師にうつ状態が続いていることと，リエゾン精神専門看護師のアセスメントを伝えた．さらに，うつ状態の改善だけではなく，下肢の痛みやしびれに対する鎮痛効果も加味して向精神薬による薬物療法を検討してもらえないかと相談した．そして，薬で完全な効果が出ないことは理解しているが，医療スタッフがさまざまな工夫を自分のために一生懸命考えてくれているという態度を患者に示すことも重要だと考えていることを伝えた．その医師は，この意見を了解してくれた．そして，薬物治療の導入と睡眠を確保することの重要性についても理解することができ，抗うつ薬と睡眠導入薬が処方された．

患者は，薬物療法を開始して3週程度で転院当初に比べてよくなった部分について認識できるようになり"寝られるようになってから，だいぶよくなってきた""しびれもましになった""あのときは痛みが四六時中だったけど今は少しましになった""足先はずっとしびれているけどこれはきっと取れないから慣れるしかないわね""5〜6時間は眠っているわよ"という発言が聴かれるようになった．しかし"なんか悪いことしたからこんなことになったのかね""家の階段が13段だからだめなのかな．門から玄関がまっすぐだからよくないとも聞いたのよね""死んだ主人の物を，さっさと処分してしまったから怒ったのかね"などと話していたこともあって，精神的なケアは退院まで継続して行った．

治りたい気もちや下肢の違和感の訴えに耳を傾けて，孤独感を増強させないケアの実施（病棟看護師への介入）

病棟看護師が，患者の危機的状況における精神状態が理解しやすいように，身体障害による下肢の機能の喪失と直面して，絶望感や抑うつ感情が増していることや，適応に向けて役立つはずの防衛機制の活用もうまくいっていないために精神的なエネルギーが低下し，引きこもりの状態になっていると考えられることを伝えた．さらに今回の病気は患者の人生のなかでも大きな危機状況と考えられ，このような大きな障害を受容するプロセスでは，機能の回復への期待と現実とのずれのあいだで落ち込む，という状態を行きつ戻りつする．そのため，みえない部分で多大なエネルギーを消費し消耗しやすく，看護ケアを最も強化したほうがよい時期であることなどについても説明した．この時期には，援助をしようとしても拒絶されたり，看護師への敵対行動などが引き起こされるので，対応が困難なことも多い．しかし，やり場のない怒りを看護師にぶつけたり，人から見守られている感覚を味わったりすることが重要で，障害を受容するために使うエネルギーを補給できるような，心地よいケアを提供することが効果的であることも伝えた．そして，リエゾン精神専門看護師自身も，患者との約束の時間には必ず訪室して声をかけ，決めた時間はそばにいる看護を提供した．

●解説

このケースのように，慢性疾患患者であっても，発症時には危機介入が必要になることがある．危機を乗り越えると，次は疾病の受容，疾病管理の獲得などのプロセスを経なければならず，新たな適応状態に到達するためには継続した支援が重要である．慢性疾患にはさまざまな障害のかたちがあり，障害の程度が重症で，どんなにがんばっても回復の可能性が低いもの，徐々に進行していくもの，管理がしっかりしていれば安定した生活

が送れるもの，などさまざまである．その患者の生活は，慢性疾患の特徴に合わせて組み立てていく必要がある．また一方で，その人らしい療養生活が送れるように，無理なく生活のなかに溶け込む療養方法を見つけて，提供するという支援がたいせつであろう．"医療従事者が患者について正しい情報を得たとしても，その情報たるや良いヘルスケアを提供するために必要な全生活史の'ほんの一断面'でしかない"[2]ことを意識して情報を丁寧に集めてアセスメントする姿勢をもちたい．また，その患者の病気の受け入れ状況や生活の再構築のテンポや方法，その人がたいせつにしていきたいことなどは，人それぞれで異なることを認識し，枠にはめないよう柔軟性をもって支援することが生活の再構築に役立つと考えている．

● **文献**

1) 武田宣子：第3章 身体の病気を持つ人とセルフケア看護，4．脊髄損傷者のこころとセルフケア．基本的セルフケア看護 心を癒す，南 裕子 編著，pp128-129，講談社，1996.
2) Strauss AL, Glaser CF, Wiener MS：Chronic Illness and the Quality of Life. 2nd.
南 裕子 監訳：第3部 ヘルスケアシステムと慢性疾患，第15章 よりよいケアの提供．慢性疾患を生きる ケアとクォリティ・ライフの接点，p248，医学書院，1987.

II—精神的諸問題を抱える患者のアセスメントと直接ケア

3 精神的諸問題のアセスメントとケアの実際
12-死に直面している患者

はじめに 死に直面している患者へのケアは看護師にとって古くて新しいテーマであろう．終末期のケアに関心をもって取り組んでいる看護師は多い．しかし，看護師にとって，終末期の患者にかかわるほど心的エネルギーを必要とするケアはないかもしれない．急性期の患者ケアに比べて先の見通しがたちにくいことや，死に臨んでいる患者やその家族には，不安，いら立ち，怒りなどの感情がわきあがり，こうした感情が常に身近でケアにかかわる看護師の心に投げ込まれてくるからである．終末期の患者に向かい合い，その心を理解していくことは苦痛を伴うこともあるかもしれないが，また看護師として大きなテーマでもあるだろう．

死に直面している患者の理解

アセスメント

死を予期する患者の反応に焦点を当てたキューブラーロス（Kubler-Ross E）[1]が明らかにした心理過程はあまりに有名である．それによると，がん患者は危機的状況に際して衝撃の後，①否認，②怒り，③取り引き，④抑うつ，⑤受容といった5つの段階を行き来しながら，最終的にはデカセクシスという自分自身を周囲の世界から引き離していく静かな境地を経て死に至るという．

行きつ戻りつしながらたどる死の心理過程は決して平坦なものではない．牛島[2]はキューブラーロスの描いた心理過程を焼き直して，次の4段階の心理過程を紹介している．

第1段階：初期反応期（急性不安，混乱など）
第2段階：否認・躁的防衛
第3段階：抑うつと怒りと疼痛
第4段階：受容

ターミナルケアの過程で患者が荒れる場面に遭遇することがある．人を屈服させるような高慢な感じを受けたり，病棟規則や常識を壊すといった態度である．何がそのような行動をとらせているのか理解しがたいことさえある．牛島[2]は，こういった態度はクライン（Melanie Klein）が躁的防衛の特徴としてあげた，①支配，②軽蔑，③勝利感，を含んでいることを指摘し，死の心理過程は精神発達過程の逆過程ではないかと説明している．すなわち，母子分離の過程で，攻撃性，破壊性が重要な役割を演じ，それをめぐって展開されるのが躁的防衛を中心とした心的活動であり，不安からの逃避だけではなく，新しいものをつくりだすためのものである．つまり，幼児は母親を破壊しては創造し直しながら現実世界に自らの身を定着させていく．それに対して，死の過程になると，定着させていた自らの身を現実世界から引いて，かつて親しんでいた家庭内の，母子間の関係へ回帰していく過程とみることができるのではないかと指摘している．この過程をみるとき，終末期の患者の心理はボーダーライン・パーソナリティ構造に非常に近いものであるとしている．分離不安は，見捨てられ不安といってよいくらいに激しさを増しているのである．

このようにとらえてみると，躁的防衛で理解できるような，一見無謀で自分勝手とも思えるような現象は，新しいものを作り出すためのものであ

189

り，ターミナルケアでは躁的防衛をいかに尊重できるかが看護ケアの鍵ともいえよう．怒りや攻撃もそれをすぐに個人に向けられたものと受け取るのではなく，人間の心のたどる過程としてしばらくは見守っていることが必要となる．それは，周囲からのあるいは内的なホールディング[*1]が十分に機能し，抱っこされている環境にある場合はボーダーライン心性が表面化しないからである．

精神状態のアセスメント

上記のようながんに対する通常反応以外に終末期の精神症状で多く認められるのは，うつ状態，不安，せん妄，攻撃行動である．

① うつ状態

抑うつ症状は中等度から重度まで連続しており抑うつ気分を伴う適応障害から大うつ病までの基準にほぼあてはまる．

人は病気が重症になればなるほどうつ病を発症しやすくなる．精神症状としては，①抑うつ気分，②意欲・気力の低下，③思考・行動の抑制，などを基本として悲哀感，希望喪失，無価値観，焦燥感，集中力低下，意欲の低下，社会的関心の欠如，攻撃性の亢進，決断力の低下，希死念慮などの精神症状がみられる．

うつ病には精神症状だけでなく身体症状もみられるが，ターミナル期にある患者では身体症状はあまり指標にならない．無表情，興味や喜びの喪失などのほうが有用である．抑うつ気分について患者に直接尋ねることが抑うつのスクリーニングとして重要である．

がん患者やHIV患者で希死念慮がみられた患者にはうつ病が存在していたという調査結果があ

る．"こんな病気だから…"と早わかりしすぎることなく精神状態のアセスメントが必要である（Ⅱ-3-3：気分障害（抑うつ・躁状態）のある患者，p113参照）．

② 不安

不安は精神症状と身体症状からなる．軽度の不安状態の精神症状としては，恐れ，緊張，心配，恐怖，不穏などがあり，重症になると焦燥や苦悶，興奮などを呈する．

身体症状としては，皮膚の紅潮，蒼白，発汗，動悸，手指振戦，頭痛，口渇，嘔気・嘔吐，下痢，腹痛，尿意，便意，呼吸困難，胸内苦悶などがみられる．

パニック障害では呼吸・循環器系の症状が主で，全般性不安障害では自律神経症状が多い（Ⅱ-3-1：不安の強い患者，p96参照）．

③ せん妄

終末期は身体的に衰弱した状態のうえにさまざまな薬物が投与されている．このため，せん妄はしばしば出現する（Ⅱ-3-4：せん妄状態の患者，p125参照）．

④ 攻撃性

依存性，受動攻撃性，敵対的，演技性などの人格傾向が明らかになることがある．他者に依存したり信頼したりすることをめぐって問題行動や不安定な対人関係が展開される．

精神状態に影響を及ぼす要因

同じ症状でも，原因はさまざまであり，多要因が重なることも多い．①器質因，②内因性，③心因性・反応性の順に鑑別していくことが必要である．

① 器質因性：電解質異常，内分泌障害，感染症，中枢神経疾患，薬剤性など．

脳転移の結果みられる錯乱や意識障害は時として精神疾患と間違えられることがある．骨転移による高カルシウム血症も無気力，抑うつ，落ち着きのなさ，錯乱の原因となる場合がある．原発性または転移性の中枢神経腫瘍，体液や電解質の不

[*1] holding environment；抱っこする環境[3]：母親に完全に依存している乳児が必要とする発達促進的な環境を母親がつくりだすことを，比喩的に"抱っこ（holding）"という．この環境が確保されることによって，乳幼児は万能感と十分な安心感を体験し，健全な発達が促される．このように共生的な乳児の欲求にこたえ，自己形成を援助し，乳児が対象を愛する積極的な姿勢を育む環境を提供している母親を"ほどよい母親（good enough mother）"と呼び，"ほどよい母親"により提供された環境を"抱っこする環境"と呼ぶ．

均衡，感染，低酸素脳症は精神機能障害の原因となることがある．

　②内因性：脳の機能的な異常によって発症；統合失調症，うつ病など．

　③心因性・反応性：心理的環境要因によって発症；神経症，適応障害など．

　がんやその治療により痛みを感じている患者には，不安，恐れ，落ち着きのなさ，抑うつ症状がみられるかもしれない．身体症状，副作用，苦痛の程度，ADLの制限など，影響因としてこれらをアセスメントする際には吟味する必要がある．その他に家族，職業と仕事，信仰と価値観，周囲の人との娯楽など，その人の尊厳を保ち支援していくうえで考慮に入れる必要がある．

患者のセルフケアに関するアセスメント

　病状の進行に伴って，歩けなくなる，食べられなくなる，起き上がれなくなる，排泄が困難になる，といったように患者自身の意思に反してセルフケアの範囲が狭まっていく．患者はコントロール感を喪失し，自己概念が脅かされる．患者の苦痛が増強してくると看護師が援助することが患者にとっては安楽であろうと考えて，留置カテーテルを挿入することがある．しかし患者にとっては排泄への自律を阻害することになったり，セルフケアを人為的に狭めたりする危険もある．患者の意思を尊重し，不必要に手をかけすぎていないか，逆にセルフケアを強いていることがないか，そのバランスをみていくことが必要であろう．その際に，患者が価値をおいていることを理解し，日常生活に密着した何かひとつでも満たすことができるように，またそれをかなえることができるように支援することが重要である．

死に直面している患者への働きかけのポイント

死の不安に対するケア

　人の死に対する不安には，次のようなものがあげられている[4]．

①見捨てられ，ひとり置き去りにされてしまうことへの不安

②愛する者と別れる不安

③闘病から死に至るまでの長期的な経済的負担，心理的負担，肉体的負担を家族に負わせることへの不安

④残された者の現実的困難を解決できないことへの不安

⑤死に臨んで，肉体的な苦痛にさらされることへの不安

⑥自己イメージを失うことへの不安

⑦未知の世界へ旅立っていくことへの不安

　これらのなかの①〜⑤の不安は，人の基本的欲求が充足されないことから生じると考えられ，⑥⑦は実存的な不安といえるだろう．

　死に直面している患者への働きかけのポイントとしては，次のことがあげられる．

①前記①〜⑦の不安を緩和する

②患者が感情体験を自己コントロールできるように援助する

③遣り残していることを明確化し，できることと不可能なことを患者自身が選択できるように支援する

④家族間の未解決な葛藤の調整

　患者個人への働きかけだけでなく，グループ療法の技法を取り入れるのも有効である．

　死に直面している患者への働きかけのポイントとして，心理社会的，生物的側面を考慮に入れたケアが必要である．

医療者の留意点

　命に限りがあることを医療者が先取りしすぎて患者が不在になる危険性もある．たとえば，家に帰れるとしたら病態的に考えると今しかないからと，医療者が理想とするあり方を押しつけるようなかたちで，本人の希望を度外視して外泊や退院を進めようとしてしまうということが起こりうる．また，患者の周囲の人びと，特に家族は治療方針の決定について判断を求められたり，患者の

反応に一喜一憂したりと苦痛が大きい．近年では病名を告知する方向に進んできているといっても，転移や再発，予後に関する情報はまず家族に知らされ，本人に伝えるかどうかの判断は家族に委ねられ，その結果によっては患者本人には秘密にされるということが少なくないだろう．秘密をもった家族メンバーは結束★2するが，秘密を知らされていない患者と家族のあいだには心の隔たりが生じてくる．医療スタッフ・家族・患者のあいだにも秘密をめぐる力動はかかわってくる．患者だけでなく家族を視野に入れたアプローチが必要である．

また，秘密の心理を背景にして，たとえば患者に病名・病状が正しく伝えられないまま家族の意向で治療が進められたり，逆に中断されたりというような倫理的問題が起こりやすい．

看護師が倫理的葛藤を抱きながら仕事をしていることも少なくない．どのような倫理的問題を誰が抱えているのかを探り，さまざまな意見を出し合って解決の糸口を見いだしていこうとするコミュニケーションを促し，場づくり，雰囲気づくりを心がけていくことが求められる．

終末期には，身体的苦痛を十分緩和させることはいうまでもない．そして，孤立させないこと，個別性を尊重することが重要である．そのための精神療法的介入の視点を紹介する．

- 病気に対する感情（不安・恐怖）表現を促す
- 病気に対して現実的な範囲で，保証を提供する
- 過去の死別体験との関連として現在の置かれた状況を探索する（過去の喪失体験にどう対処し，どういう結果となったか）
- 感情，行動，不適応の状態を明確化し解釈して伝える
- 将来に対する不確実感や憂慮に対処する方法をともに模索する

- ストレスとなっている未解決の問題（家庭内問題，仕事など）を探る
- 教育的側面：可能な範囲で，現在の身体的状況や今後の治療や検査によって引き起こされる身体状態や情緒的反応（化学療法の副作用によって引き起こされる倦怠感，うつ状態など）を明瞭に繰り返し説明して，無駄な誤解・先入観を解き，助言・指導を提供する

● 内富庸介, 1997[5]

患者の家族は患者の死を予期してしみじみした気分になり悲しむことは予期的悲嘆として知られている．ここで，患者の家族が十分な予期悲嘆を体験することは，実際に患者を亡くした後で病的な悲嘆を予防するのに役立つ．そして死別後の家族の悲嘆反応を支えていくことがグリーフワークと呼ばれるものである．

グリーフワークの原則を以下に紹介する．

グリーフカウンセリングの原則

1. 喪失を現実のものとして認められるように援助する
2. もろもろの感情を認め表現することを援助する
3. 故人なしに生きることを援助する
4. 故人に対する感情の再配置を促す
5. 悲嘆のために時間的猶予を与える
6. 悲嘆の際の通常行動について説明する
7. 個人差を認める
8. 援助を持続させる
9. 防衛と対処様式を検討する
10. 病的な悲哀反応をみつけたら専門医を紹介する

● Worden JW（鳴澤 實 監訳）, 1993[6]

★2
秘密の心理：秘密をもつ人同士は心の距離が縮まり，秘密をもつ人ともたない人では心に隔たりが生じる．秘密にはさまざまな精神力動が働く．終末期，特に癌の治療では病名の告知をめぐって秘密の心理が機能する[3]．

死に直面している患者の直接ケアの実際

事例紹介

40歳代の女性患者．病名は直腸癌術後，左卵巣転移術後腎不全であった．水腎症となり腎瘻を造設していた．家族は，夫と小学生の娘がひとりい

た．下肢の痙攣が出現し，浮腫による神経圧迫の可能性があるが，精神的因子も考慮してマイナートランキライザーが処方されていた．

　看護師は，不安が強い患者に対して，本人の希望もあって各勤務帯でマッサージを施し，患者のそばにいる時間をつくるなどの対応をしていた．子どもがまだ小さく，予後の不安など，今後は不安がさらに増大することが予測されるので，対応の方法についてアドバイスをしてほしいという相談であった．また，主治医からリエゾン精神専門看護師についての説明が患者にされており，患者自身も会いたいと希望しているので面接も依頼したいとのことであった．

アセスメント

患者
　下肢の痙攣については，下肢の浮腫による神経圧迫の可能性も考えられ，器質因か心因かその原因は明らかではなかった．患者は，毎日見舞いにくる母親にあたることが多く，感情に起伏があった．それは不安の高まりや抑うつからくるものと予測されるが，その背景も明らかではなかった．継続して情報収集が必要であった．

家族
　夫は仕事の都合がつけば会いに来ているようだが，患者の病状をどのように受けとめ，これからのことをどのように考えているのか，家族の対処能力など明らかではなかった．

　母親と患者との関係性，母親はどのように感じ，どのように考えているのかなどもわからなかった．

看護師・看護チーム
　看護師は患者の希望を取り入れて，各勤務帯でマッサージを施し，本人のそばにいる時間をつくるなどの対応をしているのにもかかわらず，患者の要望を十分満たせていないような，常に何か足りないような不全感にとらわれていた．また，患者のそばにいても，患者の気もちに入り込めないような，話を打ち切るにも打ち切れないような怖さを抱いていた．それはどのようなところから生じている感情なのかはわからない．看護師の実施しているケアは認めつつ，看護師が気もちを楽にして，患者の精神状態を理解し，距離を保ちながら患者へのかかわり方を検討していけるよう支援が必要であると思われた．

医師
　患者は医師を信頼しており，はっきり自分の考えを言う患者に対して，医師もきちんと向かい合おうとしていた．

ケアの組み立て（介入計画）
　看護師は患者へのケアを工夫しながら行っているが不全感を感じており，患者の精神状態を見極めたうえで適切な治療関係をつくっていくことが必要だと考えた．

　さらなる情報収集の方法を検討し，リエゾン精神専門看護師が介入するにあたり，誰に対して，どのような機能を用いて，具体的にどのようなケアを行っていくかについての介入計画を立てていく．

アプローチ方法の検討
　患者の精神状態を明らかにするためには，患者に直接面接を行うことが必要であると判断した．主治医からリエゾン精神専門看護師についての説明がされており，本人も会いたいという希望をもっているので，時間の調整は病棟看護師に依頼することにした．

患者の精神状態のアセスメント
　患者の感情の起伏は何によるものなのか，身体因や何らかの葛藤が背景にあるのか，問題の背景を明らかにする．感情の起伏が起こる要因によっては，精神科や他科への橋渡しを検討することとした．

家族の対応能力の見極め
　家族は現在，どのような対処をとっているのか，困っていることは何か，どのようにしたいと考えているのか，などの情報をとって具体的なケア方法を考えていく必要があると思われた．

Ⅱ—精神的諸問題を抱える患者のアセスメントと直接ケア

看護スタッフへのコンサルテーション

看護サイドが対応に困難を感じていることを明らかにし，コンサルテーションを直接ケアと並行して行うこととした．

主治医との協働

医療チームが一貫して家族にかかわれるように，今後の方向性について話し合うことが必要であると考えた．

ケアの実際

介入計画に基づき，患者の精神状態をアセスメントしたうえで，直接ケアおよび看護師へのコンサルテーションを行った．

患者の精神状態のアセスメントと介入法の見極め

情報収集の結果，患者は幼少時に，子どもを失った親戚に養女に出されそうになった経験があり，引き止めてくれなかった母親に対して両価的な感情を抱いていた．今，自分がこの世を去らなければならない，ひとり娘を残して逝かなければならないという自分の別れに際し，母親との葛藤が顕在化し，分離不安[★3]が強まっているのではないかと考えられた．患者は依存したい気もちと，依存しても満たされないのではないかという不安とのあいだで葛藤していた．その葛藤は，母親とのあいだだけではなく，看護師とのあいだでも再現されていると考えられた．それに加え，患者は身体状態の悪化に伴って不安が高まっており，身体状態や周囲の人たちとのかかわり方によって気分が左右されやすく，敏感で気分の揺れの幅も大きいと思われた．医療者を激しく批判する一方で，懸命にかかわってくれていることが目に見えてわかると，極端に感謝するなど人間関係の不安定さが顕著だった．これらのことから，看護チームの一貫したかかわりが重要になると思われた．

面接は，母親との関係，夫との関係，娘との別れをどうするのか，などがテーマとなった．リエゾン精神専門看護師は，患者の身体状態に合わせ，患者の内面を抱えるように支持的にかかわった．

家族のケア

母親は感情表現の乏しい人であった．母親自身も感情交流が少ない人間関係のなかで育った人であった．それでも，必死にかいがいしく患者の看病をしていた．

あるとき患者は，養女に出されそうになったときはとても傷ついたのだという自分の気もちをやっとの思いで母親に話したことがあった．母親は"いつまでも根にもっているのね"となにげなく返事をした．その母親の言葉を聞いて"自分の気もちをやっぱりわかってくれていない"と患者が激しく怒りを表出したことがあった．母親にとってもつらい出来事となったが，怒りをぶつけることも依存の現れであることを伝え母親の心労をねぎらうとともに，やっと口にできた患者の気もちであることを伝えた．母親は患者との情緒的な交流をもつには困難があったが，リエゾン精神専門看護師は，身体の世話をして看病するというかたちでの母親としてのありようを支えながら，患者と母親がいる病室に同席するときには患者にリフレーム[p70, ★4]して伝えるようにした．

看護師のコンサルテーション

不全感を抱く看護師を支援するとともに，患者の心理の理解を促すことを目的にコンサルテーションを行った．母子間の葛藤が患者-看護師間で再現され，看護師は患者に近づいたり離れたりすることを安心して行うことができなくなっていると思われた．たとえば，会話のなかで患者の気もちに近づき入り込むことも，訪室したときに業務上の都合でかかわりをいったん中断することにも恐れを抱いていた．そこで，リエゾン精神専門看護師は，患者に巻き込まれないように距離をとること，さらに自分の希望や考えをはっきり話す

[★3]
自分が生き続けるのに必要だと信じている事象から引き離されること（その予想）への不安．2つの要因が密接にかかわっている．ひとつは，外部からくるものであれ，内的緊張の高まりからくるものであれ，何か不特定の危険に対する恐れであり，もうひとつは，自分を守ってくれたり，安心させてくれたりする力があると信じている対象を失うことへの恐れである[7]．

ことのできる患者だったので，患者の要望のなかで可能なことは行い，患者を拒否しているわけではないという確信のもと，できないことはできないと伝え，可能な限り工夫できることを話し合うようにした．

また，今まで看護師が行っていたマッサージケアは，患者にとって手をかけ，時間をかけてもらっていると実感できる貴重なケアであり，安心感も高める有効でたいせつなケアであることを保証し，継続していくことを勧めた．

医師との話し合い

患者は自分の別れに際し，ホスピスで最期の時を過ごしたいと考えるようになり，それを主治医に自分の希望として話すようになった．人間関係を築くのが苦手な患者が，エネルギーも低下しているこの時期に新しいところへ移って果たして適応できるのかと危惧する声が看護師から聞かれた．チームが一貫したかかわりをすることができるように，リエゾン精神専門看護師は主治医と看護師チーム合同で話し合いをもつ機会を提案し，その場をつくった．その結果，患者と十分話し合いを重ねた後に，患者の気もちを尊重した選択をしたいと，チームの意見が一致した．主治医は，定期的に訪室し話し合いの時間をもつとともに，患者と信頼関係を築いていった．

結果と評価

患者は，慣れた場所・人と別れて，新しい場所で新しい人間関係を築いていけるのか，同じような看護ケアを受けることができるのかどうかなどの心配はあるが，症状緩和を十分に図り家族と時間を過ごしたいと，ホスピス行きを決断した．意思決定するまでのあいだに，主治医，看護師，リエゾン精神専門看護師の医療チームからしっかり支えられたことと，そのプロセスのなかで医療者全員から"寂しい，名残惜しい"という言葉と心を受け取ったことで，内的には満たされ，転院することを決意したと思われる．娘との分離は課題として残った．

看護チームは患者との適度な距離感を保ちながら，ケアを一貫して継続することができた．"患者が巣立っていくような気もちだ"と受け持ち看護師は話し，患者との関係性に満足することができたという評価が得られた．

文献

1) Kübler-Ross E（川口正吉 訳）：死ぬ瞬間．読売新聞社，1971．
2) 牛島定信：ターミナルケアの医学的心理学．病態生理，14（7），570-577，1995．
3) 狩野力八郎 監修：患者理解のための心理学用語．ナース専科，17（13）：27，155，1997．
4) 武市昌士 編：入院患者の精神的ケア―全人医療のために．医学書院，1990．
5) 内富庸介：がん患者への精神療法の介入．精神療法，23（5）：12-19，1997．
6) Worden JW（鳴澤 實 監訳）：グリーフカウンセリング．川島書店，1993．
7) Charles R（山口泰司 訳）：精神分析学辞典．河出書房新社，1992．
8) Gorman LM, Sultan DF（池田明子 監訳）：心理社会的援助の看護マニュアル―看護診断および看護介入の実際．医学書院，1999．
9) American Psychiatric Association：Quick references to the diagnostic criteria from DSM-IV-TR. American Psychiatric Association, 2000.
高橋三郎 他訳：DSM-IV-TR 精神疾患の分類と診断の手引．医学書院，2002．
10) ネッド・H・カセム 編著（黒澤 尚，保坂 隆 監訳）：MGH 総合病院精神医学マニュアル．メディカル・サイエンス・インターナショナル，p560，1999．
11) 宮岡 等：内科医のための精神症状の見方と対応．医学書院，1995．
12) Gabbard GO（大野 裕 監訳）：精神力動的精神医学―その臨床実践（DSM-IV 版）―臨床編，I 軸障害．岩崎学術出版社，1997．

II―精神的諸問題を抱える患者のアセスメントと直接ケア

3 精神的諸問題のアセスメントとケアの実際
13-身体的治療を受ける精神疾患患者

はじめに 身体的治療を受ける精神疾患患者は，治療や処置などで身体侵襲の強い体験をしている．このことはストレス-脆弱性モデル[★1]のなかで精神疾患を考える場合，身体的侵襲の強さがストレスとなり，患者の脆弱性を刺激し，患者にとってのストレスを増やし，症状が強くなることを示している．すなわち精神状態が不安定になりやすい．精神疾患患者にとっての身体疾患は精神疾患の診断基準である DSM-IV-TR[★2]のなかにも身体疾患の有無を明記すべし，とされているほどである．すなわち，身体疾患によって精神症状が悪化し，また身体疾患の結果として精神症状をきたす場合もある．

身体的治療を受ける精神疾患患者の理解

身体的治療を受けたり，身体疾患をもつ精神疾患患者は，それ自体がストレスおよび刺激となり精神状態が不安定になりやすい．このようなとき，精神看護専門看護師が直接ケアを依頼されることが多い．このような患者は自分にとって見慣れない環境がストレスになり，これまでのなじみのある環境から離れ心細い状況で治療を受け始めるため，身体的治療自体がストレスになる．その結果，なじみのある環境を喪失するのではという危機感に陥ったりする．したがって，患者の不安や恐怖感はより増大されていることを認識しておく必要がある．そしてこのようなストレスは患者の精神状態を不安定にさせ，精神症状を悪化させやすい．すなわち気分変動が強くなったり，行動が落ち着かなくなったり，思考のまとまりが悪くなったり，被害的になったり，強迫的になったりする．したがって，身体的治療自体が患者の精神疾患を悪化させることを十分に理解したうえで，精神状態のアセスメントを行いながらかかわり方を考えていくことになる．

身体的治療には，さまざまな治療があるが，最も侵襲が強いのは痛み，呼吸困難，（化学療法などによる）倦怠感をもたらす治療，処置といわれている．身体的治療を受けている精神疾患患者の場合には，どのような治療を受けているのかを確認し，それがもたらす苦痛を取り除くあるいは軽減することが重要になってくる．

身体的治療を受ける精神疾患患者への働きかけのポイント

どのような身体的治療を受けているのかを明らかにする

患者の受けている治療が，患者にどのような苦痛を与えているのかをできるだけ具体的に把握する．

精神状態のアセスメントとセルフケアのアセスメント

①患者の精神状態とセルフケアは身体的治療前後にどのように変化しているのか，本当に

[★1] 身体的な弱さが基本的にあり（遺伝や器質的要因），ストレスが加わると症状が出現しやすくなることを意味する（Zubin, S & Sprong, B）．

[★2] Diagnostic and Statistical Manual of Mental Disorders, 4th ed.

② さらに受けている治療のなかで痛み，呼吸困難だけでなく，用いている薬物についても把握し，精神状態との関連を見極める．呼吸困難の強さは認識，思考のまとまりの悪さ，気分変動，行動の不安定さを導き，またがんの末期や手術後の痛みも気分変動や行動の不安定さをもたらすといわれている．

③ さらに大量の副腎皮質ステロイド療法や化学療法，大量の鎮痛薬を用いている場合には気分や行動の不安定さを誘発することがある．このため，身体的治療のなかで，用いている薬物についても特に注目する必要がある．

④ また肝障害，腎不全，甲状腺機能亢進症や甲状腺機能低下症は意識障害，気分変動，認識の低下をもたらし，重度ならびに中等度の精神状態をもたらしたり，せん妄を引き起こしたりする．したがって，これらの疾患の存在や薬物治療に常に関心を向け，いつまでこの治療が続くのかをスタッフおよび患者自身に明確に伝え，ストレスマネジメントの方法を一緒に考えていくことが必要になる．ストレスマネジメントの方法としては，不確定な状況であればあるほど，自分の不安や思いをしっかり話してもらう，一日を何とか乗り越えることを一緒に考える，また短期に目標を設定し，不確定な状況を乗り越える，リラクセーションを一緒に行う，などがある．

⑤ 精神状態のアセスメントで重度にある場合，向精神薬[★1]を増量する必要があるが，その場合，刺激を減らし，頻回に訪室し，生活時間や一日の治療の流れを伝えるとともに，安心感を提供していくことが必要である．また患者にとっての支えになる人の訪室を促す．

身体的治療を受ける精神疾患患者の直接ケアの実際

事例紹介 1

59歳，女性．統合失調症で21歳から治療を受けていたが，24歳のときに結婚し，2人の子どもがいる．2人の子どもは独立し，現在は2人とも結婚して別居しており，夫と2人暮らし．30歳のときに交通事故がきっかけでうつ状態となる．それ以降，抗うつ薬を内服しながら自宅で夫と生活していた．夫はそば屋を経営し，患者の調子がよいときには店の手伝いを時どき行っていた．子育ては患者の母が手伝ってくれていた．35歳から糖尿病を指摘され，血糖のコントロールを行っていたがうまくいかず，白内障，壊疽など糖尿病の合併症が進行していった．今回，患者は視力低下がさらに進み，壊疽を指摘されたことがきっかけとなり，うつ状態が悪化した．車に飛び込み，複雑骨折で手術を受けた．手術後，整形外科病棟に入院となる．患者は混乱し，点滴を外し安静が保てず，起き上がろうとし，"死にたい，いかせてください"と繰り返し，抑制せざるをえない状況になった．受け持ち看護師が困って，精神看護専門看護師に直接ケアを依頼することとなった．

精神看護専門看護師の直接ケアについて述べていく．

患者の身体状態・精神状態のアセスメント

患者は手術後の痛み，動けないことで恐怖感が増大し，気分，行動の不安定さは重度になり，希死念慮も強くなっていった．このため，現在，抗うつ薬の静脈注射[★2]が必要と判断された．同時に患者のストレスは身体的状態だけではなく，抑制などによっても大きくなっており，刺激を減らしながらも患者がリラックスできるような話や環境

[★1] 不安が強いときは抗不安薬，せん妄が強いときは抗精神病薬を処方する．

[★2] 抗うつ薬は内服だと治療効果が出るまでに2週間かかるが，この症例は効果を早めるため静脈注射となった．

をつくっていくことが必要と考えられた．また，患者の精神状態は重度であるため，患者の不安や恐怖感を軽減するためにも，看護師がすぐに駆けつけることができ，患者自身も看護師の動きを見て安心できるよう静かな観察室に入ってもらうことが必要と考えられた．

ケアの組み立て

このアセスメントを基に精神看護専門看護師が，リラクセーションと患者のストレスマネジメントを助けるために直接ケアを行い，同時にスタッフへケアについてのコンサルテーションを行う必要があると考えた．

ケアの実際

① ケアの組み立てを基に，患者へは毎日訪室する．また，看護師の動きを見て安心できるような静かな観察室に入って，看護師が訪室しやすい部屋で過ごしてもらうこととした．

② また，一般病棟で精神疾患の患者への対応がわかりにくいため，精神看護専門看護師が一日1回この患者を訪室し，一日の生活時間，治療の流れを患者に説明するとともに，スタッフがどんなときに来てくれるか，一日をどうやって過ごすのか，などストレスマネジメントについて簡単に話し合った．また病棟のスタッフとともにこの患者へのケアについて話し合いを行った．

③ 受け持ち看護師へはケースに関するコンサルテーションを同時に行い，この患者への対応について構えすぎている感じが強く，ほかの患者に接するのと同じようにひとつひとつの治療行為を説明するように伝えた．訪室のたびごとに声をかけ，安心感をもてるよう配慮してもらうこととした．

● 患者は糖尿病であり，合併症（壊疽，白内障）も進行しているため，糖尿病コントロールとケアが必要である．患者は動けないということだけでなく，失明することの恐怖も抱えており，その恐怖感は手術後の痛みによってさらに増強していた．したがって，指圧やマッサージ，清拭を通して身体的な感覚から安心感をもってもらい，自分自身の感覚を取り戻してもらえるよう受け持ち看護師に行ってもらうこととした．加えてこまめにベッド上排泄の介助も行ってもらうと同時に，動きやすいベッドや部屋の配置を患者とともに確認していった．

● 夫は患者の状態をよく理解しているため，患者の恐怖感を和らげるためにも事情の許す限り面会に来るよう依頼した．

結果と評価

これらのマネジメントを2週間行うと，抗うつ薬の効果もあるが，この患者の恐怖感は和らぎ，点滴を自分で抜いたり，強迫行為としての確認行為が減り，死にたいという表現が減ってきた．また足の固定を無理やりとったりすることもなくなり，抑制をする必要はまったくなくなった．夜間も睡眠がとれるようになり，ナースコールの回数も減少してきた．

事例紹介 2

40歳，女性．10年前に夫と離婚．離婚後，うつ状態が続き心療内科に通い，外来でパキシル®★20mgの処方を受け内服していた．21歳，17歳の息子と3人暮らし．胃癌（初期）を指摘され，切除目的で入院となる．入院後，看護師や主治医の対応が自分たちをばかにしているのではないかと，医療スタッフを責めるようになった．受け持ち看護師から一緒に直接ケアをしてほしいと依頼がきた．

アセスメント

受け持ち看護師および患者とアセスメントのため直接面接した．患者は，2日ごとくらいに気分の波が強く，夕方になると少し楽になること，ま

★3 塩酸パロキセチン水和物（選択的セロトニン再取込み阻害薬；selective serotonin reuptake inhibitor；SSRI）の商品名のひとつ．

た週末および実母が面会に来ると抑うつが強くなることがわかってきた．しかし，抑うつはあっても，死を望む気もちはなかった．落ち込むと同時に，夜間手洗いで洗濯を始め，4時間も続けていた．患者はそうしていないと落ち着かないと話し，精神状態は気分，行動，思考内容の点で中等度にあると判断できた．また，長男が特に看護師，主治医に対して不満が多く"説明がわかりにくい""看護師に何を準備したらよいかを聞いてもきちんと答えてくれない"と訴えていた．長男は"家庭の医学"を持ち歩き，主治医が説明したことなどをきちんと書きとめ，自分で調べたことを母親に助言していた．

　患者と面接して，精神看護専門看護師が定期的に訪問すること，手術が受けやすいように援助していくこと，受け持ち看護師と病棟のケアについて話し合いを進めていくことを話した．その際，なぜ自分だけがこのような目に遭うのか，実母が自分の家族の状況とうつ病を理解してくれないこと，仕事はリストラされたのに"怠け病"と実母に言われ，まったく理解してもらえないこと，離婚した夫は幸せにしているのに，自分たちに経済的援助もしてくれないこと，などを話した．患者は胃癌を契機に，これまで抑圧していた感情が表面化し，看護師や主治医の態度にこれまでの怒りをぶつけていると考えられた．

ケアの組み立て

　患者は胃癌を契機に，これまで抑圧していた感情がわきあがり，この感情のコントロールを助け，手術の準備を進めていく必要があると考えた．また，手術および術後の経過をスムーズに進めていくためにも家族の協力が必要であると考えられた．同時に受け持ち看護師へのケースに関するコンサルテーション，手術を無事にすませるためにも患者と看護師をつなぐ必要があると考えた．

ケアの実際

① 患者の精神状態は中等度にあったため，患者のうつ状態の強さに合わせて気分転換と刺激を減らすこととし，抗うつ薬を増やしてもらうよう精神科医に依頼した．同時に，患者と一日1回，20分，時間を決めて面接し，手術や胃癌に関する思い，自分の病気を理解してもらえない孤独感，離婚後の生活の困難さと理解者のなさ，について話を聴くと同時に，リラクセーションを一緒に実施することで，病状のコントロールを進めることとした．

② 同時に抑うつが強くなったときの対処の方法について話し合い，思考をストップさせること，洗濯は疲労感も強いので，2時間までにすることを話し合った．また，2時間を過ぎてつらそうに見えるときには看護師のほうで声をかけることとした．

③ 同時に手術に伴い，患者の不安も高まるため，患者が信頼している姉に来てもらい，協力を依頼することとし，同時に実母へ患者の気もちを代弁した．また，長男が患者の代弁をしなくてすむよう，長男，姉，本人を入れて一緒に話し合いをすることとした．

④ 受け持ち看護師に対しては，患者の怒りの意味，おかれている生活状況についての情報を提供するとともに，1時間に1回ごと訪室し，抑うつの程度が強いときにコントロールを勧めてほしいこと，患者は音楽が好きなので，音楽を聞きながら深呼吸法を行ってほしいことを伝え，思考の制止，言語化を勧めるなどを話し合った．

⑤ カンファレンスを開き，患者の母親との関係，これまでの抑圧された怒りをこれまで誰にも話せなかったこと，自分の病状やおかれている状況への家族の無理解，手術に伴う不安が怒りの表現として現れていることを確認し，専門看護師と受け持ち看護師の役割分担について話し合いを行った．

結果と評価

　患者の看護師，主治医への怒りは治まり，手洗

いでの洗濯という強迫行為も軽減した．また，看護師もほかの患者と同じようにこの患者のベッドサイドへ行くことができるようになった．また姉の仲介で実母が患者を"怠け病"と呼ばなくなり，実母との面会後も患者の不安定さがなくなり，長男も患者の代弁をして怒りを表現することが少なくなり，手術をスムーズに受けることができるようになった．

● 文献

1) Kaplan, HI（融 道男, 岩脇 淳 監訳）：カプラン臨床精神医学ハンドブック, 第2版. メディカル・サイエンス・インターナショナル, 2003.
2) 南 裕子 編著：基本的セルフケア看護 心をいやす. 講談社, 1996.

II―精神的諸問題を抱える患者のアセスメントと直接ケア

3 精神的諸問題のアセスメントとケアの実際
14-家族の問題

はじめに 精神看護専門看護師が出会う家族は、医療不信から治療者、看護師に対して不満を抱えており、攻撃的であったりもする。さらに看護をするうえで患者にとって必要なサポートを提供してくれない家族にも遭遇することが多い。

患者家族への理解

家族のひとりが病気になることで、まず家庭内のダイナミックスが変化する。この変化は、家族システム論によって説明される。家族システム論は、全体性[★1]、非累積性[★2]、恒常性[★3]を家族システムの特性としている。家族のひとりが病気になると、家族システムは必然的に変化する。そして、その変化は、家族を危機状況、ストレス状況に追い込む。

危機状況

家族全員がたどる危機の過程は、フィンク（Fink SL）の危機モデルによって示される。このモデルは、人びとはストレスの強い出来事に直面すると、衝撃の段階[★4]、防衛的退行の段階[★5]、承認の段階[★6]、適応の段階[★7]をたどるとしている。しかし、すべての家族が、このとおりに危機状態をたどるわけではなく、実際には患者の状態によって各段階を行きつ戻りつする[1)]。

ストレス状況

家族成員が健康に問題を抱えることで、これまでは直面しなかったストレスに家族は直面することになる。このストレスは、これまで家族として機能していた側面が変化することから生じている。したがって、家族のひとりが病気になったことで、どのようなストレスが家族成員にかかっているのかを見極める必要がある。そして同時に家族成員がこのストレスに対応できる力をどの程度もっているのか、についても見極める必要が出てくる。家族のストレスへの対応能力は、家族としてのセルフケア能力、判断力、家族間の情緒的交流、という側面から把握することができる。

家族のストレスに対応する力については、マッカバン（McCubbin HI）が家族ストレス、順応、適応の回復の関係として述べている[2)★8, p202]。

鈴木ら[2)]によると、家族関係そのものに看護援助が必要な場合とは、患者の健康問題が家族に重

★1 家族成員の変化は必ず家族全体の変化となって現れる。

★2 全体の機能は家族成員の機能の総和以上のものになる。

★3 家族システムは内外の変化に対応して安定状態を取り戻そうとする。

★4 各家族成員は突然の出来事に圧倒され、心身ともに衝撃を受けてパニックに陥っている。

★5 強烈なパニックの時期が過ぎても患者に生じている事態を現実的に受けとめることができず、どうしてこんな目に遭わなければならないのかといった行き場のない怒りや、自分はただ見ていることしかできないという無力感にうちひしがれる。

★6 やがて家族成員はどんなに怒っても現実は変えられないということを悟り、現実に直面するようになる。

★7 建設的な方法で積極的に状況に対処していく時期であり、新しい自己イメージや価値観を構築していく時期である。

大な影響を及ぼしているとき，家族の健康を守る機能を高める必要があるとき，としている．すなわち，家族のダイナミックスと家族のおかれている状況を十分に理解しながら看護援助を展開していくことが成果につながっていく．

患者の家族への働きかけのポイント

① 家族にとっての危機を家族がどのようにとらえているのか，またどのように対処しようとしているのかを把握する
② 患者と家族との関係を見極める．たとえば，患者にとっての家族の意味，家族にとっての患者の病気の意味はどのようにとらえられているか
③ 家族のおかれている状態（困難と感じていること，当惑していること）を受けとめ，何を望み，求めているのかを把握する
④ 家族と患者の情緒的交流を促す
⑤ 家族システムの変化を患者，家族がどのように受けとめようとしているのか，またどのようにしていきたいのか，について自己決定を支えていく
⑥ 自己決定後に必要とされる具体的なセルフケアとサポートを見極め，提供する

家族の問題に対する直接ケアの実際

事例紹介 1

55歳，男性．B氏は成人T細胞白血病と病名告知を受け，2回の化学療法を施行するも効果がなく，3カ月間の入院のあと外来フォローとなる．B氏は妻と息子[★9]の3人暮らしで，妻は息子の世話とパートで忙しく，夫のケアどころではなかった．入院中，B氏は受け持ち看護師に"妻と長男がうまくいかない，家族にどう対処していいのかわからない"と訴えていた．受け持ち看護師は，B氏の気分変動が強まったことから，精神看護専門看護師に直接ケアを依頼してきた．受け持ち看護師はB氏が怖いわけではなく，訴えを聞いても何もできないことが精神的負担となっていた．そこで専門看護師と一緒にケアをしたいとの要請であった．また，B氏からも専門看護師と面接希望があったため，直接ケアを引き受けることになった．

精神状態とセルフケアのアセスメント

B氏と家族は告知を受けて，まだ1カ月しかたっていなかった．B氏は告知自体は自分でも冷静に受けとめようと思っていると話した．しかし，受けとめようと思えば思うほど，妻と息子の今後が心配になり，彼らのことばかり考えるようになってきた．そして，毎日家に電話をするが，妻には現実を理解している様子があまりなく，ますます心配になると話した．この話をした日から2〜3日ごとに気分が変動し，自分でも落ち込みが強いという．

しかし，洗濯，入浴，排泄などは，痛みがありながらもほぼ自分ですませていた．

精神看護専門看護師としては，
① 患者の現在の気分変動は告知された後，その現実を受け入れつつあるなかで，どうすればいいのかわからないという状況
② 患者のおかれている状況に十分理解を示すことができない家族の状況に関連している
③ 患者自身へのサポートと家族へのサポートを行い，患者と家族が変化しつつある家族ダイナミックスに適応できる援助が必要

であると考えた．

[★8] 家族の危機状態では，ストレス源，緊張，過渡期の家族の要求の強さ，そして家族システムのもつ家族の凝集性・適応性・耐久力・家族の時間と肯定的認知，家族が用いる対処や問題解決の方策が家族適応と関連する．

[★9] 15歳．統合失調症と人格的な問題を抱え，自宅で時どき母親に暴力をふるっていた．養護学校に通っているため，母親が送り迎えをしている．

ケアの組み立て

アセスメントの結果からB氏と妻の同席の下に会い，病気および告知された後に変化しつつある家族ダイナミックスを見守り，患者および家族がより安心して生活ができ，自分たちのセルフケアを取り戻せるようなかかわりを行う必要があると考えた．

そこで，受け持ち看護師と役割分担をすることにした．患者への日々のケア[★10]については，受け持ち看護師が患者の痛みや歩行困難などを軽減し，身体的な安楽を提供できるようなケアを計画することにした．そして，患者-家族間問題は専門看護師が調整し，B氏と妻がお互いの気もちを素直に表現できるよう促し，家族ダイナミックスの変化を助けることで気分変動が安定する計画を立てた．

ケアの実際

B氏は家族の前では何も言えず怒るばかりで，妻も夫の態度に怒るばかりだった．統合失調症と人格的な課題をもつ息子は，そのあいだに挟まれて黙っていた．B氏が "妻が薬を飲ませない[★11]，息子のいいなりだから余計息子の状態が悪くなる" などと怒鳴ると，妻はみるみるうちに表情が険しくなるという状況だった．そこで専門看護師として，B氏が伝えたいと思っているのは怒りではないこと，また妻も精いっぱい夫のいない留守を守っていることを代弁した．するとB氏と妻の怒りは少しずつ収まってきた．さらに患者が必要とする家族のサポートが提供されるためには，妻が支えられる必要があると考えた．そこで，妻のおかれている状況の困難さと乗り越えようとしている姿を，B氏と息子を前にして説明し，労をねぎらった．そして，今いちばん気がかりなこと，何をしたいと考えているのか，家族として歩むための方策は何か，などについて話し合った．

その結果として，息子の向精神薬の服用[★12]について，夫が家にいたときにはなかった息子のわがまま，怒り，暴力についてなど，妻は不安に思っていたこと，悩んでいたことを語り始めた．

実際問題として，妻には夫をサポートする余裕などはなかったのである．

一週間に1回，土曜日に家族が面会に来ていたので，必ずB氏，妻，息子の3人で面接を行うこととした．2回めに会ったときには妻は息子に薬を飲ませており，わがままに自分のことを主張する息子に限界設定ができたと話した．B氏は落ち着いてその話を聞いていた．妻は息子と対応できるようになると少しずつ夫の心配をするようになってきた．心配する妻に対して夫は "ありがとう" と気もちを表現した．

結果と評価

3回の面接を行った後，患者は退院となったが，1回めの面接以降患者の気分変動は収まってきた．痛みや歩行困難は続いたが，夜間は少し眠れるようになってきた．

また，精神看護専門看護師は受け持ち看護師に家族との面接の様子をフィードバックすると，患者の気分変動に理由があることがわかり，受け持ち看護師は患者に中立的に対応することができるようになっていった．そして痛みの強い日や吐き気の強い日に，ひとりで死んでいくことの心細さを表現するようになり，受け持ち看護師もそのことを受けとめることができるようになっていった．

事例紹介 2

C君6歳，母30歳．C君は3月に保育園で急に痙攣を起こし，国立病院に搬送されたが，痙攣が治まらず大学病院に入院となる．髄液検査，脳波，MRI，筋電図など，ありとあらゆる検査が施行されたが原因は不明であった．あえていえば脳波に左右差がみられるということしかわからなかった．

[★10] 発熱，吐き気の繰り返しで身体的状態は苦しい状況だった．
[★11] 妻は薬に偏見をもっていた．
[★12] 息子は向精神薬を自分で精神科外来へ取りに行っていた．

母親の医師，看護師への不満は"病院は何も助けてくれない"と強く，怒りは激しかった．

精神看護専門看護師へ4月に主治医および看護師長から依頼がくる．C君には10歳と7歳の兄がおり，3人兄弟の末っ子．父は自営業を営み，5人家族．患者の家の近くに夫の両親が住んでおり，時どき遊びに来て子どもたちをみてくれることもあったが，あまり交流はなかった．C君の母親の実家は遠く，あまり行き来はなかった．これまでC君は健康で，母の手伝いを進んでやったりしていたが，保育園では保母のそばから離れなかった．

医療側と母親のアセスメント

主治医，看護師長，受け持ち看護師から話を聞いた．

主治医は専門看護師に"母親の対応が患者の状態を悪くしていると思うから，母親の不安を軽減してほしい"と期待しており，看護師長，受け持ち看護師は"お母さまが不満をいろいろもっていらっしゃるようで，あまり話をしてくれない．これまでの経過とかかかわりとかを知りたいけれど，大事なことが何も聞けないので，実際に母親に会うと同時にケア方針を一緒に考えてほしい"と考えていた．

そこで，まず母親，C君に挨拶に行くことにした．母親自身は専門看護師がかかわることについて"助けてくれるのなら"ということで了解してくれた．母親は"主治医は母親としての自分のかかわり方が変わるとCも落ち着くと考えているみたいだけれど，ここに入院してからCはどんどん悪くなっている．それを誰もわかってくれない．子どもたちと離れ，病院も自宅から遠いのに，ここにいても意味がない，転院させたい"と一気に話し，泣いた．

母親は実際，C君の痙攣が治まらないことで焦りが募り，また，きちんと経過や検査結果を説明してもらえないことに不安を覚えている．一日のなかで気分に波があり，怒りっぽくなっていると自分で表現した．また，痙攣発作が夜にきて眠れず，常同運動，眼球上転がみられ，ぐるぐるとベッド上を回る息子を見るのがとても怖い，と話した．実際，C君は2時間に1回ずつベッド上を30分もぐるぐる回り，一日のなかで熱★13が上がると，より眼球上転，強迫行為は強くなっている．痙攣の小発作，焦点発作，不随意運動が混在し，熱が上がる前には発汗，不随意運動がひどくなり，さらには焦点発作が起きていると考えられた．抗てんかん薬は検査のため何も使われていない．一時的にダイアップ®★14とエスクレ®★15が用いられていた．

ケアの組み立て

C君の母親の精神状態をみると，
- 気分と行動に波がある
- 不眠がちである
- 考えがまとまらず落ち着かない．しかし，何とかしなければならないと焦る気もちが先行している

など，危機状態にあるため介入することにした．
同時に医療側にも，
- C君の病態が不明のため，母親に納得のいく説明をしていない
- 母親の対応が悪いと感じている医療側の態度も，母親のそれと同じである
- C君の病態解明が進んでいない焦燥感があり，それが母親の態度もあって彼女に向けられている

という状況があった．

そこで，母親をサポートするために父親にも参加してもらう必要があると判断した．また，医療チームの現状を把握して，治療・ケアの方向性を模索していくために一週2回のカンファレンス

★13
熱の原因は不明
★14
抗てんかん薬
ベンゾジアゼピン系薬ジアゼパムの商品名
★15
非ベンゾジアゼピン系睡眠薬抱水クロラールの商品名

を開くことにした．

　両親と医療チームの話し合いの場も設け，情報の共有化を図った．加えて，専門看護師が二日に1回，病室を訪ね，C君の現在の経過と対処について両親と話し合うようにした．

ケアの実際

　一週間に2回チームミーティングを開き，C君の痙攣および不随意運動をとることができないか主治医に依頼した．同時にC君の状態に対して，母親が自分の対応と結びつけて考えるため，C君の行動は母親の対応の結果ではなく，病状の一部であることを常に伝えることとした．そしてテグレトール®★16が治療閾値に達するまでは，一時的に痙攣を抑えるためにも，ダイアップ®やエスクレ®などを検討してみてはどうか，と主治医へ提案した．また看護師の対応も一貫性をもたせることとし，母親がC君の状態をいちばん見ているので，ダイアップ®やエスクレ®を使う際には，母親自身，混乱しながらも，自分の意見を聞いてもらえないと主張していたので，母親に確認した後に使うこととした．

　そして，これらの対応をしていく予定であることを母親に伝え，意見を求めた．また，専門看護師はC君の状態をわかりやすく説明しながら，母親が抱いている将来への悲嘆を軽減するようにした．この状態は発作であり，効果のある薬物が明確になれば軽減していくこと，そうすると今までC君が好きだった絵も描けるようになるので，焦る必要はないこと，を伝えるようにした．同時に，父親が面会に来ているときにはC君のそばにいられるよう専門看護師も父親，母親とともに一緒にベッドサイドで話をすることとした．

　これまで父親は5分とベッドサイドにいることができず，面会に来ても逃げるように帰っていた．このことが母親の不安を助長させていた．父親はC君がふびんでならないこと，今自分がしてやれることは，母親を息子のベッドサイドにいさせてやることだけだと考えていた．したがって父親に対してはむしろ，母であり妻でもある彼女とC君の今の状態を話し合う時間をもってほしい旨を伝えた．

結果と評価

　3週間後，母親も少しずつ落ち着きを取り戻し"昨日も寝なかったんですよ" "昨日も眼球上転があったけれど，すぐ治まったから放っておいたけれどよかったですよね，薬を使うほどではないと思ったから"と報告してくれるようになった．また，テグレトール®，マイスタン®★17が使用されるようになり，患者の焦点発作，不随意運動が治まり，眼球上転，常同運動も少なくなっていった．しかし，熱発の原因が明らかではなく，主治医がステロイドを少量使い始めると熱が下がり始め，残りの不随意運動も軽減していった．そして笑顔も見られるようになり，これまでC君の得意だった絵が描けるようになり，嚥下困難も軽減し，食事も少しずつではあるが食べることができるようになってきた．スタッフも母親と，C君の病状や対処について自由に話せるようになり，専門看護師の面接は終了とした．

●文献

1) 小島操子：危機理論発展の背景と危機モデル．看護研究，21(5)：2-9，1988．
2) 鈴木和子，渡辺裕子：家族看護学—理論と実践，第2版．p49，日本看護協会出版会，1998．
3) 森山美知子：家族看護モデル．医学書院，1995．
4) Minarik, P：Practice of Psychiatric Consultation Liasion Nursing. Unpublished Literature, 2002.

★16
抗てんかん薬
イミノスチルベン系薬カルバマゼピンの商品名

★17
抗てんかん薬
ベンゾジアゼピン系薬クロバザムの商品名．テグレトール®との併用では作用増強効果がある．

III

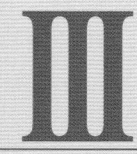

コンサルテーション

III―コンサルテーション

1 コンサルテーション概論

はじめに リエゾン精神看護は，コンサルテーション過程から発展してきた精神看護実践のひとつのモデルである[1]．本章では，第1節でコンサルテーションの概念を総論的に概観し，第2節でリエゾン精神専門看護師が行うコンサルテーションに焦点を当て，コンサルテーションプロセスはどのようにたどっていくのか，その際のポイントとなることについて，詳しく論じる．さらに，第3節でコンサルテーションの実際について事例をあげて紹介する．

精神看護におけるコンサルテーションの変遷とニーズ

米国の看護においては1960年代前半から，病院の病棟間でお互いの専門性を提供し合うコンサルテーション活動について報告され始めた．当時は，看護師にとってコンサルテーションという概念は馴染みのあるものではなかった[★1]．しかし，精神科病棟の看護師が内科外科病棟の看護師にコンサルテーションを実施し始め，たとえば"混乱させられる患者""問題患者"といわれるような患者の看護について相談されるようになった．その活動が進むにつれて，精神科看護師が精神心理的問題の解決の手助けになることがわかるようになってきたのである．ところが，当初はコンサルテーション活動についての特別の教育プログラムが発展していなかったためにリエゾン精神専門看護師のフラストレーションは高く，このようなことから，教育のニーズが高まり，大学院教育がスタートした[2]．現在では総合病院には1人以上のリエゾン精神専門看護師がいてスペシャリストとして活動している．病院によっては院内のほかの精神科領域の職員（精神科医，心理療法士，ソーシャルワーカーなど）とコンサルテーションチームを組んで病院の職員のためのサポート部門としての活動を実施している．

このように，米国におけるリエゾン精神専門看護師のコンサルテーション活動は，現実の問題解決のために，そして看護師のサポートのために看護現場のなかから生まれ，発展してきたわけである．

日本においては今のところ看護師同士がコンサルテーションし合うということがなかなかシステム化していかない状況である．これにはいろいろな要因があると思われるが，コンサルテーションという概念自体に馴染みがないこともあるだろう．たとえば，職員食堂や休憩室などのインフォーマルな場所で"ねぇ，あの患者さんにちょっと困っているんだけどね…"と話題にのぼることはあるだろうが，コンサルテーションをフォーマルに依頼して専門的知識を活用するといったことにはなりにくい．

しかし，現在のように医療状況が複雑化，多様化し，求められる看護ケアもより専門化すると，

[★1] Oda DSは，コンサルテーションについて次のように指摘する．"コンサルテーション"というと，そのコンサルタントは何もかも知っていて，すべてを解決できるイメージをもってしまう傾向がある．また歴史的にみても，看護師の自己イメージは低く，看護師自身が成熟した専門家としてのコンサルテーションの役割を担うことが難しい．看護師は医師をはじめほかの専門職からの講義を受けることが多かった名残で，看護師を質の高いコンサルタントと認めるのが難しい[3]．

看護師は綿密なモニタリング機能を果たしたり，各種の医療機器を操作したり処置や投薬を行ったりすることにかなりの心理的・知的エネルギーと時間を使う．身体的にも3交替というストレスの高い労働状況におかれている．そのうえ，細やかな気配りのある患者ケアを期待され，また看護師自身もそういうケアを提供したいと思っている．したがって，その役割をひとりで同時に果たそうとするとこれはたいへんな仕事である★2．

看護師同士がお互いの専門性を活用し合うコンサルテーションシステムをつくりあげることは，現実的な問題解決のための仕組み，資源をつくることである★3．また，相談できる人がいるという安心感や仕事の満足感を高めるとともに，患者に対してより質の高い看護ケアを適用することにつながると考えられる．

日本においては，1996年から日本看護協会によって専門看護師認定制度が開始され，専門看護師の活動の柱のひとつとしてコンサルテーションが位置づけられた．このことは，日本の看護においてコンサルテーションという機能を発展させていく準備ができたことを意味する．とはいえ，コンサルテーションという概念は看護分野においてはいまだに馴染みの薄い概念である．現在のところ，徐々に認知されるようになってきた段階であるといえる．同じ看護職のなかで，専門性の高い看護師によるコンサルテーション活動を軌道に乗せることができるかどうかは，これからの課題のひとつである．

コンサルテーション

定義

"コンサルテーション"とは，ある一定の事柄についての専門家であるコンサルタントが，その事柄についての非専門家（コンサルティ）から実際的な問題について相談を受け，その状況を改善するために，コンサルティの知識・技術を助長するよう側面的援助を行うことである．コンサルテーションを日本語に言い換えると"相談"ということになるが，コンサルテーションは単に専門家が非専門家の相談にのる，アドバイスする，といった一方的な助言や指導ではない．コンサルテーションは，コンサルタントとコンサルティがともに問題の明確化と問題解決に向かう，対等な相互関係のプロセスである．

カプラン（Caplan G）[6]は，コンサルテーションを"クライエントのケアを改善するための2つの専門家間の相互関係のプロセスである"と定義している．また，アンダーウッド（Underwood PR）[7]はリピット（Lippitt G と Lippitt K）[8]を引用しながら，コンサルテーションとは，内外の資源を用いて，問題を解決したり変化を起こすことができるように，その当事者やグループを手助けしていくプロセスのことをいい，コンサルタントと当事者またはグループ間の双方向の相互作用をもつ援助関係である，と述べている．したがって，コンサルテーションの成否は，コンサルタントとコンサ

★2
Wright JE は看護師が"非常に重要だ"と思うことの程度"非常に満足しているか"の調査結果を報告している．それによると"達成感"への期待92.0%に対して，その満足感は32.7%，"他者を援助できているとわかること"への期待90.3%・満足感55.1%，"知的な刺激"への期待76.5%・満足感28.0%などという結果であり，これらの期待への満足度を高めることに対してクリニカル・ナース・スペシャリスト（CNS）の果たす役割は大きいと提言している[4]．

★3
看護師によるコンサルテーションが，看護師にとってほかのコンサルタントとは違った有効性をもっていることは，コンサルテーション活動を発展させてきた米国の研究の結果からもうかがえる．たとえば，Stickney SK[5]らの研究によると，コンサルテーションの依頼の理由が医師と看護師とでは異なっている．医師には錯乱や幻覚といった精神症状の出現について相談するのに対して，看護師には敵対的な行動，操作的行動，退行，要求がましいといった行動表現，あるいは死について，家族やスタッフのサポートについてといったいわゆるキュア（治療）ではどうにも解決しようのないケア面のコンサルテーションの依頼が多い．看護師のコンサルテーションが独自の視点をもち，看護ケアの実際にとって有効であるということを示している．

ルティの両方にかかっているのであり，コンサルティの主体的な参画は必須である．コンサルティはコンサルタントが提示したアイデアを受け入れてもよいし，受け入れなくてもよい．また，コンサルテーションを継続してもよいし，終了してもよい．このような関係であることが，コンサルティの自発的，主体的活用の前提となっている．とはいえ，コンサルテーションに馴染みの薄い日本の状況では，コンサルタントは教える人，コンサルティは教えてもらう人，といったような認識になりがちである．これはコンサルテーションのプロセスを繰り返していくうちに変化するものである．変化しないとすれば，それはコンサルタント側に"権威的存在でいたい"という意識が強いか[★4]，コンサルティの主体性がうまく育まれていないか，のどちらかであろう．

コンサルテーションのタイプ

Caplan G[6)]は，コンサルテーションを4つのタイプに分類している．それらを以下に紹介する．

クライエント（患者）中心のケースコンサルテーション[★5]

患者の問題に焦点を当てたコンサルテーションで，患者をどのように理解し，どのようにケアすればよいか，ということを中心にコンサルテーションを進めるものである．コンサルティとコンサルタントが協働して，患者ケアの改善に取り組むプロセス，といえる．

コンサルティ中心のケースコンサルテーション[★6]

コンサルティに焦点を当てたコンサルテーションである．コンサルタントは，コンサルティがクライエント（患者）の問題改善を図るにあたって，専門家としての，援助者としての質を高めることを目指す．コンサルタントは，コンサルティがより質の高いケアができるように，専門家としての能力-知識や技術を改善し，コンサルティの意欲や自信を高める．

プログラム中心の管理に関するコンサルテーション[★7]

コンサルティが所属している組織が新しいプログラムを導入したり，開発したりするうえで，その組織が抱える特定の課題を解決することを目指すものである．システムがうまく機能するように働きかける．

コンサルティ中心の管理に関するコンサルテーション[★8]

これは，組織において管理者が何らかの計画を立て，変革を進める際の，管理者自身の課題に焦点を当てるものである．コンサルティの管理能力や管理的技術の向上を図ることにより，管理者が自らの力で効果的な計画を立て，実施することができるように支援する．

コンサルテーションのタイプを以上の4つに分けて理解することは，コンサルタントとコンサルティの両者にとって，これから始まる，あるいは継続中のコンサルテーションが何に焦点を当てて行われるものであるかを明確にするうえでたいへん有用である．しかし，実際のコンサルテーションは，4つのタイプのどれかひとつに分類できるということは少ない．むしろ，複数の目的をもつ場合が多い．たとえば，ある患者の問題に焦点を当ててコンサルテーションをする場合でも，患者だけが問題を抱えているというわけではなく，ケアにあたっている専門家（コンサルティ）にも問題がある，ということはよくあることである．つまり，その問題現象は，実は患者とコンサルティのお互いの関係性によって起こっている，ということは多いのである．したがって，患者中

[★4] これは不安や自信のなさの裏返しであろう．
[★5] client-centered case consultation
[★6] consultee-centered case consultation
[★7] program-centered administrative consultation
[★8] consultee-centered administrative consultation

心のケースコンサルテーションという認識でコンサルテーションが開始されたとしても，問題を分析していく過程においては，患者の問題にばかり焦点を当てるのではなく，コンサルティや状況，環境といったシステム論的な視点で分析することが必要である．

また，コンサルティ中心のケースコンサルテーションのプロセスにおいて，コンサルティが自己発揮できない状況に，管理職者のかかわり方の問題が強く関連している，ということがわかってくることがある．そのような場合は，ケースコンサルテーションに当該管理職者の参加を促すなどして，管理コンサルテーションを含めながらケースコンサルテーションを実施することが必要になる場合もある．

どちらにしても，コンサルテーションの焦点はどこにあるのか，何に焦点を当てれば問題状況が改善するかを見極めることが，コンサルテーションの成否の鍵となるのである．

コンサルタントの役割

問題の本質やコンサルテーションのタイプによって，コンサルタントのとる役割も自ずと変わってくる．

Lippitt G と Lippitt K[9]は，コンサルタントの役割を 8 つあげている．それらは，①擁護者（advocate），②情報のスペシャリスト（information specialist），③教育者（trainer/educator），④協働する問題解決者（joint problem solver），⑤代替案を見極め，リソースとの橋渡し役（identifier of alternatives and linker to resources），⑥事実の調査者（fact finder），⑦プロセスカウンセラー（process counselor），⑧客観的観察者（objective observer）である．問題解決におけるコンサルタントの活動性は，①から順に段階的に指示的から非指示的コンサルテーションへと移行する．

コンサルタントとしてどのような役割をとりつつコンサルテーションを展開するかは，コンサルティやクライエントの特性，問題状況の特性，組織，環境といったさまざまな観点で判断するが，それと同時に，あるいはそれ以上に判断が必要なことは，コンサルタント自身の能力，自分にできる範囲は何か，ということをしっかりと判断することである．

介入の 2 つの方向性

コンサルタントの介入には 2 つの方向性がある．ひとつは，問題に対する解決策を見つけ提案する"課題適応型コンサルテーション"もうひとつは，問題自体があいまいでそれを明らかにしていくプロセスを支援する"プロセス適応型コンサルテーション"である．

前者では，コンサルタントは，その領域のエキスパートとしての能力を使って，的確な解決策を提示する．後者では，コンサルティが自ら真の問題を発見し，解決策を見いだす力を養っていくことを支援する．コンサルタントには以上の2つの力が必要である．その道のエキスパートとしての力，そしてコンサルティを側面的に支援することのできる力である．そのどちらも欠かすことはできないが，コンサルティが問題解決のプロセスを丁寧にたどり，自らの力で変化を起こすことへの支援ができないコンサルタントは，コンサルタントとは呼べない．Underwood PR[7]は，その論著のなかで以下のように述べている．

"私は，内容に秀でた者になれないことより，内容にだけしか長けていないことがいちばんやっかいだと思います．このようなコンサルタントは，エキスパートという名の落とし穴にはまり，コンサルティが問題を解決したり，必要な変化を起こしたりするための援助ができなくなるからです"

結局のところ，このようなコンサルタントは早晩コンサルタントとしては機能できなくなるだろう．著者がカリフォルニア大学サンフランシスコ校メディカルセンターでリエゾン精神看護の実践研修をしていたときのことである．ある CNS★[9,p212]が次のような話をしてくれた．

"外科系のエキスパート看護師で，誰もがその専門的知識と技術は一流だと認める看護師がCNSに任命されたの．でも彼女は数カ月でCNSを降ろされたのよ．なぜだと思う？ それは，問題が起こると自分が行ってさっさとケアして，帰ってくる．もちろん効果は上がるんだけれど，それだけ．彼女はほかの看護師に自分のもっている専門的な知識や技術を教えたり，支援したりするのが面倒くさかったのね．ほかの看護師のやり方を見ているといらいらして，自分がやったほうが早いから自分でやっちゃう．エキスパート看護師として働くほうが向いていたのね．CNSとしてではなく"

数カ月でCNSの役割を降ろすという管理者の速攻人事には驚かされるが，おそらく当人にとってもCNSとして働くことは決して楽しいものではなかったのではないか，と想像する．

コンサルタントの役割を担う以上は，自分の領域のエキスパートであることが必要であるが，同時にコンサルティの力を高めるためのパートナーである必要がある．その領域のエキスパートだとしても，問題が複雑になれば，自分の専門性だけでは対応できない場合も出てくるわけである．そのようなとき，パートナーシップを基盤にして問題解決に取り組む，という姿勢が身についていれば，ほかの有用な資源に協力を依頼し，効果的なケアを提供することができるのである．

コンサルティとコンサルタントの関係におけるダイナミックス

"パートナーシップを基盤に"といっても，日本という縦社会文化のなかで，援助関係において対等であることを求めようとすることは，難しい．

たとえば，スタッフ看護師が看護師長から，リエゾン精神専門看護師のコンサルテーションを活用してみてはどうか，と勧められた場合を考えてみよう．スタッフ看護師によっては "看護師ならばどの領域でも患者の心のケアを行うのは当然であり，私たちにも心のことはわかるのに" とか "コンサルテーションを必要としているということは，自分たちに能力がないということかしら" といったように，コンサルテーションに抵抗感を感じるかもしれない．このような抵抗感は，コンサルタントであるリエゾン精神専門看護師を役に立たないものと決めてかかる言動として現れることがある．たとえばリエゾン精神専門看護師に対して "そんなこと言ってもうまくはいかないですよ" とか "とっくにその方法でやってみましたが，ダメなんですよ" "それは私たちも考えていたことです" "実際に体験している私たちにしかわからないことですから" といったような反応である．

Schein EH[10]は，このようなコンサルティの反応を，援助関係における立場の不均衡（コンサルタントが一段高い位置で，コンサルティが一段低い位置）の釣り合いをとるため，ならすためのものだと述べている．このような状況だと，コンサルティは問題解決に向かうために必要な情報提供や，情報収集，解決策の試行といった行動をとることをしないので，結局コンサルテーションはうまくいかない．うまくいかなかったことが，さらに無能なコンサルタントという認識を強化することになってしまう．

このような反応とは逆に，コンサルティが "すべて教えてもらえばいい" "正しい答えを示してほしい" といったような受身的な態度でコンサルテーションを活用するということもある．この場合，最初はコンサルタントの分析や提案に対して受け入れがよく，表面的にはコンサルテーションはうまくいっているかのようにみえる．しかし，コンサルティが主体性を欠くことによって，コンサルタントが見逃した重要な視点や，その提案は現実に即さないのではないか，といった現場の者にしかわからない意見が出ない，といったことが起こる可能性がある．また，提案をなかなか実行に移さなかったり，継続が難しかったり，とるべ

★9
clinical nurse specialist：専門看護師

き情報が見落とされたり，といったことも起こりやすい．さらに，コンサルティが依存的であれば，コンサルテーションで思うような成果をあげることができず，結果的にコンサルティの不満感は非常に強いものとなる．そしてコンサルタントに対して一転，怒りや攻撃を向けてしまう．

一方，コンサルタントのなかに"自分が何とかしなければ"とか"明らかな成果をあげなければ"といった気負いがあると—特に初心者のコンサルタントにその傾向が強いのだが—自分の能力以上のことまで背負い込んでしまうことになり，コンサルティがもっている問題解決能力や自主性の発揮を阻んでしまうばかりか，現実に即した問題解決が図れないということになりかねない．

つまり，コンサルテーションの成否の要は，コンサルティとコンサルタントがパートナーシップを十分に発揮すること，である．コンサルテーションはひとつの支援プロセスであるから，どうしても援助する側，される側という立場の不均衡が生じがちである．しかし，それには大きな弊害が伴うということを念頭において，できるだけそうならないように，お互いを尊重し，尊敬する気もちで成熟した関係を築いていくことが望まれる．

以上を踏まえると，コンサルタントとコンサルティには，コンサルテーションを成功させるために，次のような能力や姿勢が必要である，といえるだろう[11]．

コンサルタントに求められる能力と姿勢

コンサルタントは専門家であるので，その領域の高い専門性を身につけていることは大前提である．しかし，それだけではなく，コンサルテーションがわかっていて，展開でき，さらに柔軟性と忍耐力，ゆとりをもった態度が必要である．すなわち，

① エキスパートとしての能力
② コンサルティと対等な同盟関係が築ける能力
③ 問題（課題）の本質を見極める能力
④ 必要なデータを集め，分析する能力
⑤ 客観的視点と立場を維持する能力
⑥ 教育的能力
⑦ 一般的，社会的現実がわかっていること
⑧ 欲求不満に対する忍耐力
⑨ 支配的，権威的でないこと
⑩ ほかの資源を有効に活用する能力

コンサルティに求められる能力と姿勢

① コンサルティが主役であるとわかっている
② その問題についてコンサルテーションを活用することが有効なのかどうかが判断できる
③ 問題を要約して，適切に述べることができる
④ コンサルタントの多くの助言のなかから，適切なものが選べる
⑤ 助言を実行する力をもっている
⑥ コンサルタントに依存的になりすぎない

コンサルテーションの倫理的側面

コンサルテーションでは問題が複雑化しており，人と人との関係がぎくしゃくしていて，問題となっていることの背景に組織的課題が密接に絡んでいることも少なくない．そして，問題解決のために，コンサルテーションにおいて通常は表で語られないような個人的な情報や，組織の情報が提示される場合も多い．このような情報の取り扱いを間違うと，問題の解決どころか，さらに新たな問題を生じさせることになってしまう．したがって，コンサルタントは，コンサルテーションで交わされた内容や情報を慎重に取り扱える倫理的センスを身につけておくことが必須である．それなくしては，コンサルティとの信頼関係を築くことはできない．これはコンサルタントであることの前提条件ともいえるだろう．

コンサルテーションのプロセス

コンサルテーションとはどのようなプロセスをたどるものなのであろうか．Lippitt G と Lippitt

K[9]は，コンサルテーションのプロセスを6つの段階で示している．

① 最初のコンタクトをとり，導入の約束をする
② 公式の契約をし，援助関係をつくる
③ 診断的分析を通して，問題を明らかにする
④ 目標を設定し，活動の計画を立てる
⑤ 活動を実施し，フィードバックを繰り返す
⑥ 契約を満了する（継続，サポート，終結）

また，Underwood PR[7]は，次のようなプロセスを示している．

① システムへの参入
② 問題の明確化
③ 目標と期待する結果の明確化
④ データ収集
⑤ 計画
⑥ 計画の実行と経過，および結果の評価
⑦ フォローアップ

このように，コンサルテーションは基本的に問題解決のプロセスをたどるコンサルティとコンサルタントの共同作業であるといえる．ただし，コンサルティ中心のコンサルテーションの場合には，必ずしも問題解決のプロセスはたどらない．コンサルティの感情を十分に受容し，カタルシスを図り，気もちを立て直す支援をするといったことが中心となるコンサルテーションも少なくない．

コンサルテーションのプロセスについては，次の第2節で，リエゾン精神専門看護師の行うコンサルテーションのプロセスに焦点を当てて，詳述する．

コンサルタントを活用するためには

看護領域においては，専門看護師や外部コンサルタントを活用するようになってきている．おそらく今後はさらに活用が進んでいくだろう．コンサルタントの活用を検討している看護管理者は，一体どのような視点でコンサルタントの活用を決定したり，コンサルタントを選択したりすればい

表III-1 コンサルタントを活用する際の問い

問い1：コンサルタントは本当に必要なのか？
問い2：私たちのニーズには，内部コンサルタントと外部コンサルタントのどちらが適当か？
問い3：適任のコンサルタントはどのようなステップで選択すればいいか？
問い4：どうすれば効率よく有効にコンサルタントを活用できるか？

●Noble J, et al. 1988[11]

いのだろうか．また，導入が決まったら，どのように活用すれば期待した効果をあげることができるのだろうか．

コンサルタントの導入と活用

Noble J と Harvey K[11]は，コンサルタントを活用する際に役立つ問いをあげている（表III-1）．これは，何らかの問題状況を抱えていて，その解決のためにコンサルタントの導入を考えている管理者にとってひとつの指針となるであろう．

それでは，この4つの問いのそれぞれについてもう少し具体的に考えてみよう．

問い1：コンサルタントは本当に必要なのか？

今，直面している問題は何か，変化を起こす必要は何か，コンサルテーションの目標は何かを明らかにすることが第一に必要である．コンサルテーションの成否は，目標がいかによく描き出されているかによる．そして，コンサルタントがその問題を解決することができるかどうかを自問することが重要である，とNobleら[11]は述べている．コンサルタントの活用を決定するまでにこれらの問いに答えてみると，案外問題を明らかにする難しさに気づくかもしれない．コンサルタントはある限定した領域についての専門家であり，その専門性を役立たせることに目的がある．問題の焦点を絞らずに，あるいは見誤ってコンサルタントを選定すると，何の変化も起こせないことになってしまう．

リエゾン精神専門看護師をコンサルタントとして活用する場合に焦点を当ててみよう．リエゾン精神専門看護師に何を期待するのか，またリエゾ

表III-2 内部コンサルタントと外部コンサルタントの特性比較

項目	内部のコンサルタント	外部のコンサルタント
有利な点	●その集団の文化や価値を知っている ●業務のことをよく知っている ●コンサルティがコンサルタントを"仲間である"ととらえやすい ●診断のためにどこからデータを収集したらよいかその対象がわかる ●常時組織のなかにいるので行動の観察が容易 ●問題発生に即対応できる可能性が高い ●最適なタイミングでフィードバックが容易 ●定期的に,またいくつかの問題について同時に活動できる ●いろいろな種類のコンサルタント-コンサルティ関係がもてる ●ニーズがあるがまだ使われていない資源に気づきやすい ●教育プログラムが継続しやすい ●看護学校など地域の資源として活動できる	●対象者たちは内部コンサルタントよりも専門家であると仮定しやすい ●他の多くの組織を知っているので視野が広い可能性が大きい ●新鮮なアイデア,アプローチを使いやすい ●ほかの資源を提案する視点や代替案をもっている ●ほかの組織で実施して証明された戦略をもっている ●問題に対して客観的にアプローチできる ●ヒエラルキーの外にいるため理論的にバイアスが少ない ●組織による終結の脅かしなしにリスクの高い行動や思想の指摘ができる ●評価,終結,継続の時期が決めやすい ●短期間の報酬ですみ,給料,給付なしですむ
不利な点	●時間を争うほかの責任をもっている ●解決法の発想に限界がある可能性がある ●学ぶ時間が必要なことがある ●部外のほかの資源が同時に必要になる場合がある	●内在的な組織への献身が少ない ●"自分"の問題ではない ●長期間のフォローアップがない ●組織の文化や価値を知らない ●コンサルタントを選択する時間が必要である

ン精神専門看護師に現在抱えている問題の改善が期待できるのかを検討することは,コンサルタント導入の意思決定にあたる人たちの課題である.

たとえば,看護師が患者の抑うつやいらいらして当たり散らされる状況に悩まされていたり,あるいは見当識障害や幻覚などといった,せん妄の症状をきたす患者が多く,その対応に困っていたとする.また,職場の人間関係がうまくいかず,ぎくしゃくしていて,看護師は職場にいることが楽しくないと感じていて,燃え尽きているといった状況に陥っていたとする.この場合にはリエゾン精神専門看護師の導入は有効だろう.

しかし,看護師の燃えつきが人員配置や労働環境,労働時間といった管理的な要因によって引き起こされているとしたら,その場合はリエゾン精神専門看護師ではなく,看護管理のエキスパートをコンサルタントにするのがよい.コンサルタント導入の意思決定にあたる人たちは,組織やスタッフがどのようなコンサルテーションを必要としているかを,まず検討しなければならない.判断に迷う場合には,候補と考えているコンサルタントと直接会って,その人がその問題解決のために妥当なコンサルタントであるかどうか,を確認するのも合理的な方法であろう.

問い2:私たちのニーズには,内部コンサルタントと外部コンサルタントのどちらが適当か?[★10]

自分たちの組織のなかで活用しないでいる人材はいないかどうか,もう一度確認してみるとよいだろう.たとえば,精神科の病棟(あるいは外来)の看護師が人材となりえないだろうか.精神看護の専門の勉強をした人がどこかのセクションにいないだろうか.外部からのコンサルタントを呼ぶにしても,それを決定し,実際に活動が開始されるまでには時間がかかる.また,外部のコンサルタントを活用していたとしても,その期間や時間は限られている.

急な精神症状の出現した患者ケアのアドバイス

[★10] コンサルテーションの活用を決定したら,次に内部のコンサルタントを活用するのか,外部からコンサルタントを呼んでくるのかを検討する.ニーズに合ったコンサルタントの選択が肝要である.いくつかの資料[8,11-13]を参考にそれぞれの有利な点,不利な点をまとめてみたものが**表III-2**である.

などはタイミングが大事であり，内部にコンサルタントがいればタイムリーに対応できる[★11]．看護問題にコンサルテーションを活用するにあたっては，内部にコンサルタントを雇用する部分と，外部コンサルタントと契約する部分とを分けることもいいだろう．日々の看護実践の質を向上させるために，いくつかの領域の専門看護師を内部コンサルタントとして雇用する．一方，一定期間かけてある組織的問題を改善するために，外部の看護管理コンサルタントを活用する，といった組み合わせも有効であろう．また，新たに雇用しなくても，人格的にも専門家としても優れている看護師を専門看護師として内部育成するという方法もあるだろう．

問い3：適任のコンサルタントはどのようなステップで選択すればいいか？

もしも組織内に適切な人的資源がなければ，あるいは問題状況からいって外部コンサルタントのほうが適切であるという場合には，どうやってその人材を探すかということが問題である．

まず，どのような人的資源が必要なのかのリストを作り，候補者を絞っていくことが最初のステップである．専門領域の文献から，あるいは同僚，仲間のネットワーク情報から，あるいは学会やセミナー，ワークショップなどでそのコンサルタントが関心をもって取り組んでいる問題やその人の哲学を直接知ることから選択する方法があるだろう．

Noble ら[11]はコンサルタント候補を2，3人に絞り，その人たちに公式にそれぞれの提案についてプレゼンテーションをしてもらい，解決の可能性があるかどうか，コンサルタントのパーソナリティはどうか，それが組織と適合するかを考えて意思決定することを勧めている．

さて，外部からのコンサルタントとの契約の際には，望んでいる結果，誰が何をするのか，どのくらいの期間を必要とし，誰がどのような責任をもつかといったことを明確にさせなければならない．また，報酬については，看護においてコンサルテーションシステムが発展していないために，どの程度が適当なのか決定が難しい．コンサルタントが初心者であるか，熟練しているかによっても違ってくるであろう．コンサルテーションを初めて依頼するときは，特に決定が難しいが，その施設の予算もあるので，個々のケースに応じて決定していくことになるであろう．

問い4：どうすれば効率よく有効にコンサルタントを活用できるか？

いったんコンサルタントと契約を結ぶと，コンサルテーションを依頼した側は，その問題がコンサルタントのものになったようにとらえがちである．しかし問題はあくまでもその組織が引き受けて対処していくものだということを理解し，問題への責任感を引き続き持ち続けることが必要である．

Noble ら[11]は組織とコンサルタントとの連携を担う人を選ぶことがコンサルタントを有効に活用する手だてだと述べている．そのスタッフメンバーは，組織に慣れており，政策的な構造を熟知している人が望ましい．

コンサルテーションが進んでいくあいだも継続的に，実施した内容を記録し評価して，次に何をする必要があるかを概括し，実施する．こうしたプロセスを繰り返すことが望ましい．

以上，コンサルタントを効果的に活用する方法について述べてきた．著者自身はこれまで，リエゾン精神看護領域の外部コンサルタント，および内部コンサルタントの両方を体験してきた．最初は外部コンサルタントとして組織に入ったのであるが，導入期に開催した看護師長たちとの検討会

[★11]
Newton L らの研究によるとリエゾン精神専門看護師のコンサルテーションに対する満足感は非常に強く，特にコンサルタントの訪れる回数の多さが有意に満足感を高めているという結果が出ており[14]，内部にコンサルタントをもつことの強みを支持する資料である．

で"リエゾン精神専門看護師を導入するということは自分たちにコンサルテーションの力がないということなのか""リエゾン精神専門看護師を入れることで看護師長である自分とスタッフとの関係が崩れるのではないかという危惧がある"といった意見が出された．リエゾン精神専門看護師は，患者の精神的な問題の改善にかかわるが，一方で看護師のサポートの役割も果たすので，これまでその役割を一手に引き受けてきた師長の危惧は当然のものであっただろう．このように，導入期に率直に危惧感を含めて話し合えることは重要なことである．コンサルタントとコンサルティがお互いの不安や気がかり，危惧について率直に意見交換し，本当にその組織にコンサルタントは必要であるのかどうかを，しっかりと意思決定すべきである．そして，納得のいく相互了解に至ったうえで具体的に話を進めていくことが必要である．

コンサルタントに必要な教育

コンサルテーションとは，ある一定の事柄についての専門家であるコンサルタントが，その事柄についての非専門家（コンサルティ）から実際的な問題について相談を受け，その状況を改善するために，コンサルティの知識や技術を助長するよう援助を行うことである．したがって，コンサルタントは，自分の専門領域についての卓越した能力をもっていて，それを実際的なさまざまな問題に応用することができるだけでなく，その内容をコンサルティにわかりやすく伝え，コンサルティが主体的に問題解決に取り組めるようにサポートすることが求められる．また，コンサルティとの信頼感に裏打ちされた適切な協働関係を築くことができること，状況が即時に変化しなくとも忍耐強くいられること，自分の活動を広め活用してもらえるようなマーケティングの力などが求められる．そしてこれらの力を統合して，よりよく発揮することのできるバランス感覚をもっていることが必要である．

本項では，リエゾン精神専門看護師としてコンサルテーションを行うためにはどのような教育が必要であるのか，特に大学院における教育は何を目指して，どのように行われる必要があるのか，について述べる．なお，リエゾン精神専門看護師の教育については，最終章で全体的な視点から述べられているので，ここではコンサルテーション教育に限定して述べることとする．

コンサルテーション理論の学習

コンサルテーションは，コンサルタントとコンサルティの相互作用のプロセスであり，事例性，個別性がきわめて強く，高い専門性が要求される．したがって，コンサルテーション教育は基礎教育を終え，専門領域で一定の実践経験を積んだ後に大学院あるいは卒後教育で行われるのが望ましい．そして，コンサルテーション教育では，理論教育と実践教育とを統合的に行う方法が有効である．

まず，前者のコンサルテーション理論の教育について述べる．

理論の学習では以下のような項目についての理解を深めることが必要であろう．

① コンサルテーションの定義と前提

コンサルテーションとは何か，どのような性質の相互関係であるのか，ということについて理解する．日本においては，これまで看護師同士がお互いに専門性を活用し合うということはほとんど行われてこなかった．病院組織をみてみても，各セクションのまとまりが強く，部外者が出入りすることに対する抵抗感が強い．また，コンサルテーションを依頼するということは自分に能力がないことである，というとらえ方も根強い．したがって，コンサルテーションという概念を理解することがまず重要である．また，コンサルテーションは任意の関係である．どんな組織も完璧ではありえず，何かしらの弱点があるものである．コンサルタントの援助はその組織を知っている組織内のメンバーと一緒に行わなければ成功しない，な

どといったコンサルテーションの前提について理解することが必要である[5,15,16]．

② コンサルテーションのタイプ

Caplan G[6]は，コンサルテーションのタイプを，対象の特性から4つに分類している．それらは，クライエント中心のケースコンサルテーション，コンサルティ中心のケースコンサルテーション，プログラム中心の管理的コンサルテーション，コンサルティ中心の管理的コンサルテーションである．このような分類を理解していると，自分が誰（何）を対象としてコンサルテーションを実施するのかを押さえ，焦点がずれていくことを防ぐ指標となる．また，組織内部のコンサルタントと外部のコンサルタントとではそれぞれにメリット，デメリットの違いがあるので，その違いを学ぶ[17]．

③ コンサルタントの役割

Lippitt G と Lippitt R[18]は，コンサルタントの役割を代弁者としてのコンサルタントから客観的な観察者としてのコンサルタントまでの8段階に分けて，それぞれの違いについて述べている．問題状況の性質や組織のニーズによって，コンサルタントがどのような役割でかかわるのが最も有効であるのかが違ってくる．それが判断できるようになることがたいせつである．また実際には役割のとり方を適宜柔軟に変えることも必要であるので，どのような状況でどのような役割をとることが妥当であるのかという視点が学べるとよいだろう．

④ コンサルティとコンサルタントの関係におけるダイナミックス

コンサルテーションの成功の要は，コンサルティとコンサルタントがパートナーシップを十分に発揮することである．コンサルテーションはひとつの支援プロセスであるから，どうしても援助する側，される側という立場の不均衡が生じがちである．しかし，それには大きな弊害が伴うということを念頭において，できるだけそうならないように，お互いに尊重し，尊敬する気もちで成熟した関係を築いていくことが望まれる．コンサルティとコンサルタントのあいだで起こるダイナミックスの特性と，その弊害を乗り越えるための方法について学ぶ．

⑤ コンサルタントに求められる能力と姿勢

コンサルタントは専門家であるので，その領域の高い専門性を身につけていることは大前提である．しかし，それに加えて，コンサルテーションを十分に理解しており，かつ展開することができ，さらに柔軟性と忍耐力，ゆとりのある態度をもっている必要がある．コンサルタントは，どのような能力と姿勢を身につけておく必要があるのかについて学ぶ[26]．

⑥ コンサルティに求められる能力と姿勢

コンサルタントが力を発揮できるか否かはコンサルティが自分の役割を正しく果たすかどうかにかかっている．したがって，問題を要約して述べることができるか，多くの助言のなかから適切なものを選ぶ力をもっているか，実践の責任はコンサルティにあるということを忘れていないか，といった点を見定める視点が必要である[19]．

⑦ コンサルテーションの倫理的側面

コンサルテーションでは困難な問題状況が検討される場合がほとんどである．いろいろな人の思惑が絡んでいて，問題解決のためには通常は表で語られないような個人的な情報や，組織の裏の情報が提示される場合も多い．したがってコンサルテーションで検討された内容を慎重に取り扱える倫理的センスが要求される．それはコンサルティとの信頼関係を築くうえで非常に重要な側面である．

⑧ コンサルテーションのプロセス

コンサルテーションは問題解決のプロセスをたどるコンサルティとコンサルタントの共同作業である．コンサルテーションは基本的にどのようなプロセスで展開するのか，コンサルテーションの段階と，各段階における目的，コンサルタントとコンサルティが行うべき作業，留意点などについ

て理解する必要がある[18,20].

以上の8つの項目の具体的な内容については，この章の冒頭で述べているので，そちらを参照していただきたい．

⑨ コンサルテーションの評価

コンサルテーションの評価は非常に難しい．コンサルタントはあくまでも人的資源として問題に間接的にかかわっていて，その実践，管理の責任はコンサルティの手中にある．したがって，何をもってコンサルテーションがうまくいったと評価できるのか，具体的な指標をあらかじめ設定しておくことが有用である．コンサルティからのフィードバックは重要な指標である．また同じ専門領域のコンサルタント仲間同士による評価も有用であろう．評価によって，自分自身のコンサルテーションの善し悪しを判断し，次のステップへ進むことができるよう，コンサルテーションはどのような方法で評価できるのかという視点を学ぶことが必要である[21,22].

⑩ コンサルテーションをめぐる課題

前述したように，コンサルテーションはまだまだ馴染みのない概念である．コンサルテーションという活動を発展させていくためには組織や個人のコンサルテーションのとらえ方や，縦社会のシステムの変革など，多くの課題がある．それらの課題を理解したり，発見したりする視点が必要である．

コンサルテーションの実践トレーニング

コンサルテーションの理論を学んだ後に，実際にコンサルテーションを実施し，理論と実践を統合する．ところで，コンサルテーションの実践学習が有効に行われるためには，対象となる組織やコンサルティとの信頼関係が重要になってくる．大学院教育においては，学生が半年から1年かけて組織との関係を築きながらコンサルテーション活動を実習できるようなプログラムを作るとよいであろう．そのためには，実践トレーニングを担当する教員が，コンサルテーションの実践教育のできる場を開拓し，自らコンサルテーション活動を展開しながら，大学院生のトレーニングも行うといった仕組みづくりが必要である．

以下に，大学院生がコンサルテーションを実践的に学ぶ方法について提案する．

① コンサルテーションの見学

コンサルテーションにオブザーバーとして参加して，客観的な立場でコンサルテーションをみる，という実習は有効である．この体験によって，コンサルタントの態度，コンサルタントに必要な専門的知識・技術，コンサルティの反応とコンサルタントの対応，コンサルテーションのプロセスなどについて，体験的に理解を深めることができる．また，理論的に学んだことの確認や，新たな発見もできるだろう．

② 模擬コンサルテーション（ロールプレイ）

実際にコンサルテーションを行う前段階として，模擬コンサルテーションを体験することは有効である．これは，コンサルテーション場面のロールプレイを行い，コンサルテーション技法を学習するものである．著者自身，大学院生の実践トレーニングを行う際には，現場に出る前に必ず行う方法である．学生は，理論学習とコンサルテーション見学だけで現場に出ても，コンサルタントとして機能するのはもちろん難しい．準備運動が必要である．指導者が過去に実際に行ったコンサルテーション事例を使って，指導者が相談者の看護師役をやり，学生にコンサルタントをやってもらう．他の学生は同僚役や観察者として参加する．同じ事例を繰り返したり，役割を変えたりして学びを深める．

また，大学院生といっても学生によって臨床経験や個人特性，専門的能力はさまざまである．臨床経験が豊かで専門的知識や技術に秀でているが，コミュニケーションスキルに課題がある者，熱意は強いが説教調に自分の意見を押しつける傾向がある者，といった具合である．学生は，ロー

ルプレイをやってみて，自分自身を振り返り，ほかの学生や指導者からのフィードバックを得ることにより，自分の特性と課題を理解することができる．また，指導者の立場から言えば，模擬コンサルテーションはそれぞれの学生の特性と能力を把握するチャンスでもある．学生は次の段階で，現場でコンサルタントとしてのトレーニングを行うことになるが，コンサルテーションが必要な状況というのは，問題が切迫し，行き詰まっているときである．したがって，指導者は，トレーニング中の学生の学びを深めつつ，かつ現場の看護師の問題改善を図ることにもコミットする必要がある．学生のコンサルタントとしての特性と能力を事前に把握していることで，学生にとって必要なサポートをしながら，現場の問題にも対応することができる．

③ 実践とスーパーヴィジョンの積み重ね

コンサルテーションのトレーニングは，自分で実際にコンサルテーションを実施して，それに対するスーパーヴィジョンを繰り返し受ける，という学習が必須である．

スーパーヴィジョンとは，臨床の教育，訓練において行われる熟達した専門家による継続的な個別集中指導のことであり，臨床実践に具体的に踏み込んだ教育，訓練である[23,24]．スーパーヴィジョンを受けることにより，自分のコンサルテーションの進め方の特性や，コンサルタントとしての強みと弱み，陥りやすい問題の傾向などがみえてくる．

コンサルテーションは事例性がきわめて高く，対応する問題やコンサルティの状況もさまざまである．自分の専門領域におけるコンサルテーションのパターンがある程度みえてくるまでには時間と体験を要する．コンサルタントとしての力をつけるためには，各事例について丹念に振り返るという作業が最も重要である．

内部コンサルタントとして活動を始めたばかりのころには，できるだけ多く相談に対応しなくては，といった焦りから，コンサルテーションの丁寧さよりも数をこなそうとしてしまう傾向がある．しかしひとつひとつのコンサルテーションを丁寧に進めることが最も重要なことである，ということを忘れてはならない．丁寧に，というのは，事例についてより深く分析し，現実可能な目標を設定し，生じている問題の解決方法をさまざまな側面から検討し，自分にできることとコンサルティにできることをしっかりと確認する，ということである．そのプロセスにおいて，スーパーヴァイザーから指導を得るのである．スーパーヴィジョンは，特定のスーパーヴァイザーによって定期的に実施されるとよいであろう．グループスーパーヴィジョンも仲間同士のサポートも有効であるが，初心者であれば個別のスーパーヴィジョンを受けることが望ましい．

さて，スーパーヴィジョンでは，コンサルタントとしての教育訓練を受けるわけであるが，別の側面の学びもできる．それは，スーパーヴァイジー（スーパーヴィジョンを受ける側）の立場になることで，コンサルテーションにおけるコンサルティの思いを体験的に理解するチャンスにもなる，ということである．

スーパーヴィジョンのほかに，仲間同士の意見交換，相互評価（ピアレビュー）も効果的である．ほかのコンサルタントがどのような体験をしているのかを間接体験でき，サポートし合い，意見を交換することができる．

以上，コンサルタントに必要な教育について述べてきた．これらの学習がひとりのコンサルタントのなかにバランスよく統合されていくためには，長期の訓練が必要である．問題に取り組むことの困難と喜びを，コンサルティとともに分かち合えるコンサルタント（スペシャリスト）を育てることができるような充実したコンサルテーション教育を発展させることが必要である．

●文献

1) Stuart GW, Sundeen SJ（稲岡盛昭 訳）：リエゾンナーシング―看護実践のための1モデル．樋口康子 他日本語監修：新臨床看護学体系精神看護学Ⅱ，pp643-656，医学書院，1986．
2) Lewis A, Levy J：Psychiatric Liaison Nursing—The Theory & Practice. Reston Publishing Company, Virginia, 1982.
3) Oda DS：Consultation, an expectation of leadership. Nursing Leadership, 5（1）：7-9, 1982.
4) Wright JE：Clinical nurse specialists'responsibility in the nurse shortage. Clinical Nurse Specialists, 2（2）：106-107, 1988.
5) Stickney SK, et al：Psychiatric nurse consultation—Who calls and why. Journal of Psychosocial Nursing, 19（10）：22-26, 1981.
6) Caplan G：The Theory and Practice of Mental Health Consultation. Basic Books, New York, 1970.
7) Underwood PR（勝原裕美子 訳）：コンサルテーションの概要―コンサルタントの立場から．インターナショナルナーシングレビュー，18（5）：4-12, 1995．
8) Lippitt G, Lippitt K：The Consulting Process in Action. LA Jolla, CA University Association, California, 1986.
9) 前掲書8) pp60-71
10) Schein EH：Process Consultation Revisited Building the Helping Relationship. Addison-Wesley Publishing Company, California, 1999.
 稲葉元吉，尾川丈一訳：プロセス・コンサルテーション―援助関係を築くこと．pp42-49，白桃書房，2002．
11) Noble J, Harvey K：Selecting and using a nursing consultant. Nursing Economics, 6（2）：83-85, 1988.
12) Barker ER：Use of diffusion of innovation model for agency consultation. Clinical Nurse Specialist, 4（3）：163-166, 1990.
13) Noll ML：International consultation as a framework for clinical nurse specialist. Clinical Nurse Specialist, 1（1）：46-50, 1987.
14) Newton L, Wilson K：Consulted satisfaction with a psychiatric consultation-liaison nursing service. Archives of Psychiatric Nursing, 4（4）：264-270, 1990.
15) Schein EH：Process Consultation vol.1, Its Role in Organization Development. Addison-Wesley Publishing Company, Reading, Massachusetts, 1988.
16) Barron AM：The CNS as consultant. In：The Clinical Nurse Specialist in Theory and Practice. Harmic AB and Spross JA ed. pp125-146, WB Saunders Co, Philadelphia, 1989.
17) 小代聖香：リエゾンナースをコンサルタントとして活用する方法．看護管理，2（4）：216-221, 1992．
18) Lippitt G, Lippitt R：The Consulting Process in Action, 2nd ed. Pfeiffer & Company, 1986.
19) Zusman J, Davidson DL（佐藤壱三 監修，米澤照夫 他訳）：精神衛生コンサルテーション―地域精神医学の方法論．国際医書出版，1977．
20) Gallessich J：Common process, principles and practice. In：The Profession and Practice of Consultation, pp241-358, Jossey-Bass Publishing, San Francisco, 1990.
21) Peglow DM, et al：Evaluation of clinical nurse specialist practice. Clinical Nurse Specialist, 6（1）：28-35, 1992.
22) Lewis A, Levy JS：Follow-up and reassessment. In：Psychiatric Liaison Nursing. pp110-115, The Theory & Clinical Practice, Reston Publishing Company, Inc, Virginia, 1982.
23) 平木典子：カウンセリング・スキルを学ぶ―個人心理療法と家族療法の統合．pp232-245，金剛出版，2003．
24) 平木典子，袰岩秀章 編著：カウンセリングの技法―臨床の知を身につける．pp181-189，北樹出版，2001．

III—コンサルテーション

2 リエゾン精神専門看護師によるコンサルテーションのプロセス

はじめに

著者は，自身のコンサルテーションの記述データを基に，リエゾン精神専門看護師のコンサルテーションのプロセスについて調査研究を行った[1]．その結果を参考にしながら，活動経験に基づいて，リエゾン精神専門看護師の行うコンサルテーションのプロセスについて述べたい．ここで示すコンサルテーションのプロセスは，内部コンサルタントによるコンサルテーションについてのものである．しかし，これは外部コンサルタントとしてかかわる場合にも応用することができる．コンサルテーションプロセスの概要は，**図III-1** に示す．コンサルテーションのプロセスにおいては，問題状況やコンサルティ，周囲の人びとに関する理解を深めながら進めることになるが，常にそのときどきで仮説を立てながら，またそれを修正しながら進める．一度ですべてを正確に理解し，適切な提案をすることなどできない．だからこそ，コンサルティとの共同作業が必要なのである．決して早わかりをしないように十分に注意しながら，問題の本質に確実に迫っていく．リエゾン精神専門看護師が対応することの多い問題状況とその分析，目標設定と具体的方策などについては，問題状況別に事例をあげながら次の第3節で詳述している．ここでは，コンサルテーションの一連のプロセスについて述べる．

第1段階：コンサルテーションの導入

コンサルテーションは，組織内にいるある領域の専門家をコンサルタントとして活用する場合と，組織外のコンサルタントを一定期間の契約で活用する場合とがある．

前者の場合は，より簡単にコンサルテーションを導入することができる．たとえば専門看護師（CNS）がその一例である．CNSの場合，活動の柱のひとつにコンサルテーションが位置づけられており，コンサルタントとしてのトレーニングを受けている．したがって，組織的な準備がなされればコンサルテーションは軌道に乗りやすい．**図III-2** は，著者が使用しているコンサルテーション依頼用紙である．コンサルティ（多くは看護師）が相談したい内容の要約を書いてリエゾン精神専門看護師に提出する．その後コンサルテーションの日程を決め，コンサルテーションを行い，リエゾン精神専門看護師はその内容を"お返事"として文章化し，依頼元のナース・セクションに返す，という流れである．このプロセスはたいてい短い期間（1～2日内）で行われる．内部コンサルタントとしてのリエゾン精神専門看護師は，日々の看護問題に対応しているからである．もちろん，緊急時には即時対応が必要なので依頼用紙でのやり取りは後になってよい．日々顔を合わせる機会が多いので，活用が進めば，リエゾン精神専門看護師とは何ができる存在なのかがわかるようになり，またリエゾン精神専門看護師のほうも，自分の所属する組織内で自分の人的資源になる人たちがわかるようになって，必要なときに助けを求めることができる．問題の質によって誰をキーパーソンにすればよいのかがわかってくると，問題が発生したときの解決への方向づけが早期にで

2. リエゾン精神専門看護師によるコンサルテーションのプロセス

図 III-1 リエゾン精神専門看護師によるコンサルテーションのプロセス

```
[第1段階]              [第2段階]           [第3段階]                              [第4段階]
コンサルテーション  →  安心して話せる  →  問題に取り組むための基盤づくり   →   問題の明確化
の導入                 雰囲気づくり        ┌─問題状況の見直し─┐               ┌─分析と仮説の提示─┐
                                           │看護師の心理的    コンサルテー    │    ↓            │
                                           │サポート          ションでできる  │仮説の追加,修正,補強│
                                           │                  ことの見極め    │看護師の自己理解の │
                                           └──────────────────┘                │促進              │
                                                                                └──────────────────┘
                                                                                         ↓
[第8段階]          [第7段階]                [第6段階]             [第5段階]
フォローアップ ←  コンサルテーションの ←  具体的対策の     ←   目標設定
                   総合評価                 提案と検討
```

図 III-2 リエゾン精神看護相談用紙の一例

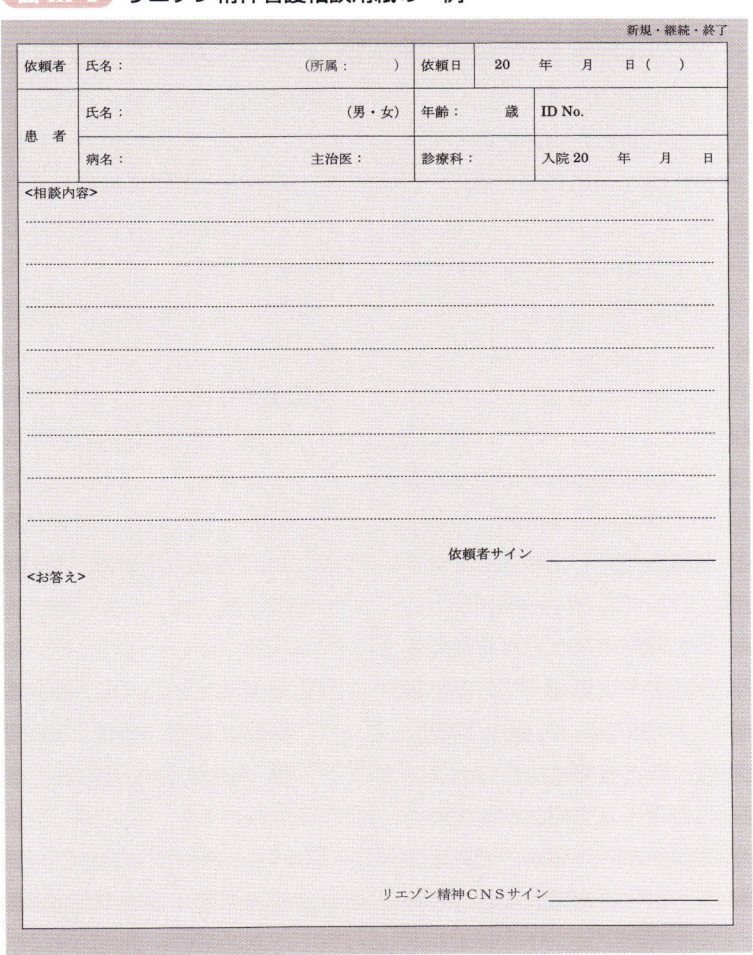

（新規・継続・終了）

依頼者	氏名：	（所属： ）	依頼日	20 年 月 日（ ）
患者	氏名： （男・女）	年齢： 歳	ID No.	
	病名：	主治医：	診療科：	入院 20 年 月 日

＜相談内容＞

依頼者サイン _____

＜お答え＞

リエゾン精神CNSサイン _____

きる.
　リエゾン精神専門看護師の場合は，特にほとんどすべての領域にまたがって活用のニーズがあるので，ある一定規模（目安として200〜300床程度だろうか）以上の病院組織には1人以上配置されると，内部コンサルタントとして有効活用できるだろう.
　後者の外部コンサルタントを活用する場合は，多くはある一定の問題の改善のために一定期間契約関係を結ぶことになる．その場合は，目的，期間や時間，報酬などの契約条件を明らかにしたうえで，導入を図る．リエゾン精神専門看護の分野においてもその数が依然少ないため，まずは外部コンサルタントを活用した後に，組織的な合意のもとに内部雇用するのもよいであろう．

第2段階：安心して話せる雰囲気づくり

　コンサルテーションが導入され，コンサルテーションが始まってまず行われることは，コンサルティが安心して話せる雰囲気づくりである．
　コンサルティは問題を抱えていて，ケアがうまくいかず，自信のない状況にいると考えられる．また前述したように援助される側で一段下という認識をもっていることも考えられる．
　したがって，コンサルティの緊張や不安，急いだ感じが和らぐような雰囲気で迎える．温かな，安心できる，話しやすい場を提供する．

第3段階：問題に取り組むための基盤づくり

　コンサルテーションの初期の段階では，コンサルティとともに問題に取り組むための基盤づくりをする．具体的な作業には3つの局面がある．ひとつは"問題状況の見直し"である．2つめは"看護師の心理的サポート"，3つめは"コンサルテーションでできることの見極め"である．以下にそれぞれについて述べる．

問題状況の見直し

　まず，コンサルティが問題ととらえている事象について，コンサルティ自身の言葉で語り，振り返ることによって，問題を見直し，整理していくことを促す．その際，コンサルティが問題をどのように認知しているかを理解することは重要である．最初はできるだけ話題を限定せずに，話を聴く．問題状況の見直しは，次の4つの視点で行う．

問題状況の概要と問題が起こってきたプロセス

　いつ，どこで，どのようにして問題が発生したのか，誰がどのようにかかわったのか，どのように変化しているのかなどの経緯を確認する．この問題状況の確認のプロセスは，コンサルティがある程度客観的に事象を再確認することの手助けにもなる．また，別の視点から見るきっかけになることもある．問題に関係している人たちのダイナミックスを理解する手助けにもなる．

関係者の状況

　問題状況に関係している人たちの状況を確認する．

① 患者の状況

① 身体状態：疾患治療の状況と苦痛のレベル，セルフケアレベル，など
② 精神状態：現在の精神状態（意識，思考，認知，気分，注意力，判断力，など），精神科既往歴，ストレスの程度，不安の強さ，適応状態，など
③ セルフケアレベル：睡眠や休息の状況，食事摂取の程度，清潔，ADLレベル，食事や運動，行動の制限の有無とセルフコントロールの成否など
④ パーソナリティ特性
⑤ 精神状態と身体状態の関連：精神症状を起こす器質的疾患や治療の有無とレベル，精神

状態と身体状態の相互関系
⑥精神・身体状態がセルフケアに及ぼしている影響
⑦①～⑥の経時的変化と内容および要因
⑧今後の見通し：身体・精神機能の回復の可能性とその程度，見通し，患者自身の自分の状態についての見通し
⑨患者にとってのサポートや人的資源

2）家族の状況
患者の家族の状況についても確認する．特に問題状況に家族が大きくかかわっている場合には必要である．
①患者の病気，病状をどう認知しているか
②感情や不安の質とレベル
③適応のスタイル
④対人関係（対患者，対医療関係者など）
⑤患者の状態と家族の状態の関連
⑥家族構成員間の関係とその力動
⑦家族のサポート力
⑧家族のもつ人的資源

3）看護師の状況
コンサルテーションに参加していないほかの看護師たちの状況も含めて，確認する必要がある．
①これまでの看護チームの問題状況への取り組み方：これまでやってきた看護ケアについて，誰が，どのような方法で，どのくらいの期間取り組んできたのか，といった具体的な経緯を聴く
②看護師の感じている困難：看護師たちが，何に対して困っているのか，その困っていることの程度，不安，また看護師は何を期待していて，その期待と現実とがどう嚙み合わないと思っているのか，抱えているストレス，葛藤などについて明らかにしていく
- 問題状況に対する感情の質と強さ
- 不安の質と強さ
- 看護師の期待する患者像
- 看護師はこの状況をどのように変えたいのか，どのように変わればよいと思っているのか
- 当該問題に並行して体験していたストレスの強さ

4）医師，その他の医療チームメンバーの状況
医療チームメンバーがこの問題状況にどのようにかかわっているのかを以下のような点から確認する．
- それぞれの対応や言動とその相違
- それぞれの感情とその相違
- お互いの役割期待とずれ
- 治療の方向性

5）関係者の力動
関係者のあいだで起こっている葛藤や反応にはどのようなものがあるのか，また，力関係などについて確認する．
- 患者，家族，看護師，医師，その他の関係者それぞれの思いの一致とずれ
- 意思決定にまつわるチーム内の力関係

問題に取り組める時間的猶予
コンサルテーションに使うことのできる時間は限られている．特に臨床現場で起こっている緊急の事柄についての相談には，素早く，適切な提案が求められる．起こっている問題状況に取り組むにあたって，この問題には現実的にどのくらいの時間を割くことができるか，について目標を立て，コンサルテーションの進め方や方法を考えていかなければならない．コンサルテーションのタイプについては前述したが，緊急事態におけるコンサルテーションでは，具体的な方法を即刻提示する課題解決型で対応する必要がある．また，ケアそのものに要する時間についても現実的な状況を踏まえて検討する必要がある．理想的なケア方法を提案しても，実際にそれを展開する時間的ゆとりがとれなければ"絵に描いた餅"となるだけである．

問題に取り組める時間的猶予を判断する材料となるものには，以下のようなものがある．

① 問題の緊急度
② 病気の進行の速さ
③ 退院までの期間
④ ケアに使える時間（そのセクションの業務量など）

ケアシステムの状況

問題状況を取り巻くシステム，特に看護ケアの提供システムが問題状況にどのようにかかわっているか，活用されないままの資源はないか，などを確認する．以下のような点について確認するとよいだろう．

① 看護ケアシステムのタイプ（プライマリーナース制，機能別看護など）
② システム上ケアの差し障りとなっている原因
③ 受け持ち看護師とその他の看護師の役割分担
④ 用いることのできる資源

看護師の心理的サポート

"問題に取り組むための基盤づくり"における2つめの働きかけは"看護師の心理的サポート"である．これには"カタルシスの促進""受容""保証"という側面がある．

カタルシスの促進

リエゾン精神専門看護師は，コンサルティである看護師が自分の感情，特に怒りや，無力感，罪責感，焦燥感といった否定的な感情を十分に表出できるように援助する必要がある．患者・家族は，不安が高まると，看護師に転移★を向けやすい．そうすると看護師も，必要以上に無力感にさいなまれたり，強い怒りを感じたり，過保護になったりして，患者・家族とその状況に巻き込まれ適切な判断を下せなくなる．しかし，このような看護師の反応は患者・家族の心理を理解する重要な手がかりとなる．

したがって，コンサルテーションでは，看護師が自分の反応に気づき，自分と患者との関係や，患者・家族とのかかわり方について冷静にとらえ直すことができるように支援する．そのためには看護師の抱いているどのような感情も否定せずに聴く．また，漠然と抱えていた感情を少しでも具体的に自分の言葉で話してもらうように働きかける．たとえば"患者さんのどのような反応に対してそう感じたのですか"とか"その気もちについてもう少し話していただけませんか"といったように，より具体的に尋ねるようにする．また，看護師が不安に思っていることについても，それを十分に表出できるようにする．このような働きかけは，リエゾン精神専門看護師にとっては，看護師の抱いている気もちや体験をより深く理解することができ，また看護師にとっては，どんな感情ももってはいけないなどという感情はないことを感じ取ることができるだろう．

受容

リエゾン精神専門看護師は，コンサルティが語ることを批判することなく聴き，尊重し，共感する．また迷っている状況があっても急いで結論を出そうとせず，まず十分に迷うプロセスにつきあうというように，コンサルティのありようをそのまま受け入れることが何よりも重要である．相手を尊重し，共感し，受容する，という態度は，カウンセリングの基本的な態度である．このことについては，第Ⅰ章の直接ケアの項で詳述しているので，参照していただきたい．

保証

コンサルティである看護師は，これまでやってきたケアを必要以上に否定的にとらえていることが多い．このようなときには，看護師が取り組んできたことを肯定し，看護師が選択したケアの方向性について専門的な立場から保証する，という働きかけをする．たとえば，以下のような介入がある．

★ transference：過度の依存，非現実的な期待，不合理な怒りなどの無意識的な欲求や感情．

① これまでの取り組みに対する肯定的なフィードバック
② 今行っていることの意義を再確認する
③ 無理をする必要のないことを伝える
④ 状況が変化しないなかで待つ，耐えることの意味づけをする
⑤ 看護師が選択した方向性の保証
⑥ リエゾン精神専門看護師による継続したフォローアップの保証

このような，看護師を受容し保証する働きかけには2つの意義がある．ひとつは，看護師が自己防衛的にならずに，リエゾン精神専門看護師との相互信頼に基づいてコンサルテーションプロセスをともに踏むことを促すことができるという点である．そして，もうひとつは，問題状況がなかなか改善しないような複雑な問題に直面しているときでも，忍耐強く，根気よく問題に取り組み続けることができるようになるという点である．

コンサルテーションでできることの見極め

"問題に取り組むための基盤づくり"で行うことの3つめは，ひとつのコンサルテーションの限られた時間内で，コンサルタントであるリエゾン精神専門看護師とこのコンサルティである看護師とで，現実的にどのくらいのことができるのかを見極めることである．見極めは次の3つの側面について行う．

コンサルティの力量と特性のアセスメント

コンサルティが問題状況をどのように認知しているのか，考え方とこれまでの対処の仕方，今後に向けての見通しなどから，コンサルティのケアに取り組む力量，パーソナリティや価値観などの特性をつかむようにする．同様に，コンサルテーションに参加していないほかの看護師たちの力量についても，看護師の発言を通して推察する．もちろん，1回めのコンサルテーションでこれらのことを正確に把握することは難しい．また，コンサルティを通してほかの人の状況を理解するというのは，かなりバイアスがかかると考えられる．したがって，これらのアセスメントは仮説として頭においておき，コンサルテーションプロセスにおいて修正しながら理解を深める．

コンサルティの力量や特性のアセスメントの視点は以下のようなものである．

① 問題状況に対する感情体験および防衛の質と程度

コンサルティが問題状況にかかわるにあたって，どのような気もちを抱えているのか，何を感じているのか，またどのくらい強くその感情を体験しているのか，そしてそのように感じる自分をどのようにとらえているのか，といった点を聴いていく．また，自分自身で意識していないようであるが，リエゾン精神専門看護師から見て防衛が働いているのではないかと思われる感情についても分析的に理解していく．

② コンサルティの力量・特性

コンサルティがその問題に取り組む力，余力がどのくらいあるのかを判断するために，看護師の力量をアセスメントする．また，どのような方向，方法で取り組んでいくのが最も効果的であるのかを考えるために，コンサルティの特性についても把握するように努める．たとえば，以下のような点から理解を深める．

① 問題状況の分析力
② 意思決定力
③ 判断力
④ 自我の強さ
⑤ 問題状況に取り組む意欲
⑥ 対人関係に対する取り組みとその柔軟さ，成熟度
⑦ 感情のコントロール力
⑧ 適応力
⑨ 欲求不満への耐性
⑩ 問題状況の認知の仕方
⑪ 先入観や価値観
⑫ コーピングの特性

⑬信念や思想

コンサルタントの力量と特性のアセスメント

コンサルタントは，問題状況を聴いていて自分のなかにどのような気もちが起こってくるのか，自分自身の反応にも気づいている必要がある．また，問題に対して現実的に何はできて，何ができないのか，自分の力や特性の強みと弱みを見直し，アセスメントする．たとえば，以下のような視点をもっていることが必要である．

① コンサルティや問題状況に対する自分自身の感情反応の質と強さ
② 問題のおおよその見立てとコンサルテーションの視点
③ 限られた時間内で可能なこと
④ 自分が扱える問題の範囲，能力の限界

コンサルタントとコンサルティの関係性の質と両者でできることのアセスメント

リエゾン精神専門看護師は，次のような視点からコンサルティとの関係性を把握し，介入に生かすようにする．

① 以前にコンサルテーション，その他でかかわっている場合
- そのときお互いにどのような印象をもったか
- そのときお互いにどのような仕事ができたか

② 初回の場合
- 第一印象
- 相性の認知
- コンサルティはリエゾン精神専門看護師の役割についてどのように認識しているか
- コンサルティのリエゾン精神専門看護師への期待が過大なものになっていないか

③ この二者関係のなかでどのくらいのことができると考えられるか
- お互いの意見をどの程度まで交換し合えるか
- 問題に直面することができると思われる程度

問題状況のおおよその見立てとコンサルテーションでできることの見極め

以上みてきたような"問題に取り組むための基盤づくり"を通して，リエゾン精神専門看護師は，問題状況が大体どのようなものであるのか，コンサルティにとってどのような体験なのか，どのような反応が起こっているのかを見立てて，このコンサルテーションでできることの目安を立てる．

第4段階：問題の明確化

第3段階でつくってきた"問題に取り組むための基盤づくり"に基づいて，次に行うことは"問題の明確化"である．何が中心的な問題であるのかを絞り込み，明確にしていく．問題を明確化するためには，次の3つの作業が必要である．

分析と仮説の提示

リエゾン精神専門看護師は，精神看護の原理・理論に基づいて，以下のような視点から問題状況を分析し，仮説を提示する．いくつかの仮説を提示すると，それに触発されて，コンサルティからさらに新たな情報が出され，より本質に迫ることができる．

① 患者/家族の自我の力のアセスメント
② 患者/家族のストレスと防衛機制
③ コーピング
④ パーソナリティと行動の関連
⑤ 患者の精神状態と身体症状の関連
⑥ 心と身体とセルフケア行動の関連
⑦ 人間関係
⑧ 精神反応・症状の病態と対応・変化の見通し
⑨ 問題の位置づけを全体の流れのなかで再修正する

仮説の追加，修正，補強

提示した分析や仮説について，コンサルティに実際の状況と照らし合わせて吟味してもらい，と

もに追加や修正，補強をする．コンサルティによっては，リエゾン精神専門看護師の仮説に対して反論したり，違った意見を述べたりすることを遠慮することがあるかもしれない．そうすると，間違った仮説を立てることになってしまう．したがって，リエゾン精神専門看護師は，分析や仮説を提示する際に"実際の患者さんの状況と照らしてしっくりこない感じがありますか""患者さんと日々かかわっているのはあなた（皆さん）ですので，どうぞ率直に意見を出してください"といったように，看護師が率直に追加，修正，補強意見を出すことができるように促す．

看護師の自己理解の促進

リエゾン精神専門看護師は，看護師が自分の感情やパーソナリティ特性，先入観などについて語るとき，そしてその感情やパーソナリティが問題状況の認知や対応にかなりかかわっていると思われるような場合には，その話題を発展させて，自己の観察や理解が進むように働きかけることも必要である．

たとえば，看護師が"患者に対して否定的な感情をもつことが多い"と語るような場合には，患者の問題について話を進めるよりも前に，看護師自身の人間関係に対する傾向や問題状況の要因などについて自己理解を促す必要がある．それは，問題が患者の問題として出されていたとしても，実は看護師自身の受けとめ方の問題や，看護師自身の葛藤の投影である場合が往々にしてあるからである．もちろん，看護師個人について焦点を当てる場合は，原則的にはコンサルティがその看護師ひとりであるときに限ったほうがよい．

リエゾン精神専門看護師は以上の3点を通して，コンサルティである看護師と協力して問題を明確にしていく．このプロセスを通して，問題の本質が浮き彫りになり，コンサルティとコンサルタント双方にとって問題の見え方が変容する．それによって，ケアの姿勢を立て直し，新たな方向性を見いだすことができるようになる．

第5段階：目標設定

問題が明確化できたら，具体的で実現可能な目標の設定をする．目標設定において，留意するべき点は以下のようなものである．

① 目標は，具体的で実行可能なものにする
② いつまでに，誰が，どのようなことをするのかまで明らかにする
③ 目標は関係者間で共有する．コンサルテーションに参加したメンバーとしないメンバーとでは，自ずと理解の程度が異なるため，共有できる方法を工夫する．そのような理由から，コンサルテーション依頼用紙への返事の記載は，すばやく行う
④ 目標を達成するためには，関係者間の協力が不可欠である．協力が得られにくい可能性がある関係者については，協力が得られるような対策も同時に検討する

第6段階：具体的対策の提案と検討

問題を明確化し，目標を設定したら，目標に向かうための具体的な対策を検討する．リエゾン精神専門看護師は，精神看護の専門家としての立場から対応策の提案をし，コンサルティである看護師からその提案が妥当であるか，状況に合ったものであるか，実現可能であるか否かの吟味を得て，追加や修正を行い，両者の協働で対策を精錬する．

具体的対策を検討する際の指標を，以下の視点から紹介する．

① 患者ケアの具体的内容と方法
② 家族サポートの具体的内容と方法
③ 看護師が自分自身の気もちを理解する方法

を提案する
④ チーム内の効果的なコミュニケーションと連携の促進
⑤ 予防的な視点での目標と対策の検討
⑥ 追加資源の動員・委託
⑦ システムの改善，一時的変更
⑧ 看護師の意思決定の援助

患者ケアの具体的内容と方法

　リエゾン精神専門看護師が対応することの多い患者の問題について，対応策として提案できる方法の概要を紹介する．当然，事例によって異なるので，具体的には第Ⅲ章3節：コンサルテーションの実際 および 第Ⅱ章であげた各論と事例を参照していただきたい．患者ケアの基本的な考え方は，第Ⅰ章の図 I-1（p10）を再度確認していただきたい．

心身相関の視点で循環的に身体と精神の緊張・苦痛の緩和を図る

① リラクセーション
- マッサージにより心身の緊張の軽減を図る
- タッチングの効果により，痛みや不安を軽減する
- リラクセーションにより入眠を図る
- リラクセーションの実施を，患者と看護師とのかかわりの機会とする
- 睡眠薬とマッサージ・足浴により入眠の相乗効果を狙う

② 身体の苦痛の緩和
- 患者と相談して効果的な痛みのコントロールを目指す
- 患者と相談して痛みのコントロールと眠気のコントロールのバランスをとる
- 体動時痛にストレッチ，マッサージを活用する
- 痛みの原因に合わせた痛み緩和ケア（例：温・冷罨法など）を選定する
- 発熱へのケア
- 複数の緩和ケアを効果的に組み合わせる

セルフケアを援助し自律機能の再獲得と心身の安定を促す

① セルフケアの維持・再常態化を図る
- 日常生活のセルフケア行動について，できるだけ常態を保て，その人らしさが保てるように援助する
- 日常生活にめりはりをつけ，パターンをつくる
- 睡眠のケア：睡眠障害のタイプと睡眠薬の種類・投与時間の妥当性を検討する
- 睡眠環境を見直す
- 一日のうち休息がまとまってとれる時間帯をつくる

② セルフケアを代行する
- しばらくは看護師が患者のセルフケアの欠如している部分を肩代わりして行う
- 急激で極端な日常生活行動制限に対する衝動的行動をコントロールする
- 看護師が患者のセルフケア行動を代行できるということを患者に伝える
- 患者の状態が安定してきたら，セルフケア行動の範囲を広げる

対人関係の発展を図る

　適切な方法での対人関係，自他の尊重，情緒的な交流を維持・発展する．

① 適切な対人関係の様式を示す
- 患者と意見の違いやもめごとがあっても普段のケアに変わりはないということを，実際の行動で示し，安定した関係を維持する
- 医師に対して十分思ったことが言えない患者の意思表示の手助けをする

② 自分と患者の双方を尊重するアサーティヴな言動をとる
- ケアの方向性や内容，方法については，極力患者との話し合いで決定する
- 迷いや困惑，疑問を看護師のなかだけで抱えず，家族や患者に伝える

- 初めての入院体験をしている患者に対しては，明確に看護師が何をする者かを伝えたり，わからないことを確認したりする
- 患者に対して"気にかけている"というメッセージを言葉にして伝える
- できないことはできないと明確にする

③ 情緒的な交流をする

① 看護師の気もちを伝える：回復がままならない状況でも，一緒に苦しみを抱えてそばにいるという姿勢，気もちを患者に伝える
② 家族に肯定的なフィードバックをする：家族が患者に対して十分ケアしていることを意識的にフィードバックする
③ 患者の隠されたメッセージに気づいたら，どう受けとめたかを返してみる：患者からの問いかけに隠れた別のメッセージがあると感じたら"こう感じたんだけれど"と返してみる
④ 話しやすいように場の雰囲気や話のきっかけづくり，あるいは代弁をする
⑤ 身体的ケアや非言語的コミュニケーションを通してかかわる
- 言葉によるコミュニケーションが進まないときは，心地よい身体ケアを継続する
- 言葉によるコミュニケーションが不得手な患者に対しては，ケア中のタッチングやその後のリラックスしたときに話をする方法を試みる
- 特に用事がなくとも"ちょっとのぞく"という働きかけを繰り返すなど，継続的に気にかけているということを示す
⑥ 実際の場面を想定してロールプレイし，声かけの方法を練習する

患者の感情コントロールの援助

- 心気症的な際限のない訴えに対して，看護師が補助して"際限のなさ"をコントロールする
- 患者が混乱して感情のコントロールが難しいときには，無理な話し合い，説得，質問などはしない
- 患者の興奮状態に対して看護師が話のテンポを下げたり，間を置いたり，トーンを落としたり，口調を穏やかにしたり，雰囲気を和やかにすることで抑えるようにする

かかわりの時期やペースを適切に判断し，急がずに待つ

- 患者のなかの時間の流れ，ペース，認知や反応の速さを考慮した対応：患者が自分で話すことや反応を最後まで待って，それからケアや対応をする
- 相手に余裕のないときは無理に話そうとはせず，余裕が出てくるまで待つ
- 自分に余裕のないときは無理にかかわろうとしない

家族サポートの具体的内容と方法

家族の支援については，以下のような視点が参考になるだろう．

- 家族とは起こった事実だけの情報交換ではなく，気もちやケアで目指していることなどについても交換する
- 家族が混乱して感情が抑えられない場合には，不安の強い患者のいないところで家族の話を聴くようにする
- 家族を支えることで患者を支えるという視点をもつ
- 患者とかかわることに戸惑いを感じている家族に対しては，一緒にできるケアから体験してもらい，患者に近づくすべと機会を提供する
- 退院後に家族が継続してケアを進められるように，ケアの方向性と具体的な方法を伝える

看護師が自分自身の気もちを理解する方法を提案する

看護師のかかわり方や感情的な反応が，患者の

問題に投影されているということは，よくあることである．そのような場合には，看護師が自分自身の気もちに気づくこと，そのうえで自分の感情をコントロールすることが問題解決の鍵になる．看護師に対して，以下のような介入をする．

自分の気もちを理解する方法を提案する
- 患者への逆転移感情に気づく
- 患者に対する自分の気もちが自分でもてあますほど強いときには，患者と心理的な距離をとる

患者の反応の受けとめ方を変える
- 患者の否定的な反応に対して必要以上に自責感をもたない
- 看護師が怒りや不安を感じるときは，患者の怒りや不安を取り入れている場合がある．看護師自身の感情に気づいていることが，患者の感情を理解する手がかりとなることを伝える

感情的な混乱が生じたら，自分の行動の意味づけをしてみる
- 看護師が何気なくやっていたことの意味づけをする
- 患者ケアの意味，方向性が見えなくなったら，振り返り作業を行う
- 看護の役割を再確認し，明確化する

チーム内の効果的なコミュニケーションと連携の促進

看護チーム，医療チーム内で，協働してケアができない状況に陥っているとき，役割期待にずれがあるために，相互理解や協力ができないことが問題である場合は，チーム内のコミュニケーションを促進することが必要である．
- 患者の見方に違いがある場合，そのことについて十分な話し合いをする
- 看護師のなかで，ケアに積極的ではない人をいかに組み入れるかを検討する
- ケアの方向性について，同僚の理解を得る方策を立てる
- 医師に看護師からの提案を伝え，協働していく方向性を探る
- 医師の治療方針と，看護ケアの方向性の相互理解を促進する
- チームでの協働と継続可能なケアプランを立てる

予防的な視点での目標と対策の検討

リエゾン精神専門看護師への相談が，リエゾン精神科医へのそれと異なる点のひとつは，相談がより早期に持ち込まれるということである．精神科医に相談が持ち込まれるときには患者の精神状態がかなり悪化し，関係者の多くが精神科治療が必要であると考えるに至ったときが多い．これに比べてリエゾン精神専門看護師に相談がもちかけられるのは，看護師が"この患者は何となく変だ""このごろちょっと気になる"といった段階であることが多い．患者の精神的な問題の前徴を発見するのは，24時間身近で患者と接している看護師である場合がほとんどであるので，リエゾン精神専門看護師は，早期対応，悪化予防といった視点から介入することができる．
- 状況悪化の目安と，予防方法の提示
- 身体状態が悪化する前からかかわりの基盤，信頼関係をつくっていくことが，その後の経過に大きくかかわることを理解して実行する
- 患者の防衛を無理に崩さないようにする（話を聞き出しすぎない）
- セルフケアが崩れそうになる時期を逃さないようにフォローアップ体制をつくる

追加資源の動員・委託

当該セクション以外の人的資源を活用することが，問題解決にとって必要である場合は，それらの人びとを動員し，委託する．
- ほかの人的資源（精神科医，臨床心理士，ソーシャルワーカー，薬剤師，理学療法士，栄養

士，訪問看護師など）の確認と活用の提案
- 看護師のフォローのために看護師長との連携を図る
- 医療チームと患者とで現実的な方向性を見いだす話し合いをもつ

システムの改善，一時的変更

　問題状況を改善するためには，集中的に看護師のマンパワーを必要とする場合がある．そのようなときには，ケアのために日中の看護人員を一時的に増やすとか，担当看護師とほかの看護師の役割分担を柔軟に調整することなどが必要である．このような調整をするためには，当該セクションの看護管理者（看護師長など）の協力は不可欠であり，その必要性や方法について，看護管理者と直接話し合いをする．

看護師の意思決定の援助

　コンサルテーションにおいて話し合われたことを実施するか否かの意思決定，その他の管理的責任は，コンサルティにある．したがって，コンサルティである看護師にとって，現実的に継続できる内容や方法を検討する．計画したケアは実施しながら評価するのであり，決して最初に決めたことを何が何でもやりとおさなければならないということではない．看護師に対しては，立てたケアプランを決して押しつけないようにする態度が必要である．

- ケア可能な時間と人員を考慮して，継続可能なケアの内容を選択する
- 看護師の選択を尊重し，保証する
- 患者の反応を見ながら話の進め具合を決めればいいのであり，自分の予定したこと全部を入れなくてはならないと思わないようにすることを伝える
- 残された時間と資源でできることの優先順位をつけて実施するように伝える

　リエゾン精神専門看護師は，以上のような側面から具体的な対策を提案し，そして，その提案に対して看護師も現実的な状況から修正や追加を行っていく．

第7段階：コンサルテーションの総合評価

　1回めのコンサルテーションが終わった時点で，コンサルテーション全体を評価してみる．
① 問題の本質が明らかになり，現実的で実行可能なケア計画を立てることができたか
② 看護師の欲求不満や緊張感，不安感が和らいでいるか
③ コンサルテーションが終了した時点でコンサルティがケアの方向性についてある程度の確信を得ているか

　そして，以下のような場合には必ずフォローアップを行う．
① 以上のコンサルテーションの総合評価の視点①～③で否定的な評価がなされた場合
② 問題状況が複雑であり，一回のコンサルテーションで解決を目指すには限界がある場合
③ 問題状況が刻々と変わる可能性が大きい場合

　コンサルテーションが終了したときに，よほど"これでこの事例についてはこれ以上自分が介入する必要はない"と確信できた場合を除いて，できるだけフォローアップするべきである．内部コンサルタントの場合はそれが可能であるから，こまめに当該セクションに足を運ぶ．前述したが，リエゾン精神専門看護師の訪問の機会が多いほど，コンサルティの満足度は高い．自分が提案したことが実際にどのように展開し，どのような結果となっているかをしっかりと把握し，次の段階を考えるという丁寧なコンサルテーション活動を心がけることである．

第8段階：フォローアップ

コンサルテーションの総合評価を行い，フォローアップを実施する．フォローアップは，次のカンファレンスの場で，または担当看護師や看護師長にその後の状況確認をする，といった方法で行う．

フォローアップの資料となるものには以下のようなものがある．

① 看護記録から，その後の状況の変化を確認する
② コンサルティである看護師，いなければその他の看護師に，その後の状況の変化について確認する
③ 継続的にカンファレンスを開き，具体策を再検討する

以上，リエゾン精神専門看護師によるコンサルテーションのプロセスを8つの段階に分けて検討した．この段階は，一方向的に進むというわけではない．特に，第3段階：問題に取り組むための基盤づくり，第4段階：問題の明確化，第5段階：目標設定，第6段階：具体的対策の提案と検討は同時進行であることが多く，行ったり来たりしながら，らせん的に進めていく．

コンサルテーションプロセスにおいては，何よりもコンサルタントであるリエゾン精神専門看護師と，コンサルティである看護師との信頼関係，パートナーシップが重要である．その成否は，相互にそれぞれの役割を尊重し，尊敬し合う関係を築くことができるか否かにかかっている．そのうえでこそ，お互いの専門性が十分に発揮され，患者ケアをより豊かで効果的なものにすることができるのである．

●文献

1) 野末聖香：リエゾン精神看護におけるコンサルテーションの機能とその効果．聖路加看護大学大学院看護学研究科博士論文，1994．

Ⅲ─コンサルテーション

3 コンサルテーションの実際
1- 患者や家族の問題に焦点を当てたコンサルテーション
直接ケアと並行してコンサルテーションするケース

医療チームが陰性感情を抱く患者のケア

事例紹介

内科病棟から以下のような内容の依頼があった.

10年ほど前から入退院を繰り返している患者で糖尿病や腰痛，高血圧があるため，体重コントロールや内服調整をしている．入院のたびにほかの患者やスタッフとのあいだでトラブルが生じる．すでに今回の入院でも医師や看護師の対応などについて不満を訴えている．今回は，入院時から"落ち込んじゃってね""死にたい""飛び降りたいって思う"と話し"持っていたベンゾジアゼピン系の睡眠導入薬を合計10数錠飲んだ"と告げられた．自殺の危険も考えられ，早急に対応する必要があると思い，問題点の整理はまだできていないが相談したい．また，受け持ち看護師を決めるにあたっても，誰に担当させたらいいのか迷っている．

アセスメント

看護師チームのアセスメント

病棟の看護師とカンファレンスを行ったところ，この患者の今までの入退院では，

① 患者は自分の思うままに振る舞い，同室者も巻き込んで好き勝手なことをしていた
② いつも入院の目的が明確ではなく，やせるための入院であっても，目的が達成されないまま退院したので，どういう方向性でかかわればいいのかわからなくなった
③ 特定の看護師を名指しで批判するため，対象になった看護師はつらくやるせない気もちになった

という3点が起こっていたと確認できた．そしてこの①～③が入院のたびに繰り返されているので，看護ケアに積極的になれないばかりか，患者の訴えをどこまで聴かなくてはならないのか，患者の訴えをどこまで信用したらいいのかわからない，できればかかわりたくないという状況であった.

以上のことから，現時点の看護師チームは，患者への陰性感情が強く，客観的に精神状態をアセスメントすることが困難な状態であると考えられた．そのため，リエゾン精神看護専門看護師がクッション役になり看護師のストレスを低減化するとともに，患者のうつ状態を含めた精神機能のアセスメントを行うことを主目的として患者に直接ケアを行うことにした．

患者の精神状態のアセスメント

面談のなかでは，すぐに涙ぐみ，

- 気が滅入っている
- 夫に"ぐーたらしている""重荷になった""面倒くさい"などと言われたり，子どもに"生んでもらわないほうがよかった"と言われたことから生活に充実感がもてない
- いっそのこと死んでしまいたいと思う
- 薬を飲んでもいろいろなことを考えて頭が興奮して眠れない

と話した．また，

- 思考にまとまりがなく"頭がこんがらかる"感じがある（話のつじつまも合わない）
- 自己決定力が低下して人任せになっている
- 葛藤を抱えることができず焦燥感がある

という状態が確認できた．これらは数カ月にわたっているということから，現在患者は，うつ状態にあると考えられた．

この背景には，
① 現在，夫との生活のなかで高いストレスがあり居場所のなさを感じ，患者の生活のなかに"楽しみ"や"心地よさ"を感じられる場面が非常に少ない
② 元来から自分で考えて決定したことを行動にうつし，その結果の責任を自分でとるという経験をする機会が少なかった
③ 今後の生活への不安も大きく，精神的なエネルギーの低下に影響している

などが関係していると推測した．これらのことから，自我機能を評定すると，現実吟味力，葛藤の克服や適切な防衛力，情動と欲動のコントロールと調整力，目標達成能力，行動力，環境への適応力などが低下している状態にあると考えられた．

コンサルテーションの組み立て（介入計画）

① うつ状態が改善するように対応する

患者はうつ状態であることは明らかであるが，それに対する薬物療法も看護ケアも積極的には行われていなかった．そのため，医師にも相談して，治療を進めてもらいながら，うつ状態を改善できるような看護を展開することにした．患者が現実を認識して，自己決定できるようになれば，次の②，③の目標を達成できると考えた．

この働きかけには，受け持ち看護師の役割が重要であった．しかし，できれば受け持ちをしたくないという思いがチーム全体で強かった．そこで"私も最後まで一緒にかかわるので少しでもやってみてもいいと思う人に立候補してほしい"と伝え，受け持ち看護師を話し合いで決めてもらった．

② 医療スタッフ間で入院目的を再確認し，看護ケアの枠組みを明確にして対応する

患者が今回入院したのは，腰痛，膝関節痛のために歩行が困難になったためであり，ダイエット目的であった．しかし患者は，面接では夫との関係性のなかでの傷つき体験について熱心に話をし，離婚をしたい気もちがあること，このままだとどんどん気分が落ち込んでいってどうしようもなくなるという将来の悲観ばかりを表現していた．それにより看護師チームは，何を改善させていったらいいのか混乱させられていたため，改めて医師に具体的な治療方針を確認した．そして，今回の入院目的を医療スタッフ全員が共通理解したうえで，その目的に合った枠のなかで看護ケアを行っていくこととした．そうすることで，患者は自分のために何をすればよいかが明確になり，具体的な行動目標に向けてエネルギーを使うことができる．一方で，いつまで，何のために看護をし続けたらいいのかわからないという看護師チームの無力感も和らぐだろうと考えた．

③ 医療者がレールを敷かず，患者の意思決定を促す

今までの流れから考えると，患者は，うつ状態になる以前から，自己決定をほとんど行わず，他者に決定させて他者に責任を転嫁するような療養生活を送っていた．そのため，うつ状態の改善に伴って，医療者と患者とでどういう療養生活をしていくかについて話し合いをもち，あくまでも主役は患者であり，看護師はそれをサポートする役割であることを確認した．そして，患者には自分で決めたことを自分で実行して，結果を出すという体験をしてもらうことにした．このかかわりによって，患者は自分の力でできることを確認でき，少しでも自己肯定感を高めることにつながるからである．またその一方で，今までは患者から療養生活の決定を委ねられ，その結果に満足できないと責められてきた看護師のストレスも低減化できると考えた．

直接ケアの実際

直接ケアとしては，当初患者のうつ状態の改善のために，心に抱えている負担感や葛藤を積極的に傾聴することにした．また，十分に傾聴しながら，今やるべきことは必要最低量の食事をとるこ

とと，自分を責めないことであると伝えた．さらに，今はうつ状態にあるために何もかもうまくいかない感じがしたり，このままいなくなってしまいたいような気もちが湧き出ることなどを説明して，今後の行動について約束事を取り付けた．

基本的に1回/週の面接を行ったが，うつ状態の改善に伴って，患者自身の抱えている葛藤の中身を明らかにし，抱えている問題について自分なりに今後のどのようにしたいのかを現実的・具体的に考えられるように支援していった．そして，これからの行動を自分で決め，決めたことを守れるように面接を進めた．

最終的には，家族，受け持ち看護師を含めて話し合いをもち，現状の共通理解と退院後の生活の組み立てを行った．

コンサルテーションの実際
うつ状態が改善するように対応する

① 医師へのアプローチ

今までの経過のなかで，複数の医師がかかわっており，診断名も数回にわたって変更され，本人の訴えに従って増量された大量の薬を服用していることがわかった．現在の主治医は，これらの薬を整理して減らしているが，この患者は性格的な問題があり対応が難しいと感じていると話し，何らかの介入が必要という認識であった．

そこで，今回の面接でのアセスメント内容を伝え，できれば，うつに対する薬物療法を行うほうが，後の精神状態が安定し，もう少し考える力が取り戻せるのではないかと話した．うつ状態は軽いと考えられるが，不眠が続いていることと，過去の経過から薬剤に依存しがちであるため，内服回数が少ない薬剤がよいのではないかと考えた．たとえばテトラミド®[★1] 30 mg 程度（抗うつ作用は弱いが，眠気が強く，一日1回の内服でよい）を眠前に内服してもらうようにするとよいのではないかと提案した．もし，薬剤が増えることがマイナスになると考えられるのなら，現在使用しているベンゾジアゼピン系の睡眠導入薬から変更して"この薬剤は，落ち込んだ気もちにも効くし，よく眠れるようになる薬剤"と説明することも可能かもしれないと伝えた．その提案が受け入れられ，薬物療法が開始された．

② うつ状態への看護ケアの検討と実施

① うつ状態の観察ポイントおよび，薬物療法にあたっての注意点などの説明
- テトラミド® を内服する場合には，薬効評価に1〜2週間程度かかるため，それまでは患者の感情的な言動があっても中断しない
- 薬剤の副作用として，降圧作用の減弱がみられることがあるため，血圧の変動に注意する
- 患者の精神状態をモニタリングするための項目は，抑うつ気分を主とした気分の変動，食事と睡眠状況，死に関連する言動がある

などを整理してプランニングした．

② 精神的なエネルギーを補給できるかかわりの検討および実施
- 変化の少ない規則的な生活をする
- 食事と薬剤をしっかりとる

①②を患者と看護師とで約束して，一週間後に評価することを伝えた．一週間後に評価日を設定したのは，薬の効果が出てくる時期であることと，このあいだに患者の感情的な言動があっても，それに左右されずに決めた枠組みで対応してみるという経験をしてもらうという意図もあった．

③ 一週間後の評価とアセスメント

一週間後に評価したところ，抑うつ気分は改善傾向にあると判断できた．そこで，退院に向けて"自分自身で選択し，決定し，行動すること""その結果に責任をもつ（人のせいにしない）""達成可能だと考えられる目標を設定してそれを達成する経験ができる"ことなどを，患者と話し合うことが可能になったとアセスメントした．このアセスメントを受け持ち看護師に伝え，次項の対応を行うことにした．

[★1] 塩酸ミアンセリン

医療スタッフ間で入院目的を再確認し，看護ケアの枠組みを明確にして対応する

① 主治医の診療計画や今後の方針に関連する情報を得て，共通理解する

主治医に目標の共通理解のうえに立ってケアを進めていきたいことと，その内容を患者にしっかりと説明してほしい旨を伝えた．

今後の目標は"とにかくやせること（60 kg が本来の目標）"が重要ということで，今回の入院は○月いっぱいで 90 kg をきることと提示された．また，医師としては今後も薬剤を減量する予定であることも伝えられた．

これらの目標は薬剤師，ソーシャルワーカーとも共有した．

② 診療計画に基づいて看護師のアプローチのポイントを整理する

病棟看護師とリエゾン精神看護専門看護師とのあいだで，主治医の意見を基にして，現在は積極的な治療を行う必要がある状態ではないことを確認した．そして問題は，糖尿病と肥満，膝関節症，腰椎圧迫骨折なので，看護ケアが重要になることを共通理解した．次に病棟看護師とリエゾン精神看護専門看護師との役割分担を行った．病棟の看護師は，肥満対策を中心にした日常生活上のアプローチを，リエゾン精神看護専門看護師は，夫とのあいだに生じている葛藤の整理をしてストレスマネジメントを行う支援をすることにした．

さらに，このような患者への対応で気をつけておきたいことについて話し合った．今までは"ただ家にいるのが嫌だから医師に依頼して入院"し，医療者側と本人との共通認識がないまま，何となく食事制限をしていたというような状況だった．

★2
操作行動：他者の関心を得ることや不快なことを避けたり，自分自身の変化や成長を避けるためにとる行為であり，ほめたり，けなしたり，喜ばせるかと思うと脅したりして，対人関係において他者を操作することが中心的な問題となる関係性の破綻した状態．
（梶本市子：13. 問題行動を持つ人の看護，13-9 操作．精神看護学，山崎智子 監修，p169，金芳堂，1997）

そのため，看護師としても何を目標にすればよいのかわからず，患者の言動に振り回されたことが問題であった．そこで，今回の入院では，チームとして仕切り直しをする意味でも，4つの基本姿勢をたいせつにしてかかわっていくことにした．

① 今までの患者-看護師関係を理解し，できるだけ情報をオープンにする

たとえば患者が"内緒にしておいてね"と依頼してきた場合には，すぐに了承したりせず，

ⅰ "内容によってはチームで共有させていただきますが，それでよろしければ"と伝える

ⅱ ほかの看護師を批判するような話のときは"みんなで少しでもよい看護をしていきたいので，本人に直接伝えていただきたい"と率直に話す

など情報の取り扱いに気をつけて対応する．このことによって，チーム内での葛藤を減らす

①については，今までの入退院時に特定のスタッフが批判されてつらい思いをしており，ケアに無力感を抱いている現状を受けとめつつ対応方法を確認した．そして，この何とも言えない無力感や，何をやってもうまくいかない思いは，患者が抱いている思いにとても近いのではないかと話し，患者の悲観的な考え方や受けとり方について理解を促した．この看護師が抱いているネガティブな気もちへの対策としては，

ⅰ 上記のような"ここだけしっかりケアする"ことをはっきりさせ，対応時の迷いを減らす

ⅱ 受け持ち看護師が窓口になりケアを組み立てることができれば"あの人はこう言ったのに"と患者の操作行動[★2]に振り回されずに対応できる

ⅲ ケアを提供していて生じた看護師の陰性感情をため込まないように適宜カンファレンスをして看護師自身のカタルシスを図る

ⅳ リエゾン精神看護専門看護師が面接を継続して，看護師のストレスを一緒に抱える

ⅴ リエゾン精神看護専門看護師の介入のなか

で，患者の怒りの感情がケア提供者に向け替えられる状況をリフレーミング[p70, ★4]し，患者の認知に変化を起こすような対応をする．その結果，患者にとってストレス発散の新たな方策を見いだす可能性を高める
ことを話した．

②何事も本人主体で行動してもらうようにかかわる

"こうしてみてはどう？こうやったほうがいいよ"と医療者側で行動を決めず，患者が決めていくプロセスにつきあい，最終的には本人が決めたことだということを意識してもらえるようにする．この対応によって，他者に責任転嫁できない状況をつくり，主体的に治療に協力してもらえる環境ができる

③患者の感情の起伏に左右されず冷静に対処する

わがままだと考えられる内容の要求を受け入れすぎないようにする．この場合，喜怒哀楽のどのような感情が表出されても，できるだけ冷静に判断して行うことが重要である．この対応によって，協調性を養ったり，葛藤を抱えておく力を高めたりすることにつながる

④見捨てない

看護師は見守っているし，目標に向かって協力するという姿勢をみせ続ける．目標を設定してそれに向かってやってみる，あるいは目標に向かってがんばっていることを一緒に喜んでもらえる，がんばった結果が自分の自信となって返ってくる，といった経験ができると，日々の生活に少しでも彩りが出てくるのではないかと考えられる．このような経験ができると精神的な成長にもつながるのではないかということも，確認した

患者の意思決定を促し，それを支援する対応の徹底

① 治療や入院の目的を患者と共有し，療養生活の目標や方法を一緒に決める意味を確認する

今までの入院とは違い，今回は入院の目的をはっきりさせ，それについて患者の合意を得る．このときに，医療者だけで決めて提示するのではなく，患者と話し合って決められるとよいのではないかと受け持ち看護師に提案した．これは，今までのように，入院中に起こった出来事のすべてが周りの責任にされ，周囲への批判にすり替わってしまうと，結局は患者本人の力が発揮できないことになり，自己肯定感の低下につながると考えたからである．そのため"自分が決めて""自分の責任のもとで行動してもらう"そして"その結果に対しても自分が責任をとる"という契約をして，患者も看護師もお互いの責任を果たし，評価するプロセスを経ることにした．つまり"何がどこまでできたら退院にするか""退院までに何がどう整えばいいのか"を，具体的な行動レベルで決め（たとえば"体重を◯日かけて◯kgにする"ということを一緒に決める），それを定期的に評価していくようにと提案した．

このように，責任の範囲を明確化すると，入院治療において，この患者にどのような看護を提供することが必要なのかが明らかになる．さらに患者の気分変動に振り回されずに，毅然と対応できるという意味でも，メリットが高いと伝えた．また，繰り返し，今までの入退院時に起こっているような，本人の訴えで退院日を自由に決めないことも確認した．

② 目標や方法を一緒に決めるプロセスを確認しプランニングする

さらに以下のようなプロセスを経て，看護ケアを展開していくことを，受け持ち看護師を中心にして話し合い，プランニングした．

①減量する，食事制限をするのかどうか，患者の意思の確認

②本人の意思を確認したうえで，減量するメリットを確認

③今までの生活状況について語ってもらい，一緒に改善できるところがあるか否かを吟味

④吟味した内容を改善するために，何ができそうか，何をしたいか，何をするつもりでいる

かを確認する．確認したうえで，どこに知識の提供が必要か，医療者として提供できるものは何があるかを検討
⑤ 看護師自身のカタルシスを図るためのカンファレンスを適宜行う
⑥ 退院後に外来や地域と連携できるように調整する

特に，③④では"できるだけ今までの生活スタイルを生かしたかたち"で"具体的に"ということが重要である．また，本人の記憶力，思考力，理解力，忍耐力，集中力などの精神機能から考えると，今回は，体重を減らすために"食事"および"代謝を促進するような生活"を工夫するという目標に絞り，ほかの話題には手をつけないようにした．そして，朝から夜までのあいだで"目標1：食事を3食きちんととる""目標2：○○体操を毎食後にやる"といったわかりやすい標語の作成が効果的ではないかと話し合った．最後に"工夫しながら一緒にやっていること"を患者が感じ，みんなが自分のことを考えてくれていることを改めて実感できることが，実際に体重が減ることよりも重要だということを伝えた．

結果と評価

精神状態は，抑うつ気分や希死念慮，思考力・気力の低下，倦怠感，睡眠障害は，ともに改善傾向がみられ，薬物療法の効果およびケアの成果が出ていると考えられた．また自覚的にも，"先のことが考えられず'死にたい気もち''離婚するしかないという思い'は以前より減ってきていること""寝る前に頭のなかがぐるぐるして興奮して寝られなくなった状況も改善してきていること"を感じていた．また，テトラミド®の副作用，つまり降圧薬への影響や，減多に起こらないが重篤な副作用である悪性症候群[★3]などは起こっていないことから，テトラミド®は継続して使用するほうがよいと考えられた．そこで，主治医とも話し合い，退院後も継続して内服することになった．

受け持ち看護師2人を中心に看護ケアを展開し，それと並行してリエゾン精神看護専門看護師は面接を行った．ここで，リエゾン精神看護専門看護師も直接ケアを行ったことは，患者の欲求不満への耐性度を上げるための一助となり，さらにプラスのフィードバックを送り続けたことによって自己肯定感を高める支援になった．また，家族を積極的に取り込んでかかわってもらったことで退院後の生活を具体的に整えられたことも患者の不安感やストレスを低減化できたと考えている．さらに，リエゾン精神看護専門看護師自身が精神状態のアセスメントを行ったため，精神状態の変化を折よくとらえることができ，それに対して看護ケアを変化させることができた．看護チームとしては，リエゾン精神看護専門看護師という第三者の介入があったことで，陰性感情が緩和され，何かチームワークを乱されるような問題が起こっても解決できるという安心感がもてた，というフィードバックをもらうことができた．

結果的に10kg程度の減量に成功した．しかし，それでも目標体重まで30kg過体重であったため，糖尿病や腰痛，膝関節痛の改善のために，体重を減らすことはとても重要であると伝え続けた．また，体重を減らすということが目的ではなく，体重が減って再び歩ける状態になることで"買い物に出かけることができる＝夫の目から離れて気分転換できる＝楽しい時間がもてる"という認識を深めていった．

この対応のプロセスで薬剤師に"もっとテトラミド®を増量してよいとリエゾン精神看護専門看護師が言っていたので，医師に伝えてほしい"と

[★3]
悪性症候群：突然起こる発熱（過高熱），発汗，筋強剛，意識障害であり，しばしば死亡する重篤な副作用である．血清クレアチンキナーゼの著明な上昇を伴う．激しい精神運動興奮の状態に抗精神病薬の大量を非経口的に投与したときに起こりやすい．また，抗精神病薬を大量・長期間投与していて，何らかの原因で身体的衰弱をきたしたときに起こりやすい．直ちに，抗精神病薬を中断し，補液などの一般的処置を行う．筋弛緩薬であるダントロレンナトリウム，ドパミン受容体刺激薬であるメシル酸ブロモクリプチンが有効である．
（大月三郎：精神医学．p346，文光堂，1994）

事実とは異なることを話すなど，操作的な行動もみられた．そのようなときには適宜医療チーム内で情報をオープンにして意思を確認し合い，状況の共通理解を進めながら，対応を統一していった．その結果，患者の操作的な言動は激減し，現実的な問題に対して，建設的に考えられるようになった．

また，設定された退院日に向けて，夫を含めて話し合いをもち退院後の環境を整えることとし，お互いが意見を述べる場を設定した．この話し合いで，ふたりのあいだにあるグループダイナミスのゆがみ，アサーティブになれないコミュニケーションの特徴などがみえ，医療者の家族に対する理解も進んだ．そこで"離婚はせず，夫との生活をもう一度やってみる"決意ができ患者と具体的な生活の組み立てをし，ストレスマネジメントの方法を考えた．また，退院までに車椅子の手配や保健師への情報提供なども行い，家での生活の支援者を確保した．退院時には"帰ってやってみるよ．また顔を見せに来るからね"と，落ち着いていた．

痛みのとれない患者のケア

事例紹介

52歳，女性．初期胃癌の手術のため入院．当初カ月の入院といわれ胃全摘をしたが，糖尿病のため縫合不全が起こり，手術2週間後に再手術．しかし，その後も傷が開き，腹腔内ドレーンで吸引していた．ナースコールが5分ごとに続き，受け持ち看護師から直接ケアの依頼がくる．受け持ち看護師および患者自身から話を聴くと，ナースコールは痛いから押していることがわかり，痛みがいつまでもとれずにつらいこと，またケアをする看護師もケアしづらく，患者の部屋から足が遠のいていることがわかってきた．さらに縫合不全が起こってからは，一人部屋になり心細いと話す．患者は夫と2人暮し．この夫は41歳のときの再婚相手である．元夫とのあいだに2人の娘がいるが，娘たちは結婚して自分たちの家庭をもっている．患者の入院後は娘たちが週末に面会に来ていた．患者はある病院の師長で，現在休職していた．

アセスメント

患者のアセスメント

受け持ち看護師は4年めの看護師で，患者の痛みは精神的なものではないかと話した．患者はやや昼夜逆転しており，日中うとうとして夕方から夜にかけてナースコールが増える．18時以降は5分おきにナースコールが鳴り"痛いから薬をください"と同じことを言い続けていた．これに対し，ロキソニン®[★1]の内服が3回まで指示が出ており，それでも治まらないときにはブスコパン®[★2]の筋注，さらにそれでも効かないときにはホリゾン®[★3]の筋注が処方されていた．これらの内服や筋注後の3時間くらいはいつもうとうとしているので，痛みの軽減には貢献しているのではないかと，受け持ち看護師は話した．患者自身も内服と筋注の後は痛みが和らぐと話した．しかし，その後"最初の話と違う，確かに自分が糖尿病のコントロールをあんまりきちんとやらなかったのが悪かったのだけれど，血糖値のコントロールは悪くないのに，なぜこんなに長引くのか"と怒りを表現した．

患者の痛みはドレーン挿入部に限られていること，鎮痛薬が確かに痛みを和らげていること，痛みが和らいでいるときには"やはり起きようと思う"と患者自身が言っていることから，ドレーンの挿入位置の検討が必要なのではないかと考えられた．そこで，主治医に相談し，再度ドレーン挿

[★1]
鎮痛薬
プロピオン酸系，ロキソプロフェンナトリウムの商品名

[★2]
消化性潰瘍治療薬
四級アンモニウム塩合成抗コリン薬，臭化ブチルスコポラミンの商品名

[★3]
ベンゾジアゼピン系抗不安薬（長時間型），ジアゼパムの商品名

入部の位置などを検討してもらうこととした．また，患者の精神状態は気分変動および認識が重度にあり，刺激を減らしリラックスできる時間を増やしながら，不確定な状況でのやり場のない怒りをコントロールしていくためにも，リラクセーションおよび面接を中心とした直接ケアが必要と考えられた．直接ケアは，患者の好きな清拭が終わった後に，一日に1回深呼吸法を用いたリラクセーションを行う必要があると考えた．そしてその際，その日の痛み，痛みの部位，痛みの強さ，治療やケアのなかで感じていることに焦点を当て15分くらい話す時間をもつ必要があると考えた．

看護師側のアセスメント

一方，受け持ち看護師をはじめとする病棟看護師らの患者に対する見方は，痛みは精神的なものからきているというものだった．しかし，実際には痛みの部位が限られ，鎮痛薬が効いていることを考えると，精神的な痛みばかりではなく，身体的状況からくる現実的な痛みも存在すると考えられた．精神的な負担はむしろ看護師のほうにあるのではないかとも考えられた．したがって，受け持ち看護師および病棟看護師らが，この患者についてケア目標を見失い，ナースコールが頻回なためケアしづらくなっているのではないかと考え，ケースコンサルテーションを定期的に行うこととした．

コンサルテーションの組み立て

コンサルテーションは受け持ち看護師と病棟看護師全体を対象に行う必要があると考え，受け持ち看護師とは二日に1回，病棟看護師とは三日に1回（朝の申し送り終了後）20分間行った．

受け持ち看護師へのコンサルテーション

受け持ち看護師は，患者への思いと病棟看護師の焦りや怒りのあいだに立ち，どうしていいのかわからず，できれば患者の所へ行きたくない，と感じていた．また，この受け持ち看護師は4年めにあり，病棟では中堅的な立場になっている．このため，責任は果たさなければならないと考えている．しかし，業務中心に事務的に滞りなく仕事を処理する看護師になるべきか，業務に多少の差し障りがあっても，患者の看護を第一として仕事をする看護師になるべきか，と考えているようであった．

実際，看護師にはこの両面が備わっていなければならない．そこで，この受け持ち看護師は，業務全体の流れを見極めつつ，患者のニーズをも読み取るという臨床能力の次のステップを獲得する必要があると考えた．

患者に対しての看護師としての資質を問うのではなく，受け持ち看護師として何を目指し，どのような行動をとり，患者といかにかかわりたいのかを話し合う必要があると考えた．

病棟全体へのコンサルテーション

同時に病棟看護師全員を対象としたケースコンサルテーションにおいても，ケアのあるべき姿を問うのではなく，病棟全体がこの患者に対して抱いている負担感を話してもらうことにした．そして，それを感じることは当然のことであることを説いた．また，病棟としてのケア方針は病棟看護師に委ね，ケアの方向性を決めていく過程をたいせつにした．それを行うことで受け持ち看護師および病棟の看護師は患者と業務の負担感に縛られず，むしろ自由に患者のベッドサイドへ行くことができるだろうと考えた．

コンサルテーションの実際

受け持ち看護師の罪悪感および負担感からの解放を促す

コンサルテーションの当初，受け持ち看護師は困って依頼してきたのにもかかわらず"忙しくてやりたくてもできない"と言っていた．しかし，受け持ち看護師がこの患者のことをどのように感じているのか，周囲のスタッフからどのように見られていると感じているのか，その負担感を少しずつ話すようになった．3回めが終了したとき，受け持ち看護師は，業務の流れのなかでケース

把握できる力をつけたいと明確に主張するようになった．そして患者とスタッフとのあいだで板挟みになっているという感覚から脱け出して，患者と真にかかわってみたいと話すようになった．

受け持ち看護師の関心とかかわりを支える

次第に受け持ち看護師は，患者の痛みからも，スタッフのプレッシャーからも，自分自身は自由でよいという感覚をもつようになっていった．そして患者が痛いと言っているときの対応，確認の仕方，精神的痛みと身体的痛みの区別の仕方，リラクセーションの方法について関心をもつようになった．また，ナースコールが頻回であることについて，患者の身体的な痛みが受け持ち看護師としての自分のケアの結果ではないことについて，繰り返し精神看護専門看護師に確認するようになった．そうした確認も次第に減り，自分のなかで対応，処理できるようになり，自信へつながったようである．その結果として患者に直接痛みの程度を問いかけ，鎮痛薬の投与についても患者と確認することができるようになった．

病棟全体の負担感を減らし，受け持ち看護師と病棟看護師の共同態勢を支える

病棟看護師全体へのコンサルテーションでは，当初"もう入院して3カ月めに入ろうとしており，病棟から出ていってほしい"と露な怒りがスタッフから表現されていた．それでも2回めのカンファレンスでは，痛みの部位の確認，鎮痛薬を投与された後の患者は穏やかそうに見えることなどに，少しは目を向けることができるようになった．そして今，患者のおかれている状況そのものが不確定で，看護師も困難な状況だが，患者も同様であること，急性期病棟でベッドが頻回に変わるなかで先の見えない患者をケアすることの難しさが表現されるようになった．この段階で患者のナースコールの多さを病棟看護師たちも受け入れることができるようになった．"問題行動も自分たちの行っているケアが悪いわけではない"ことも表現できるようになった．

結果と評価

ナースコール減少の背景；怒りと自省の表現

患者は精神看護専門看護師との面接のなかで"期待してこの病院に入ったのにうまくいかず怒っている""この怒りを主治医に今まで言えなかった""血糖コントロールをしてこなかった自分にも責任がある"ことを表現し始めた．その後，ナースコールの回数が減少してきた．

看護師が医師に再検査を依頼できる

造影剤を再度入れてドレーンの部位を再確認[4]すると，ドレーンの部位が患者の痛みを増悪させていたことがわかった．患者の痛みは激減した．

受け持ち看護師の罪悪感からの解放，患者との話し合いでケアを展開

受け持ち看護師は自分が"スタッフの焦りや怒りと患者への思いのあいだで板挟みになっている"という感覚が薄れ，周囲を気にしないでケアを展開できるようになっていった．また，病棟看護師も少しずつ患者のベッドサイドへ足が向くようになり，患者と過ごす時間が増えるようになってきた．

患者のほうも"病院への不信感があった""自分の気もちがずいぶん表現できるようになった"と受け持ち看護師に話すようになった．ここで受け持ち看護師を中心にケア展開をしていくこととし，精神看護専門看護師の患者への直接ケアは終了した．

おわりに

病棟の看護師がケアを困難に感じたときには，精神看護専門看護師が直接ケアの一部を担い，同時にスタッフへのコンサルテーションを実施していくことで，受け持ち看護師，病棟看護師，患者の三者を結びつけることができる．また同時に，患者の精神状態の回復を促すこともでき，それは病棟への信頼感にもつながって，ケアの効果をより高めることができる．

---

[4] この段階以前は，再度造影剤を入れることがたいへん危険な状況にあり，ためらわれていた．

III—コンサルテーション

3 コンサルテーションの実際
1- 患者や家族の問題に焦点を当てたコンサルテーション
コンサルテーションだけを行うケース

外科病棟に入院中の盗み食いをする摂食障害患者への対応

事例紹介

　20歳，女性．両親と3人暮らしである．兄がひとりいるが，独立し別居している．患者は16歳のとき，ダイエットをきっかけに食べ吐きをするようになった．病院を転々とし，精神科外来には18歳のときから通院していた．

　今回は，下剤乱用による直腸脱のため，手術目的で外科病棟に入院となった．入院時の身長は160cm，体重は35kg．肝機能，腎機能などは，手術に耐えられるぎりぎりの正常範囲内であり，軽度の低栄養状態にあった．そのため，栄養状態が改善してから手術に臨む必要があった．患者は食事を残すことが多かったが，一方では下膳されているほかの患者のお盆から残飯を盗み食いしていた．看護師が見かけて注意すると"監視されている""こんなことならいっそ死んでしまいたい"と口走った．盗み食いをしているかと思えば"太りたくない"と看護師に話すこともあり，言っていることと行動が大きく食い違っていた．

　注意すれば"死にたい"と言われてしまうので，一体どのように対応したらいいのかわからないという受け持ち看護師からの相談であった．

アセスメント

患者のアセスメント

　患者は，痛くてつらいので何とかしたいと思ってはいたものの，今回の入院は，従兄弟の結婚式があるので，その期間に入院して病院にいるようにと母親から強いられたものであり，患者にとっては不本意なものであった．患者は自己肯定感が低く，患者のなかには，母親に支配されたくない，でも母親に見捨てられたくないという強い葛藤があって，これが対人関係における二面的な言動となって現れている，と推測された．食事に対する自己コントロールの能力が低い．

　排便に対するこだわりが強く，看護師に下剤をしつこく要求している．看護師によってはその要求に応じることもあるため，対応に注意する必要があった．日中は過活動であり，活動と休息のバランスがとれていないため，意図的に休息を促すなどの部分援助が必要であった．

看護師チームのアセスメント

　注意したからといって患者の行動がすぐに改善されることはなく，ケアの成果がすみやかに出ないことに対してフラストレーションを感じていた．繰り返し注意することにも嫌気がさし，そんな気もちを生じさせる患者に対しても否定的な気もちが生まれつつあった．

　患者自身の心理的葛藤，心の揺れに，看護師も巻き込まれており，対応に困難を感じていた．しかし，何とか患者への適切な対応を模索し，ネガティブな思いを戒めようとしている看護師もいた．

医師のアセスメント

　外科の主治医は患者に対して過度に同情的で，巻き込まれつつあった．

　精神科医は患者・家族との面接を継続していたので，情報を共有し連携を図る必要があった．

コンサルテーションの組み立て（介入計画）

　コンサルテーションにおいて，看護師に対して次のような働きかけを行うこととした．

① 看護師が，怒りや無力感，嫌悪感などのさまざまな感情に気づき，受けとめることができるようにサポートする．そして，看護師の気もちを十分に聴き，看護師のカタルシスを図る
② 起こっている状況の理解，患者の葛藤についての理解を促す
③ ①②を通して，看護師の気もちの変化や患者とのかかわり方の気づきを促進する
④ 患者のケア・かかわり方について話し合い，一貫した態度でかかわり続けることができるように支援する．

ケアとしては，
- 不適切な対処行動の改善
- 低い自尊心を少しずつ改善するような意図した働きかけを検討する（具体的には実践内容に示す）

⑤ 医療チームで患者への治療・ケアについて話し合いの場をもち，共通の認識の下に協働できるように働きかける

コンサルテーションの実際

看護師自身の感情の気づきとカタルシスを図る

看護師は，患者に対して一生懸命ケアをしても成果がなく，報われないという思いがつきまとうため，虚しさや腹立たしさを感じていた．まずは，さまざまな気もちが生じることは当然であることを保証したうえで，患者とかかわっているなかで生じる看護師自身の気もちに焦点を当て，患者に対しての思い，かかわっているなかで生じる気もちなどについて，看護チームで話し合っていった．

起こっている状況の理解，患者の葛藤についての理解を促す

単に表面に現れた食行動の異常だけに焦点を当てるのではなく，家族内の病理のひとつの現れとして，食行動の異常を呈しているという見方，すなわち，異常な食行動をとることによって，緊張や葛藤を無意識に解決しようとしているという分析を提示した．

看護師の気もちの変化や患者とのかかわり方の気づきを促進する

看護師のさまざまな気もちを受けとめていった．また，これまでの患者へのかかわりで好ましいところは保証し，ケアの意味づけを行った．

患者のケア・かかわり方について話し合い，一貫した態度でかかわり続けることができるように支援する

①　不適切な対処行動を改善するための働きかけ
① 食べないことによる二次的利得を防ぐ
- "食べないと点滴が増えますよ"という脅すような忠告はしない．食べることだけに焦点を当てない
- 食べないというような受け入れられない行動には淡々と接し，その行動だけに関心を向けない

② スタッフへの操作的行動を減らす
- 盗み食いなど受け入れられない行動を見つけたら，罪悪感をもつことなく患者にコントロール感を促すためにも必要なことと受けとめて"それはしてはいけないことである"と明確な態度をもって注意する
- 応じられない要求，たとえば病棟の規則や治療上守る必要があると同意した約束事などに沿わないことに対しては，原則を守らせる
- 下剤の要求は便の性状，腹部の状態を確認してから返事をする

③ 欲求はコントロールできるという感覚を育てる
- 患者が食後の罪責感について話したいときや，やけ食いあるいは吐きたいという衝動にかられたときは，看護師を呼ぶように促す
- どのようなときに食べたくなるか，患者の情動，ストレスなどに焦点を当てて話し合う
- 批判をせずにアプローチを続け，患者を支援する
- 不安や緊張を食べることに結びつけずに，それを和らげ，感情を言葉で表現する方法を見つけられるように援助する

② **低い自尊心を改善するための働きかけ**
　①患者の努力には言葉にして肯定的なフィードバックを伝える
　②適切な下剤の使用による排便ができたときは，必ず肯定的な評価を伝える

> 医療チームで患者への治療・ケアについて話し合いの場をもち，共通の認識のもと協働できるように働きかける

　外科の主治医と話し合う機会をもち，病棟で起こっていること，看護ケアとして行おうとしていることを説明した．さらに，患者を受け入れることと言いなりになることは違うということを確認し，医療スタッフが患者の操作的行動に振り回されないで，一貫した対応をすることの必要性を確認した．また，精神科医と連携をとり，これまでの経過と患者・家族の現在の状態を確認，必要時チームで一堂に会し，話し合いの機会をもつことを確認し合った．

　患者の外科の主治医に対する言動と，精神科医に対する言動が食い違うようになり，外科の主治医を理想化して医療者の関係に食い違いが生じそうになった際には，医療チームが集まり，それぞれの医師に対しての言動を共有し，対応の統一化を検討した．

> 結果と評価

　看護師は話し合いを通して，否定的な気もちを抱いていたのは自分だけではないとわかって安心し，自分のなかに生じたネガティブな感情を徐々に受け入れることができるようになっていった．"やせた自分を親戚に見せたくないという母親の思惑に乗らなければ生きていけない患者はせつないよね"と患者を思いやる発言が聞かれるようになった．看護師は精神病理について理解が進むと"どうしてこのような反応になってしまうのかがわかって楽になった"と語り，看護師の気もちが安定していった．患者の盗み食い行動はしばらく続き，看護師にとっては"またか"と，ケアの成果が積み重ならず虚しい思いはつきまとったが，それをやめさせることばかりに看護師の意識が集中してしまうようなことは軽減した．それに伴って"食"に目がいってしまう患者にとって，不適切な対処行動の改善のためにどんなかかわりが必要なのかを考えるゆとりが生まれるようになった．その結果"盗み食い"をすることのほかに，緊張を発散できる行動を一緒に考え，一日の過ごし方を話し合えるようになった．いらいらしたときは，看護師と話をする，白いノートに何でも好きなことを書くなどのプランがあがってきた．看護師は，患者とともに時間を過ごし，一緒にゆったりと歩いたり，ビーズをしたりと，気分転換のための活動をケアに取り入れることも可能になった．看護師はケアをする意欲を立て直し，継続して一貫したケアを提供することができたといえるだろう．

　以上のようなケアを受けることを通して，患者は手術を受けるための体調を整えることができ，術後の傷は順調に回復し，懸念されていた肝機能，腎機能も問題なく退院することができた．

　退院前に患者が外科病棟での入院の継続を希望した際には，患者の意向を全部受け入れてしまおうとする傾向のある自分に気づいていた主治医から，みんなで話し合いたいと提案がなされ，精神科医，看護師長，受け持ち看護師，リエゾン精神専門看護師合同の話し合いの場をもつことができた．外科の開放病棟での効果的な治療・管理は困難であることから，当初の入院目的であった外科治療は終了したということで区切りをつけることで合意．患者にも主治医からそのように説明がなされ，了承された．退院後は精神科外来において引き続きフォローされることになった．また，摂食障害患者が一般科に入院しているケースは多いが，今回，外科医も交えて病棟全体で治療方針やケアを検討する土壌づくりとなった．

終末期で"否認"の強い患者への対応

事例紹介

55歳,女性.胃癌の診断を受け,手術は受けたが病巣切除不能として試験開腹に終わる.いったん,退院し自宅で療養するも半年後に腹水貯留,倦怠感,便秘などの症状が出現し緩和ケア病棟に再入院となる.入院後は,腹部膨満感や便秘,癌性疼痛などの身体症状のコントロールを目的にケアを行い,主だった症状はコントロールされ消退していた.しかし,腹部膨満感や嘔気といった症状が出現しても,あまりつらそうな表情はないが"すぐに何とかして""医者を呼んで"と昼夜を問わずナースコールを鳴らして訴える.その都度,看護師がベッドサイドに駆けつけ,症状を聴いた後,マッサージ,薬物の投与とケアを施す.出現した症状については"すぐにコントロールできない"旨を説明.解消されない症状については"先生に相談してみましょうね"と伝える.患者がうなずくので,納得したと思い引き上げると,すぐにナースコールが鳴らされ"何とかして"と訴える.その後,医師から現病状は"胃癌の進行に伴うもの"であると説明を受ける.そのときは"そうなの"と答えるものの,同じように"温めても,薬を飲んでもよくならない.何とかして.どうして楽にならないの"と訴えは繰り返された.

看護師が"先生からは,○○さんの症状はどのようなものだと聞いていますか"と問いかけると"何も聞いてない,知らない"と答えるだけで,それ以上に話は進まない.看護師は患者は自分の病状を十分理解していないのではないかと考え主治医に相談すると"自分は何度も説明してるけど,患者の理解力が悪いんで仕方ないよ"と言う.しかし主治医は,看護師が患者への病状説明を依頼するとそれには応じてくれている.患者はいつも,眉間にしわをよせ怒ったような険しい表情であり,不機嫌な印象である.症状に関すること以外,何と声をかけたり,話しかけたりしたらよいかわからない.

受け持ち看護師は残された時間をよりよく過ごせるように患者と話し合いたいが,このような状況ではケアが進まない,患者に自分の病状を理解してもらい,今後に向けて希望を引き出すにはどうしたらよいのか,そのきっかけが欲しいとのことで専門看護師(CNS)[★1]に相談があった.

アセスメントとコンサルテーションの組み立て

患者のアセスメント

情報収集のための患者面接を行った.患者は不機嫌そうであったが,今いちばん困っていることは"からだがしんどい"と"夜,なかなか眠れない"であると話した."からだがしんどい"について問うと"先生からは何も聞いていない.理由はわからない.せっかく入院したのに,だんだん悪くなっている.なぜしんどいのか,先生に聞きたいとは思わない"と真剣な表情で淡々と答え,背中を向けてすぐに"最近,病院は新しくなってきれいになったわね,隣に見えるのは何病棟?"と話題を変えてしまった.腹部膨満感についても"腸の通りが悪くなってるからみたいなんだけどね,どうなのかしら"といったんは話すが,これもすぐに"××さん(CNSの名前)はどこから通って来てるの?もうこの病院は長いの?"と,不自然なほど突然話題を変える.話は長く続かず,症状の出現に伴う不安感やつらさといった感情を表現する言葉はまったく聞かれなかった.

見当識障害や記憶・認知障害の存在はないにもかかわらず,繰り返されて行われている病状の説明を"何も聞いていない"と話し,症状に関する話題の際にはその話題を変えてしまうこと,症状や出来事にまつわる感情の表出がまったくみられなかったことなどから,このような患者の言動は,防衛機制の"否認[★2, p248]"(否定)のメカニズムに

[★1] certified nurse specialist

よるものではないかとアセスメントした．看護師にこの情報を基に話をすると"理解力がないとか，わからない，という訳ではなく'理解したくない'と思っているようにも見える"と患者の言動を理解していた．

患者は夫が面会に来ているときには，比較的穏やかで，身体症状を性急に訴えるといったことはない．夫は会社員で勤務が忙しく，長時間の面会はできないが，毎日夕方には必ず面会に来ている．患者と夫との関係は良好に見える，夫と自分たち看護師との関係もよい，と受け持ち看護師は話した．

相談者のアセスメントとコンサルテーションのタイプの見極め

相談者は患者の受け持ち看護師で8年め．緩和ケア病棟での勤務は5年めに入り，これまでもCNSとも何度も直接ケアやコンサルテーションで協働したことがあり信頼関係にある．

主治医は終末期の患者の治療経験は豊かではないが，看護師と問題を共有したり，ともに解決に向けて取り組もうとする姿勢はある．

コンサルテーションの組み立て

今後の患者に対する働きかけ方については，以下のような理由から間接的なかかわりとし，受け持ち看護師へのコンサルテーションを中心に行うこととした．それは，

① 受け持ち看護師は，緩和ケア病棟でのケア経験も豊富で，ケアチーム内でもリーダー的な存在であり，チーム員からの信頼もある
② 受け持ち看護師はケアチームや家族，主治医とも関係が良好である
③ 受け持ち看護師は問題意識がしっかりとしており，患者と今後のことで話し合うことが

できき，ケアの方向性が示唆されれば具体的なケアを展開する力量がある

とアセスメントしたからである．

患者の精神状態のアセスメントのために一度は患者を訪問したが"また，ときどきはお顔を見にきたりお話を伺いに来ますね"と患者には伝えた．

コンサルテーションの実際

看護師に対して共感的な反応と肯定的なフィードバックをする

看護師たちがこのような"待てない""いつも不機嫌そうで表情の険しい"患者のケアを続けることの労をねぎらい，問題意識をもってよりよいケアを提供したい，という姿勢に対して肯定的なフィードバックをした．

患者の反応についてのアセスメントを伝える

① 見当識障害や，記憶・認知障害はないにもかかわらず，病状の説明を"何も聞いていない"と話している
② 症状についての話題を変えてしまい，症状や出来事にまつわる感情の表出がまったくみられない

ことなどから，患者の言動は，防衛機制の"抑圧"や"否認"による言動ではないかと考えていることを伝えた．

自分に出現するさまざまな症状，医療スタッフからの病状説明などに対する，この患者のとっている"抑圧""否認"という防衛機制は，本人が無意識に抱いている強い不安—自分が自分でなくなってしまう；死に対する不安であろうと容易に推測される—からのものである．患者の心（自我）が統合性を守るために，この強度の不安を拒絶しているのではないかというアセスメントを伝えた．

つまり，この患者のこのような反応から，

① 患者は強い不安の状態にある
② しかし，このような反応は決して病的なものではなく，通常われわれも含めて誰もが状況に応じてしばしば用いている機制である

★2
さまざまな不安や罪悪感，恥などの情緒を解消して心のなかの安定を図るため自我が無意識的に用いる防衛機制のうちのひとつ．同意できない現実を無視したり，それを認めることを拒否したりして避けること．防衛機制のなかで最も単純で最も原始的なものであるとされる．

③ このような状況におかれた患者が，病状や予後といった現実を受けとめていく過程では必要となることもある過程であることをも話した．

かかわり方の提示
① ストレスの低減化
①身体の苦痛の緩和：実際の身体症状を緩和する努力は，主治医と連絡をとりながら継続する．
②不安を刺激するようなかかわり方はしない：今は，病状や症状の成り立ちについて何度も説明することなどは避け，患者が質問してきた際に簡単に質問に答えるような対応を基本とする．患者に病状や症状について言語化したり，直面化させたりするような言葉がけはしない．
③患者の感情表現を助けるような言葉をかける：〝症状がとれないのはつらいよね〟〝先生から，おなかのはりがすぐにとれないのは仕方ないって言われても，なかなか納得いかないよね，腹立たしいよね〟と症状を表出する際の患者の気もちや感情に焦点を当て，それを代弁するような声かけをする．
④日常のセルフケア行動が安楽にできるようなかかわりをする．

② 自我の補強
身体的な快体験をするようなケアの探索と，ともに時間を過ごすことの意味について伝える；ストレスを低減化させる一方で，自我にエネルギーを補給するケアを探す意味で，CNSは患者にとって〝快体験〟はないかと看護師に問いかけた．看護師は〝背部のマッサージが'気もちよい'といってよく希望されたけど，勤務帯でスタッフの数が少ないときには難しいこともあってなかなかできないで困っていた〟と話した．CNSは患者にとって，背部のマッサージは心身ともに安心感と安楽を提供できるケアであり，看護チームだからこそ継続して提供できるケアだと考えた．難しいときもあるだろうが，時間的にも心理的にもゆとりのある時間をつくり出して〝直接患者に触れる〟ケアを継続することが，強い不安状態にあり否認という防衛機制を用いることで自分の心の安定を図っている患者に対し，意味があることを伝えた．

患者との信頼関係をつくり，患者に穏やかな時を過ごしてもらうためにも，状況によっては患者の希望する時間にケアを提供できない場合もあるかもしれないが，そのようなときにはこちら側の現状を伝え，必ずマッサージしに来るということを保証して，時間の変更を伝えるように話した．

③ 安心感を提供し，穏やかな心もちでいるときに直面化を促す
平素の険しい表情が和らいできたころに，今後どうしたいと考えているか，何をしたいか，といった希望を聴いてみる．

マッサージをしている時間などは，そのよい機会であり，さりげなく聴いてみるとよいかもしれないことを伝えた．

結果と評価

患者のおかれた状況や患者の反応への共感的な理解が進んだ

コンサルテーションのプロセスで看護師は，患者は術後まもなく癌性腹膜炎による症状が出現してしまい，あまりいい時を過ごせず，悔しいであろうこと，自分たちが聞かせていたのは，厳しい話ばっかりで〝そんな話聞きたくない〟と耳をふさいでいる患者の耳元で，無理に嫌な話をしたり，ふさごうとしている両手を離させようとしているようなものだった，と患者の心理的状況の理解と自分たちのかかわり方のまずさに気がついていった．〝何度説明しても無駄ですよね．理解してもらおうとしていたことがまったく逆効果でしたね．医師にもこのことを伝えます〟とも話した．

現在継続している看護の見直しとケアの意味に気がつく

今まで行ってきた症状緩和の取り組みを続けることについても，精いっぱいやってはいるが，ま

だほかに何かないかなとあきらめずに思っていたこと，自分たちでやっているマッサージも症状をとる（症状緩和）ために必要で，最後まで看護でできること，ついつい薬でコントロールという方向に走りがちであること，などについて話し，看護師が継続して行う身体ケアが患者にとっていかに効果的であったかに気がついていった．

患者にも看護師にとっても具体的で意味のあるケア方法が探索された

患者がマッサージの希望を訴えるのは夜間が多いこと，患者の希望にはそいたいが，眠前の慌しい時間に一回につき30分近くひとりの患者につきあうのは時間的にも余裕がないと思っていたことに，看護師は気がついていった．無理に夜10時に寝てもらおうと考えるから"時間がない""無理"と思うので，眠る時間を患者に合わせて遅くしたら深夜勤務帯になれば看護師側の時間の余裕はできると，そのときには，何か話そうと無理に思わずに，そばにいてマッサージをしてあげるだけでもいい，と効果的なケアを継続するための新たな方法を見いだしていった．

その後，看護師は背部マッサージを継続してできるように患者と相談し，ケアプランを立てた．このケアプランは，チームで共有され，深夜勤務帯に交代した看護師が"ちょっと○○さんのところにこもってます"とおどけて話しながら，連日30～40分，病状の話はいっさいせず，眠剤の投与と並行して背部マッサージを続けた．

患者は自分のつらい気もちを語り，今後についての相談をするようになった

看護師がこのケア計画を立案して1週間ほどして，患者は"がんってこんなにしんどいものだったのね．早く見つけていたら根本的に治せてもらえていたのに，もう治らない．どうにもできない．今から何を希望に生きていったらよいのかしら"と，疾患や症状に伴うつらさや苦しさをケアチームに話すようになったということであった．看護師は共感的に患者に接しながら"夫のために生きていく"という患者の思いと希望を聴き，自宅へ一時外出できるよう具体的に調整したり，夫との情緒的な橋渡しの役割をするようになった．患者は"現実を受けとめるまではつらかった．今のような状況になって生きることのたいせつさを再認識した．前よりも夫との会話や2人で共有してきたことがたいせつに思えるようになった"と看護師に話した．看護師も患者のケアについて"ぐっと患者さんに近づけた気がする．すごいですよ，○○さん"と，患者の経過や言葉をCNSがフォローのために病棟に出向くたびに話してくれた．

●文献

1) G・W・スチュアート，S・J・サンディーン（樋口康子，稲岡文昭，南 裕子 監修）：新臨床看護学体系，精神看護学Ⅰ．p203，医学書院，1986．
2) Edwin R. Wallace（馬場謙一 監訳）：力動精神医学の理論と実際．pp73-80，医学書院，1996．

III—コンサルテーション

3 コンサルテーションの実際
2- 看護師自身の問題に焦点を当てたコンサルテーション

医療不信を訴える家族に怒りを感じ，歩み寄れない看護師のサポート

事例紹介

　患者の家族が医療スタッフに対して不信感を抱いており，どのように対応していいかわからない，ということで，看護師からコンサルテーションの依頼があった．

　患者は63歳の末期の子宮癌患者である．

　医師も看護師も，患者の病状や治療，検査，処置などについて，患者と家族に丁寧に説明をしながら進めているのにもかかわらず，家族（特に長女）は"説明されていない．聞いていない．家族をないがしろにしている"と不信感を訴える．患者との関係は良好である．家族のそのような態度に，医療スタッフのほうも家族に対して次第に怒りを感じるようになり，両者で歩み寄れない状況に陥っている，という相談であった．

アセスメント

　情報収集した結果，医療スタッフと家族との認識のずれには，次のような家族状況がかかわっていることが推察された．

　医療スタッフに不信感を訴える家族は主に患者の長女であったが，彼女はこれまで母親である患者の世話を次女，三女に任せて，自分はほとんど世話をしてこなかった．しかし，病状が悪化して自分が世話をするようになって初めて母親の病気の重大さに直面した．医師から詳しく病状を説明され，状況が厳しいことを知れば知るほど，不安が増し，状況認識が困難になった．母親を失うことの不安や無力感が医療スタッフへの怒りとして置き換えられた．

　"家族をないがしろにしている"という発言は，長女自身が母親の病状を知らず，自分が母親（家族）をないがしろにしてきたという罪悪感を医療スタッフに投影していることが考えられた．医療スタッフは，不信感を訴えられれば訴えられるほど，長女が状況を認識できるように詳しく病状説明をした．その結果，長女は母親を失うという不安をさらに深める，という悪循環になっていると考えられた．

　また，医療スタッフのほうは，長女から怒りをぶつけられ，自分たちはきちんと説明してきたにもかかわらずそれが認められていないことに，また不合理な怒りに対して，怒りをもって反応していた．

コンサルテーションの組み立て（介入計画）

　コンサルテーションにおいて，看護師に対しては次のような働きかけを行うことを計画した．

① 医療スタッフが，自分自身の怒りや不満感などのさまざまな感情についてカタルシスできるよう支援する

② 起こっている状況の理解，とりわけ家族の"患者の死の受容"の課題について医療スタッフの理解を深める

③ 医療スタッフが，自分と患者・家族との関係やかかわり方を冷静にとらえ直すことができるように働きかける

④ 家族の表現する言葉の裏にある不安を受けとめ，家族を支援できるような具体的な働きかけの方法（実践内容の項に記す）を提案する

コンサルテーションの実際

①医療スタッフのカンファレンスを開き，家族とのあいだで起こった出来事や，それに伴って生じた気もちや感情（怒りや無力感）を出し合い，カタルシスを図った

②家族から向けられた不合理な怒りの裏にある家族の気もちについての理解を促した

③①②を通して，医療スタッフが，自分と患者家族との関係やかかわり方を冷静にとらえなおすことができるように支援した

④看護ケアの方法として，家族とのかかわり方について次のような提案をし，看護師は実践した

ⅰ相談時，看護師は家族と交換ノートをつけていた．目的は看護師が家族に説明したことを証拠として残すことで，家族メンバー間でのずれを生じないようにするためであった．この交換ノートの目的を変え，看護師が患者や家族に対して気にかけていること，患者の安楽を目指して家族とともにケアをしたいと思っていること，看護師が感じたり思ったりしたことを伝える媒体にする

ⅱ患者のケアを極力，家族，特に長女とは一緒に行うようにする．そのケアが患者にとってどのように役立つものであるかを伝える

ⅲ家族と一緒に患者にとって安楽な，心地よいケアについてアイデアを出し合い，実施する

ⅳ家族メンバー間でも意見や情報の交換を密にしてもらうように家族に依頼する

結果と評価

看護師は，家族の怒りや不満感の大部分は，家族自身のなかの不安や無力感，そしてやり場のない怒りの置き換えとして起こっていることが理解できた．それによって家族に対する見方が変わり，ケアへの意欲を再びもてるようになった．また，看護師が家族との交換ノートや会話のなかで，患者や家族を心配している気もちや，患者を安楽にしたいという考えを伝えるようになったことをきっかけに，家族も次第に不安感や感謝の気もちをノートに書くようになり，家族-看護師関係が改善していった．その後数カ月で患者は他界したが，家族は看護師に，自分たちも患者の世話ができた，という満足感や感謝の気もちを語っていたということであった．

終末期患者を前にして無力感，自責の念を抱く看護師のサポート

事例紹介

終末期にある右中咽頭癌患者を担当している3年めのB看護師から，患者のケアについて相談があった．

患者は35歳の独身男性で，1年前に右中咽頭癌の診断のもとに放射線治療を行っていたが，2カ月前に頸部の腫脹および疼痛の増強のために再入院してきた．入院当初から放射線治療と強力な抗悪性腫瘍薬による治療を行ったが効果がなく，また患部の軽度の持続痛に加えて，時折生じる間欠的な激痛に対して，鎮痛薬を日々微調整しながら使用している状況であった．

患者は医師から病名の告知を受けており，今回の状況については"腫瘍が大きくなっているので，今できる治療をやってみましょう"と説明されていた．

入院経過のなかで患者の表情は日増しに険しくなっていたが，自ら医師や看護師に苦痛や不安や悩みを訴えることはなく，激痛のときはベッドにうずくまってじっと耐えている様子であった．トイレ以外はベッドから離れることがなく，日常のケアも"何もしたくないから"と断ることが多く，この2週間ほど夜間睡眠も十分にとれていない様子であった．

患者は数年前から，家業の相続や結婚問題から両親との折り合いが悪く絶縁状態になっていたが，状態の悪化に伴い母親だけが週1回面会に訪れるようになった．また，医師から患者に病名告

知はされていたが予後についての説明はされておらず，母親は医師との相談のなかで残された時間をホスピスで過ごしてほしいと願い，息子に話すタイミングを見計らっていた．

患者の初回入院から担当してきたB看護師は，患者の病状と複雑な家族関係に同情するとともに，言葉数が少ないなかでも患者との信頼関係は築けていると自負していた．しかし，今回の入院における患者の様子は今までと異なり誰をも寄せつけない雰囲気があって，B看護師は何か自分が拒絶されているような気がして，どのように患者にかかわるべきかと思い悩んでいた．そんな状態が続いているある日，訪室したB看護師に患者は切羽詰まった表情で"この喉の腫瘍を手術で全部切り取ったらよくなるんじゃないか，早く治療してもらわないと治らない…"と全身の力を振り絞って訴えてきた．B看護師は患者の突然の訴えに戸惑い"医師に相談してみましょう"と答えるのが精いっぱいで，そんな自分を情けなく思い患者を訪室するのがつらく感じるようになってきた．家に帰っても患者のことが頭から離れず，涙が出たり眠れなくなることもしばしばみられるようになった．B看護師からの相談内容は，このような状況にある患者にどのように接し看護していったらいいのかアドバイスしてほしい，というものであった．

初期アセスメント

患者のアセスメント

患者は治療の効果が期待できなくなってきたことを実感し，取り去ることのできない疼痛と生命への危機感のなかで強度な不安を抱えていると判断される．患者はこの不安に対して，必死に耐えていると解釈される．また，始終臥床しがちで周囲や自分の身辺に関心がもてず，また不眠状態が持続していることなどから，反応性の抑うつ状態も念頭に入れながら経過を追って継続的にアセスメントする必要があった．

家族のアセスメント

母親は患者の状態を心配しつつも，今までの確執から息子の気もちに近づき自分たちの思いを伝えていくことをためらっている様子がうかがわれる．ひとりで苦痛に耐えている息子に対して，残された日々を苦痛や苦悩から解放されてホスピスで穏やかに過ごしてほしいと思っているが，患者の心の状態がつかめず，どの時点で話をすべきか戸惑っている．家族についての情報が不足しており，経過のなかで家族それぞれの患者に対する受けとめ方やニーズを把握していく必要がある．そしていずれは，家族が患者に対して自分たちの思いを素直に表現できるように，また看護師が家族と一緒に患者を支えていく存在であることを理解して協働できるようになるためには，家族へのかかわりが重要となる．

B看護師のアセスメント

B看護師は，患者の苦痛や苦悩を目の当たりにしながらも，それに対して何もできない自分たちに無力感や罪責感を抱いている．そして，患者の沈黙がそのような自分たちに対する"何もしてくれない"という無言のメッセージと受けとめられ，私生活の場でも患者のことが頭から離れず情緒的に巻き込まれている状態といえる．B看護師は，今まで何人もの終末期患者を看護してきた経験をもっている．しかし，今回の患者とのかかわりのなかで気もちが大きく揺れ動いており，その背景にある要因をアセスメントするための情報が不足している．最終的には，B看護師が自己の感情に気づきながら情緒的安定を取り戻し，患者の苦悩を受けとめ，患者に添ったケアを実践できるように，B看護師に対する情緒的支援とケアの具体的方法を提示する必要がある．

コンサルテーションの組み立て

アセスメントから，この事例における問題状況を整理すると，終末期にある患者の症状悪化に伴う沈黙やかかわりの回避を，看護師も家族も自分たちへの拒絶と受けとめ，その不安から患者と心

理的距離を置くようになり，その結果患者は孤立無援の状態に陥っている．そのようななかで，看護師は患者に情緒的に巻き込まれて冷静な対応ができなくなっている．リエゾン精神専門看護師として誰にどのようにアプローチすることが，この患者に対する全人的ケアにつながるのかを見極め，コンサルテーションの組み立てを行っていく．

アプローチ方法の検討

B看護師は，的確な患者の全体像や自己の感情に関する説明内容から，看護師として臨床実践能力が高いものと判断される．また，今までの患者との関係性のなかで，患者はB看護師への信頼感があるからこそ，今回の沈黙を破っての訴えにつながったものと考えられる．したがって，B看護師が情緒的に安定し，患者へのアプローチの方法が具体的にみえるようになり，患者へのケア意欲を取り戻す，などの看護師のエンパワメント★を図ることを目的に，コンサルティ中心のコンサルテーションを行うことにした．

看護師のコンサルテーション

患者の受けとめ方や患者とのかかわりにおける困難さなどについて，B看護師との面接のなかで明らかにし，患者へのアプローチの方法について一緒に考える．また，患者からの訴えに対しては，医師との調整を行いながらどのように対処すべきかについて検討する．そして，患者を取り巻く複雑な家族関係については，B看護師が中心となって家族に関連する情報収集を行い，母親と面談することを通して家族と協力しながら患者の支援ができるような体制づくりをする．

コンサルテーションの実際

リエゾン精神専門看護師は，B看護師へのコンサルテーションを中心としたかかわりを行った．B看護師は初回面接のなかで，最初は患者や家族のケアの困難さについて語っていたが，患者の精神状態を一緒にアセスメントしている際に"実は終末期にあるこの患者にかかわっていると，数年前に癌で亡くなった従姉妹のことが思い出されてつらくなる"と告白した．

状態が悪化していくなかで，病名も予後も告知されていない従姉妹は，さまざまな疑問を当時は看護学生であったB看護師にぶつけてきたが，偽りの対応をせざるをえないことが多く，徐々に従姉妹は寡黙になっていった．ちょうどその状況が今の患者と重複し，過去の従姉妹に対するさまざまな感情が思い起こされ，それがB看護師の自責の念や無力感を助長し，苦悩する患者に立ち向かえない要因となっていることが明らかになった．そして，患者からの"何もしてくれない"というメッセージとしてとらえていたものが，実は自分のなかの問題であり，過去の従姉妹に対する無力感，罪責感を患者に投影しているものだったと解釈された．

看護師へのかかわり

① B看護師の体験を受けとめ，そのときの思いについて十分にカタルシスできるようにかかわる

B看護師は"あのときの自分の気もちを話すのは初めて"と語るように，今まで抑圧していた自己の感情を表出し，それがありのままに受けとめられる体験を通して，過去の従姉妹とのかかわりにおける葛藤と，それに対する自己の防衛機制に気づき，自分自身を客観的にとらえられるようになっていった．

② 患者の精神状態のアセスメントと具体的なケア方法を検討

現在の患者の精神状態については，生命に対する危機感が迫るなかで患者の不安は増大し，抑圧・否認などの防衛機制を駆使しながら自分を保とうとしているものとアセスメントできた．こ

★
empowerment：〝em（〜を与える）〟という接頭語が示すようにパワーを与えるという意味であり，元来は法律用語として公的・法的に人に権利を与えるという意味で使われてきた．近年は能力開発・経営・教育・社会福祉など多岐にわたる分野で使われている．ある状況のなかで無力だと思われている人やグループの潜在能力を認め，意思決定や参画の機会を提供することで，その人やグループがパワーを自覚し，発揮していく過程をいう[1]．

ような患者の精神状態をありのままに受けとめ，患者を頻回に訪室しながら患者のニーズを理解しようという姿勢は重要であり，そのための具体的なケア方法を提案した．また，患者の苦痛を最小限にするために，医師とともにペインコントロールの見直しを行い，さらに患者に対する細やかなセルフケア援助やリラクセーションに関連する指導を行った．

③ 家族の感情表出を促し，患者支援に向けて協力体制づくりを提案する

B看護師は，気もちが安定し，患者へのケアを積極的に行えるようになった時点で，母親と面接を行った．その結果，残された時間を少しでも苦痛のない穏やかな状態で過ごしてほしいという両親の患者に対する思いを引き出すとともに，患者のいちばんの理解者である海外出張中の弟が一時帰国して，家族内の調整役を担うこととなった．そして，時間の経過のなかで患者と両親との和解が成立し，頻回に面会に訪れる両親の姿が見られるようになった．

▶ 結果と評価

B看護師はリエゾン精神専門看護師とのかかわりのなかで，従姉妹への思いをカタルシスすることによって過去の体験が現在の患者に大きく影響していることに気づき，情緒的安定を取り戻し，患者や家族へのケアに意欲的に取り組めるようになっていった．

患者からの訴えを契機に，医師と看護師との話し合いが頻繁にもたれるようになり，患者に対する病状説明や疼痛をはじめとする症状コントロールを積極的に行った．そのようなかかわりを通して，徐々に患者からの反応も見られるようになり，限られた環境のなかで喫煙などの患者の嗜好を取り入れながら，患者のQOLを目指したケアが展開された．患者はコンサルテーションの約1カ月後に，咽頭腫瘍の急激な増大による気道狭窄を起こし，その数日後に呼吸停止で亡くなった．

B看護師は"家族と一緒に患者に寄り添いながらできるだけのことは尽くした"という思いをもって看取ることができた．

このケースは，患者をケアする看護師の情緒的巻き込まれの背景にある要因を明らかにし，看護師の臨床実践能力をアセスメントしたうえでコンサルテーションを中心とした患者と家族への間接ケアを行ったものである．その結果，看護師のエンパワメントが図られ，患者や家族に対するケアが充実できた．

● 文献

1) 和田 攻, 南 裕子, 小峰光博 編：看護大事典. p311, 医学書院, 2002.

IV

看護師のメンタルヘルス支援

はじめに

看護師のメンタルヘルス向上を支援することは，リエゾン精神専門看護師の大きな役割のひとつである．この章では，看護師のストレスとメンタルヘルスに与える影響を概観し，リエゾン精神専門看護師によるメンタルヘルス支援の特性，そして事例を通した具体的な介入について述べる．

看護師のメンタルヘルス

近年の社会，経済的な動向を背景に労働者のストレスは年々増加し[★1]，職場におけるストレスマネジメントは産業社会において重要な課題となっている．

看護職のメンタルヘルスが注目されるようになったのは，1970年代の米国において対人サービス職に特有の燃え尽き現象[★2]が広く知られるようになってからであろう．日本においても，燃え尽き現象をはじめ看護師のストレスについて多くの研究が行われてきた[1)]．それらには看護師の精神的健康度をBurn Out尺度やGHQ[★3]，NIOSH[★4]職業性ストレス調査票など信頼性や妥当性が確立された尺度を用いて明らかにしたものや，面接法を用いて看護師のストレス状況を質的に分析した研究などがある．研究対象者も病院全体，そしてターミナルケア，訪問看護，精神科看護，集中治療室や救急看護，不妊看護領域など特定の看護領域や部署に焦点を当てたものがあり，また他職種と看護師の比較を行ったものなどさまざまである．これらの結果からは，看護師は医師に比べると2倍以上の比率で燃え尽き状態，神経症群であることや，教員，養護施設職員，事務職員など対人サービスの職業のなかでも看護師は情緒的疲弊が高いことが示されている[2)]．医療従事者はストレスフルな職業のひとつといわれるが，そのなかでも看護師のストレスの高さは注目されている．

看護師のストレッサーとストレス反応

それでは，どのような状況のなかで看護師は燃え尽き，情緒的疲弊状態に陥っていくのだろうか．NIOSHによる職場ストレスモデルは，労働者のストレッサー（ストレスの原因）とストレス反応，それらに影響を与える要因を理解するうえでの枠組みを提供している（図IV-1）．仕事上のストレッサーおよび家庭などの仕事外のストレッサーは労働者のストレス反応（急性反応）に影響し，ストレス反応は長期的に疾病などの健康障害に進展する可能性があると考えられる．そしてストレッサーとストレス反応との関連に関与する要因として個人要因，仕事外の要因，緩衝要因がある．このモデルから，看護師のストレッサーやストレス反応について考えてみたい．

看護師にとってのストレッサー

仕事上のストレッサーとしては，多様な職種に共通する一般的なものと，職種特有のものに分類されよう．厚生労働省が行った調査[★1]では，仕事や職業生活での強い不安，悩み，ストレスの内容として第1位にあげられたのが"職場の人間関係

[★1] 平成19年（2007）に行われた"労働者健康状況調査結果"（厚生労働省大臣官房統計情報部）では，職業性ストレスを感じている労働者の割合は58.0%という結果であった．

[★2] 燃え尽き現象とは，長期間にわたり人に援助する過程で，心的エネルギーが過度に要求された結果，極度の心身の疲労や感情の枯渇を主とする症候群であり，卑下，仕事嫌悪，思いやりの喪失を症状とするものである．

[★3] GHQ（The General Health Questionnaire／日本語版GHQ精神健康調査票）．ゴールドバーグ（Goldburg）によって開発され，企業，学校，医療機関などで広く利用されている．主に神経症の症状把握を主眼としており，精神的健康度の指標として，①身体症状，②不安と不眠，③社会的活動障害，④うつ状態に関連する因子に対応する項目からなる．

[★4] NIOSH；National Institute for Occupational Safety and Health；米国国立職業安全健康研究所．職業性ストレスモデルについては，次の文献を参照．原谷隆史：最近の職業性ストレス研究の動向．予防医学，42：7-15，2000．

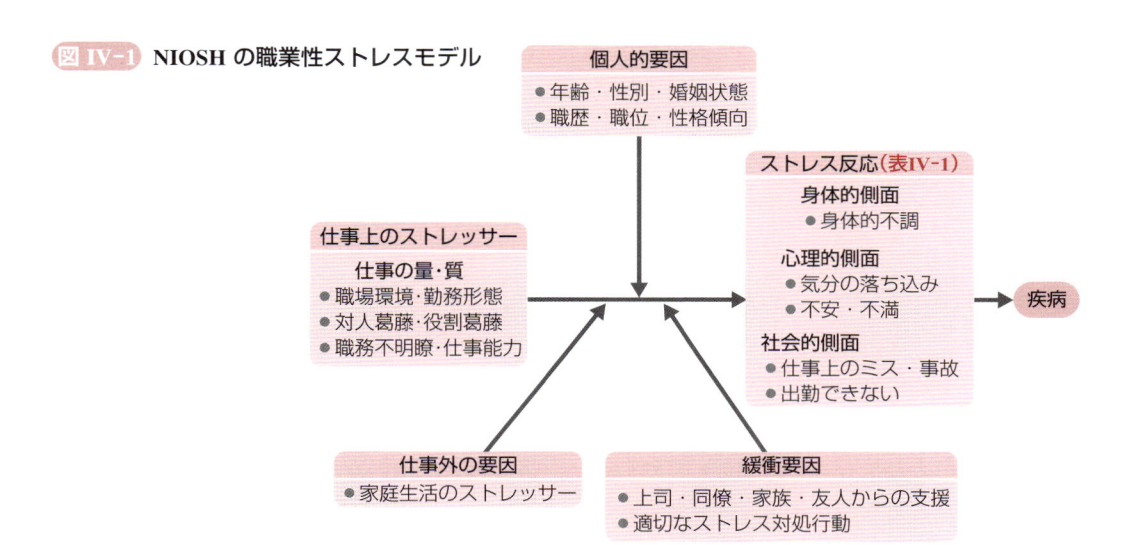

図IV-1 NIOSHの職業性ストレスモデル

個人的要因
- 年齢・性別・婚姻状態
- 職歴・職位・性格傾向

仕事上のストレッサー
仕事の量・質
- 職場環境・勤務形態
- 対人葛藤・役割葛藤
- 職務不明瞭・仕事能力

仕事外の要因
- 家庭生活のストレッサー

緩衝要因
- 上司・同僚・家族・友人からの支援
- 適切なストレス対処行動

ストレス反応（表IV-1）
身体的側面
- 身体的不調

心理的側面
- 気分の落ち込み
- 不安・不満

社会的側面
- 仕事上のミス・事故
- 出勤できない

→ **疾病**

であり"仕事の量""仕事の質"と続いている．看護師の職場においても，これらの要因が相互に関連し合いながら，看護師のストレス反応に影響を与えていると考えることができる．これら3つの側面から看護師にとってのストレッサー，ストレス要因をあげてみる[★5]．

① 職場の人間関係

看護師は患者・家族，そして医師をはじめ多くの他職種とかかわり，協働しながら看護を行っている．看護師はチームで仕事をしており，チームメンバー間の調整役割を看護師自身が担うことが多いため，さまざまな価値観，考え，役割をもつ人びととの関係のなかで，当然，葛藤が生じることがある．

① 患者・家族：看護師は患者・家族の病気や障害に伴う不安や怒りなどのネガティブな感情をぶつけられる対象となりやすい．患者・家族に共感的でありたいという一方で，とても受け入れられないような態度を示されれば，看護師自身に怒りの感情が引き起こされることも当然生じてくる．しかし，怒りなどネガティブな感情は看護師にとっては受け入れ難く，自責の念や強い葛藤を引き起こすものとなる．

② 医師：医師-看護師関係は対等であるといわれながらも，実際はそうではないことが多い．看護師は治療上の指示を医師から受けるが，治療以外の看護の責任範囲である場面においても慣習的に医師の指示を仰ぐなど，医師-看護師関係＝指示-従属という関係を看護師自身が無意識のうちに維持させていることさえある．それは専門職業人として自立して判断し，行動するという看護師の自律性やアイデンティティを脅かすものとなる．また，看護師は患者の要求と医師の指示とのあいだで板挟みになり，葛藤を感じることもある．

③ 看護師長・同僚などの看護チームメンバー：上司である看護師長や同僚との関係など，身近な人間関係上の葛藤はストレッサーとして看護師のメンタルヘルスに直接影響を与える．反対にストレスと社会的支援の研究から明らかなように，職場の対人関係が支援的であれば，仕事上のほかのストレッサーを緩衝するという側面もある．看護チームメンバー間に緊張関係があり"自己主張をして他者と衝突するよりも黙って従って

[★5] 看護師の実践活動の場は多種多様であり，看護師のメンタルヘルス支援にあたっては，個々の職場環境を考慮していくことが重要である．しかし現在，リエゾン精神専門看護師は病院組織を中心に活動していることから，ここでは病院に勤務する看護師のストレッサーに焦点を当てている．

いたほうがよい"と考え，率直に自己表現や互いに批判をし合えないチームでは，創造的，主体的に看護ケアについて検討ができないために，それは看護の質を左右する事態となる．

② 仕事の質

① 専門的知識や技術に裏づけられた確かな看護実践が常に求められる：医療技術は日々進歩し，医療の高度化，専門分化に対応しうる最新の専門的な知識，それに裏づけられた高度な技術，確かな看護実践が看護師には求められている．看護の基礎教育を終えた後も，看護師として独自に判断して行動できるようになるまでには多くの学習や経験が必要である．継続的な自己研鑽のための努力が必要であり，特に新卒看護師では，休日返上で勉強会に参加し，自己学習に多くの時間を費やさなければ業務に追いつかず，ストレスからの回復に必要な休養すらままならない時期が続く．

② 役割のあいまいさ・役割葛藤：看護師は専門職として主体的に判断し，行動することが求められる一方で，診療の介助など医師から指示を受け従属的な役割を担っている．また他職種が担える業務との重なりや役割境界があいまいなために慣例的に看護師の業務として行っていることが少なくない．たとえば病棟における薬剤の準備や管理，リハビリテーションや検査の送り迎えなどは薬剤師や理学療法士，検査技師の仕事ではなく，看護師が多忙な業務の一部として行っていることのほうが多い．本来の看護業務に専念できないことへのジレンマ，学生時代から思い描いてきた患者中心の看護が必ずしも理想通りに実践できるわけではないという現実と理想とのギャップ，いつしか繁雑な業務に追われ，滞りなく仕事を遂行していくためには患者から声をかけられたくないと思っている自分に気づき，強い罪悪感を抱くかもしれない．またベテラン看護師は高度な専門的知識や技術，そして自らの判断や実践に自信をもっていながら，たとえ新卒の未熟な研修医であったとしても医師からの指示がなければ独自に行動できないことにジレンマを抱くこともある．

③ 倫理的葛藤：看護師がよりよい看護のあり方を考え，そのために自分が何をなすべきかを常に問うことは倫理的問題にかかわることである．看護師が働く医療現場は，患者の日常生活支援から出生前診断，救命や蘇生処置，臓器移植など生命操作にかかわることまで幅広い倫理的問題にあふれた場である．"看護者の倫理綱領"[★6]にあるように，専門職である看護師は，人びとの尊厳や権利を尊重した看護実践を行いたいと思う一方で，それが容易ではない現状に直面し，強い葛藤を感じている[★7]．たとえば，家族の強い意向によって患者にがんの告知がなされず，患者の意思確認や知る権利が十分に尊重されていないと感じる状況，自殺企図患者を救命するという使命をもちつつ，一方で死にたいと思っている患者の意思に反する行為を行っていること，また病気の治療や症状の軽減，そして悪化を予防するために必要な医療行為や看護行為そのものが，患者に苦痛を与えることもある．このような葛藤状況は問題にかかわる人びとを巻き込み，個々の看護師に精神的動揺を引き起こす．また，医療チーム全体の協働を困難にさせることもある．

[★6] 日本看護協会による"看護師の倫理規定"は，2003年に15年ぶりの改訂がなされ"看護者の倫理綱領"となった．看護実践にあたり専門職として引き受ける範囲が明確にされ，生きる権利，尊厳を保つ権利をはじめ，ケアの対象である人びととの人権を尊重することなど看護師の行動指針となるように倫理的価値が明文化されている．

[★7] ダニエル・F・チャンブリス（Chambliss, Daniel F）は，看護師が日常業務のなかで倫理的問題をどのようにとらえ，対処しているかを長年にわたるフィールドワークと多数の現役看護師へのインタビューから記述している（Chambliss, DF＜浅野祐子訳＞：ケアの向こう側—看護職が直面する道徳的・倫理的矛盾．日本看護協会出版会，2002）．そこでは，看護における倫理的問題は，看護師が病院組織のなかで従属的立場にあることから生じる権力の衝突であり，心理的ジレンマではなく政治的衝突であり，倫理的問題は保健医療システム全体が生み出したものであると述べている．

④ **責任の重さとリスクの高さ**：生命の危機状況にある患者の治療やケアを行うことや，自分が行った処置やケアのミスが患者に致命的な結果をもたらすという仕事上の特性から，看護師は人の生命にかかわる責任の重さと，それに伴う強い緊張を余儀なくされる仕事である．医療ミスが連日のようにマスコミで報道され"いつか自分も事故を起こすのではないか"という不安を看護師は常に抱えている．かつて看護職は 3K（きつい，汚い，危険）といわれたように，院内感染や放射線被曝，患者の移送・移動に伴う腰痛など作業環境や業務遂行に伴う看護師自身の健康問題へのリスクを負っていることも否めない．

⑤ **感情労働としての側面**：看護師は患者の死に直面することや，不安や抑うつ，怒りや絶望感などを抱いた患者をケアするなかで自分自身の感情を強く揺さぶられる．他者の感情を扱い，感情の制御を中心要素とする労働を感情労働といい，看護師は肉体労働，頭脳労働とともに感情労働の側面をもっていると指摘されている[★8]．患者との適度な心理的距離を保つことは看護師自身が燃え尽きないためにたいせつであるが，反対に巻き込まれまいと距離をとりすぎると，患者にコミットできず，感情のこもらない表面的な対応となってしまったり，たとえば"○○号室のがん患者"といったように患者を非人格化することによって自分の感情が揺さぶられないよう無意識の防衛をすることもある．感情の枯渇は，燃え尽きた看護師に特徴的にみられる反応である．

③ 仕事の量

① **業務量の多さ**：他種職が担える役割が看護師のルーティン業務として行われ，さらに近年の景気の低迷などの影響を受けて看護職員が削減され，ひとりの看護師にかかる業務量は増加している．看護師は時間的，精神的にゆとりのない状況のなかで看護を行っており，ひとりの患者に十分な時間がかけられない，看護本来の仕事ができないという欲求不満や無力体験につながっていく[★9]．また医療チーム内で葛藤が生じたときにも業務に追われてしまい，チームメンバー間で問題を共有する時間がとれないために小さなすれ違いを修復できずに葛藤が大きくなっていることもある．

② **長期間労働**：交代勤務を従来の 3 交代勤務から 2 交代勤務へ移行させている施設もある．夜間の交代勤務自体，人の本来のサーカディアンリズムに反するものであり，さらに仮眠がほとんどとれず，高い緊張状態が続く長時間労働は，身体的，精神的に看護師を疲弊させる．

看護師のストレス反応

職業性ストレスモデルから理解できるように，同じストレッサーが加わったとしても，看護師個人のストレス耐性や社会的支援の有無などによって，ストレス反応が現れるか否か，そして，その程度は異なる．ストレス反応は，①心理・情緒的側面，②生理的・身体的側面，③行動的側面において認められる（表 IV-1）．

① 心理的・情緒的側面

不安，緊張，無力感，抑うつ感，自己不全感などが精神的苦痛や悩みとして体験される．周囲の人びととの関係から悩んでいても気づかれない，周囲に知られたくないとひとりで悩みを抱え込んでいることもあり，問題が表面化した際に"そんなに悩んでいるとは思わなかった"という場合も少なくない．先輩看護師が新人看護師に強い口調で指導したところ，翌日から出勤して来なくなる

[★8] 感情労働については，以下の文献などを参照．
- 武井麻子：感情と看護—人とのかかわりを職業とすることの意味．医学書院，2001．
- James, Nicky：Emotional labour：skill and work in the social regulation of feeldings. The Sociological Review, 37（1）：15-42, 1989.

[★9] 日本医療労働組合連合会が 2000 年 11 月実施した"看護現場実態調査"によれば，看護師は劣悪な勤務状況のなかで働いており，約 85％ の看護師が医療事故が続発している原因は忙しさととらえ，健康であると回答しているのは 30％ に満たず，慢性疲労を抱える看護師は，約 80％ と報告されている．

表Ⅳ-1 ストレス反応の現れ方

	心理・情緒面	身体面	行動面
症状	不安・緊張・いらいら・抑うつ・不平不満の多さ・興奮・混乱・意欲減退・自信喪失・配転希望や退職願望	不眠・慢性疲労感・倦怠感・循環器系症状（動悸・発汗など）・筋・神経系症状（肩こり・頭痛など）・消化器系症状（食欲低下・下痢・便秘・胃痛など）	遅刻・欠勤・作業能率の低下やミスが増える・同僚とのつきあいを避ける・さ細なことで口論・大酒・大食・睡眠薬の乱用・生活の乱れ

など，もともとのストレス耐性の低さから，さ細なエピソードに反応して不安定になるなど周囲の人びとにとっては予想外の反応を示す場合もある．

② 生理的・身体的側面

倦怠感，易疲労感，発汗，不眠，食欲低下，心悸亢進，頭痛，腹痛，下痢などさまざまな身体症状として現れる．身体疾患と考えて自ら内科的診療を受けていることもあるが，明らかな器質的問題を認めず不定愁訴が長期化していることも少なくない．またストレスが器質的な問題を生じさせることになり，心身症に発展する場合もある．痛み，不眠などの身体症状に対して長期にわたる薬物服用が続くことから，睡眠薬や鎮痛薬の依存が生じている可能性もある．

③ 行動的側面

遅刻，突発休暇，仕事の効率や達成度・遂行度の低下，ミスを繰り返すなど職務遂行上の問題として現れる．また患者，同僚，看護師長，医師など仕事のうえでの対人関係や家族，友人，恋人など身近な人びととのトラブルが生じやすくなる．深酒や飲んで暴れるなどの問題飲酒や薬物への依存，自傷行為や自殺企図などの行動化に至る場合もある．行動面への現れ方は周囲にいる同僚や看護師長によって比較的気づかれやすいために相談や支援へと結びつきやすい．しかし反面，不安を意識できず抑圧，否認されると仕事上のミスや対人トラブルなど周囲からみれば不適切と思われる行動を本人がさまざまな理由をつけて正当化，合理化するために，防衛的な態度が優勢となった場合には周囲が振り回されてしまいがちである．業務上のミスを繰り返し，仕事の達成度が顕著に遅い看護師が周囲からの指導にもかかわらずいっこうに改善せず，周囲の焦りや次第に厳しくなる態度の一方で，仕事ができないことに対する切迫感が本人からは感じられず，何を考えているのかわからない，この先，どのように指導していけばよいか周囲が途方に暮れるといった状況である．

なぜ看護師のメンタルヘルス支援が必要なのか

看護師はさまざまなストレッサーに曝されており，それが個人の対処能力を超え，心身のバランスを維持することが困難になったときにはストレス反応として現れることを述べてきた．

これらを踏まえ，看護師のメンタルヘルスを支援することには，以下のような意義がある．

① 看護師の心身の健康の保持・増進

ストレス反応，つまりストレスによって生じる心身の不調は多岐にわたるが，急性，慢性のストレス反応は，消化性潰瘍や過敏性腸症候群，高血圧，虚血性心疾患など，いわゆる心身症[★10]といわれる疾病に進展してストレスが慢性疾患罹患のリスク因子となる．ストレスに起因した疾病を予防すること，そして看護師の心身の健康を維持，増進するためにも，ストレスへの抵抗力，対処能力を高め，そしてストレッサーを低減させるような快適な職場環境づくりやメンタルヘルス向上のためのシステムづくりが重要である．

② 看護ケアの質の保証

看護は対人関係のなかで展開されるヒューマンサービスであることから，看護師の心身の健康状

[★10] 心身症：身体疾患のなかで，その発症の経過に心理社会的因子が関与しており，器質的，機能的障害が認められる病態を心身症という（心身症の患者の直接ケア，p170を参照）

態は患者に提供される看護ケアの質を左右すると考えられる．たとえば，看護師が抑うつ状態に陥った場合，食欲低下，睡眠障害，全身倦怠感などの症状を典型的に認めるが，このような状態で交代勤務や繁雑な業務を遂行しなければならない．そして認知のゆがみ，思考や判断力の低下などの精神状態では，患者のさ細な変化を早期に発見し，適切なケアへつなげていくことは困難である．不安に脅える患者の気もちに共感できるエネルギーは残されていない．このように看護師自身の心身の健康を保つことは，看護の対象となる患者・家族に提供されるケアの質を保証することでもある．

③ 看護師のキャリア発達の支援

看護師は厳しい職場環境下で常に何らかのストレスを抱えている．しかしストレスにはネガティブな側面だけではなく，数々の困難な状況や新たな課題を乗り越えることによって，看護師として，ひとりの人間として自己のキャリアをひろげ，成長していくという側面もある．また単に労働力を提供して金銭的な報酬を得るだけでなく看護という職業を通して満足感を得ることを望んでいる．そして年齢や家庭環境，個人のライフスタイルによって働くことを意味づけ，自分のキャリア形成におけるさまざまな意思決定をしている．その時どきで直面する悩みや課題を乗り越えていくプロセスを支援することは，看護師が職業生活を通して自己実現や人間的成長を図ることにつながる．そして個々の看護師が自己のキャリア発達に向けて具体的な目標をもちながら働くことは，看護チーム全体の士気を高め，看護ケアの質を高めることにつながる．

④ 組織にとってのリスクマネジメント

看護師が心身ともに健康で生き生きと働けるような環境づくりは，リスクマネジメントという点から組織にとっても重要な課題である．一般企業では過労死，過労による自殺や精神障害の労災請求が年々増加している現状がある[11]．たとえば看護師が不安，緊張，抑うつ状態などにより精神的に不安定になると注意力や認知機能の低下や障害をきたし，業務上のミスや大きな医療事故につながる危険性をはらんでいる．そして精神的健康が脅かされると治療や回復のために長期休暇を要することも少なくない．そしてスタッフ教育のために多くの時間や費用をかけて育成した看護師が，数年で燃え尽きて退職してしまうことは非常に費用効率が悪いことでもある．

リエゾン精神専門看護師によるメンタルヘルス支援

リエゾン精神専門看護師を活用するメリット

労働者のストレスが注目される現在，一般企業ではカウンセリング，管理者へのメンタルヘルス教育，治療機関への紹介やフォローアップなどを請け負う，従業員支援システム（EAP）[12]と呼ばれる外部機関を活用する組織が増えてきている．看護師が働く職場においてメンタルヘルスを支援する専門職は，産業医，精神科医，カウンセラーなど個々の組織の特性や活用できる人的資源によりさまざまである．そして看護師の育成や支援は，看護師長をはじめ部署のスタッフ看護師など看護チーム全体で，そして看護管理者，病院組織全体で取り組んでいかねばならない課題であり，その数は少ないもののリエゾン精神専門看護師の活用

---

[11] 1999年に厚生労働省基準局から"心理的負荷による精神障害等に係わる業務上の判断指針""精神障害による自殺の取り扱いについて"が通達されたことから，精神障害等の労災請求事案が急激に増加した．'97年＝41件（うち未遂を含む自殺30件）の請求に対して2件の認定，'98年＝42件（うち未遂を含む自殺29件）に対して4件であったが，'99年請求件数は155件（うち未遂を含む自殺93件）で認定14件となり，以後2000年同212件（100件）に対して同36件，2001年同265件（92件）に対して同70件であった．

[12] employee assistance program

図 IV-2 看護師のメンタルヘルスを支える相談システム

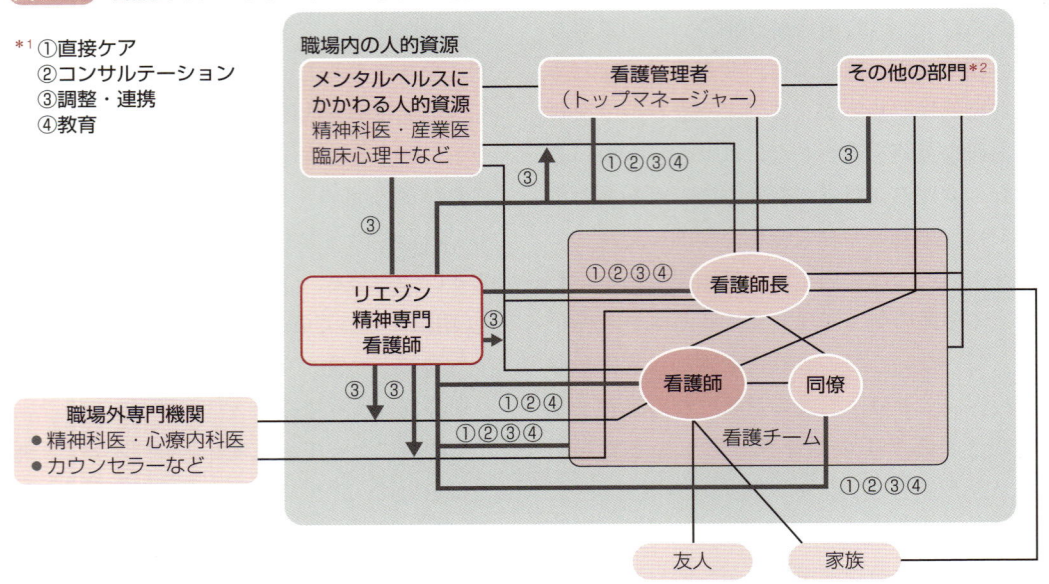

*¹ ①直接ケア
②コンサルテーション
③調整・連携
④教育

*1：それぞれの関係のなかで活用されるリエゾン精神専門看護師の機能を示しているが，これは状況や問題の特性に応じて随時，変化する．
*2：その他の部門とは，医療事故発生時の安全管理担当部門や職場の人事担当者などが含まれる．

は，看護師への新たな支援体制モデルを提供するものである（図 IV-2）．組織において看護師のメンタルヘルス向上のための効果的な体制づくりを行うために，リエゾン精神専門看護師だからできること，期待されることには次のような点があげられよう．

精神看護のスペシャリストであること

まずリエゾン精神専門看護師のもつ専門的知識や技術である．スタッフ看護師の精神的問題にかかわるうえで看護管理者が悩むことのひとつは，精神科医への相談が必要であるか否かの判断と，治療機関への橋渡しである．リエゾン精神専門看護師は面接を通して看護師の精神状態をアセスメントし，精神科医への橋渡しについて看護師，看護管理者と話し合うことができる．そして問題状況や本人の意向に応じて，組織内外の専門機関へつないでいく役割を担っている（図 IV-2；③）．

また，リエゾン精神専門看護師の専門性は，その包括的なアセスメントにも特徴がある．リエゾン精神専門看護師はメンタルヘルスの問題を抱える看護師だけでなく，看護師を取り巻く部署や組織の状況などシステム全体を視点に入れて包括的にアセスメントを行っている．そして周囲の人びとへの介入も同時に行っている．つまり看護師個人に対してカウンセリングなど専門的な直接ケア技術を活用して心の側面からケアを行うと同時に，看護師を取り巻く看護師長，同僚，そして看護チーム全体の反応やストレス状況などをアセスメントし，それらの人びとへの直接ケア，管理中心・コンサルティ中心のコンサルテーションへとつなげることや，関連部署部門との連携・調整など必要な介入を組み立てている（図 IV-2；①〜③）．

第三者的立場から看護師を支援できる

リエゾン精神専門看護師がラインや部署の対人関係から独立したポジションにいる場合，第三者的立場から看護師を支援することができる．もっとも病院内・組織内の職員である場合には厳密な意味においての第三者ではないが，指示命令系統の外にいる存在であり，かつ日ごろの実践活動を

通して部署の状況を間近で見ながら状況を把握しやすい立場にある．従来，看護師のメンタルヘルスの問題が生じたとき，看護師の相談窓口や支援については所属する部署の直属の上司である看護師長に一任されてきた．看護師長がメンタルヘルス支援において重要なポジションにあることは図 IV-2 からも明らかであろう．しかし上司と部下という役割上の関係，看護師長のもつポジションパワーは，スタッフ看護師にとっては必ずしも看護師長が，安心して率直に気もちを話せる相手とならない場合もある．また上司である看護師長との関係がストレス源となっていることもある．反対に，看護師長にしてみれば管理監督者として部署をとりまとめる責任がある．相談の場が管理者として指示する場になってしまうことや，スタッフ間の対人関係の問題などについては"こっちを立てれば，あちらが立たず"といったジレンマに陥りやすい．

また，スタッフ看護師だけではなく看護管理者にとっても，リエゾン精神専門看護師は利害関係のないところで自分の悩みを安心して話せる相手となることができる．中間管理職であり上司や部下の板挟みとなりやすい看護師長にかかる負担やストレスは高い．看護師長自身のストレス軽減や対処能力を高められるようにリエゾン精神専門看護師が支援することは，間接的にスタッフ看護師を支援することにもつながる．

コンサルテーションなどを活用しながら問題への早期介入や予防的活動へとつなげる

さらにリエゾン精神専門看護師は患者ケアにかかわる直接ケアやコンサルテーションを通して患者へのケアだけではなく，看護師のストレス状態への支援を行っている点については，直接ケア，コンサルテーションに関連する章で述べてきた．リエゾン精神専門看護師は看護スタッフや看護管理者とかかわりながら，患者とのかかわりのなかで生じている葛藤，部署の対人関係の問題，スタッフのストレス状況などを把握することができる．

そして部署で，そして組織全体で生じている看護師のメンタルヘルスにかかわる問題を，コンサルテーション，メンタルヘルス教育，調整などの機能を活用しながら，問題への早期介入や予防的活動へとつなげている（図 IV-2；②〜④）．

相談の持ち込まれ方

リエゾン精神専門看護師が看護師のメンタルヘルスにかかわる問題状況に介入する場合の相談の持ち込まれ方には次の経路がある．

看護師個人から

リエゾン精神専門看護師を活用して自分が抱える問題を解決したいと望んでいる看護師個人からの相談である．悩みを抱えている看護師本人が直接，相談を依頼する場合もあれば，看護師長など周囲の人に相談した結果，リエゾン精神専門看護師との面接を提案され，面接に至る場合などがある．職場への適応や部署の対人関係の問題，自らのキャリア発達を考えるうえでの悩みなど仕事に関連した悩みのほかに，家族に関連する相談など相談内容はさまざまである．なお，ここでいう看護師とは，スタッフ看護師に限らず，看護師長をはじめ看護管理者も含まれる．

上司（看護師長）・同僚（看護スタッフ）から

精神的問題や悩みを抱えた，もしくは医療事故など衝撃的なエピソードに遭遇してストレス反応が予測される看護師を支援するうえで，その看護師の周囲にいる看護師長や同僚，先輩看護師から支援方法について相談を受ける場合である．①の看護師個人からの相談と並行して行われることもある．こうした相談はコンサルテーションの側面と，支援方法について悩んでいる周囲の人びとに対する精神的支援の両面の意味をもつ．

ストレス状況にある看護チームの看護師長・スタッフから

部署の特定のスタッフ間，看護チーム全体の葛藤状態やストレス状況に対して，リエゾン精神専門看護師と協働して問題解決を図りたいと考える

看護師長，看護スタッフから相談が依頼される場合である．医療スタッフ間の対人関係の問題，患者ケアの困難さや葛藤状況から生じている看護チーム全体の士気低下，ストレス状況への支援などがあげられる．

リエゾン精神専門看護師自身が問題状況を把握し，介入へつなげる

リエゾン精神専門看護師は部署のラウンドや，患者ケアについて相談活動を通して看護師のメンタルヘルスにかかわる問題状況を把握するが，その状況にかかわる看護師・看護チームが問題状況を意識化していないか，気づいていても何らかの理由によって積極的に問題解決に向かえない場合もある．しかし看護師のメンタルヘルスにとって重要な問題であり，リエゾン精神専門看護師が介入することが効果的，かつ必要だと判断した場合には，メンタルヘルスに関する相談として持ち込まれなくても直接ケアやコンサルテーション，調整，教育などの機能を活用しながら，その問題解決に向けた介入を組み立てていくことが必要である．

アセスメントと介入

看護師のメンタルヘルスにかかわる相談を受ける，もしくはリエゾン精神専門看護師自身が看護師のメンタルヘルスにかかわる問題状況を把握した場合，まずは詳細な情報収集とアセスメントを行い，それに基づいた介入を組み立て，実施，評価するという一連のプロセスのなかで介入していく．

アセスメント

誰を対象に，どのような介入を組み立てるのかを明確にするために，問題を抱える個人や個人を取り巻く職場環境や周囲の人びとの反応，それらに関連したストレッサー，看護師を取り巻く支援体制などについて情報収集とアセスメントを行う．

① 看護師の精神状態

精神状態のアセスメントの際に必要な情報やアセスメントの視点については，患者ケアの際と同様である．看護師の抱える精神的問題が職場や家庭内における心理的ストレスと考える前に，まずは器質因などの身体問題（身体因）を，そして精神疾患への罹患（内因）や人格の偏り，それから看護師を取り巻く環境や心理社会的背景などの心因，という順でアセスメントを行っていくのは言うまでもない．

② 看護師を取り巻く周囲の人びとや看護チームの状況

看護師にメンタルヘルスの問題が生じている場合，看護師個人に焦点を当てるだけでなく職場環境におけるストレス要因，医療チーム内の複雑な対人関係など看護師が所属しているチーム全体を視野に入れてアセスメントをする．

看護師の精神的問題の背景に患者，医療チーム，看護チーム内の対人関係が影響を与えてはいないだろうか，部署の支援体制はどのようなものか，メンタルヘルスの問題を抱えている看護師を周囲のスタッフや看護師長はどのようにとらえているのか，部署のほかのスタッフのメンタルヘルスに問題は生じていないのか，を明らかにしていく．

③ 看護師のストレスの背景にあるその他の要因

看護師のストレス反応に影響を与える要因はさまざまである（**図 IV-1**）．性別や年齢，性格傾向，ストレスへの脆弱性などの個人要因，職場の上司や同僚，家族からの社会的支援などの緩衝要因は，ストレッサーとストレス反応との関連に影響している．看護師を取り巻くストレッサー，ストレスへの反応，そしてそれらに影響を及ぼす要因にはどのようなものがあるかについて情報収集とアセスメントをする．

アプローチの方法

患者・家族のケアと同様に看護師のメンタルヘルス支援においてもアセスメントに基づいて，介入計画を組み立て，実際の介入を行う．これらの

図 IV-3 メンタルヘルスケアの4つの柱とリエゾン精神専門看護師が活用する機能

メンタルヘルスケアの4つの柱	リエゾン精神専門看護師が活用する機能
セルフケア ・ストレスへの気づき ・ストレスへの対処	**直接ケア**：個人・グループ面接 **教育**：ストレスマネジメントについて教育研修
ラインによるケア ・職場環境の改善 ・看護師長による相談対応	**直接ケア** ・スタッフ支援に悩む管理者への精神的ケア **コンサルテーション** ・看護師の支援に関連する看護師長への相談活動 **教育** ・看護管理者へのメンタルヘルス教育 **コーディネーション** ・看護管理者によるケアを推進するための環境調整
事業場内産業保健スタッフなどによるケア ・ラインによるケアへの支援 ・リエゾン精神専門看護師による個人面接 ・産業医・精神科医によるケア ・看護師が資源を活用できるための環境調整	**直接ケア** ・看護師への個人・グループ相談 **コンサルテーション** ・看護師の支援に関連する看護師長からの相談 **コーディネーション** ・他部門・他職種への橋渡し
事業場外資源によるケア ・精神科医，カウンセリングルームなどの活用	**コーディネーション** ・治療機関，カウンセリングルームなどの紹介・情報提供

具体的なプロセスについては，事例を通して述べるが，介入のためのアプローチの概略を以下に紹介する．

なお厚生労働省は"事業場における労働者の心の健康づくりのための指針"として職場におけるメンタルヘルスケアの4つのケアを提示している．これに対比させ，看護師のメンタルヘルス支援においてリエゾン精神専門看護師が活用する機能をまとめると，図 IV-3 のようになる．

① 個人カウンセリング

個人カウンセリングで取り上げられる問題には，職場への適応，職場の対人関係など医療スタッフ間で生じる葛藤，看護師としてのアイデンティティの揺れなど仕事に直接関連した悩みのほか，たとえば看護師自身が重大な身体疾患に罹患する，家族との関係性や家庭内の問題など仕事以外の悩みもある．悩みを抱えた個人を支援し，看護師が心の健康を向上させることは，生き生きと働くこと，ひいては患者ケアの質の向上につながると考えればリエゾン精神専門看護師が職場内の相談窓口であるとはいっても，仕事上の問題に限局されるものではない．カウンセリングでは安心して話せる場をつくり，看護師が自分の問題に気づき，問題解決に向けて意思決定できるよう支援すること，ストレスマネジメントなどストレスに対するセルフケア能力を高められるように支援していく．

② サポートグループ

患者の自殺など仕事上のストレスにより看護チームが心的外傷体験をしている，部署や患者の状況などから看護チームが疲弊してケアの意欲や仕事への士気が低下しているときなど，個々の看護師が自分の感情を自由に語り合い，分かち合うことを通して相互にサポートし合うことを目的としている．サポートグループは，集団精神療法の知識や技法を活用したアプローチであり，グループ体験を通して，そのような感情体験をしているのは"自分だけじゃない"という安心感を得る，問題への対処方法を獲得するなど集団療法における治療的効果★[13, p268]が看護師のサポートグループ

においても認められる．看護師が安心して本音を語り合える場をつくるために，リエゾン精神専門看護師はグループの構造を組み立て，看護師が自己表現できることを支援していく．また患者との死別後に看護スタッフの悲嘆作業[★14]のひとつとしてサポートグループを行う場合もある．こうした場合には，リエゾン精神専門看護師自身も一緒にケアを提供した看護スタッフのひとりとして，ともに気もちを共有し合い，支え合う体験をする機会となる．

③ コンサルテーション

① 患者中心・コンサルティ中心のコンサルテーション：対応困難な患者についての相談においては，看護師，看護チームがストレス状態に陥り，患者へのかかわりの方向性を見いだせず，ケア意欲をなくしていることが多い．さらに相談ケースについてアセスメントしていくなかで，看護チーム，医師-看護師間の関係性や，受け持ち看護師のジレンマなどコンサルティが抱えている問題が明らかになってくる場合もある．コンサルテーションを通して，看護師自身の感情や葛藤，欲求不満などをチーム内で自由に語れる場をつくり，スタッフ間のコミュニケーションを促進することによりチーム内で支え合う体制づくりを行い，看護師の葛藤やストレス状態への支援を意図した介入を行っている．

② 管理中心のコンサルテーション：看護師の育成，支援を行うためには，看護師長をはじめ看護管理者，看護スタッフとの協働は不可欠である．リエゾン精神専門看護師は管理中心のコンサルテーション活動を通して，部下や同僚の職場適応に関連する問題への対応方法，看護チーム内の対人関係の調整について看護管理者，看護チームから相談を受け，情報提供や具体的な対応についてともに検討する．こうした活動は，相談者である看護管理者への精神的支援，問題解決のための支援，問題を抱えている看護師を取り巻く環境へ働きかけることによって間接的に看護師を支援することになる．

④ 教育・研究

看護師自身が自分のストレス状態に気づき，ストレスへの適切な対処ができること，看護管理者やスタッフ看護師がメンタルヘルスを保持増進できるような快適な職場環境づくりを推進していくためのひとつの方法が教育活動である．これらにはストレスマネジメントに関連する研修を企画し，メンタルヘルス関連の知識を普及することや，看護師の対人関係スキルやアサーションなどのコミュニケーションスキル向上のための研修などがあげられる．また看護師のメンタルヘルスを取り巻く状況について調査，分析することや研究的な枠組みを用いて，看護師のストレスについての問題を明確化し，具体的な介入へとつなげていくことも重要である．

⑤ コーディネーション

看護師の個人面接，看護管理者・看護チームへのコンサルテーション活動を展開させながら，同時にリエゾン精神専門看護師はコーディネーションを行っている．看護師を取り巻く状況をアセスメントし，誰に，どのような働きかけを行うことが効果的な支援につながるかを考え，関連部署，関連する人びととの調整を行う．

効果的な支援を行うにあたっての留意点

看護師のメンタルヘルス支援を効果的に行うためにはリエゾン精神専門看護師自身の専門看護師としての能力，資質が問われるのはいうまでもない．それらを前提としたうえで効果的な介入にあたって留意すべき点を以下にあげる．

[★13]
Yalom は，普遍化，愛他性，情報の伝達，カタルシスなど集団精神療法における 11 項目の治療的因子を明らかにしている．（Yalom ID〈山口隆監訳〉：入院集団精神療法．へるす出版，1987）

[★14]
悲嘆作業（grief work）：喪失がもたらした悲しみや心の傷を癒すために不可欠な情緒的作業をいう．災害後の遺族の心理を分析した Lindeman E による造語である．

① プライバシーへの配慮

相談にきた看護師が特定されないような配慮，看護師との面接を通して明らかになったことや職務上知り得た個人情報についてはプライバシー保護に努める．たとえ看護師長からの依頼で看護師と面接した場合でも，看護師に自傷や自殺企図の可能性が高い，不法行為を行っているなどの理由がないのであれば守秘義務に努めなければならない．しかし，上司，管理者に情報開示することで相談者である看護師にとって効果的な問題解決につながると判断した場合には，その目的と具体的な内容を伝えたうえで相談者である看護師の了解をとる．これは相談者である看護師との信頼関係を築くこと，安心して相談できる場であることを保証するうえで不可欠であり，また心理的な援助を行う専門職としての倫理観にかかわるものである．

② 自分にできることを見極めて，適切な時期に適切な人的資源に橋渡す

リエゾン精神専門看護師といっても初心者から熟練者まで幅は広く，また所属する組織の特徴，雇用形態，看護師のメンタルヘルス支援にあたり活用できる人的資源はさまざまである．看護師の精神状態や問題状況のアセスメントと同時に，リエゾン精神専門看護師として自分が対応できること，できないことを見極め，必要なときには精神科医，臨床心理士，ケースワーカー，地域で活用できるリソースなど他職種，他機関の協力を得ることや橋渡しを行う．そのためにも組織内外のネットワークづくりは重要である．自己の能力を超えた介入は非効果的であるばかりか問題を複雑にする．特に活動をはじめて間もない初心者ではひとりで問題を抱え込みやすく，自分が何とかしなければならないといった気もちに陥りやすい．定期的なスーパーヴィジョンを受けることが望ましい．

③ 看護管理者との協働

看護師のメンタルヘルス支援にあたり，看護管理者，病院管理者の問題意識や看護師の心の健康をたいせつにするという基本的姿勢は不可欠である．そして支援にあたっては，職場配置，職場異動，精神的な問題により休職していた看護師の職場復帰の問題など人事労務管理を担当する管理者との連携が必要な場合も少なくない．看護管理者がメンタルヘルス支援の重要性を認識し，理解できるよう働きかけ，組織ぐるみで看護師のメンタルヘルス支援を行うための協働関係を築いていくことが必要である．看護師の精神的支援は，従来，看護師長の役割であると考えられており，スタッフ看護師とリエゾン精神専門看護師の関係について看護師長が葛藤を抱くことも認識しておく必要がある．こうした問題に対しては，互いの役割分担を明確にすることや，リエゾン精神専門看護師がスタッフを支援することは看護師長を支援することにもつながることを看護管理者が実感できれば，リエゾン精神専門看護師の存在についての理解が得られ，協働関係を築いていけるものである．

④ 看護師個人だけでなく組織全体を視野に入れたアプローチ

悩みを抱えている看護師個人をとらえるだけではなく，個をシステムの一部としてとらえ，全体を視野に入れたアプローチが必要である．看護師を支えている職場の人間関係のあり方，職場風土，職場のストレス要因，病院全体のシステムのあり方をアセスメントし，組織ぐるみで看護師のメンタルヘルスを高めていくための方策を考えていかなくてはならない．そのためにも相談に訪れた看護師の支援だけを行うのではなく，患者ケアやコンサルテーション，情報収集のための意図的活動を通して，部署や病院全体の動きを把握し，看護師のメンタルヘルスにかかわる問題を明確化し，介入を組み立てるなど，組織介入の能力が求められる．病院組織の変革，病棟の開設や統合など組織が大きく変化するときには看護スタッフが不安になり，士気の低下，業務の遂行能力へ影響をきたす．看護スタッフ，看護管理者が変化に適切な

対処ができるように組織全体の動きを視野に入れ，起こりうる危機的状況への予防的介入，そして問題解決に向けた早期介入が重要である．

⑤ 気軽に相談できる雰囲気や関係づくり

看護師がメンタルヘルス向上のためにリエゾン精神専門看護師を効果的に活用できるよう日ごろの実践活動を通して，看護師との信頼関係を築き，気軽に相談できる雰囲気づくり，関係づくりに心がける．特に新入職した看護師は，見たこともないリエゾン精神専門看護師に自らアクセスし，相談することに抵抗を感じるかもしれない．就職オリエンテーションのなかにリエゾン精神専門看護師の紹介を組み入れ，実際に顔を知ってもらうなどの工夫も必要である．また悩みを抱えていること，心理的な問題について他者に相談することは"心が弱い""自立していない"と考えがちな管理者，スタッフは少なくない．人的資源を活用することは自己の健康や成長に向けた積極的な対処であるという職場風土を看護管理者とともにつくっていく．

看護師の心の問題とケアの実際

リエゾン精神専門看護師が相談を受けることが多い看護師のメンタルヘルスに関連する問題として，職場への適応についての問題，そして医療現場における特徴的な状況として医療事故や外傷後ストレス反応を取り上げた．それぞれの特徴を概観し，事例を通しながら具体的な介入を述べる．なお，ここにあげた事例は，リエゾン精神専門看護師が実際に介入を行った幾人かの看護師の体験をつなぎ合わせたものである．特定の看護師，著者が所属する施設の事例に限ったものではない．

職場適応が難しい看護師への支援

職場不適応

労働者の心の健康問題を考える際に"職場不適応"もしくは"職場不適応（症）"★15という言葉がまずあげられる．この用語は精神医学において一般的に用いられているわけではないが，職場において何らかの精神症状や行動上，業務遂行上の問題を抱えている看護師を総称する際に用いられている．"職場不適応"は仕事上の負荷，職場環境，個人の体質・素質，生活環境によって発症する状態像であり，臨床的にとらえられる症状を呈したものである．これはDSM-IV-TRでは，おおむね適応障害に位置づけられる病態である．症状や病態だけではなく，発症，経過に関与する職場環境を考慮に入れて診断し，職場環境の調整を念頭に置きながらケアを行うことを強調するうえで，この用語が用いられている．看護師の燃え尽き現象も，心理的苦痛や社会的・職業的機能の著しい障害をきたすものと考えると職場不適応のひとつととらえることができる．また後述する医療事故や外傷後ストレス反応が，職場において発生したものであり，個人と職場の両側面から支援を考える必要があるという点では職場不適応と考えることができる．しかし後者は看護師が日常的に遭遇するストレッサーとは異なり，事故や外傷的エピソードなど一定の特徴をもつことから，ここでは別に述べていく．

不適応状態にある看護師の理解

職場不適応とは，仕事上の，そして仕事外のストレッサーによるストレス反応が，症状として臨床的にとらえられる状態を示すことは先に述べた．職業性ストレスモデルで説明したようにストレス反応は，①心理的・情緒的側面，②生理的・身体的側面，③行動的側面に表れる（表IV-1）．

職場不適応にある看護師を理解していく場合には，職場不適応と呼ばれる状況がどのような経緯，状況で生じているのか，そして看護師の精神状態，

★15
職場不適応（症）：就業上の問題を呈する従業員に対する精神医学的対応を考えるうえで使用される用語である．"職場不適応"という場合には状態像を示す．"職場不適応症"は診断カテゴリーとして区別される．

それらに影響を与える看護師の個人的特性，職場環境，対人関係のありようなど，先に述べたアセスメントの要点に沿って問題を明確にし，介入を組み立てていく．

事例1：抑うつ状態に陥り，職場に出て来られない新卒看護師の支援

"入職して2カ月になる新卒看護師と面接をしてほしい"と看護師長から相談を依頼される．看護師長の話では，休日に新卒看護師Aさんが"明日からの仕事にどうしても行けそうにない"と泣きながら看護師長に電話をかけてきたという．看護師長は翌日にAさんと面談をもち，不眠や食事がとれない状態が続いていることから休養が必要と判断したが，長期的な休暇や精神科的治療の必要性について判断しかねている．また看護師の話を聴く限りでは職場に出てこられないほど悩んでいる理由がはっきりせず，看護師長として今後，どのように支援をしていけばよいかを悩んでいた．看護師長がリエゾン精神専門看護師との面接を勧めたところ，Aさん自身も面談を希望しているということであった．

アセスメント

この相談においてリエゾン精神専門看護師がケアの対象とするのは，まず直接依頼をしてきた看護師長と，面接を希望している看護師である．看護師や看護師長，彼女らを取り巻く状況について情報収集し，以下のアセスメントを行った．

看護師のアセスメント

職場に出てこられないAさんは，職場不適応の状態にあると判断される．Aさんには，気分の落ち込み，食欲低下，睡眠障害，業務上の小さなミスが最近になって目立つなど集中力の低下が認められ，これらの情報からは抑うつ状態が疑われる．しかしアセスメントにあたってはAさんと直接会い，さらなる情報収集とアセスメント，そして精神科治療への橋渡しの必要性について判断することが必要である．

看護師長のアセスメント

看護師長の相談の意図は，精神科受診が必要であるか否か，Aさんの精神状態のアセスメントと，必要であれば精神科医への橋渡しをしてほしいということである．さらにAさんを部署で支援していく方法について相談したいと考えていた．看護師長は現在の部署を担当してから1年になるが，部下への声かけ，細かい気配りができ，スタッフからの信頼が厚いことは部署ラウンドや患者ケアについてのコンサルテーションの場面でうかがえた．また部署におけるAさんの支援について先輩看護師たちとの調整をはじめとしたマネジメント能力も十分にあると考えられる．看護師長がAさんの支援にあたって，職場での具体的な環境調整の方法を考えられるようなコンサルテーションを通した支援をすることが必要である．

看護師を取り巻く状況のアセスメント

Aさんはマイペースでじっくりと考えてから行動するタイプの人であるが，配属されたのは繁忙度の非常に高い部署であった．仕事の量や質はAさんの許容量をはるかに超えるものであり，職場環境とAさんの業務遂行能力を含めた適応能力にかなりのギャップが推測される．しかし新卒看護師なりの成長はみられ，部署の先輩看護師をはじめとした対人関係に悩んでいるということはなく，Aさんが抑うつ状態に陥った要因については，さらなる情報収集とアセスメントが必要である．

介入の組み立て

以上のアセスメントと並行しながら介入を次のように組み立てた．

Aさんとの面接

Aさん自身がリエゾン精神専門看護師との面接を希望していること，精神科医への橋渡しを検討するためにも精神状態をアセスメントする必要があり，まずは直接Aさんと会うこと，そして面接の目的を明確にしていく．

精神科治療の必要性を見極め，橋渡す

Aさんの精神状態のアセスメントを行い，精神

科的治療の必要性を見極め，必要であればどのように橋渡しをするのがよいかを看護師長と話し合う．

看護師長のコンサルテーション

看護師長としてAさんを支援するにあたって戸惑っていること，不安に思っていることを聴きながら，職場での支援方法について検討できるように話し合う．

介入の実際

Aさんとの面接

精神状態のアセスメント

Aさんは学生時代までの社会適応に問題はない．友人も多く，健康な成人女性である．面接結果から，Aさんは抑うつ気分が強く，疲労感，食欲低下と体重減少，入眠困難と中途覚醒が認められた．そして髪は乱れ，身だしなみに構わなくなっている状態がうかがわれた．面接のなかでは"自分でもよくわからない""どうしたらよいかわからない"と自分の気もちを言語化することや考えをまとめることができず，思考能力の低下，精神運動制止が認められる．仕事中のさ細なミスが続くなど集中力の低下もあり，それがさらに"仕事ができない自分""先輩に迷惑をかけている"といった自己評価の低下につながっていた．自殺念慮はないものの，これらの症状からAさんは中等度の抑うつ状態にあると判断された．まずはAさんの抑うつ状態改善のために治療への導入が最優先と判断される．

感情表出を促し，つらさを共感的に受けとめる

初回面接では，Aさんの感情表出を促し，つらさを共感的に受けとめた．Aさんのエネルギーレベルを考えると，Aさんの問題への気づきを促すことやストレスへの対処について話し合うことよりも，まずは精神科治療への橋渡しを介入の目的とした．

ストレス状態への気づきを促し，対処方法について話し合う

薬物療法の導入と1カ月間の休暇が必要という診断書が出され，そのあいだ，故郷に戻っていたためリエゾン精神専門看護師との面接は一時保留とした．職場復帰が近くになり，不安が強くなる時期からAさんの希望があり面接を再開する．カウンセリングでは，Aさんが自分のストレス状態への気づきを深めること，ストレスへの対処方法について話し合った．4月に就職してからのAさんは"自分だけではなくほかの新人だってそうなのだからがんばらねばならない""たいへんだと思うのは甘えていること"という思いが強く，そのために苦しい気もちを抑圧し，自分のストレス状態に気づけないでいた．さらに仕事を終えて寮に戻っても自己学習のために時間を割き，休日も緊張状態が続いていた．地方からの就職のために身近に相談にのってくれる親しい友人もいなかった．ストレスへの効果的な対処ができず，ストレスの緩衝要因である社会的支援も乏しいなかで，Aさんの心身のエネルギーは枯渇し，抑うつ状態に陥ったと考えられた．こうした状況を一緒に振り返りながら，ストレスマネジメントのためには"自分は甘えている"と考える前に，ストレス状況にある自分を認め，受け入れること，愚痴をこぼすこともたいせつな対処であると見方を変え，感情表出する場を意図的につくること，どうにもならないと感じたときには職場の話しやすい先輩や師長につらい思いをまずは伝えてみることなどを話し合った．

看護師長への精神的支援とコンサルテーション

精神科治療の必要性について話し合う

Aさんの了解をとったうえで，精神科治療の必要性についてリエゾン精神専門看護師のアセスメントの結果を看護師長に伝えた．その結果を受けて看護師長が受診の手続きをとり，スムーズに治療へと導入できるように調整した．

部署での支援方法について話し合う

看護師長自身，改善や復帰の見通しについて不安と焦りを感じていたが，まずはAさんの精神状態の回復を待つことを話し合った．そして職場復

帰が確定し，同じ職場に戻ることへの不安を訴えてくるAさんに対して，不安を受けとめつつ"Aさんのことをたいせつに思っている．これからも一緒にやっていきたい"という気もちを伝え，現在の職場で続けられるように仕事の量を調整することを話し合うなどの看護師長のAさんへのかかわりを意味づけ，保証した．また職場でのキーパーソンとなる先輩看護師に対してAさんの状況を簡単に伝え，意図的に声をかけることや感情表出の場をつくるような働きかけをしてもらうことを話し合った．

結果と評価

早期に精神科治療につなげ，薬物療法と休養により抑うつ状態は改善し，Aさんは精神的安定を取り戻すことができた．Aさんの抑うつ状態の背景には，ストレス状態に気づけていない，対処方法が適切でないことが関連していると考えられ，これらをカウンセリングで取り上げることでAさんはストレスへの新たな対処方法を獲得することができた．これまで周囲に自分の感情を表すことが少なかったAさんが，一人前に仕事ができないくやしさ，忙しくてパニックになっていることを泣きながら先輩に訴える様子が少しずつ見られるようになった．そして看護師長が先輩看護師と話し合いながらAさんにとって過度の負担とならず，かつ達成することで自信につながるような仕事の量や質を調整したこと，部署の先輩看護師の支持的なかかわりなどの環境調整をすることによって，Aさんは困難を感じながらも周囲の支援を受け，心のバランスを崩すことなく職場に適応していった．

事例2：パーソナリティやストレスへの脆弱性の問題を背景にもつ看護師の支援

他部署に配転した中堅看護師Bさんが，異動後カ月あまりで胃痛，食欲不振，嘔吐，脱水状態となり，急性胃腸炎の診断で病気休暇をとっている．これまでの既往歴から摂食の問題をもち，単なる胃炎ではなく精神的要因が背景にあると考えた主治医が，看護師の相談窓口としてのリエゾン精神専門看護師からBさんへの精神的なアプローチを検討できないかと依頼された．

アセスメント

看護師本人からの相談依頼ではないことを踏まえ，主治医からリエゾン精神専門看護師との面接の意向を確認してもらったうえで面接を行い，以下のアセスメントを行った．

看護師のアセスメント

Bさんの配転は自ら望んだものではなく，さらに自分が最も苦手とする看護領域であった．戸惑いはあったものの看護師長の勧めに嫌だとは言い出せないまま異動をしている．新たな領域の知識や技術を覚えるために，自宅に戻っても，また休日も自己学習に時間を費やし，心身ともに緊張状態が続いていた．さらに動悸，悪夢を見る，発汗，めまいなど自律神経系の亢進状態と考えられる身体症状を認め，強い不安状態にあるとアセスメントされた．しかし仕事上のストレスについてはあまり語らず，むしろ家庭内の問題が面接の中心となった．Bさんは両親の離婚，兄弟の家出など，長年にわたる家族間の問題を抱えていた．母親は子どもの目の前で自傷や自殺をほのめかすなど非常に不安定な人であり，Bさんの強い見捨てられ不安も，母親の精神状態に反応していると考えられた．そのほかの症状としては，食欲低下と体重減少，不眠が続いており，日常生活におけるセルフケアレベルは全般的に低下している．抑うつ感が強く，希死念慮について尋ねると"こんな状態なら死んでしまったほうが楽だと思うこともある．駅のホームに立っていると飛び込んでしまいたくなる"と自殺念慮を認めた．中等度から重度の抑うつ状態であり，精神科治療へつなげる必要があると判断された．

以上のことからBさんの職場不適応の背景には，パーソナリティやストレスに対する脆弱性の問題があり，以前の職場環境では何とかもちこたえて機能したが，配転に伴うストレスや家族内の

力動により不安が高まり，不適応状態に陥っていると考えられた．

主治医のアセスメント

主治医はBさんに胃痛，嘔吐，めまい，頭痛などの不定愁訴が続いており，器質的な問題を認めないことから精神的要因を考慮し，不眠，抑うつ感に対して抗うつ薬の投与を試みていた．しかし症状の改善がないために精神科治療へつなぐタイミングを検討しており，リエゾン精神専門看護師からのアプローチを考えたのも，そのステップになればとの判断であった．

看護師長のアセスメント

看護師長はBさんの状態やリエゾン精神専門看護師からのアプローチについて主治医から話を聞いており，配転後まもなくの病気休暇であったことからも精神的要因ではないかと気にしていた．異動後のBさんとの関係が浅いこともあり，以前の部署の看護師長に相談しているが，身体的不調を理由にした突発休や遅刻が時に認められたものの顕著な不適応反応はなく，復帰後の支援について不安を感じている．

介入の組み立て

アセスメントに基づいて，Bさんが抱えている問題の解決のためにはまずは精神科治療へつなげることが必要であり，早期に治療へつなぐための調整を目的とする介入を組み立てた．

Bさんと精神科受診について話し合う

Bさんを早急に精神科医につなぐ必要があり，本人と精神科受診について話し合う．

内科医，看護師長と精神科医への橋渡しについて調整する

Bさんに自殺念慮を認めることから危機介入のための支援体制を早急に築くことが必要であり，内科医，看護師長と精神科医への橋渡しの方法を検討する．

介入の実際

Bさんとの面談

面接の初めには精神的ストレスと身体状態との関連については否認し，身体状態が改善すれば問題はないと話をしていたBさんであったが，リエゾン精神専門看護師との面接を希望したことからも抑圧，否認などの防衛機制が破綻しつつあり，不安や葛藤を意識化せざるをえない状態にあると考えられた．配転後の気もちや家族の問題が徐々に語られ，希死念慮を認めたところで現在のBさんにとって身体的問題よりも，死にたいと思うまでに追い込まれている精神状態が問題であり，仕事に復帰し，以前のBさんらしさを取り戻すためにも精神科治療を受けることが必要だと伝えた．Bさんは精神科受診についての提案を受け入れ内科主治医とリエゾン精神専門看護師のほうから精神科医に相談することを了承した．また自傷行為や自殺企図など行動化しないことを確認し，それについては約束することができた．

主治医との話し合い

Bさんとの面接後，すぐに主治医と話し合い，Bさんの精神状態のアセスメントを伝え，精神科医の受診の必要性を検討し，翌日には精神科医の診察を受けることになった．

今後の支援体制づくりについて看護師長と話し合う

Bさんの今後の治療や職場復帰については，精神科医と相談しながら進めていくこと，復帰が可能となった際にはBさんの状態を踏まえながら部署での支援方法についての相談はリエゾン精神専門看護師が保証できることを看護師長に伝えた．

結果と評価

リエゾン精神専門看護師によるBさんへの介入は精神科治療への橋渡しのための調整までとした．精神科医はBさんを境界型パーソナリティ障害と診断し，抗不安薬，抗うつ薬を主とした薬物療法が導入された．希死念慮はすみやかに改善したが，家庭内の混乱状況や，職場復帰の話に反応して不安定になることを繰り返した．このような状態では仕事に戻れないと不安を訴えてリエゾン精神専門看護師に連絡をとってくることもあったが，訴えを共感的に聴きつつも，精神科医と相

することを一貫して伝え，一定の距離をもってかかわった．その後，長期にわたる病気休暇をとったものの最終的には精神科医，看護師長と話し合うなかで，Bさん自身が退職することを決めた．

医療事故と看護師のメンタルヘルス支援

① 医療事故をめぐる問題

医療を取り巻く環境はますます複雑化し，臨床現場は医療事故につながるさまざまな要因をはらんでいる．特に看護師は治療や患者ケアの最前線にいるために事故の当事者となる可能性が高い．医療事故や当事者に対する患者，家族の視線や社会の注目度は厳しくなっており，紛争・訴訟に発展することが増えてきている．事故の当事者を取り巻く環境は変化してきているにもかかわらず，こうした変化に対処するための看護師，そして組織の心構えや対応の準備はできていないのが実状である．医療事故はあってはならぬものであり，当事者である看護師をサポートするなど論外であった時代から，現在は"人間はミスを犯すもの"を前提とした医療事故防止対策と当事者である看護師の精神的サポートは不可欠のものと認識されるようになってきた．医療事故防止や医療事故発生時の対応ガイドライン★16がとりまとめられ，事故防止対策についての調査研究や施設における取り組みが多く報告されるようになった．しかし当事者である看護師の精神的サポートについては，いまだ手探りの状況といえよう．

② 医療事故を取り巻く人びとの反応

① 当事者である看護師の反応：事故の重大さや責任の大きさを感じているために"事故を引き起こしてしまったのに自分が精神的支援を求めるなんてとんでもない"と考え，ひとりで苦悩を抱え込む看護師もいる．反対にショックや動揺を周囲に見せまいと冷静に振る舞う，不安に対する躁的防衛として周囲に対する強気な態度，自分の正当性を過度に主張して他者を攻撃するなどの傾向が強くなり，それが周囲の者にとって"反省の色が見られない""何を考えているのかわからない"といった非難の声につながる場合もある．看護師の見かけの反応にかかわらず，事故を起こしたすべての看護師に同じレベルのサポートが必要であることを認識する必要がある．

医療事故当事者である看護師への面接調査からは，自責感，周囲からの非難，見通しの欠如，仕事をすること，相互理解の困難さ，事故の風化の懸念，役割を果たせないことにストレスと感じているという報告がある[3]．事故直後など看護師の精神的動揺が強い場合には看護業務から一時的に離れる必要があるが，どの看護師もが"この先どうなってしまうのか"という強い不安を抱くものであり，当事者である看護師が蚊帳の外に置かれないように"今何が起きているのか""これから何が起きるのか""組織としてどのように対応していくのか"について十分に理解し，意思決定に必要な情報が伝えられているか否かを確認することが必要である．そのためにも施設内の安全管理に関連する部署や看護管理者との連携，調整が必要になる．

② 周囲の人びとの反応：事故の衝撃は当事者だけでなく周囲の人びとを巻き込んで，ストレス状況に陥れる．事故に複数の看護師や他職種がかかわっている場合，それらの人びととのあいだだけではなく職種間，部門間で強い葛藤関係が生じる．また重大な事故であれば連日マスコミに取り上げられることで"あの事故を起こした病院""事故を起こした○○部署の看護師"といったように世間や組織内の心ない非難の声を聞かなければならない．事故の周囲にいる人びとさえもが"当事者"の立場に置かれたと感じる．

また看護師長をはじめ看護管理者は，患者，家族への対応の矢面に立ち，他職種，他部門との調整を行い，事故の状況を客観的に把握すると同時

★16
- 組織で取り組む医療事故防止―看護管理者のためのリスクマネジメントガイドライン．日本看護協会，2000．
- 医療事故発生時の対応―看護管理者のためのリスクマネジメントガイドライン．日本看護協会，2002．

に当事者である看護師を身近なところでサポートしていかなければならず，非常にストレスフルな立場に置かれる．当事者看護師と同様に，看護師長，看護管理者への精神的サポートは不可欠である．

③ **組織全体の反応**：事故後には患者・家族への対応はもちろん，事実関係の確認や関連部署との連絡調整などに追われ，組織全体が動揺し，混乱する．さらに患者の転帰を左右するような医療事故であった場合には，慎重に情報が交わされるために，どのような事故が発生し，看護師が事故にどのようにかかわっているのか，そして事故にかかわった人びと，周囲にいる人びとがどのような状況にあるのか，全体を客観的に把握することが困難になる．専任のリスクマネージャー，安全管理にかかわる部門が独立して存在している場合には組織的な対応が可能だが，組織内にとどまらず弁護士，看護協会などの職能団体からの支援など組織外のリソースの活用が必要となる．

❸ リエゾン精神専門看護師による精神的サポート

医療事故当事者である看護師へのストレスマネジメントという特殊な領域についての方法論は不十分であり，当事者の視点を取り入れた体系的，実務的なシステムの確立が必要である[4]．このような現状ではあるが，医療事故をめぐる看護師のメンタルヘルス支援においてリエゾン精神専門看護師が担う役割には次のものがあげられる．

① **当事者であることに主体的に向き合い，意思決定していくことを支援する**：医療の現場においては"当事者を切り捨てて終わり"とするのではなく，当事者としての体験を乗り越えて職務を継続させていこうという姿勢，そして当事者自身にも職務を継続したいとする姿勢が生まれてきている[4]．事故の当事者である看護師は，事故発生直後から患者や家族に対応し，かつ事故発生の事実確認，そして場合によっては引き続く警察の事情聴取，裁判など長期間にわたり事故に向かい合っていかなければならない．しかし多くの看護師は事故の当事者となってしまったことによる強い衝撃を受け，それまでは適切なケアを行ってきたにもかかわらず臨床実践能力への自信を喪失し，仕事を続けていけるか，再び事故を起こすのではないかという強い不安にさいなまれる．当事者である看護師のサポートとして必要なことは，看護師が自己の責任として当事者であることに向き合い，どのように対処していくか，そして自分の能力や信頼感を取り戻し，当事者体験を看護師としての自己に統合させていくプロセスを支援していくことである．

② **事故当事者を取り巻く医療チームのサポート**：医療事故が与える周囲の人びと，チーム全体への影響についてアセスメントしていくことが必要である．周囲の人びとの怒り，強い無力感など感情的な反応や，チーム全体の士気低下は患者ケアにも影響する．当事者だけでなく周囲の人びとが事故をどのように考え，起きている状況にどのように対処すればよいかについて支援することや，事故を取り巻く人びとの関係性やチーム全体の動きをとらえながら，必要なサポートを検討していくことが必要である．

③ **事故後の精神的サポートを直ちに提供できるための連携づくり**：当事者である看護師，看護師の周囲にいる人びとの反応を把握し，必要なときには直ちにサポートを提供できる連携づくりやサポートシステムの確立が不可欠である．先に述べたように事故について表立って話せない状況は，サポートの要請や提供を困難にさせる要因となる．医療事故をめぐる看護師の精神サポートの必要性について組織の理解を得ること，そのなかでリエゾン精神専門看護師が担える役割を周知してもらい，病院内の安全管理を担う部門やリスクマネージャー，管理者との連携づくりを日ごろから行っておく．

事例3：医療事故をめぐる看護師の精神的サポート

看護師の確認ミスのために，用意した薬剤が誤って別の患者に投与されるという事故が発生した．誤薬であることが早期に発見され，その後の適切な医療処置により患者の生命を左右するような障害には至らなかった．事故から2週間ほど経過して，当事者である看護師が所属する部署の看護師長より"気もちが動揺していて，この先，スタッフを支援していけるか不安である"と相談を受ける．

アセスメント

看護師長との面接を行い，以下のアセスメントを行った．

看護師長のアセスメント

看護師長は気分の落ち込み，スタッフを指導，支援していくことへの不安，自信のなさを訴え，全身倦怠感，食欲低下などの身体症状のほか，睡眠障害が認められた．事故後の対応で緊張状態が続き，ストレス反応としてこれらの症状が現れていると考えられる．事故後，病棟管理者として的確な判断と対応，当事者であるスタッフ看護師のサポートを行ってきた看護師長であったが，面接で訴える自信のなさや不安について，ゆっくりと話を聴いていくなかで次の状況が明らかになった．

看護師長はスタッフ看護師として勤務していたときに医療事故の当事者としての体験があった．事故後は患者や家族，上司や同僚の信頼を取り戻そうと必死の思いのなかで仕事を続け，看護師長になってからは部署の安全管理や事故防止のために力を注いできた．部下である看護師の事故は，看護師長になってはじめての大きな事故であった．当事者としての体験は長年を経過した現在も深い心の傷として残っており，事故後の対応に追われるなかで緊張状態，身体的の疲労が重なり，スタッフ看護師に自分の当事者体験を重ね，強い不安状態にあると考えられた．そして事故防止にエネルギーを注ぎ，それが当事者体験を乗り越え，看護師として仕事を続けてきた拠り所であった看護師長にとって，事故が起きてしまったことは強い無力感と自分の存在の基盤を揺さぶられるような体験であったと考えられる．

看護師長への精神的支援が必要である．

当事者である看護師のアセスメント

当事者である看護師は，看護師長の配慮により一時的に休養をとっていたが，その後は通常通りに看護業務を遂行している．看護師長が面接を行い，事故の振り返りと精神面のフォローを行っているが，自責の念，再び事故を起こすのではないかという不安は強いものの，そうした気もちを看護師長に率直に話し，また同僚が気にかけ，気分転換に食事に誘ったりしている．看護師自らが事故の体験を乗り越えようと努力し，周囲からの支持的サポートが得られている．リエゾン精神専門看護師との面接については必要があれば自分から連絡をとると話しており，現在のところその意向はない．このため当面は師長を通して看護師の精神状態や事故後の適応状況を継続的にアセスメントしていく．

介入の組み立て

①リエゾン精神専門看護師との面接を通して，医療事故をめぐる出来事のなかで精神的に不安定になっている看護師長への精神的な支援を行う．

②当事者である看護師や周囲の看護師の反応については継続的に情報収集とアセスメントを行っていくが，当面は看護師長を支援し，ストレスへの対処能力を高めることで間接的に当事者である看護師を支援する．

介入の実際

看護師長との面接

感情表出を図る

過去の当事者体験を含めて看護師長が安心して気もちを話せる場が必要であり，面接では共感的に傾聴しながら，看護師長が感情表出することで気もちを整理することや，カタルシスできるよう

にかかわった．

これまでの取り組みを意味づけ，肯定的にフィードバックする

看護師長が自己信頼感を取り戻せるように，これまで事故防止や安全対策に取り組んできた師長の努力を労い，意味づけること，事故が起こってしまったことは残念であるが，だからといってこれまでの努力が無駄であったわけではないことをフィードバックした．

当事者看護師の支援をリエゾン精神専門看護師も一緒に分けもつことを保証する

スタッフ看護師の訴えを聴きながら自分の外傷体験を想起することで不安が強くなっていること，当事者である看護師のつらさに共感する一方で，事故が起きてしまったことへの怒りの気もちなど，スタッフ看護師に対するアンビバレントな気もちを受け止めた．そのうえでスタッフ看護師のサポートについてはリエゾン精神専門看護師が一緒に支援を分けもつこともできるので，ひとりで抱えなくてもよいことを伝え，保証した．

結果と評価

看護師長は，これまでひとりで抱えてきた気もちを他人に話すことができ，楽になったと語った．スタッフの事故は自分にとって強いショックであったこと，これまで自分が積み上げてきたものが崩れていくような気もちだったと語った．だからといってこれまで努力してきたことが無駄であったわけではなく，これからも事故防止に向けて部署全体で取り組んでいこうと思うと自分の気もちを整理していった．これは看護師長が安心して自分の気もちを表出できる場をつくり，共感的に傾聴するというリエゾン精神専門看護師のかかわりによる成果と考える．当事者である看護師は周囲の支援を受けながら気もちを立て直し，その後，業務改善などの重要な係りを任されて役割意識をもちながら十分に能力を発揮し，看護を続け

★17
posttraumatic stress reaction

ている．

医療現場における心的外傷性ストレス

医療の場において，人の死は日常的に繰り返されている．看護師は闘病の果てに亡くなって逝く患者，そして悲惨な災害や事故，親からの虐待，自殺未遂患者など心身ともに深い傷を負って運ばれる患者のケアにあたる．自傷他害のリスクをもつ患者にかかわる際には，患者の自傷行為や自殺企図を目の当たりにし，また患者から暴力を受ける危険性をもはらんでいる．看護師が働く職場は，自分や他者の生命を脅かす衝撃的な恐怖体験，つまり心的外傷体験となりうる出来事が，日常的に繰り返される場といえる．先に述べた医療事故も，患者の生死にかかわり，かつ当事者である看護師自身が受ける衝撃の大きさを考えれば，看護師の心に深く刻み込まれる外傷体験となりうる．

心的外傷とは，効果的な対応ができないほどの強い力で，しかも突然に，個人の防御態勢を打破してしまう精神的打撃をいい，外界の圧倒的な事態にさらされることによって自我が著しく脅かされ，こころの安定の基盤をなす安全感や安心感が覆されることを意味する[5]．日本において心的外傷についての関心が高まったのは1995年に阪神・淡路大震災，地下鉄サリン事件などの悲惨な事件が続き，被災者や被害者の精神的後遺症が注目されるようになってからである．そして被災者，被害者だけでなく，彼らの救助にあたった消防士や警察官，そして治療，ケアに携わった医療者も同様に，強い恐怖，無力感，戦慄を感じさせる事態に巻き込まれ，心的外傷体験を受けたことが知られるようになった．

職場における心的外傷の理解とリエゾン精神専門看護師によるケア

① 心的外傷を受けた看護師の理解

心的外傷を受けると心身の変調をきたし，身体，行動，情緒，思考面への一時的反応（心的外傷後ストレス反応 PTSR[★17]）を認めるが（**表Ⅳ-2**），これが回復へと向かわず，症状が固定化，遷延す

る場合には治療の対象となる急性ストレス障害，外傷後ストレス障害とみなされる．

DSM-IV-TR による外傷後ストレス障害の診断基準を表 IV-3 に示した．外傷後ストレス障害は心的外傷による精神的後遺症の総称ではなく，さまざまな反応の一部分ではあるが中核的な部分を示すといわれる．

なお，職場における心的外傷体験においては，以下の特徴をもつ点で問題となる．

① 外傷と関連した刺激から回避することが困難である：心的外傷体験を受けると，外傷に関連した刺激や，外傷の想起につながるような刺激を避けようとする回避症状を認めることがある．しかし職場における外傷性ストレスは，同じ職場で仕事を続けている限り，関連した刺激を回避することは困難であるという特徴をもつ．たとえ職場を変えたとしても，看護師として仕事を続けている限りは類似した状況に遭遇する機会はある．外傷体験に関連した思考や感情を回避するために，飲酒，過食などの問題行動を繰り返したり，不安への防衛反応として感情，意識，行動を狭めて麻痺させようとする不適応な反応を認めることもある．

表 IV-2 外傷後ストレス反応

情緒的・心理面の反応
- わけもなく不安になる
- 気分が沈む
- いらいらして怒りっぽい
- 周囲からの孤立感
- 生き生きした感情がわかない

思考面の反応
- 集中力の低下
- 考えがまとまらない
- 物忘れしやすい
- 判断力の低下

行動面の反応
- 興奮，怒りの爆発，口論
- 人から距離をとりひきこもる
- 飲酒，喫煙量が増える
- 睡眠パターンの変化
- 食事パターンの変化

身体面の反応
- 頭痛
- 胃腸症状（吐気・胃痛・便秘・下痢）
- 寒気，熱感
- 疲れやすい

●近澤範子，1999[5]

表 IV-3 DSM-IV-TR による外傷後ストレス障害の診断基準

A：以下の 2 つがともに認められる外傷的出来事への暴露
1. 実際にまたは危うく死ぬまたは重症を負うような出来事，自分または他人の体の保全に迫る危険を，患者が体験し，目撃し，または直面した
2. 患者の反応は強い恐怖，無力感または戦慄に関するものである

B：外傷的出来事の再体験
1. 出来事の反復的で侵入的で苦痛な想起
2. 出来事についての反復的で苦痛な夢
3. 外傷的出来事が再び起こっているかのように行動したり，感じる
4. 外傷的出来事を象徴または類似している内的・外的きっかけに暴露された場合に生じる心理的苦痛
5. 外傷的出来事を象徴または類似している内的・外的きっかけに暴露された場合に生じる生理学的反応性

C：外傷と関連した刺激の持続的回避と，全般的反応性の麻痺（以下の 3 つまたはそれ以上）
1. 外傷と関連した思考，感情，会話を回避しようとする努力
2. 外傷を想起させる活動，場所または人物を避けようとする努力
3. 外傷の重要な側面の想起不能
4. 重要な活動への関心または参加の著しい減退
5. 他の人から孤立している，疎遠になっているという感覚
6. 感情の範囲の縮小
7. 未来が短縮した感覚

D：持続的な覚醒亢進症状（以下の 2 つ，またはそれ以上）
1. 入眠または睡眠維持の困難
2. 易刺激性または怒りの爆発
3. 集中困難
4. 過度の警戒心
5. 過剰な驚愕反応

E：障害の持続期間が 1 カ月以上

F：障害は著しい苦痛，社会的，職業的または他の重要な領域における機能の障害を起こしている

●American Psychiatric Association, 2000[6]
●高橋三郎 他訳，2002[6]

② 職業人としての責任感や倫理観に基づいて体験される自己疑念，罪責感：外傷体験後に，自分の行動が正しかったのか，別の行動をとれば悲惨な結果を避けることができたのではないかなど，自分の行動に対する痛烈な疑念と不信を抱く時期がある．心的外傷体験の契機となった出来事が患者の生死にかかわるものである場合には，その出来事に対して自分の責任が問われる状況ではないとしても，患者の生命を助けられなかったということだけで看護師としてのアイデンティティを揺るがすものとなる．患者から身体的暴力を受けた看護師は"なぜあのとき，自分は，あのように行動してしまったのか"と自分を責める．さらに周囲の人びとが"予測して対応できなかったのか"といった反応を示せば，こうした感情をさらに刺激し，看護師を孤立無援の状態に陥れる．

事例 4：自殺患者の救助場面を目撃して急性ストレス反応を呈している看護師への支援

他病棟に入院中の患者が病院内で自殺を図り，救助場面を偶然目撃した C 看護師が精神的ショックを受けていると所属の病棟師長から相談を受ける．通常通りに勤務を行っているものの不安感，不眠などの症状が続いている．精神科を受診したほうがよいか本人も判断しかねており，まずはリエゾン精神専門看護師との面接を望んでいること，看護師長としても看護師の精神状態の把握と勤務上の配慮を含めた部署内での支援方法について相談したいということであった．

アセスメント

看護師長からの相談の後，C さんとの面接を行い，以下の状況をアセスメントした．

看護師のアセスメント

事故の目撃から 5 日ほど経過した C さんは，勤務中は仕事に集中して通常通りに仕事を遂行できる反面，家に帰り部屋にひとりでいると気もちが沈み何もする気になれない，理由もなく涙が出る，自殺した患者の救助場面が何度も夢のなかに現れるために眠るのが怖い，悪夢にうなされ，汗をかいて目覚めるなどの症状が認められた．患者の自殺現場には何となく怖くて近寄れず仕事中は遠回りをして避けている．そのような自分がおかしいのかとも感じていたが同僚に話すのはためらわれ，周囲もわざと話題を避けているのか事故についてはあえて触れてこないために孤独感を感じていた．事故のことを気にした看護師長が声をかけてくれた際に自分でもわからず涙が止まらなくなったと話す．感情の不安定さ，睡眠障害，食欲低下，夢による外傷の再体験，事故現場を避けるなど外傷体験に関連した回避症状から，C さんは自殺した患者の救助現場を目撃するという衝撃的な出来事に遭遇し，急性ストレス反応を示していると考えられる．現段階では C さん自身，仕事を続けられない状態とは感じていないが精神的に不安定で以前の快活で何事にも前向きな自分が変わってしまったことに不安を抱いていた．事故から 5 日と間もない時期であることから一時的な反応ともとらえられるが，時間経過による症状の変化を継続的にアセスメントすること，適切なケアを行うことにより急性ストレス障害，外傷後ストレス障害への移行など症状の悪化や遷延を予防していくことが重要である．

看護師長のアセスメント

看護師長は外傷後ストレス障害についての知識があったため，C さんが平静に仕事をこなしているものの事故後の反応が気になり声をかけたところ，急に泣き出し，現在の苦しさを語る様子を心配し，リエゾン精神専門看護師との面接を勧めていた．仕事上の配慮や部署での支援方法，また精神科医への相談の必要性について相談したいということであった．

介入の組み立て

アセスメントに基づき，急性ストレス反応を示す C さんへの直接ケアと，看護師長へのコンサルテーションを組み立てた．

C さんとの面接

C さんが急性ストレス反応について理解できる

こと，ストレス反応からの回復のためにできることや，Cさんの対処能力を高めることを目的とした面接を行う．

看護師長へのコンサルテーション

Cさんに了解を得たうえで，精神状態のアセスメント結果を看護師長に伝え，部署における今後の支援方法について看護師長と話し合う．

介入の実際

面接を通したCさんへのケア

感情表出を促す

Cさんのカタルシスを図ること，事故の体験をCさんなりに意味づけられることを意図し，苦痛や不安レベルに配慮しながら感情表出を促した．Cさんは患者の救助現場を目撃し，ショック，悲しみなどの気もちを語るとともに，夢のなかで繰り返し患者を抱き起こす場面が現れること，自分が早く異変に気がついていれば患者を助けられたのではないかと自責の念を表出した．これらの感情を受けとめつつ，患者の自殺は残念なことではあるが，Cさんとはまったく関係のないところで起こったものであることを繰り返し伝えていった．

外傷後のストレス反応についての理解を促す

Cさんが自分に起こっていることに気づき，理解できること，そして外傷体験とのつながりを自覚できるよう心理教育的なアプローチとして，急性ストレス反応に関連する情報を提供した．患者の自殺現場の目撃という人の生命にかかわる衝撃的な体験がCさんにとっての外傷体験となったこと，情緒，行動，身体面に現れている反応を説明し，こうした反応はCさんの心が弱いからではなく外傷性ストレスを受けたものに認められる当然の反応であることを説明した．

Cさんの対処を保証し，日常生活への適応を促進する

Cさんは眠ることへの怖さや不眠に対して入浴後に一杯のビールを飲んで布団に入るようにする，気もちが落ち着かないときには可愛がっているペットと時間を過ごす，余計なことは考えないように部署で取り組んでいる看護研究にできるだけ気もちを集中するなどの工夫を生活のなかに取り入れようとしていた．このようなCさんの積極的な対処を評価し，日常生活を整え，通常の生活を取り戻すなかで気もちの安定を図っていくことを話し合った．

看護師長へのコンサルテーション

看護師長がCさんの反応を理解できるよう促す

Cさんの了解を得たうえで，心的外傷後の急性ストレス反応とCさんに認められる症状を関連づけて看護師長に説明した．そして現時点では一過性の反応と考えられるが，Cさんの反応を経時的にみていくことも必要なことを伝えた．

Cさんへの支援方法について話し合う

現時点では，勤務上の特別な配慮は必要ないと判断されること，仕事上の困難が生じたときにCさんは看護師長に相談できる人であろうことを伝え，まずは様子を見守っていくことを話し合った．看護師長は事故のことを話すことで外傷的な体験を思い出させてしまったのではないかと心配していたが，興味本位の関心や，反対に周囲が関心をもたないことが気もちを傷つけ，孤独感を強めることはあっても，心配している気もちが伝わることは助けになると説明し，Cさんへのかかわりを保証した．また看護チームのなかで看護師長の補佐的役割を担うスタッフにはCさんが事故でショックを受けているようであることを伝え，仕事上で気になる反応がないかを見守ってもらうことを話してみるということであった．

結果と評価

Cさんは初回面接でリエゾン精神専門看護師に話をしてから気もちが楽になったと語り，1週間後の2回めの面接では，事故のことを時に思い出すものの知らないあいだに涙が出てくるようなことはなくなっていた．食欲は回復し，睡眠障害は改善され，以前の日常生活や精神的な落ち着きと自分らしさを取り戻しつつあったため，Cさんの

意向を確認したうえで2回の面接で終了とした．看護師長はCさんの反応が正常範囲のものであると理解できたことで安心し，管理者としてCさんの業務遂行能力の変化に注意をはらい，仕事上で問題を感じていないかについて意図的に声をかけながら，今後もフォローしていくつもりであると語った．リエゾン精神専門看護師による介入は，Cさんの対処能力を高め，さらに周囲の人びとによる支持的な環境をつくることで外傷後のストレス反応からの回復を促すことにつながったと考える．

● 文献
1) 緒方久美子 他：看護職者のストレスに関する研究の成果と今後の課題—1990〜2000年の文献検討．日本看護科学学会学術集会講演集22号，p167，2002．
2) 原谷隆史：看護婦のストレス．ストレス科学，12（4）：160-164，1998．
3) 山内桂子：医療事故に関わった看護師のストレスとソーシャルサポート．心理学会67回大会発表論文集，p1269，2003．
4) 鮎沢純子：事故後の看護師に必要なもの実務的サポートと精神的サポート．インターナショナルナーシオングレビュー，25（4）：24-30，2002．
5) 近澤範子：災害後の精神看護—心的外傷の回復過程への支援．臨牀看護，25（4）：527-532，1999．
6) American Psychiatric Association：Diagnostic and Statistical Manual of Mental Disorders 4th ed. Text Revision. American Psychiatric Association, 2000.
高橋三郎 他訳：DSM-IV-TR 精神疾患の診断統計マニュアル．pp450-451，医学書院，2002．

V
組織変革者としてのリエゾン精神専門看護師

はじめに

リエゾン精神専門看護師は組織のなかを横断的に動くリソースである．リエゾン精神医学，看護が発展してきた歴史的経過をみてみると，医療の専門分化が起こり，疾病中心の医療が提供されるなかで目覚しい進歩を遂げてきた．しかし，専門性の高まりは人間を細分化し病気だけに注目して，患者を病気をもった人として見なくなってしまうという弊害を生み出してしまった[1]．その反省から，身体だけでなく，精神的・社会的な側面を内包した全人的な存在として人をとらえることの重要性が強調され，高い専門性を統合するために精神科リエゾンのシステムが発展してきたという歴史的流れがある．そのために，専門分化し縦割りでセクショナリズムの強かった病院のなかで，人と人，セクションとセクションをつなぐリエゾン機能を発揮することは，統合的なケアの提供を可能にし，患者ケアの質を高めることに貢献できる．また，フリーランサーとしての立場から組織内の風通しをよくすることで変革を起こすことができるため，それは重要な意味をもつ．ここでは，組織変革者としてのリエゾン精神専門看護師について，役割開発のプロセスとその内容を紹介する．

変化促進者としての専門看護師の役割開発

変化促進者とは，変化理論に精通し，計画的変化を実行する能力のある人である．"…変革を始め，人びとや組織内が変わっていくことを助ける" "変革に注がれる努力をうまくまとめることに責任をもつ" "…変革を実践する"[2] "組織のヴィジョンや提案を組織のメンバーに伝達し，変化に必要な組織内の環境づくりを進め，変化の過程で生じるさまざまな組織内の意見の対立を調整する"[3]というように定義されている．変化のプロセスを理解すれば誰でも変化促進者になれるといわれていたときもあった．しかし，決して誰でもが変化促進者になれるわけではないことが指摘されている[2]．変革に関する知識を備えているだけではなく，その他の属性も必要となるからである．"効果的な変化促進者は，組織のなかで敬われ，優れたコミュニケーションスキルを備え，変革の過程を理解し，集団の機能を知っており，信頼が厚く，変革の過程に積極的に参加し，エキスパートパワーと地位パワーをもっている"[2]ことが必要となる．そのため，コミュニケーション能力と対人関係能力を備えたリエゾン精神専門看護師は役割開発のプロセスを通して，有効な変化促進者になりえるだろう．

変革を促進する行動について検討していくにあたって，まず最も活用されていると思われる変化理論について概観する．その後に，先駆的にリエゾン精神専門看護師を導入した公的機関での取り組みを変化理論を通して分析する．それは，ほかにモデルのない時期に"質の高い看護サービスの提供と組織の活性化"を目指し，臨床と行政が一体となって活用促進と定着に向けて，さまざまな取り組みを実施してきた組織だからである．

筆者はそこでの2代めのリエゾン精神専門看護師であり，役割開発当初からかかわっていたわけではない．そこで，まず専門看護師（CNS）[★1]の導入と定着に向けて，その公的機関での組織的な取り組みについて紹介されている文献をもとに，変化促進者としてのCNSの役割開発について記述する．筆者自身は新規にリエゾン精神専門看護師を導入した組織において初代リエゾン精神専門看護師として組織変革にかかわり，その後役割開発された組織において後任リエゾン精神専門看護師として活動しているわけであるが，その体験に基づいて最後に組織変革についてまとめることとする．

[★1] certified nurse specialist

役割開発のプロセス；変化理論

レビン（Kurt Lewin）の変化理論によれば[3,4]，計画的変化は3つの段階を経て起こるという．3つの段階とは，解凍期，移行期，再凍結期である．この3段階は，計画的変化がシステムの一部となるまでに必ず生じるものである（**表 V-1**）．

解凍期

変化促進者（change agent）が不満足感を生み出す変化過程の段階であり，続いて変化を受け入れようという動機をもたらす．解凍をもたらす3つの動機とは，

① 現状では欲しいもの，必要なもの，期待するものが手に入らない
② 課題を成し遂げていない
③ 成長・成熟していない

ということである．

解凍期は人びとが変化の必要性を認識していくために必要な段階である[3]．

移行期

移行期は，そこにかかわる人が計画された変化を起こそうと，自らの態度や行為を再検討する段階である．個人個人は"社会的行動や思考の習性"とレビンが名づけたものをもっている．この習性は変化に抵抗する内的因子となる．抵抗に打ち勝つためには，その人が所属する集団の価値観を変えなければならない．それは変化の過程に集団を巻き込み集団に意思決定するように促すことが望ましい．

再凍結期

再凍結期は，新しい行動が実施され，その行動が強化される．新しい行動パターンが，そこに参加した人たちに取り込まれれば，第3段階は終わる．不満が変化の動機となり，価値観を変化させ，行動を変化させたことになる．自分が決めたことなのだからという思いも新しい行動を維持するのに有効である．

変化を推進していく際の留意点としては次の点があげられる[3]．

表 V-1　変化理論の各段階と介入方法

段階	介入方法
解凍期	変化の必要性を明確にする．動機を利用して，変化しようという気もちを生じさせ，高める
移行期	環境をアセスメントする．計画を立てる．介入を実行する
再凍結期	修得した行動を強化する

●Ziegler SM（竹尾恵子 監訳），2002[3]

- 現状を変えるには力の場の均衡を維持している推進力と抑制力の平衡状態を変えなければならない
- 個人への働きかけよりも集団への働きかけを，推進力を強化するよりも抑制力を小さくするほうがよい
- 肯定的なフィードバックや励まし，建設的な批評を行い，行為が継続するよう補強しなければならない

変革戦略

変革戦略でよく知られているのは Kotter と Schlensinger によるものである[5]．以下に主な内容を紹介する．

計画

変革を行うためには計画的に取り組む必要がある．まずヴィジョンを策定して職員の理解を得ながらシステムを見直す．

参画

変革は参画意識が重要である．常に変革の目的を再認識できる工夫をしながら，情報を公開していく努力と，変革促進者と現場の信頼関係が重要である．

同意

個人，集団が主体性をもって取り組んでいくために主体性を尊重すること，支援することを常に視点におく必要がある．

教育とコミュニケーション

一方的に知識や技術を提供するのではなく，互いに影響し合いながら成長する過程を有効に進める．

促進とサポート
自ら行動を起こすように手助けをする.励まし,正の強化を行う.

評価
期限を決めてベストを尽くし,評価を行って改善,修正,フィードバック機構をもつ.

役割開発の実際

リエゾン精神専門看護師の役割開発について,実際の事例を通して役割開発のプロセスを紹介していく.そのなかで,変革戦略がどのように用いられているかを述べる.

組織内の顕在的・潜在的ニーズの確認；解凍期

公的病院のなかでは先駆的に CNS を導入した横浜市では,臨床と行政が一体となり,市立病院のあり方を考え"横浜市看護指針"を策定した.その過程のなかで質の高い看護サービス提供に向けて CNS の導入が検討された[7,8].

その背景としては,検討されていた 1991 年当時,看護師不足が課題であり,離職の大きな理由として看護師自身の個人的悩みと,看護サービス提供のなかで起こる葛藤の2つの側面があり,どちらも対人関係によるものが大きく,それに対する支援が困難な状況にあった.また,看護師が責任をもって継続したケアを提供することで看護の質の向上につなげたいと受け持ち制の看護提供方式が検討され始めていた.これを実践するには,看護師に高い資質が求められ,看護サービスの向上を図るための看護師の支援体制を考える必要があった.さらに,複雑多様化する患者のニーズに対応しうるためにも看護師への支援体制は重要課題となった.組織全体の看護サービスの質の向上に貢献するというひとつの方法論として CNS の導入が検討されたのである.

変化のための解凍をもたらす動機として,
① 現状では欲しいもの,必要なもの,期待するものが手に入らない
② 成長・成熟していない
ということが抽出されたといえる.

このように組織の現状分析を行い,ニーズが明らかにされ,取り組みが開始される.

導入目的の共有化

横浜市においては,管理者の認識が明確になっても,CNS が何であるのかも不明であり,必要性を論じる段階ではなかったので,リエゾン精神専門看護師に対する理解を深める学習から取り組まれた.市立病院合同の師長研修が"看護師の定着を目指した看護管理者としての課題"をテーマに行われた.看護師のメンタルヘルスの問題を支援できる存在として,リエゾン精神専門看護師についての学習が行われた.研修参加者は,リエゾン精神専門看護師について理解と導入の検討には意義があると認識する機会になった.また,看護師長を対象にリエゾン精神専門看護師についての学習会が企画され,検討していくための環境づくりが看護管理者によって心がけられた.これは,看護サービスの最前線にいる師長の理解を得て,PR活動としても重要であったと評価されている[9].

そして,看護部長の熱意と決断によって試行導入となった.まずは,外部コンサルテーションというかたちで試行が開始された.臨床現場でその機能を理解してもらうために,病棟に入ってニーズを調査すること"**参画**",患者のカンファレンスに参加してケアについての相談を受ける活動としての"**教育とコミュニケーション**"を通して理解を広めていった.

さらに,活用した看護師長,行政の看護業務担当係長,看護部とリエゾン精神専門看護師とが定例の打ち合わせと評価を行う会をもち"**同意**",実績の評価と活動促進上の課題を明確にしながら,取り組みを続けた"**評価**".病院内には抵抗する人もあったという.しかし,とにかく実際に活用し

てみることで，効果や必要性を実感してもらうこの方法が，周囲の合意を得ながらCNSの必要性を理解し，導入の促進に有効だったと評価されている[9]．

このような経過を経て，看護師長，スタッフがリエゾン精神専門看護師に興味を示すようになったとき，解凍期は終了した．

管理者との協働；移行期

移行期はそこにかかわる人びとが計画された変化を起こそうと，自らの態度や行為を再検討する段階である．抵抗に打ち勝つためには，その人が所属する集団の価値観を変えなければならない．それは，変化の過程に集団を巻き込み，集団に意思決定するように促すことが望ましいとされている[3]．それでは，横浜市がどのように取り組んだのかをみてみよう．

リエゾン精神専門看護師と看護管理者との定例会議

リエゾン精神専門看護師の役割開発と組織への参加は，リエゾン精神専門看護師と管理者との共同作業である．横浜市では，CNSの導入当初から，看護部長，副看護部長，リエゾン精神専門看護師で構成する定例会を月1回開催することにした．

これは，リエゾン精神専門看護師が提案したものである．リエゾン精神専門看護師の活動内容を管理者に把握してもらい，看護部全体でCNSの活動内容と効果，課題，方向性を確認し合いながら進めていくためであった．

この提案は，看護管理者にとっても重要な提案であった．CNSの導入は，看護管理者がイニシアチブをとって計画したことであり"定着を図り看護サービスの質的向上につなげることが管理者としての責務である"という看護部長の認識のうえに，月1回の定例会が開催されるようになった．

定例会は，リエゾン精神専門看護師導入時から現在まで継続して行われており，リエゾン精神専門看護師の活動報告，今後の活動の方向性の検討，業務遂行上の困難を解決する方策の検討，およびリエゾン精神専門看護師のサポートという目的で開かれている．

看護管理者とCNSとの協力関係をつくるうえで，また看護管理者によるリエゾン精神専門看護師のサポートとして重要な会となった．回を重ねるごとに，この定例会はCNSに対する支援にとどまらず，看護管理の方策を考えていくための重要な情報源となることが明らかになった．活動報告を通して，師長，スタッフ，医師などの考え方や行動の変化が読み取れたことや，看護師長の人材活用の姿勢がうかがえるなど新たな可能性を見いだす機会となった．

看護師長による専門看護師検討グループ

専門看護師検討グループは"管理者として組織の活性化を図るためにCNSの活用を促進する"ことを目的として設置されたものである．活動は，看護職員や医師，コメディカルを対象にCNSに関連するアンケート調査の実施と看護管理コンサルテーションの企画・運営である．このように，組織内部にコアとなる検討グループをつくることは変化の推進力となって有効である．

CNSについてのアンケート調査の実施

調査内容については，看護部長，検討グループ師長，CNSそれぞれの立場から意見を出し合って作成した"参画"．単に活用の有無を調査するのではなく，アンケートを通じてCNSの機能や役割の周知にも役立った．調査の結果はCNSも一緒に分析した"促進とサポート"．看護師長会を通じて全管理者にフィードバックし，いまだにCNSと協働したことのない看護師長やスタッフがイメージしやすいように具体的な事例を交えてとりまとめた"同意"．

アンケート調査は3年にわたって実施された．アンケート結果は，リエゾン精神専門看護師を活用したことによる変化は"看護師の気もちや行動の変化"から"ケアを通しての患者や家族の変化"へと変化してきていた．困難な問題を解決しても

らうといった受身的な姿勢から，主体的に活用するという姿勢に変化したといえる．また，活用した医師はメリットを感じており，今後も活用するというコメントが多かった．ただし活用していない看護師のなかにはCNSに関する情報があまり伝わっていないことも判明した．また，活用したことのない医師には，その存在を知らない医師も多いと考えられた[9]．

看護管理コンサルテーション

導入当時の看護部長は，スタッフがCNSを活用するか否かに最も大きな影響を及ぼすのは看護師長であること，看護師長がいかにCNSを活用して変化を起こしていくことができるかが活性化への鍵となることを折に触れて看護師長に伝えてきた．そこで"看護管理者としてCNSを活用し組織の活性化を図る"ことを目的として，看護管理コンサルテーションが導入された[7]．看護管理者のためのコンサルタントは看護管理の専門家であり，かつCNSとしての実践経験をもち，CNSの育成やスーパーヴァイズを行っているコンサルタントであった．

コンサルテーションの目標は以下の3点であった[7]．

① CNSの活用促進に向けて，看護師長個々の課題が明らかになる
② スタッフが積極的にCNSを活用していくための看護師長の具体的支援方法が明らかになる
③ CNS活用によるスタッフの成長をみるための具体的な効果測定ツールを検討する

①と②については，CNSを活用した看護師長から事例提供をしてもらい，活用に至るまでの経緯や活用後の変化などを発表し，共有することによって，それまで協働の機会がなくスタッフへのアプローチに困難を感じていた看護師長たちの認識や理解も高まったと評価されている．

③については，ツールは存在しないこと，管理者としてスタッフがCNSを活用することでどのように変化してほしいと思っているのかを明確にすることが重要であり"人的資源管理は看護師長の仕事である"というコンサルタントの助言を得て，看護管理者としての姿勢を再認識することとなり，CNSに対する考え方の変化を生み，スタッフの活用率や活用内容の変化につながっていった．

アンケート調査とコンサルテーションを並行して行ったことで"CNSの活用による組織の活性化"という課題達成に向けて大きな前進につながった[7]，と評価されている．

"質の高い看護を提供するためにCNSを導入する"という看護部長の意思決定と信念が看護師長の意識を大きく変化させた．すなわち，CNSに"何ができるのか"を追及するだけではなく，看護管理者として"どのように活用するのか"ということを追及していくことが重要であるということである．このことがより強く意識づけられたことで，これまでの取り組みへのつながり，活用促進と定着に結びついていったのではないかと考察されている[7]．

これらのことから，まさに，自らの意思決定によって集団の価値観の変容が起こったといえよう．

Bridges[12]は，変化とは外的状況的現象であり，他方，変容は内面的心理的現象であるとして，変化と変容を区別し，変化は変容を伴ったときに有効であるとしている．価値観の変容は変革を推進するのである．

この段階で，リエゾン精神専門看護師が組み込まれてくることに対する認識過程は変化の第3段階，すなわち再凍結期に入る．

以上，変わろうという動機を促す解凍期が始まり，変化の計画に看護師長を参加させるという移行期に入り，その状況を強化することによって変化した状況を安定させるという再凍結期に至る計画的変化の過程の実際を，文献を概観し，レビンの場の理論を適用して紹介した．

導入による成果

活用した結果の評価は"自分のケアに自信がもてた""判断に広がりが出た""患者と医師とのあいだに立って,調整していく方向がつかめた""患者の反応に混乱している自分たちに気づいた""自分を認めることができ,自分のキャリアアップの方向性を見つけることができた"など,ほとんどが肯定的であった.

看護師としての自尊心が高められ,力をつけていく方向性が示され,こうしたことが看護サービスの質に影響していることがうかがえた[9]と言明されている.

明らかに職員の向上心,積極性に変化が起きている[9]と導入した側である看護管理者は評価している.看護部が目指す,スタッフ個々の主体性と責任性の育成やさらなるキャリアアップへの支援に,CNSが人的資源部門として大いに活用できるということを看護管理者が実感として受けとめているということである.看護サービスの質的向上を目指した看護管理者とCNSとの協働は"手さぐり"の状態から"なくてはならないもの"に変わってきている[7].

この"なくてはならないもの"になっていることの証明のひとつとして,初代のリエゾン精神専門看護師から,2代めのリエゾン精神専門看護師に交替した後であっても,すぐに相談の依頼がきたことがあげられる.2代めとして当病院に来た筆者は看護師にとってCNSは活用するものであるということが,システムとして定着していることを実感として感じた.行政,管理部,看護部が一体となった取り組みの賜物であろう.

さて筆者が初めて導入に取り組んだ組織は,独立採算性であったため,病院独自で新たな取り組みに着手しやすかった.その反面,十分に検討して,組織全体で目的の共有化に至ることが不十分であったと思う.しかし,横浜市の取り組みにおいては,行政と臨床とが一体となって取り組むには苦労も多かったと推察するが,時間と労力をかけて検討し,自分たちの意思決定によって導入に至っているので,その分,導入後の取り組みについても自分たちが取り入れたことだからと責任をもって主体的な活用定着に向けての取り組みにつながっているのではないかと考える.試行錯誤を繰り返しながら取り組む柔軟性,客観性,勇気と忍耐が重要である.

しかし,導入当初の目的であった看護サービスの質の向上と組織の活性化からみた場合,課題も残っている[9].CNSの存在,活用方法を組織全員が知っているわけではなく,すみずみまで浸透しているとはいえない.完璧な人がいないように,組織にも完璧な組織は存在しない.自治体病院は院長,看護部長,看護師長,その他の職員も定期的に異動する.人の入れ替わりがあって活性化する一方で,新しいシステムをよく知らない人が増えていく.その都度役割を理解してもらい,継続して活用促進を図っていく必要があると感じている.医療経済を取り巻く外的要因の影響も大きい.その時どきに柔軟に取り組んでいくことが必要である.

変革者としてのリエゾン精神専門看護師自身の役割開発の取り組み

ここでは,リエゾン精神専門看護師の役割を創り出すための一般的な考え方を探る.

なくてはならない第一ステップとして,役割を創り出すこととシステムへの参入に取り組む必要がある[10].役割を創り出す過程の理解を助けるために,言葉の定義を紹介する.

- 役割(a role):特別な社会システムの与えられたポジションで,いかに人が活動すべきかについての期待の方向

- 役割の創造(role creation):システムの範囲内でポジションの必要性を確立する過程,同じように主な要素を確立する過程

- 病院システムへの参入（system entry）：適正に管理的に認められて，システムのなかにポジションを提供し，統合するための方策
- 役割の実施（role implementation）：システムの期待を実現するためポジションの範囲内で，その人に割り当てられる特別な活動

システム登録に取り組むこと
―病院システムへの参加

　LewisとLevy[10]は，次にあげる質問について話し合うことは，リエゾン精神専門看護師志願者と看護管理者にとって，役割を創造する過程で重要であると言明している．

- どの部署が，リエゾン精神専門看護師を雇うか．組織上，ほかに適切なポジションがどこにあるか，誰を新しく雇うことができるか
- 志願者の導入にあたって，システムのなかで誰が鍵となる人びとか
- 志願者が働くことを望むシステムか
- システムの内部で十分なサポートやスーパーヴィジョンがあるか，また，システムの外にそれらの開発が必要か，外部のサポートやスーパーヴィジョンは，認可され，用意されているか
- リエゾン精神専門看護師の機能は誰が評価するのか，評価のための十分な基準が開発されているか，基準は誰によって開発されたか，オープンに話し合われたか，評価者はリエゾン精神専門看護師の仕事を評価するため，エキスパートに必要な役割を理解しているか
- 看護サービス提供で基盤となる哲学と看護モデルは何か，このシステムのなかで看護ケアの質を評価する哲学，実行様式，方法は何か
- 管理的なミーティングと責務，教育的な責務，委員会の仕事に関して，リエゾン精神専門看護師に何が期待されているか
  - ・これらの期待は，コンサルテーションの相互関係の発展に障害となるものか
  - ・それは秘密性を脅かすことになるか
- リエゾン精神専門看護師は参加する活動の選択について，柔軟性をもっているか
- 給料は，ほかの病院の同じようなポジションと競争できるか，病院のなかで同じような責任と自立した機能をもつほかのポジションの給料に匹敵するか
- 精神科部門の臨床実践の哲学と目的は何か，リエゾン精神専門看護師の役割について精神科医が理解していることは何か，リエゾン精神専門看護師はどのようにしてこの部門と調整するか，このシステムのなかで，リエゾン精神専門看護師の何らかの歴史があるか
- 精神科部門のメンバーと一緒に行うコンサルテーションの有効性は何か，臨床上の正当な理由があった場合，精神科医と協働できるか
- リエゾン精神専門看護師は，社会的サービス，カウンセリング，理学療法，作業療法のような病院の看護部門以外の主な臨床サービス部門と，どのように調整するか

　これらの疑問についてよく考えた後，リエゾン精神専門看護師志願者は専門的な興味やゴールがシステムのニーズと一致するかどうかを決定しなければならない．同様に，看護管理者はいかに適切に特定の志願者をリエゾン精神専門看護師のポジションにするかを決めなければならない．さらに，システムと志願者の両者は，役割を創り出す過程において，どのように柔軟性をもたせるかを決めなければならない．交渉のこの過程で，職務規定の内容が考えられる．書かれた職務記述書は期待を明らかにするために重要なものである．

　雇用のための役割と契約の要素が同意されたら，リエゾン精神専門看護師は病院のシステムへの参入を計画し始める．次に，この役割を実現するための戦略を開発する．

システムへの参入の最初のステップ，力の構造についてのアセスメント

現状を解凍させる場合には，組織の状況が異なると，問題となるものも異なっているため，システムへの参入をしながら，力の構造についてのアセスメントを行っていく必要がある．システムへの参入の最初のステップは，システムの公式，非公式な力の構造についての継続的なアセスメントである．この継続的なアセスメントにおける鍵となる因子は，一般病院における看護の歴史，システムのなかでのリエゾン精神看護についての知識である．

歴史を収集する段階において考えられる疑問として，LewisとLevy[10]は，以下のことをあげている．

- 看護部門は患者ケアの質の保証と向上にシステムのなかでどれだけ影響力をもっているのか，システムのなかで何が今日的姿勢であり，何がケアニーズを理解することなのか
- システムのなかのどの部門が相互のゴールや管理的，臨床的問題へのアプローチを統合させているのか
- システムのなかで何らかの伝統的な領域があるのか，システムのなかにリエゾン精神看護師の役割の実行を遮るかもしれないメンバーがいるか，看護部門のなかだけでなく，システムのなかで看護師間のコンサルテーションについての考え方への受け入れ態勢はあるのか
- 役割の実行について，何らかの事前の試みをしたか，成功したか，失敗だったか，それはなぜか，役割の実行について事前の試みを妨げる何らかの誤った信念や期待があるだろうか

役割を創り出すこと，役割開発のための具体的な方策

役割の開発・実践にマニュアルはない．組織によってニーズはさまざまだからである．仕事を始めるにあたって有効とされている活動を紹介しよう[10]．

毎日の巡回

リエゾン精神専門看護師の存在がはっきりと目にみえることは，患者の心理的ケアを具体的に思い出させるものとして役立つ．リエゾン精神専門看護師が病棟に現れたとき問題が提出されるという経験が証明している．もし，リエゾン精神専門看護師を探し出すことを必要としたら，コンサルテーションは少なくなるようにみえる．

毎日の巡回を行うことは，新しいリエゾン精神専門看護師にとってはスタッフと親しくないことからたいへん困難であるだろう．しかしながら活用が可能で，一貫性があること，関心を示すことになり，活動の基礎を築くうえでたいせつである．

院内教育プログラム

院内の教育プログラムに参加することを通して，人前に出ること，そしてスタッフ看護師に知れわたる機会がリエゾン精神専門看護師に提供される．また，精神的ケアが内科外科ケアに関連する全体的なプログラムの一部としてあるとき，リエゾン精神専門看護師は孤立した存在ではなく，患者ケアに不可欠な存在として認知されうる．看護師と対等なパートナーシップを形成することは，スタッフの発展成長を促すことにも有効である．

看護部のオリエンテーションへの参加

看護部が行うオリエンテーションプログラムを通して，リエゾン精神専門看護師を新しい看護スタッフに紹介し，新人看護師の利用の機会を促進する機会をもつ．リエゾン精神専門看護師の効果性はスタッフの参加によって影響を受けるから，その施設における看護師の経験の早期に支援をす

ることは，役割の促進に役立つ．新しい仕事を始めることに伴うスタッフの緊張やストレスを認めることは，看護師に支援を提供し，最初の接触の機会を活用することになる．

　スタッフや患者を心からケアすることに基づいてパートナーシップの確立は固いものになる．

　新しいリエゾン精神専門看護師が病院スタッフから温かい反応を望むように，新人看護師もメンバーの一員として認められたいと望む．リエゾン精神専門看護師が新人看護師に出会うとき，温かな歓迎の気もちをもつことによって，新人看護師が自分の技術を発展させていくうえで，リエゾン精神専門看護師が必要な存在として据えることができる．

委員会への参加

　看護部の機構のなかで，リエゾン精神専門看護師は役割を促進し重要なパートナーシップをつくり上げるためにかかわり合う多くの機会がある．自分の専門からみてどれがよい機会を提供するかをアセスメントする．

精神科部門との協働

　患者の精神的な問題に対して精神科的な介入を受けていたとしても，リエゾン精神専門看護師は看護師が患者のケアにおいて経験している不安や安心の程度をアセスメントできる．"どのように自殺企図患者をケアするか" "精神障害者とどのように話し合うか" などについて戸惑いがあるかもしれない．精神科医やほかのかかわっている専門家と協働しながら，リエゾン精神専門看護師が必要とされるところで待機し，助け，快く教え，役に立つということは，役割実践のうえで有効な基本的な方法である．目に見えること，柔軟であること，そしてかかわり合うことは重要である．

看護アセスメント

　身体的側面からだけではなく総合的なアセスメントは重要なツールである．患者の個人的問題や心理社会的なヒストリーから重要な情報を収集することでリエゾン精神専門看護師はスタッフを援助できる．これは，リエゾン精神専門看護師の存在をスタッフに示すことにもなる．

患者のインタビュー

　患者の心理社会的アセスメントは患者面接の熟練度にかかっている．相談者がリエゾン精神専門看護師と一緒になって患者に面接することで，情報収集の技術と情報を介入計画に統合することを学ぶことができる．リエゾン精神専門看護師が患者ケアへの貴重な助けになることを，よりはっきり理解するだろう．

患者の死

　患者の死は看護師に怒り，悲しみ，罪，無力感など，さまざまな反応を引き起こす．

　死後の処置をしたことのない若い看護師に対して，支援を提供できる．また，その余波にもかかわれる．看護師として人としてどのように感じ，その感情にどう対処すればよいのか，家族に対してはどのように話せばよいのか，などロールモデルとなることができる．

　また予期しない患者の死に遭遇したとき，ストレスや緊張が病棟に広まっているとき，リエゾン精神専門看護師は近くにいることによって，困難を感じているスタッフと援助を必要としている家族を支援することができる．

　リエゾン精神専門看護師は以上のような実践を通して，精神看護の知識・技術の適応の有効性を示していきながら，看護師との信頼関係を確立していくことが可能である．並行して，管理者との協力関係のなかでコンサルテーションのシステムを形成し，活用を浸透させていく．コンサルテーションという日本においては新しい役割機能を発達させていくために，命令系統上の権限はなく，対等性から成り立つということについて，システムづくり，講演会，管理コンサルテーションなどを通して理解を深め，臨床看護師と開放的に話し合える土壌をつくりながら問題解決にともに取り組むことで役割を発揮する．そして，役割を発揮

していくなかで，その時代，組織に求められる新たな役割の開発につなげていくのである．

リエゾン精神専門看護師による著作物のなかから[11]，役割開発の具体例をみてみよう．

構成員一人ひとりの能力を高める

コンサルテーション活動をしているなかで相談依頼が多く，一般科の看護師が日常的に遭遇する対応に困難を感じる自殺企図患者への看護や，せん妄患者に対する看護などについての検討プロジェクトを立ち上げ，対応マニュアルを作成し，これらの患者に対する効果的な看護が実践できるような教育的支援を継続して行っていく．また，看護師の精神看護に対する知識と技術の向上に向けて，新たな継続プログラムの作成と実践を行っていく．たとえば，筆者は臨床で出会うことの多い対応に苦慮する患者の状態像をひとつずつトピックスとして取り上げて，その理解と看護について勉強会を半年かけて行っている．修了すると修了書が看護部から授与されることになっており，看護師の意欲を鼓舞していくのである．看護師が患者観察のポイントやCNSにつなげるタイミングなどの理解が深まると，活用が促進され，患者ケアの質も高まっていく．

さらに看護師のメンタルヘルスをサポートするために仕事上の悩み相談窓口として活動しているなかで，看護師の抱えているストレスやコミュニケーション上の課題が明らかになれば，リラクセーション講習会，相互尊重の視点に立ったアサーショントレーニングの開催などを行う．アサーションの考え方を普及させていくことは，メンタルヘルス支援の視点からだけではなく，コミュニケーションが促進され，職位，年齢などを超え，看護師一人ひとりが話しやすい雰囲気をつくるため，変化を進める教育としても有用である．

直接ケアとしては，病名告知後のがん患者のサポートグループ，災害および事故などで心的外傷体験からの回復を促進するよう支援する．

これらはCNSとして組織を横断的に活動しているからこそ，組織のニーズや患者サービスにおいて補強が必要なところがみえ，さらに既定のものにとらわれずに，必要と思ったら可能性があるところから新しい仕事の方法を考案してケアの質の向上につなげていくという柔軟性や実践力が求められているといえる．CNSはそれぞれの組織の特性を比べ合わせて考え，役割開発を進めるのである．

管理者の考え方を柔軟にしていく

組織を活性化し，構成員一人ひとりの能力が高まると，看護師一人ひとりが自分で考え，自分の意見，考えを発言できるようになる．その変化を"自分の意見をしっかり発言できるようになった"と好ましい変化として肯定的に受けとめる管理者がいる一方で"急に生意気になった""自分の意見ばかり主張して私のいうことをきかなくなった""わがままになった"と快く思わない管理者も出てくる．それは，多くの管理者はスタッフに対して自主的に活動してほしいと望んではいるが，自分の思うように動いてほしいという相反する期待をもっているからである．

看護職が主体的に機能していけるようになるためには，管理者自身がアサーションを正しく理解し，アサーティブに自己表現できる看護師を育成・支援していける土壌づくりが必要である．

倫理的ジレンマへの対応

医療チームにおける複数の価値観を事前に分析したり，調整したりすることで，異なった価値観を理解する過程で起こりやすい誤解の発生を最小限にとどめ，医療チームメンバー間で共通する目標を明確に設定する．倫理的ジレンマの発生を予測して予防的に介入することが可能になる．

そのために用いる技術としては"看護職としての価値観を確立する""患者の価値観を尊重する""患者や医師との信頼関係を築く"ことが重要であ

る[12]．

医療スタッフが相互に価値観を認め合う

自分自身の価値観を明確にするだけでなく，職種の職業的価値観を理解し尊重する．医療チーム内で臨床的問題や倫理的ジレンマについての話し合いを進めることによって他者の職業的価値観の理解を深めることに役立つ．

患者の価値観を尊重する

これまで患者・家族が意識することなく行ってきた選択を再評価することは，治療や生活についての考え方を明確にすることを助ける．治療選択における意思決定をしていくうえでも患者・家族の価値観を互いに理解していることは有効である．

信頼関係を築く

CNSは高いコミュニケーション能力により，患者や医師との信頼関係を築く．CNSの役割機能推進のうえで欠かせないものである．

CNSの役割発達

Underwood[6]は，役割の発達は，CNS一人ひとり，置かれた状況によって違いはあるものの，大体次のように起こると述べている．

① 新しいCNSは70%を直接ケアに投入し，10%ずつを教育と調整に，5%ずつをコンサルテーションと研究に当てていく必要がある

役割発達の初期の段階では臨床の卓越性を発達させるために時間を割かなければならない．CNSはスタッフに対して自分の技術を示し，信頼性を確立する段階にもなる．看護管理者は，仕事量を調整して，CNSが役割発達に集中できるようにサポートする必要がある

② 最初の2年間で臨床の卓越性を発達させ，その後ほかの役割を発達させられるようになる

もし早い段階から自分の役割を均等に配分してしまったら，そのCNSは役割を発達させることができない

③ 3年めは教育や調整の役割が発達する．CNSは臨床と同じように，多くの時間を教室での教育に使えるようになる．看護部門の委員会や各種のプロジェクトに参加する時間もできる

④ 4年めは役割の統合に向かって動く時期である．ここでは，研究やコンサルテーションなどの技術，役割が発達していく

⑤ CNSが5年めになると，その役割の20%を直接ケアに，30%をコンサルテーションに，20%を教育に，15%ずつを研究と調整に分けられるようになる

CNSをコンサルタントとして使えるようになるのは，2, 3年はかかるものである．CNSが役割を発達させるのに時間がかかるのと同様に，看護師がCNSを使うためにも時間がかかるからである．CNSが本当に機能できるようになるには5年ほどの時間が必要である．もし，管理者が患者ケア，あるいはスタッフに対して利益をもたらすように役割を発達させることを成功に導きたいと考えるならば，CNSが役割を発達させるのには時間を要することを受け入れなければならない，と言明している．

役割開発を阻む要素とその対策

時間の経過に伴って次第に実践に熟練してきて，その結果リエゾン精神専門看護師の役割が肯定的に受け入れられていく．役割は病院内で確立していき，包括的な患者ケアの重要な一部分をなすものとして受け入れられていく．すると以下のような展開がみられ，コンサルテーションの内容

に質的な変化がみられるという[10].
① 適切なコンサルテーションの要望が増える
② コンサルテーションの性質が,危機志向のものから予防的なものへと変化する
③ 相談者の心理ケアに対する問題の認識力の向上や,介入力の向上によって職業的成長が示される
④ リエゾン精神専門看護師の臨床能力およびその信頼性が他分野の人びとからも認められる

しかし,役割を実践していくうえではさまざまな困難や拒否を経験するだろう.どのような抵抗が起こり,どのように対処していくかについて述べる.

変化への抵抗

新しい役割や変化は組織のなかに緊張を生み出すものである.変化によって自分の役割,仕事の保証,自尊心などを脅かされる可能性があるからである.そのため,何か変化が起きれば,人はそれに抵抗を示すのは当然である.

管理者のサポートによってシステムへの参加を進めても,利用する側の抵抗は避けられないものである.たとえば,看護師長のなかには"ちゃんとやっているので困っていない""部外者にわかるはずがない"というようにである.

抵抗とは実際のあるいは想像された変化の影響から自分を守ろうとする行動である.変化に抵抗する精神内動機は不安である.

新しいことへの不安,力を失うことへの不安,失敗への不安などがある.そういった不安は抱かれやすいことを理解し,過度に脅かすことのないように介入していく必要がある.

変化に伴う心理抵抗の予知と克服

ある種の問題を解くためにどういう力が必要かを見極め,誰の能力を活用するかはCNSの能力の大事な要素である.

① 自分自身の消極性

まず克服する必要があるのは自分自身の消極性であろう.受け入れられなければならない,好かれなければならないと思いこんでいると,動きが鈍くなり腰が引けてしまう.

反発も受けるかもしれない.孤独感を感じるかもしれない.しかし,これはどこにでもある,そして避けられないものだから…と冷静に居直るぐらいの気もちでいることがたいせつである[14].高慢でもなく,消極的になりすぎることもなく,忍耐強さが必要である.

事実,次第に浸透し定着し始めると周囲との軋轢(あつれき)も減っていく.導入当初しばらくのあいだの辛抱が肝心といえよう.

② 管理者の抵抗

何でもできることが優秀な管理者であるという価値観が根強くある.自分の部署のことは自分がすべて解決しなければならないというような不合理な思い込みが管理者を不自由にしていることがある.看護管理者がリエゾン精神専門看護師を生かし,リエゾン精神専門看護師が管理者を生かすという相互に高め合う関係によって問題解決が可能になる.リエゾン精神専門看護師自身も防衛的にならず,疑問,不安に思っていることも含めて,オープンに話し合っていく姿勢と成熟度が必要である.

変化を促進していく過程で,どのような変化を目指し,何に取り組もうとしているのかという変化にまつわる情報を流し,それまでのよい慣習は損なわないようにする必要がある.そして,変更を企画する人とともによいところは繰り返しフィードバックして勇気づけ,支援,強化していくことである.それは,これまでやってきたことを否定するわけではなく,よりよくしていくための取り組みであるという理解を得るためである.

さらに,管理者が,CNSを有効活用できるようになるために管理コンサルテーションを導入することは有用である."人的資源の活用・管理は師長

の仕事である"というコンサルタントのコメントを得て看護管理者としての姿勢を認識した組織では，CNSに対する考え方が変化したことが活用率や活用内容の変化につながっている[7]．

このように認知，態度の変容がCNS活用という具体的な行動につながる場合がある一方で，行動することから態度が変わることもある．まずはリエゾン精神専門看護師を利用してみることを勧める．人は行動したことによってそのことに責任をもつように動く．行ったことを評価，再評価して態度の変化に移行できるだろう．

計画的変化に進むために必要な特性

CNSは変化促進者としての以下の特徴をもつことで，役割開発を発展させ，変化の抵抗を克服していくことが必要となるだろう[2,12]．

危険を冒す人になる

危険に向かうことは変化を起こすことであり，それは一歩を踏み出すことである．もちろん，本当に危険なことが起こる可能性もある．そのためには，さらに以下のような能力が必要になる．

優れた対人関係能力をもつ

他者とよい関係を築くには，誠実さと，協調性と，傷ついたときに他者にサポートを求める謙虚さが必要である．自分自身の長所と短所を理解してあるがままの自分を肯定するとともに，自分は他者に信頼されていて，必要に応じて他者のサポートを受けることができるという自信をもつことである．そうすれば，失敗を過度に恐れることなく，取り組むことができるようになる．

批判的視点をもったコミットメント

人間として専門職として，自己の信念に基づく義務感や原因究明への深い関心をもつことである．分析し反省しながら行うことによって，その意義を自覚しながら変化を促進する．

勇気をもつ

勇気とは危険や困難に立ち向かおうとすることである．勇気のある人は冒険心をもち，常に計画的変化を実行することへの自信とその成果への期待をもっている．

人間的に成熟する

内面的に十分に発達した状態を示す．あいまいなものに対して，欲求不満に陥らずに毅然とした態度を保ち，楽天的に考えて動じないことに現れる．人間としても専門職としても成熟している．

管理者によるサポート・管理者との協働

CNSの導入や定着を促進するためには看護管理者とのよりよい関係づくりが必要であり，そのためには何よりも看護部門のトップの意思決定が重要である．そして組織における位置づけや専門分野が生かされるような配置，さらには専門看護師に対するサポート体制，具体的には管理者との定期ミーティング，スーパーヴィジョン[★2]を受けられる体制，対外活動の保証などについて十分に検討し，看護管理の立場から実質的に支援を得られる必要がある．

CNSを組織内に迎え入れる準備をする

組織内に迎え入れるための準備として必要なことは，以下のとおりである[10,12]．

- ほかの看護職の同意を得る
- 組織のなかで鍵となる人をCNS迎え入れの準備に参加させる
- 医師からのサポートを確立する
- CNSの役割やCNSが看護スタッフに対してどのような援助を行うのかをわかりやすく説

★2
カウンセリングに携わっている人が，自分が相談を受けているクライエントについて，また，そのクライエントとの関係について相談して指導を受ける関係をスーパーヴィジョンという．スーパーヴィジョンを受けることはカウンセリングのなかで起こるさまざまな出来事について具体的かつ実際的に知り学ぶことになるのでカウンセラーの成長にとって不可欠である[15,16]．

明する
- CNS をどのように使えばよいかを教える
- CNS の存在を公開して誰からも見えやすくする

　管理サポートの最も重要なことは，CNS が看護チームの重要なメンバーであることを示すこと．ことあるごとに CNS は非常に重要だと伝えることである．

コミュニケーションネットワークの開発と充実を図る

　看護管理者と CNS とが定期的に話し合うことによって，現在 CNS がどのように実践をし，どのような問題を抱えているのかを把握することができる．CNS の実践のなかから看護管理上の潜在的な問題を早期に発見するための手がかりを得ることもできる[12]．

　CNS が効果的に実践できるためには，看護管理者だけでなく，そのほかの医師や専門職，看護職，組織内外の CNS など，いくつかのレベルでのコミュニケーションネットワークを開発することが必要である．リエゾン精神専門看護師として機能し始める前に，管理者とばかりではなく，精神，社会サービス，各科の領域の部長とも会うべきであるということを前提にすることが勧められている[10]．公式的な場よりもむしろ日常的な場で話し合われるべきものとして，システムの全体的アセスメントと歴史的収集に加えて，リエゾン精神専門看護師は各ユニットのユニークさを認識することが重要であると指摘されている[10]．看護師長の考え方と病棟管理の方法を理解するために，各セクションの看護師長と会う．患者の診断名とケアのタイプを評価することは，各セクションのスタッフが出会う患者ケア上の問題のタイプを理解することを助ける．

他職種と CNS との葛藤の調整

　CNS が組織内で活動を始めた当初には，医師や他職種との対立，CNS への抵抗などの問題が生じる．たとえば，医師の判断に対して CNS が相反する意見を言った場合"看護師からそんなことを言われる必要はない"と医師が抗議して CNS と医師との対立が始まるというようなことは起こりうる．その状況そのものが意見の対立をまねいているのか，何か別の問題があるのかの見極めが必要である．管理者はむやみに中立の立場をとるのではなく，むしろ CNS の考えや言い分を聞いたり，行動の意味を解釈したりして，CNS 自身が何が起こっているのかを考えその状況に直面できるように支援する必要がある．

CNS に自由と柔軟性を提供する

　CNS は複数のセクションで患者やスタッフのニーズに合わせて，CNS の自己裁量で働く．そのために勤務体制はほかのスタッフと同じである必要はなく，仕事を行う際には患者やスタッフのニーズに合わせて勤務を組み立てる自由と柔軟性が必要となる．管理者は，CNS が柔軟性を必要とするということに対して，ほかのスタッフに誤解を生じさせることのないように理解を得ることが必要である．さらに事務部門の受け入れや支援を得ることも必要となる．CNS はほかの人びととのコミュニケーションを図ることに責任をもつが，管理者は準備を整える責任がある．

　たとえば，勤務時間内にスーパーヴィジョンが行われ，CNS が自分の専門分野のエキスパートと相談する機会を与える．過密スケジュールによって能力開発のために時間を確保できなくて悩んでいる場合には，余裕がもてるように配慮して，ほかの仕事の整理をして現実的な勤務計画を立てることができるように支援する．CNS が役割を発達させるとそれが自信となり，次の段階へのチャレンジにつながる．看護協会での活動，大学院での講義，ほかの病院との共同プロジェクトを開発するなど，このような活動のために時間を開放することがサポートとなる[6]．

活動の評価

CNS の活動の評価については，それがどういう役割であるのか，何を期待しているのかを明確にしなければならない．管理者による CNS の活動評価には "CNS の実践の評価" と "CNS の導入が組織にもたらす影響" による評価の2つが含まれる必要があると指摘されている[6]．

もしも，プロジェクトをつくって新しい記録方式やマニュアルができたら，その記録方式やマニュアルが施設の機能向上という観点から CNS の評価の一部として含まれる．新しい患者への介入法について記事を書いたならば，これもスタッフの能力を高めているという意味で評価の一部になる．また病院にとっては市民にアピールすることになる．看護師にとって魅力ある職場であり，患者にとってはよりよいケアを受けられる病院としての付加価値がつく．

もし評価をコスト指標に限定してしまったら，CNS の役割を本当に評価することは難しくなるだろう．患者ケアや看護スタッフの能力，組織の機能に関連する結果を評価に含めると CNS は病院にとって雇う価値のある費用効果の高い職種だということが証明される[6]．

チーム医療の推進者としての役割と課題

リエゾン精神専門看護師はラインから外れてスタッフとして機能しているので，いろいろなセクションにかかわることのできる存在である．医療チームの連携をとるための活動が進めやすいリエゾン精神専門看護師の役割の有用性と課題について述べる．

看護師-医師関係と医療チームの特徴

Stein（1967）は医師・看護師関係を "The doctor-nurse game；医師と看護師のかけひき" と表現している[17]．当時医師にとってよい看護師とは，医師の指示を忠実に守り，診断に対して忠告をしない看護師のことであった．そのため，看護師たちは医師に気に入られるように精いっぱい尽くしたのである．このときそれぞれの役割ははっきりと区別されており，医師が重要な事柄の決定と方針を立て，看護師が指示を忠実に守り実行してきたと述べられている．現在，この関係は少しずつ変化してきているものの，その影響は色濃く残っているといえるだろう．その影響のひとつが医師を頂点とした階級構造であろう．

昨今チーム医療の推進の重要性が問われて久しいが，真のチーム医療は実践されているとは言い難いのではないだろうか．細田[18]によれば，医療従事者による "チーム医療" という認識と実践は，

① 専門性を備えてそれを発揮しようとする "専門性志向"
② 患者の声を最優先にしようとする "患者志向"
③ チームメンバーとして複数の職種が位置づけられていることに関心を寄せる "職種構成志向"
④ 複数の職種が対等な立場で協力して業務を行うことに関心を寄せる "協働志向"

という，4つの要素から把握できるとしている．ところが実際には "専門性志向" と "患者志向" とのあいだには緊張関係が生じやすく，その緊張関係が "チーム医療" を難しくしていると指摘されている[18]．

緊張関係が生じたとき，自分の意見を抑えてしまうことなく，なおかつ相手の意見や考えに十分な理解を示し，看護職がいかに看護の価値，患者に関心を寄せて発言できるかがたいせつである．アサーティブに自己表現していくことが求められる．

協働のための実現は容易ではないが，協働を促進する戦略としては，次のことがあげられる．

① もともと人はそれぞれに違いがある．まして

や性別や教育背景や，役割が違うのなら意見や考えに違いはあるものだと認識する
② 違いがあるのだから，相手の考え方を聞いてそれを知ろうとする視点に変える
③ 開放的にコミュニケーションを図って相互理解を深める．開放的な雰囲気こそが葛藤を軽減し，緊張関係を緩和させることにつながる
④ 他職種同士の医療チームをつくり，患者の利益のために一緒に働き，チームワークを促進させていく

リエゾン精神専門看護師は患者の気もちを代弁し，患者の権利を擁護し，患者と患者を取り巻く，看護師をはじめとする医療者とをつないでいく．加えて，看護師が他職種の人びとと対等な立場で意見交換し，協働できるように支援する．看護師にとってはロールモデルとなることができる．

協働を促進するための調整機能

リエゾン精神専門看護師だけでなく，精神看護専門看護師が行う調整機能の特徴としては，以下のことがあげられる[19]．
① "直接ケア"や"コンサルテーション"のプロセスのなかで問題が明らかになり，調整のための介入が行われる特徴をもっている
② 患者の置かれている状況や状態のアセスメント，患者を取り巻く家族・看護師・医療者との関係，看護師の力量，医療チームの力量を把握したうえで，どこを修正して支援すれば患者にとって最も意味のある調整になるかを考え，意図的に介入する
③ 直接ケア，コンサルテーションなどを行いながら同時に統合的な働きかけを行う

精神看護専門看護師が行う調整のためのスキルとしては，
① 状況，場のダイナミックスの理解
② 協働のための場や機会をつくる
● 患者を取り巻く医療チームメンバーが，それぞれの立場から意見を述べることができ，情報提供と情報の共有ができるような場と機会をつくる
● 看護師が他職種に対して看護の立場から意見を述べることができるように支援する
③ CNSの立場からの情報の提供と共有化
④ 他職種を巻き込むための根回し
⑤ 治療・看護目標を共有したうえで，チームメンバーの役割分担を話し合う
⑥ 患者の状態に応じたかかわりの提案
⑦ 患者との関係を回復するための糸口を見つけ，患者が安心できる関係づくり
⑧ フォローアップ

これらの調整による成果としては，以下があげられるだろう．
① 医療チーム全体でケアする体制が整う
② 医療者間の葛藤が軽減する
③ 治療に必要な他部門や他職種への橋渡しができる
④ 患者の早期回復・退院の促進
などである．

患者だけではなく，患者を取り巻く治療環境のアセスメントを行いながら，介入していく優先順位を決め，そして，CNSの機能，すなわち，直接ケア，コンサルテーション，教育などを同時に行いながら，成果を看護師，医療チームに示していき，かつチーム全体の成長を助けているのが精神看護専門看護師の行う調整といえるだろう．以上のような役割機能を認識したうえで，今後さらに医療者間の協働が促進していくことが望まれる．

今後の課題

現状では，施設内での活動を中心に実践しているリエゾン精神専門看護師がほとんどであるといえるだろう．しかし，病院と地域ケアの連携，在宅医療が推進されていくなかで，施設内の活動にとどまらず，訪問看護師をはじめとする地域での医療・ケアの担い手である人びとをも対象として

コンサルテーションを行っていくなど，活動の場と対象を広げていく必要性があるだろう．また，医療がさらに高度化・複雑化していくなかで，高度先端医療を受ける患者・家族の意思決定に至るまでの苦悩，先端医療・ケアを提供する側の医療者に生じる倫理的葛藤，慢性疾患を抱えながら療養生活を送る人びとへの精神的支援，医療事故をめぐる当事者への支援など，取り組む問題は多数ある．

医療や看護をめぐる状況を見据えながら，患者のニーズに対応できるよう，新たな看護サービスの開発に柔軟に取り組んでいくことが課題となるだろう．医療経済状況の変化を見据えながら，報酬の基盤をもたないなかで，活動の評価を積み重ねながら，その効果を見えるかたちで提示していける方策の検討が必要である．

● 文献

1) 小代聖香：一般病棟における精神看護―リエゾン精神看護の視点から．精神科看護学叢書 3, ライフサイクルと看護介入．メヂカルフレンド社，1989．
2) Underwood PA：組織の変化促進者としてのコンサルタント．インターナショナル・ナーシングレビュー，20（2）：31-37, 1997.
3) Ziegler SM（竹尾恵子 監訳）：理論にもとづく看護実践―心理学・社会学理論の応用．医学書院，2002．
4) Gillies DM（矢野正子 監修）：看護管理システムアプローチ．へるす出版，1986．
5) Kotter JP, Schlensinger LA：Choosing strategies for change. Harvard Business Review, 57：106-114, 1979.
6) Underwood P（中内園恵 訳）：専門看護師の導入に向けて―組織の準備，役割開発とその評価．看護，51（1）：128-133, 1999.
7) 本谷菜穂子 他：専門看護婦の定着に向けた組織的取組み．看護管理，10（11）：881-886, 2000.
8) 野末聖香：リエゾン精神専門看護婦の活動の実際．看護管理，7（5）：326-333, 1997.
9) 國井治子：専門看護婦導入の経緯と活用の実際．看護管理，7（5）：320-325, 1997.
10) Lewis A, Levy J：Psychiatric Liaison Nursing；The Theory and Clinical Practice. Reston Publishing Company, Reston Virginia, 1982.
11) 宇佐美しおり 他：精神看護専門看護師の活動の効果に関する研究．平成 12 年度日本看護協会助成研究報告書．
12) 佐藤直子：専門看護制度 理論と実践．医学書院，1999．
13) Hamric AB, et al：Advanced Nursing Practice, An Integrative Approach. WB Saunders Co, Philadelphia, 1996.
14) 古川久敬：構造こわし―組織変革の心理学．誠信書房，1990．
15) 佐治守夫 他：カウンセリングを学ぶ．p183, 東京大学出版会，1997．
16) 平木典子：カウンセリングの話．p162, 朝日新聞社，1994．
17) 城生弘美：医師と看護婦のかけひき―Keddy Barbara らの研究から．看護学雑誌，59（12）：1172-1175, 1995.
18) 細田満和子：「チーム医療」の理念と現実―社会学からのアプローチ「協働志向」．ナーシング・トゥデイ，17（9），46-48, 2002.
19) 野末聖香：精神専門看護師の直接ケア技術の開発及び評価に関する研究，厚生科学研究費補助金医療技術評価総合研究事業，平成 13 年度研究報告書．
20) 近藤まゆみ：がん医療におけるコラボレイション（協働）―チーム医療の中の看護の役割と責任．最新がん看護の知識と技術，中村めぐみ，吉田智美 編，pp101-115, 日本看護協会出版会，1997．
21) 川名典子：講演専門看護師としての私の役割．日本病院会雑誌，5 月号，113-126, 1998.
22) 若狭紅子：なぜ看護婦をサポートする看護婦が必要なのか―リエゾンナースとは．看護管理，2（4）：202-207, 1992.

VI

リエゾン精神専門看護師への道

Ⅵ―リエゾン精神専門看護師への道

1 認定制度と大学院教育の概要

はじめに 医療の場でホリスティックアプローチの重要性が認識され，一般科における患者や家族に対する心理行動面での理解とそのケアの質が問われるようになってきている．この項では，リエゾン精神専門看護師を含めた専門看護師（CNS）[★1]の認定制度や大学院教育，そして臨床トレーニングの方法について述べる．

日本看護協会専門看護師認定制度

医療が高度化，複雑化する流れのなかで，より高度な専門的知識と技術をもって質の高い看護サービスを提供する看護職が必要とされるようになり，1996年に日本看護協会専門看護師制度[1]が発足した．この制度の目的は，複雑で解決困難な看護問題をもつ個人・家族や集団に対して，水準の高い看護ケアを効率よく提供するための，特定の専門看護分野の知識・技術を深めたCNSを社会に送り出すことにより，保健医療福祉の発展に貢献し併せて看護学の向上を図ることである．

CNSの役割

CNSとは，日本看護協会専門看護師認定審査に合格し，ある特定の専門看護分野において卓越した看護実践能力をもっていることが認められた者を呼び，以下の実践・相談・調整・教育・研究・倫理調整の6つの役割を担う．なお，"倫理調整"については新たに加えられた役割である．

① 実践：専門看護分野において，個人・家族または集団に対して卓越した看護を実践する
② 相談：専門看護分野において，看護者を含むケア提供者に対してコンサルテーションを行う
③ 調整：専門看護分野において，必要なケアが円滑に行われるために，保健医療福祉に携わる人びとのあいだのコーディネーションを行う
④ 倫理調整：専門看護分野において，個人・家族および集団の権利を守るために，倫理的な問題や葛藤の解決を図る
⑤ 教育：専門看護分野において，看護者に対してケアを向上させるための教育的機能を果たす
⑥ 研究：専門看護分野において，専門知識・技術の向上・開発を図るために実践の場における研究活動を行う

CNSの専門看護分野の特定

専門看護分野は，独立した専門分野として高度な知識・技術が必要であることを専門看護師制度委員会が認め，理事会での議決を経て初めて特定される．この専門看護分野の特定に際しては，以下の2つの条件が必要となる．

① すでに専門看護分野の教育課程が現存し，大学院などで実施されているもの
② 上記の教育課程を修了し，現時点でCNSの受験資格をもちながら専門分野で実践している者が3名以上いること

[★1] certified nurse specialist

2010年現在,特定されている専門看護分野は,がん看護,精神看護,地域看護,老人看護,小児看護,母性看護,慢性疾患看護,急性・重症患者看護,感染症看護,家族支援の10分野である.

専門看護師制度に関連する各種の委員会

専門看護師制度は,以下の3つの委員会によって運用される.

① 専門看護師制度委員会:専門看護師制度の実施や改善のための検討などを行う
② 専門看護師認定委員会:CNSの認定とその更新の審査および実施に関することを審議する
③ 専門看護師認定実行委員会:専門看護師認定委員会を補佐し,CNSの審査に関するすべての業務を行う.この委員会は専門看護分野ごとに構成される

CNSの認定条件と認定試験

CNSの教育および認定のシステムの概要を図VI-1に示した.専門看護師取得のためには,日本看護協会が年1回実施している専門看護師認定審査を受験する必要があり,受験にあたって以下の3つの条件が必要となる.

① 保健師・助産師・看護師のいずれかの免許資格をもっていること
② 所定の教育を修了していること
　ⅰ 看護系大学大学院修士課程修了者で特定の専門看護分野の所定の単位を取得した者.なお,看護系大学大学院修士課程修了者で特定の専門看護分野の所定の単位に満たない者は,必要単位をさらに取得するものとする
　ⅱ 看護系以外の大学院などを修了した者で,看護系大学大学院修士課程において必要単位をさらに取得した者
　ⅲ 外国において①～ⅱと同等の教育を受けたと認められた者
③ 看護師としての必要な実務経験があること

図 VI-1 専門看護師の認定条件と認定試験

看護師,保健師,助産師のいずれかの免許所有者
↓
1. 看護系大学院修士課程修了者で日本看護系大学協議会が定める専門看護分野の専門看護師カリキュラムにおいて所定の単位を取得していること
2. 実務経験が通算5年以上.そのうち3年間以上は特定の専門看護分野の経験
　このうち6カ月以上は修士課程修了後の実務経験であること
↓
認定試験
申請書類を提出の上,筆記試験
↓
認定証交付・登録(5年ごとに更新審査)

保健師・助産師・看護師の資格取得後,実務経験が通算5年以上であること.そのうち,通算3年以上特定分野の経験があり,その特定分野の経験のうち,6カ月以上はCNSに必要な所定の教育終了後の実務経験を含まなければならない.

専門看護師認定審査は,必要な申請書類を提出した上で,筆記試験が行われる[★2].

専門看護師登録者数

1996年度から始まった専門看護師制度における登録者数は,2010年現在で合計615人となった[2)].専門看護分野別登録者数については表VI-1に示した.なお,精神看護専門看護師は合計93人となった.

専門看護師制度の発足当初は看護系大学および大学院も少なく,CNSを目指す人材そのものが極端に不足している状態が続いた.しかし,看護教育の高学歴化に伴い看護系大学および大学院が増設され,CNSの教育機関も増加し,人材を確保す

[★2]
認定の更新制度:CNSのレベルを保持するために,認定を受けたCNSは5年ごとに認定更新を受ける.更新に際して,過去5年間の看護実績・研修実績・研究業績などを提示する.
なお,CNSの認定および認定更新に関する詳細は,日本看護協会認定部発行の最新版"専門看護師認定の手引き"および"専門看護師認定更新の手引き"に記述されている.

表VI-1 専門看護分野別登録者数

専門看護分野	登録者数
がん看護	250人
精神看護	93人
地域看護	20人
老人看護	32人
小児看護	56人
母性看護	36人
慢性疾患看護	48人
急性・重症患者看護	63人
感染症看護	9人
家族支援	8人
合計	615人

（2010年現在）

表VI-2 地区別専門看護師登録者数

地区	地区別登録者数合計
北海道・東北	40人
関東・甲信越	266人
東海・北陸	65人
近畿	157人
中国・四国	56人
九州	28人
国外	0人
合計	612人

（2010年8月現在）

る条件が徐々に整ってきている．特に今日の急激な医療改革の流れのなかでは"質の高いケアを効率的に提供する人材""第一線で働く看護職の看護実践を支援する人材""組織全体の活性化や保健・医療・福祉の協働を推進する人材"などCNSに対する期待は大きく，さらにCNSが増加し，より多くの施設や機関，地域でのさまざまな役割を果たすことが求められている．

なお，地区別の専門看護師登録者数については**表VI-2**に示した．徐々に全国各地で活躍するCNSが増えてきており，今後さらに全国的な活動地域の広がりが期待される．

専門看護師育成のための大学院教育

日本における看護基礎教育は，長期にわたって看護養成機関で行われてきた．1952年に看護大学が開設され，看護の専門性を追求するなかで大学教育が必要とされながらもその数が増加しない状態が長年続いていた．しかし，1992年からは急激に看護大学が増加し，2010年現在では，看護大学193校となっている．このような状況のなかで，時代のニーズに応じた専門看護師育成のための教育が，いくつかの看護系大学大学院修士課程で行われるようになった．専門看護師教育課程の特定と認定は日本看護系大学協議会が行っており，2010年の時点で全分野の専門看護師教育コースは総計172課程となっている（**表VI-3**)[3]．

CNSのための大学院教育
カリキュラムができるまで

1980年代後半から，看護の質の向上を目指した看護の専門分化に関する議論が活発に行われるようになり，日本看護協会は教育課程を含む専門看護師制度の試案を1990年に発表した．このような看護界の意向を受けて日本看護系大学協議会は，CNSの教育課程は大学院に設置されることが望ましいという観点から，その教育内容についての検討を行ってきた．そして，1993年には"専門看護師育成のための教育課程の試案の中間報告"，1995年には"専門看護師養成のための修士課程におけるカリキュラム"を発表し，看護界の動向を見ながら修正を重ねてきた[4]．

1996年には日本看護協会との討議のうえ，CNSの教育課程の基準作成と教育課程の認定を看護系大学協議会が行うという契約が交わされた．この契約に基づき，日本看護系大学協議会では専門看護師教育課程認定準備委員会を設立し，この準備委員会の緻密な活動によって，1998年には日本看護系大学協議会の専門看護師教育課程の認定制度が発足し，専門看護師教育課程に必要な審査が行

われるようになった．

専門看護師教育課程審査要項は，専門看護師教育課程認定に必要な審査規準を示したものであり，この審査の基盤となる専門看護師教育課程認定規程，専門看護師教育課程認定細則および専門看護師教育課程基準が明記されている．

教育内容の実際

1998年に日本看護系大学協議会が制定した"専門看護師教育課程基準"の内容は表VI-4に示すとおりである[5]．"専門看護師の教育理念"および"専門看護師の共通目的"のなかでは，前述の"日本看護協会専門看護師認定制度"において規定されているCNSの実践・相談・調整・教育・研究の5つの役割に"倫理調整（倫理的課題への調整者としての機能）"が加えられた．また，専門看護師教育に際して，新しい課題に積極的に取り組むチェンジ・エイジェントとして機能できる人材，および看護管理者やスタッフ看護師とともにケアの開発・改革を試みる人材を育成することの重要性が述べられている．"教育課程の基準"では，全体の履修単位は26単位以上とし，その内訳は共通科目が8単位以上・専門看護分野別専攻教育課程が12単位以上・実習が6単位以上と規定している．特にCNSとしての実践能力を向上させていくためには実習がたいへん重要であり，実習のなかで看護実践を進めていく際にスーパーヴィジョン・事例検討・討議セミナーなどの多様な方法を駆使していくことが強調されている．

日本看護系大学協議会では現在，11領域における専門看護分野別専攻教育課程の基準を設けている．精神看護専攻教育課程の基準は，表VI-5に示すとおりである[6]．

専攻分野共通科目としては，
①制度や体制に関する科目
②精神の健康生活状態の評価に関する科目
③精神領域のセラピーに関する科目
④精神看護の援助法に関する科目

の計12単位が基準となっている．また，専攻分野専門科目としては，
①クリティカル精神看護
②リハビリテーション精神看護
③薬物依存精神看護
④リエゾン精神看護
⑤メンタルヘルス看護

というさらに専門化した5つの課程が提示されており，これらの課程は専攻分野共通科目②〜④として6単位まで置き換えが可能とされている．

表VI-3に示したように，すでに精神看護専攻教育課程の認定を受けた大学は19校あり，今後さらに認定校が増えていく．

具体的なカリキュラムの内容については，大学ごとに精神看護専攻教育課程の基準をもとに，教育を担当する教員の実践・教育・研究領域を考慮した特色ある教育内容を打ち出している．

専門看護師の機能強化を図るための教育課程改定

専門看護師の教育課程は，以上述べてきたように発展してきた．しかし，医療現場の状況はますます複雑化しており，高度医療の進展や疾病構造の変化，高齢社会の進展を踏まえ，専門看護師にはさらに高い専門性を身につけ，キュアとケアを融合して患者の生命と生活の質の向上に資することが求められる．このような背景から，2011年

表VI-3 分野別専門看護師教育課程の認定教育機関数[3]

分野	認定教育機関数
がん看護	44人
慢性看護	14人
母性看護	10人
小児看護	20人
老人看護	22人
精神看護	19人
家族看護	4人
感染看護	7人
地域看護	8人
クリティカルケア看護	17人
在宅看護	7人
合計	172人

（2011年4月現在）

表VI-4 日本看護系大学協議会―専門看護師教育課程基準

専門看護師の教育理念

専門看護師は看護現場において，看護ケアの質の向上を図るために卓越した専門的能力を持つ実践者，スタッフナースへの相談者や教育者，研究者，保健医療福祉ニーズのケア調整者，倫理的課題への調整者としての機能を果たす．また総合的な判断力と組織的な問題解決力を持って専門領域における新しい課題にチャレンジし，現場のみならず教育や政策への課題にも反映できる開発的役割がとれるチェンジ・エイジェントとして機能できる人材を育成する．我が国の看護現場において，看護管理者やスタッフナースとともに，ケア開発・改革を試みる人材として期待される

専門看護師の共通目的（共通能力水準）

専門看護師は，ある特定の看護分野において"卓越した看護実践能力"を有することを認定される看護職者である
専門看護師は，それぞれの専門看護分野において次のような役割を果たす
1）専門看護分野において，個人・家族または集団に対して卓越した看護を実践する（実践）
2）専門看護分野において，看護職者に対しケアを向上させるための教育的機能を果たす（教育）
3）専門看護分野において，看護職者を含むケア提供者に対してコンサルテーションを行う（相談）
4）専門看護分野において，必要なケアが円滑に提供されるために，保健医療福祉に携わる人々の間のコーディネーションを行う（調整）
5）専門看護分野において，専門知識・技術の向上や開発を図るために実践の場における研究活動を行う（研究）
6）専門看護分野において，倫理的な葛藤が生じた場合に関係者間での倫理的調整を行う（倫理）

教育課程の基準

1）履修単位は26単位以上（実習6単位以上を含む）
2）共通科目は，次の7科目から選択し8単位以上を履修する
  ①看護教育論，②看護管理論，③看護理論，④看護研究，⑤コンサルテーション論，⑥看護倫理，⑦看護政策論
3）専門看護分野別専攻教育課程は，別表に示すとおりである
4）実習は専門看護師にとってきわめて重要な実践能力を高めるものであるから，教育としての質を保証することが重要である．そこで，実習方法としては単に，実践するだけではなくスーパービジョンや事例検討や討議セミナーを持つなど多様な方法を駆使することにより，専門看護師が備えるべき実践能力を高め，看護活動を創意工夫して変革でき，社会組織的に発展させうるような能力を養うことが重要視される

（平成19年度版専門看護師教育課程基準・専門看護師教育課程審査要項から抜粋，一部改変）

6月20日，専門看護師教育課程の認定を行っている日本看護系大学協議会の総会で，専門看護師の教育課程改定が次のように承認された．

専門看護師に必要な履修科目数を現行の26単位から38単位に増やす．増加単位分の内容は，共通科目Bの新設（病態薬理学，フィジカルアセスメント，病態生理学の各2単位，計6単位），専攻分野14単位（現行12単位），実習10単位（現行6単位）である．この改定に伴い，現行の教育課程認定についても，2012年度から認定が開始され，順次38単位教育課程に移行していく予定となった．また移行計画では，現行の教育課程の新規申請が2014年度までの見込みとなっている[7]．

1994年に専門看護師制度が始まって20年近い年月が経過した．専門看護師教育は，国際水準に見合う高度実践家育成に向け，次の段階に歩を進めることになる．

大学院における実践的トレーニング

専門看護分野における卓越した看護実践・コンサルテーション・調整・倫理調整・教育・研究などの能力が必要とされるCNSの教育を行ううえで，教育課程における実践的トレーニングは非常に重要である．

大学院における精神看護専門看護師の教育のなかで，実践的トレーニングを必要とする科目は，表VI-5に示した専攻分野共通科目の"②精神の健康生活状態の評価に関する科目，③精神領域のセラピーに関する科目，④精神看護の援助法に関する科目"，専攻分野専門科目の"①クリティカル精神看護，②リハビリテーション精神看護，③薬物依存精神看護，④リエゾン精神看護，⑤メンタルヘルス看護"，さらには実習である．つまり，専門看護師教育課程においては，共通科目以外のほとんどの科目に知識や理論を基盤にした実践教育が必要とされている．多くの大学ではこれらの

表VI-5 精神看護専攻教育課程の基準

本専攻分野教育目標

現在および将来の社会ニーズの変化や精神保健医療福祉の動向を察知しながら，下記のような能力をもつ精神看護のエキスパートとして，社会に提言できる専門家を育成する
1. Mental Health Evaluation と精神看護問題の適切な査定ができる
2. 精神保健医療領域で使われるセラピーの中で，看護に適切な技術を駆使できる
3. 対象者，家族および集団に対し，卓越した看護援助を行うことができる
4. 精神看護領域でさらに専門化した分野における卓越した知識と技術を得ることができる
5. 患者の人権を擁護するために，必要な倫理的判断能力を持ち，判断に基づいて行動できる

科目	内容	必須単位
専攻分野共通科目	専攻分野専門科目は下記の4つの分野の科目を必ず含んでいること．単位の配分については，各大学で定めることもできる	小計 12
1．制度や体制に関する科目	精神保健医療福祉の制度や体制について理解するため各大学で定める（別に定める）科目から選択する	2
2．精神の健康生活状態の評価に関する科目	精神の健康生活状態の評価ができるようになるために，各大学で定める（別に定める）理論と援助法の科目を組み合わせて履修する	2
3．精神領域のセラピーに関する科目	精神領域のセラピーができるために，各大学で定める（別に定める）理論と援助法の科目を組み合わせて履修する	4
4．精神看護の援助法に関する科目	精神看護において卓越した働きかけができるために，各大学で定める（別に定める）科目を履修する	4
専攻分野専門科目	専攻分野専門科目は必須ではないが，より専門化した領域での卓越した知識と技術を修得するために，下記のいずれかの課程を置くことが望ましい．なお，これらの課程の単位を上記の専門共通科目の"精神の健康生活状態の評価に関する科目""精神領域のセラピーに関する科目""精神看護の援助法に関する科目"として6単位までは置き換えることができる	
1．クリティカル精神看護	処遇困難な患者のケアに関する理論と実際	
2．リハビリテーション精神看護	回復期精神看護に関する理論と実際	
3．薬物依存精神看護	薬物やアルコール依存についての看護の理論と実際	
4．リエゾン精神看護	リエゾン精神看護に関する理論と実際	
5．メンタルヘルス看護	精神の健康の増進と病気の予防に関する理論と実際	
実習	対象者の直接看護ケア，コンサルテーションおよび精神医療法の実際を supervision を受けながら実習する	小計 6
本専攻分野の必須単位		合計 18
CNS共通科目＊（8単位以上）を含めた単位数		総計 26

＊：看護教育論，看護管理論，看護理論，看護研究，コンサルテーション論，看護倫理，看護政策論のうち，精神看護専攻分野のCNSとしての役割を考慮して広範囲に8単位以上を選択する．

●日本看護系大学協議会，2007[5]

とんどの科目はゼミ形式の講義と演習を用いた授業展開をしており，各科目により実践的トレーニングとなるようにさまざまな人材の活用を含めた内容の工夫がなされている．

たとえばある大学の例として"精神領域のセラピーに関する科目"および"精神看護の援助法に関する科目"においては，個人・集団精神療法，カウンセリング，認知療法，家族療法，危機介入，ストレスマネージメント，リラクセーション，集団療法，アートセラピー，心理教育，服薬教育などの内容を，トレーニングを積んだ教員や非常勤講師のCNSの教授によって，これらのセラピーや技法を実際に体験しながら学習を深めている．

また，CNSとしての力量をつけるために，実践的トレーニングの場として6単位の実習をどのように行うのかが，各大学における大きな課題となっている．この専門性の高い実習に対応できる教員の確保，および実践のロールモデルとしてCNSから直接指導を受けられる実習場所の確保など，この数年間大学ごとに試行錯誤しながら検討を重ねている[8]．できるだけCNSの勤務する病院で実習ができるようにと，近隣にその領域のCNSがいない場合には，2週間から数週間単位で

CNS の勤務する遠方の病院で泊まりがけの実習をしている大学もある．また，大学のなかに臨床教授という役割を設け，実践の場で活躍する CNS に講義や演習，実習指導を担ってもらうことによって CNS としての教育を強化している大学もある．

　CNS としての実践的トレーニングをより効果的に行うためには，ロールモデルとなる人材とスーパーヴィジョンを受けられる人材が必要となる．現在いる精神看護専門看護師だけでは，ロールモデルとしての役割や実践指導を担うには十分な人数とはいえない．しかしながら，精神看護専攻分野においても，CNS として認定される人材が大幅に増えてきていることから，今後はもっと身近で人材確保できる可能性が高いものと思われる．

　また，実践的トレーニングを進めていくうえで事例検討を重ねていくことは重要であり，1 事例 1 事例を丁寧に検討するなかで，アセスメント能力や実践判断能力，倫理的判断能力，さらには看護職に対する教育およびコンサルテーション能力を磨いていく貴重な機会となる．すでにいくつかの大学では，講座（専攻分野）ごとに定期的な事例検討会を開催し，院生・現場の看護師・CNS・教員などのメンバーで，実際の事例を持ち寄りながらさまざまな角度から討議を深めている．今後，このような事例検討会が大学間を超えてもっとオープンな場になることによって，ある特定領域の CNS を目指す院生や大学院修了生の実践的トレーニングの場になるものと考えられる．

　さらに，前述したように，今後は専門看護師教育課程の単位数が 38 単位に移行するため，新設の共通科目 B や，実習時間の増加分について，どのような内容や方法で教育を進めていくのか，十分な検討が必要である．精神看護分野における専門科目内容も拡充され提案されている．日本看護系大学協議会で提示する教育課程案を参照しながら，各大学院の特性を活かした教育を展開することが求められる．

効果的な臨床トレーニングの方法

　新人看護師は，最初から一人前の看護師として役割を果たせるものではなく，さまざまな実践を積み重ねるなかで一人前に育っていくのである．同様に，大学院で必要な単位を取得したとはいえ新人 CNS も，活動する場を得て実践のなかで試行錯誤をしながら実践活動を積み重ね，それを自分のなかで整理し体系化していくことで初めて一人前の CNS として成長していくのである．

　CNS として効果的な臨床トレーニングを積んでいくためには，定期的にスーパーヴィジョンを受けられる体制を確保できることが望ましい．しかし，専門性の高い CNS に対して，より実践的レベルでスーパーヴァイザーとしての役割を果たせる人材は少なく，大学院での指導教員やすでに CNS として多くの経験を積んでいる CNS がその役割を担っている．スーパーヴァイザーとなる人材を確保するために，CNS の勤務する病院が組織契約を結んで時間および経済的支援を行っているところもあるが，CNS が自己研鑽のために個人契約を結んでいる場合もある．また，大学から遠く離れた病院に勤務していることなどから，身近でスーパーヴィジョンを受けることが困難な場合には，個人で試行錯誤しているという現状もある．CNS の臨床トレーニングやキャリアアップのために欠くことのできないこのスーパーヴィジョン体制をどのように築いていくかについては，CNS の教育機関である大学ごとに今後取り組んでいかなければならない大きな課題である．

　なお，前述したように，すでにいくつかの大学では各講座（専攻分野）の事例検討会を実施している．このような場で実際の事例提供をしながらさまざまな角度から検討することは，CNS としての実践・相談・調整・教育・研究・倫理調整能力を高め，組織における役割開発の困難さのなかで

戸惑う CNS をエンパワメント[p254,★]するためには，とても貴重な機会になっているものと思われる．

さらに，ここ数年間，日本看護協会が専攻分野ごとの定期的な事例検討会の開催をバックアップしてきたという実績もある．しかし，このような事例検討会の開催が，徐々に各専攻分野の CNS の自主的な運営に移行してきており，実践の立場から CNS の効果的臨床トレーニングをどのようにシステム化していくかについて，今後検討していく必要がある．

文献

1) 日本看護協会：専門看護師制度の概要．看護（5月臨時増刊号），55（7）：163-166，2003．
2) http://www.nurse.or.jp/nursing/qualification/senmon/touroku.html
3) http://www.janpu.or.jp/download/pdf/2010-list.pdf
4) 日本看護系大学協議会：平成19年度版専門看護師教育課程基準/専門看護師教育課程審査要項，pp75-77，2007．
5) 前掲書4），pp40-41．
6) 前掲書4），p47．
7) 日本看護系大学協議会 HP：http://www.janpu.or.jp
8) 南　裕子，金川克子，小松浩子：座談会　教育機関の立場から―どう育て，どうフォローすべきか．看護（5月臨時増刊号），55（7）：116-121，2003．

2 新人リエゾン精神専門看護師をどのように育むか

Ⅵ―リエゾン精神専門看護師への道

はじめに

これまで，リエゾン精神専門看護師がどのような教育を受け，認定に至るのか，実践の場でどのようにトレーニングを継続していくかについて，その概要を紹介してきた．日本におけるCNSの大学院教育は，看護臨床の十分な土壌開拓を待たずして開始された経緯があり，実際に現場に出て活動する段階で大きな葛藤を抱えることは多い．そのような現状を鑑みたとき，CNSという看護提供システムを発展させ，有効に生かしていくためには，CNS自身の自己研鑽だけではなく，並行して臨床現場の土壌づくりも進めていかなければならない．CNSにも発達段階がある．卓越した実践家であったとしても，CNSとしては初心者である時期が必ずある．特に専門看護師制度が発足してその数もまだ少ない現在においてはなおさらである．初心者CNSを雇用する臨床現場，とりわけ看護管理者は，初心者段階のCNSがCNSとして熟練していくプロセスを支援し，CNSを有効に活用することのできる組織づくりをする必要がある．

この項では，まず，新人のリエゾン精神専門看護師が，知識や技術という点から実際にどのような準備状態にあるのかについて述べる．そして，大学院で学ぶことの意義と，大学院教育に期待する点，さらに新人とはいえ，どのような能力を備えておく必要があるのか，などについて述べる．リエゾン精神専門看護師を目指す方がたや大学教育に携わっている方がたにとって，学習・トレーニングの内容や方向性，目標を立てるうえでの目安としていただければ幸いである．また，CNSを活用する看護師，とりわけ看護管理者がどのような支援をすることによって，CNSが成長し，その力を発揮しやすくなるのか，について述べる．これは，リエゾン精神専門看護師を雇用している，あるいは雇用を検討している看護管理者の方がたにとって，初心者CNSがどの程度の準備性をもって輩出され，どのような可能性をもっているのかのイメージづくりに役立つだろう．また，CNSの臨床における育成のあり方を考えるうえでの参考になるのではないだろうか．ここで，お断りしておくが，わが国におけるCNSの認定は，1年以上その役割を経験した段階で，CNSとしての質を保証する意味合いで行われるものである．したがって，この項でいう"初心者CNS"とは，臨床活動は始めてはいるが，まだCNSの認定を受けていない，文字どおりCNSの役割を担い始めたばかりのCNSのことである．

新人CNSの準備状態

CNSの活動は，一般の看護師が行う臨床活動とは違った側面をもつため，その領域のエキスパートであったとしても，当初の戸惑いは大きい．新しい役割で新たに組織に入っていくときには，CNSとしての役割を果たしたいという希望をもつ反面，役割が果たせるだろうかという不安をもつことになる．そして，組織からの期待にたいへんな重圧を感じつつ，右も左もわからないなかで，自分の未熟さと向き合いつつ，実践を積み重ねていかなければならない．その状態をクリアして，

CNSとして機能していくためには，自分自身の努力と専門的な能力を磨くこと，積極的に役割開発をしていく姿勢などが必要である．一方でこれらを成功させるためには，看護管理者の支援は必須であり，できるだけ高いレベルの準備状態をつくり出すための教育も必要である．ここでは，大学院を修了した後，初めてCNSの役割を担うこととなる新人CNSがどのような準備状態にあるのか，大学院教育の内容と関連させながら述べる．ただし，大学院教育の内容は，各大学院によって異なるため，ここに紹介する内容はすべての大学院の実際を網羅しているわけではないことをお断りしておく．

直接ケア（実践）の能力

CNSになる人は，基本的に臨床経験は豊富であり，自分の専門分野に関する看護の経験を積んでいると考えてよいだろう．しかし，その背景はさまざまであり，認定資格の最低ラインの年数（5年）しか経験していない場合もある．そのため，臨床経験年数が少ないCNSの場合には，雇用の初期には直接ケアの能力を高められるよう，直接ケアに多くの時間を割いて活動するほうがよいだろう．CNSが直接ケアを行うと，スタッフ看護師にリエゾン精神専門看護師のたいせつにしている看護はどのようなものか，リエゾン精神専門看護師にできるのはどのようなことかがわかりやすいし，身近でエキスパートによる看護ケアを見る機会が増えることにもなる．

コンサルテーションの能力

コンサルテーションは，CNSにとって重要な役割である．しかし，CNSとして活動を始める時点では，コンサルテーションについては理論的な学習だけにとどまり，実践的なトレーニングを十分に行っていない場合が多い．大学院在学中にコンサルテーションについて行われる実践的なトレーニングの例としては，以下のようなものがある．

① 大学院在籍中に，今働いていて困っていることについて看護師にインタビューすることと，その内容を分析して，問題の本質を見極めるようなトレーニングをする
② CNSが勤務する病院実習で，実際に相談のあったケースを活用してロールプレイをする
③ 実習のなかでコンサルテーションを行い，そのケースに関してスーパーヴィジョンを受ける　など

教育の能力

教育の経験は，それぞれの背景で大きく異なる．たとえば，

① 臨床で教育担当をしていた場合
② 大学や看護学校などで教育者の経験をしている場合
③ 大学院での学び
　ⅰ さまざまなプレゼンテーション
　ⅱ 病院を想定して教育プログラムを作成する
　ⅲ 教育学を学ぶ
　ⅳ 実習時に実習病院で必要と考えられた内容で自分なりに教育計画を立てて実施し，それに関するフィードバックや指導を受ける　など
④ 大学院生のときに臨床から依頼を受けて勉強会や研究指導などを経験する場合

などがある．

研究の能力

臨床看護師時代に，あるいは教育機関，大学院での研究活動などがあり，それぞれのキャリアディベロップメントのプロセスによって異なる．

大学院では，自分自身のテーマで研究を行い，修士論文を作成する．大学院によっては修士論文を課さず，事例研究としてまとめるというところもある．修士論文あるいは事例研究では，できるだけしっかりとした研究のプロセスが踏めるよう

に指導され，研究をしていくうえで必要なコーディネートをすることなども要求される．さらに，現在の臨床の課題について，最新の知見でどこまで明らかになっているのかを見極めて，自分が行う研究の意義や，その結果が出ることによって，看護がどのような影響を受けるのかを考える機会となる．

この論文作成までには，看護研究とは何か，研究にはどのような研究手法がありその特徴は何かといった研究に関する基礎的知識と，研究を行うにあたって必要な統計に関する知識の伝達も受ける．さらに既存の看護研究のクリティークによって研究論文を読み込む視点を養うことができる．実践や理論と研究との結びつき（最新の研究をどのように臨床に活用していくのか，あるいは臨床に生かせる研究とは何か）について理解を深める教育も行われる．また，研究対象および共同研究者に対する視点から，看護研究における倫理についても教育を受ける．

実習時には，臨床で行われている研究（臨床看護師）に対して，アドバイザーの役割をとる場合もある．したがって，新人のCNSは，研究に関する基本的なことについては学んできていると考えてよいだろう．

連携・調整の能力

CNSという立場で他職種とかかわる経験は，実習のときの体験程度にとどまる．調整の役割がとれるには，組織においてそれなりのポジションや責任が与えられることが必要であり，実習という枠で経験するには限界があるからである．連携・調整は，実習では十分に学びきれないCNSの活動の柱のひとつであるといえる．

メンタルヘルス支援の能力

特別なトレーニングを受けていない場合も多く，書籍からの知識や臨床経験，教員経験によって異なる．しかし，患者ケアで積み上げてきた積極的傾聴などのトレーニングを役立てることはできるし，カウンセリングや精神療法の技術を活用することもできる．

また，看護職の置かれている立場や状況などは，自分自身が経験してきたことであり，同じ看護師だからこそ，その葛藤や苦しみを理解することができ，分かち合うことができる．このことはリエゾン精神専門看護師が看護師のメンタルケアを行うことの大きな利点である．また，大学院では"看護管理"などで，新人看護師のリアリティショックや燃え尽き（burn out）について学ぶ．さらに看護倫理では，原則を学ぶとともに最新医療や生命に関する倫理的ジレンマの分析および対応の検討などについて学習する．これらの知識も臨床活動において活用することができる．

大学院教育で学べること，期待すること

冒頭の"新人CNSの準備状態"で述べたように，大学院ではCNSの役割を遂行するための基礎を学ぶことができる．しかし，専門看護師コースの学生を指導する教員のなかには，実際にCNSの経験をもつ教員が非常に少なく，学生側も個々の経験や大学院で学ぼうとする意欲などを含めた準備状態およびニーズはさまざまである．

ここでは，CNSとして高い準備状態をつくり出すための教育に関して，学べることと期待することを以下に述べていく．

大学院教育で学べること

①理論（特に看護理論）を理解し，自分の実践に活用する基盤ができる

大学院では，理論（特に看護理論）を深く学ぶことができる．したがって，それを自分の実践に活用する基盤ができる．ただし，大学院生のほとんどは，看護学について把握している範囲も狭く，

理解度も浅いことが多い．したがって，大学院で理論を学ぶ場合には，各専門において，どのような理論に関する理解を深めておいたほうがよいのかについて大枠を示してもらい（選択肢を与えてもらい），それに関して，順を追って自分のペースで学びを深められるようにしてもらえるとよいかもしれない．

②精神科看護で活用できるさまざまな概念や技法について学べる

③実際にCNSが勤務している施設といない施設での実習ができると，CNSの役割や必要性，特徴などが認識できる．また，実習の終了間近に，スーパーヴィジョンを受ける機会を与えられると，自分がCNSとして活動していくうえでの課題を明確にすることができる．実際にCNSとしての役割をとって活動を経験したことのない教員からは学びえなかったことを感じ取る機会があることは，とても重要である

④大学院で学ぶことによって，今までは気づけなかった現象に気づくことができ，ひとつの物事を見たときに導き出せる仮説が増える．つまり，患者については，今何が起こっているのかという現象を理解する力が増して対象理解が深まること，病態との結びつきも考慮したうえで，より適切で質の高い看護ケアを複数導き出せるようになること，看護ケアの結果の予測をたてる力が増し，タイムリーにケアの評価や変更が行えるようになる，といった能力を高めることができる

また，患者の状況理解にとどまらず，患者と看護師間で何が起こっているのか，看護師間ではどうか，他職種とのあいだでは…といった周囲のことにも目が向けられるようになり，システム論的視点で物事を観察し，アセスメントすることができるようになることも，CNSとしては大きな学びとなる．

⑤大学で行っている事例検討会に出席することで対象理解とケースの問題の見極める力を養える．また，事例の対象理解を深めるためのプレゼンテーションを行う役割を担うことによって事例を多角的に見る方法やその見せ方を学ぶことができる

大学院教育に期待すること

①コンサルテーションの能力を高めるための実践指導

②大学院生の経験は個々の学生で大きく異なっているので，学生の経験に合わせ，個々の能力を高める教育が受けられるようなシステム

2年間でCNSになるための必須科目を履修するのがやっとという現実もあるが，もし可能なら，必須科目の中身について，個々の力量や課題に合った内容を深められるようなことができるとよいのではないかと考える．たとえば，

①まず，それぞれの学生がCNSとしての役割をとるうえで，どのような課題をもっているのかを本人と教員とで共通認識するプロセスを踏む

②それぞれの学生の課題にあった内容を深められるように，教員に指導を受けながらテーマを決めていく

③そのテーマに従って，それぞれの学生が学びを深め，適宜プレゼンテーションを行えるようにする

といったことができるとよいのかもしれない．さらに学びたい意欲のある学生には，よりいっそう活用できるような選択制の学習プログラムを開講するといった自由度を高めた講義も欲しいと思う．あるいは，大学院1年めの最初の時期に，実際にCNSとして活動している人から，どのような能力をつけておくほうがよいのかについて具体的に聞く機会を与えてもらえると，課題や講義内容の意味づけがより深く理解でき，自分の専門性について，あるいはCNSとして今の学びをどのよ

うにして生かしていけるだろうか，などを具体的に考えながら過ごせるのではないだろうか．

新人リエゾン精神専門看護師として必要な能力

看護師の教育と同様に，当初から十分な実践的学習と訓練を受けて CNS としての活動を開始できる人はほとんどいないだろう．しかし，新人のリエゾン精神専門看護師として役割を開発していくうえで，少なくとも必要だと考えられる能力について以下に述べていく．

看護実践ができ，自分の看護実践を他者にわかるように示すことができる

主に直接ケアを通して，CNS がどういう看護をたいせつにしているのか，患者とどういうかかわりをする人なのか，どういう看護が実践できる人なのかを，現場のスタッフに示していくことがたいせつになる．また，自分の実践を言葉で表現し，その意味づけを伝えていくことも求められる．実践の意図とプロセス，結果とその評価を丁寧に行い，その裏づけになった理論と実践の結びつきをできるだけ明確に示すことのできる力が必要である．

精神機能のアセスメントができる

精神看護の CNS として，患者の意識，気分や感情，行動，思考，言語，認知や知覚，記憶，知能，洞察力，判断力などを総合して精神機能をアセスメントできることが基本となる．このような精神状態だと考えられるから，このような看護ケアが必要だということを示すことが，精神看護専門看護師の特徴でもあるからである．

実践で活用する理論の理解ができている

主として活用する看護理論は，それぞれの CNS で異なると考えられるが，著者はオレム（Orem）のセルフケア理論を基盤としている．また，対象理解のため，あるいはメンタルヘルス支援時，管理的な視点で状況を考える必要があるときには，精神分析学，対象関係論，自我心理学，心身相関の理論，システム理論，変化促進理論，ストレスとストレス緩和理論，危機理論などを，ケースや状況に合わせて活用する．

代表的な精神病の基本的な看護のポイントを知っている

統合失調症や気分障害，パーソナリティ障害などの病理の違いと治療対応の注意点やポイントをおさえ，それが看護につなげられるように理解しておくことが必要である．

人間関係を形成していく能力やコミュニケーション能力がある

これらの能力は，CNS ではなくても当然身につけておかなければならないものであるが，CNS としては，特に自ら関係性を形成しようとできること，自分の言動のモニタリングや洞察ができることが重要である．

組織感覚を養っておく

ここでいう"組織感覚"とは，組織の掲げる理念や目標・目的を認識していること，その目標を達成するためにどのような地位・役割の分化がなされているのか，権限の階層構造はどのようになっているのか，そのなかでの CNS の位置づけを理解しておく．そして CNS はどのような役割を担うべきなのか，あるいは期待されているのか，意思決定の仕組みや情報の流れ方，などを意識し，的確に行動することを指す．

CNS が組織上どういう配置になるかは組織によって異なるが，リエゾン精神専門看護師の場合は，役割上，特に病棟や外来などの各部署を行き来することが多い．そのため，自分の立場と役割をいつも考えながら活動することがたいせつである．特に部署の責任者（看護師長など）と十分な連携をとり，CNS は活用できる資源であり，看護師長の役割を奪う人でもなく，部署を評価する人でもないことを理解してもらうことは重要である．

もし，CNS が看護部長のスタッフとして位置づ

けられた場合，何か緊急の事態が生じたときには，副看護部長や看護師長を通さずに直接看護部長と話し合う機会をもっても，大きな問題はないだろう．しかし，ある部署に所属し，直属の上司が看護師長の場合には，まず看護師長を通して，その部署を担当している副看護部長へ，その副看護部長から看護部長へというのが情報伝達や相談の正式なルートとなるわけである．CNS は看護部の所属であるため，ほかの部や課と連携する場合には，各部課の長に話を通す必要がある．

また，何らかの相談を受け，他部署と連携する必要性が生じた場合には，所属している組織のシステムとして，どこのどういう役割の人に何を依頼したいのかを明らかにしたうえで，その連携部署の最終責任者は誰なのか，誰にどのような情報を伝えておく必要があるのかを判断する．新たに雇用された新人 CNS には，最初は組織のシステムも組織文化も，誰が他部門の管理者なのかなども含めてわからないことが多いので，自ら足を運んで看護管理者から情報をもらうように動く必要がある．

著者自身は，どのように動くほうがよいのかがわからずに迷った場合や，自分なりに考えて動いた後に，何か問題があったのではないかと感じた場合には，看護部長や副看護部長，看護師長に率直に尋ねるようにしている．本来はどうすべきだったのか，自分の動き方の何が問題だったのかを，学びながら進むしかない面もあるからである．たとえば，組織の正式ルートを通していたとしても，受け手によっては自分も情報が欲しかった，あるいは別のルートで依頼が欲しかったなどの思いが生じる場合がある．組織文化を考慮し，場合によってはインフォーマルなルートを通すことが必要な場合もあることを頭に置いておくことが必要である．

新人 CNS としてたいせつにしたい態度

CNS という役割を担い，その役割を定着させるために，最初から意識してたいせつにしておきたい姿勢や態度について以下に述べていく．

組織にコミットメントし，看護部との信頼関係を築く

新しく組織に入った場合，その組織をよりよくしたいという希望に燃えて，理想の看護と現場の現実とを比較したり，今まで自分が所属してよく知っていた組織と比較したりすることがある．そして，そこで行われている看護に対して否定的な見方をしてしまう場合がある．しかし，まずは所属した組織のよい点を見いだしていくこと，その組織を好きになることがたいせつである．

また，できるだけ早く組織の状況をつかむためにも，自分の存在を知ってもらうためにも，電話ですませられることでも，できるだけ各部署に足を運び，そこで働く人たちと顔を合わすことは，特にたいせつにすべきことである．著者は，電話は相手の状況がみえないので，自分の都合が優先されてしまう手段ととらえている．そのため，電話で自分の用件を済ませることによって，相手の優先順位を狂わせる可能性もあるし，手軽に用事を済ませられたと感じさせることもあるだろうと考えて，極力電話ではすませない．特に最初の段階では，自分が足を運んで，相手の状況を自分の目で見極めてからタイミングよくかかわることに気をつけている．そのことによって，自分では意図していない情報が手に入ることもあるし，コミュニケーションも円滑になる．

依頼を待つのではなく，各部署に自ら足を運び，顔を出して役割開発する

新しい組織に初めて配属されて，新しい役割を担うことになるため，リエゾン精神専門看護師としての自分にどういう役割があるのか，あるいはどういう役割を果たすことができるのかを見いだし，その組織にあった役割開発をしなければなら

ない．また，各部署の人たちも，リエゾン精神専門看護師という資源の"使い心地"がわからないので，どのようなことを相談したらよいのか，どのように活用したらよいのかがわからない．そのため待っていて依頼が来るということはほとんどないと考えてよいだろう．方法はいろいろあるのかもしれないが，現場に入り込んで，自分の精神看護の力量をみてもらうような活動が当初は必要と考える．

著者は，研修というかたちをとってすべての部署に入れるようにしてほしいと看護部長に依頼し，各部署に3週間程度ずつ入った．そして，スタッフと一緒に看護ケアをしながら，自分の人となりや看護をみてもらえるようにした．また，一方で，各部署の特徴と強み弱みを自分なりに把握し，組織としての課題は何か，リエゾン精神専門看護師がどういう役割を果たすことが看護の質を上げていくことにつながるかについて検討する機会とした．

配置されたばかりの新しい組織で，新しい役割を開発するわけなので，所属感もなく，居場所がない孤独感を味わうけれども，何度も部署に足を運ぶことによって組織に受け入れられ，役割をもらえるチャンスをつくることになることを忘れてはいけない．

コンサルテーションにおける態度

コンサルテーションは，CNSとしての役割の重要な部分を占める．しかし，今までほとんど経験がないので，不安や葛藤を抱えやすく，焦燥感を感じ，自分をより大きくみせようとしてしまう危険性がある．コンサルタントとして信頼され，機能していくためにたいせつにしておきたい態度について以下に述べる．

① 真摯な態度と丁寧な対応をする

ひとつひとつのケースに対して，十分な情報を整えて分析し，焦らずに確実なアセスメントのもとで対応を検討することが重要である．対象理解を進めて，その患者にあった看護ケアを見いだすことは重要であるが，現場で今まで行われてきた対応には，背景にさまざまな理由があることを念頭に置き，相手を尊重する姿勢をもち続けなければならない．また，コンサルタントとしての力量を示そうとして，コンサルティの問題点ばかりを指摘したり，張り合ったりしてしまわないようにしたい．現場の第一線で，うまくいかないケースを目の前にして懸命に看護を提供している看護師たちに尊敬の念を抱くことを忘れてしまっては，コンサルタントとしては機能しない．

② 傾聴することをたいせつにし，コンサルティに多くを語ってもらう

コンサルティは追いつめられた状況下で一生懸命に看護をしているため，コンサルテーションの場ではじっくり話を聴くこと自体がコンサルティのカタルシスにつながることを意識しておく．そして積極的に傾聴しながら，コンサルティが何を考え，どのように感じ，何を期待しているのか．コンサルティはどんな能力，権限，パワーをもっているのか，その部署の変革者は誰か，その人とコンサルティの関係はどうか，などコンサルティの状況をアセスメントすることもたいせつである．

③ 必要な情報を丁寧に集める

誰が情報をもっているかを把握しておき，自分が必要だと考える情報を手に入れられるようにしておくと，偏ったアセスメントをしたり，患者に合わない看護計画を立てずにすむ．このときに，漫然とコンサルティの話を聴くのではなく，ケースの状態について自分なりの仮説を立て，その仮説が正しいのかどうかを識別できるように，必要十分な情報を聴き出していくことが必要である．少しずつ典型事例ができてくれば，それを基に情報を集めることもできる．

④ 直接ケアでコンサルタントの看護の姿勢を示す

一般科の看護師の場合，患者に精神病がある場合や精神症状が強く出ていると，どう接してよい

のかわからず，自分の接し方次第で患者の状態が悪化するのではないかと不安になり，精神的なケアの具体的な方法がわからずに悩む，ということがある．そのようなとき，精神看護の役割モデルとして実際患者にかかわったり，看護師と一緒に患者の所に出向いて，クッション役として対応することで看護師の不安を低減化させることができる．このような意味合いでも直接ケアを行うことはたいせつである．また，精神看護によって患者や家族の状態が好転するのを見たことがない看護師にとっては，看護の方法を変えたことで患者の状態が安定したり，改善したりするのを目前にすることで，自分たちの看護を工夫しようと考える機会にもなる．そのため，最初は特にコンサルテーションだけで終わらずに，直接ケアを多く行うほうが効果的かもしれない．加えて，以下のような場合でも直接ケアを並行して行うと効果的である．

① コンサルタントとしてどうしてもコンサルティからの情報では精神状態が判断できない場合や精神状態の変化を評価するのが困難な場合
② 部署の看護師とCNSで役割分担をするほうが効果的であると判断した場合
③ より専門的な介入が必要な場合
④ 自分の提案した看護ケアの方法の妥当性を見極めたい場合
⑤ 看護師が疲れ切っており，患者と少し距離を置いて接する時間をもつほうがよいのではないかと考えられた場合

⑤ コンサルティとともに進む

当然のことであるが，コンサルティに対して"そんなことも知らないの？　前にも言ったでしょ？"というような権威的な態度をとることは絶対にあってはならない．一緒に悩み，一緒にその人にとって最もよいと考えられる看護を見つけていくのが役割であることを常に頭に置いておく．

⑥ すぐに変化が起こらなくても忍耐強く待つ

自分だったらこうやるという思いがあっても，それを強要してはならない．現場のスタッフがその気になるように，患者と患者にかかわる人たちを注意深くアセスメントしながら，忍耐強く機会を待つ．

⑦ 情報の扱い方に注意する

守秘義務があることを忘れずに，また各部署の情報が不用意に漏れないように，十分に配慮することがたいせつである．連携の目的であっても，部署の外に情報を持ち出す場合には，目的が何であるのかを常に再確認して，患者の利になるか否かを繰り返し検討するようにしたい．そして，必要ならばその情報の所有者に確認するように心がける．

わからないことは素直にわからないと伝える

わからないと伝えることは，働き始めたときにはたいへん勇気のいることであるが，自分の得意な部分だけではなく"限界"を認識しておくことが重要である．ほかの人的資源を活用したほうが，より専門的で有効な対応ができる場合に，自分だけで抱えこまない決断を下せることは，スペシャリストとして欠かせない能力である．

CNSの初期には，特に"できない"と言うと依頼が来なくなるのではないかと不安になったり，自分の力量を試したい思いがあったりするため，力量以上のことをやろうとしがちである．しかし，看護ケアを行うのは自分の力量を試すためではないことを，倫理的な観点からも重ねて認識しておきたい．できないことまで引き受けて，中途半端なかかわりになってしまい，患者に悪影響が出た場合には，CNSに対する信頼は失われ，二度とコンサルテーションの依頼が来なくなるだろう．最初は，数が少なくてもよいので，自分の知識や技術でできる範囲内で確実にケースを重ね，結果を出していくことに価値をおきたい．

新人 CNS の成長のために必要なこと

現場の看護師，看護管理者からのサポート

① コンサルテーションを依頼された部署からフィードバックをもらう

　たとえば，コンサルテーションによって，何か改良されたことがあるか（対象理解が進んだ，看護ケアを工夫できた，看護師の気もちが楽になったなどの変化，コンサルタントの態度や姿勢など），逆に思わしくなかったことは何かなど，コンサルテーションのプロセスで起こったことについてなら何でもよい．特に受け持ち看護師とは十分に話をして，振り返りをする．これはお互いの学びになるし，看護の意味づけを確認することにもなる．また，看護師長は，スタッフが CNS には直接言ってくれなかった CNS の課題なども率直に伝えてくれる場合が多いので，十分に話し合えるようにしておきたい．

② 定例会議（看護部長，副部長との会議）などを通して，看護管理者と話をする時間を十分にとる

③ 委員会やプロジェクトへの参加の程度を調整する

　最初は，何らかの委員会に参加することが，CNS の看護への考え方を伝える機会になり，教育的・倫理的視点を活用してもらうチャンスにもなる．しかし，それが行き過ぎると，直接ケアやコンサルテーションなど，CNS がより力量を発揮しなければならない活動に時間やエネルギーをかけにくくなる．配属当初は，所属感がなく不安が高いため，決まった会に出席でき，役割を与えられることが精神的な救いになり，結果として自分の本来の業務から逃げ出すことになってしまう．CNS としての活動の柱を意識して，全体を網羅できるように調整することがたいせつである．

④ CNS としての能力開発に必要な研修などに自由に出席させてもらう

新人 CNS へのメッセージ

　新人 CNS は，当初は右も左もわからず，本当に自分に勤まるのかと足下が不安定で，不安の大きいスタートを切ることになる．そこで，最初に新人 CNS として改めてたいせつにしてきたことを 3 点と，そのときに組織から何をもらって育成されたと感じているかについて述べる．

① 特別なことをするのではなく，自分らしい看護をすればよい

　最初は，ただ"看護が好きだ""患者が好きだ"という気もちと"人として"謙虚に真摯であることがたいせつなのではないか．初めての組織のなかで，CNS が認識され活用されるようになるまでには，何カ月もかかる．まして組織をよりよい方向に変革する一役を担うには"年"という単位がかかる．そのため，自分ひとりができる範囲をわきまえて，できるところから一歩ずつ，地道に耕していくような活動が本来の CNS の役割を果たすための土壌づくりになるだろう．CNS なのだから，専門的な看護ケアによって結果をみせることが重要なのだろうが，そればかりを意識して何かものすごいことをやらなければならないと気負いすぎると，空回りに終わってしまう．著者の場合，自分がたいせつにしている看護を，部署の人たちと一緒になって一生懸命やったことから CNS の活動が始まったように思う．そして，その姿が"看護を楽しそうにやる人"という印象として残り，CNS としての道を切り開く第一歩になったように感じている．

② 時間を十分に使って積極的に傾聴する

　もうひとつ新人 CNS としてたいせつにしてきたのは，相手の話を聴く姿勢をもち，それに時間を費やすことである．最初は何もしていないのにすぐに疲労感を感じて，座り込みたいような気も

ちになった．しかし，それでも意識して疲労をみせないようにし，いつでも相手の話を聴こうとする姿勢を保っていく努力はしていた．そして，時間外でも残って話を聴き，いろいろな部署に顔を出して，内容の別なく話をしてもらえるようにした．このことは，自分が自分の専門性を多く語るよりも，自分の居場所をつくり，資源として活用してもらう基盤づくりに役だったと感じている．できるだけ相手の話を聴こうとする姿勢は，組織内で信頼関係を築くためには必須だったとも感じている．

③ 自分の限界以上のことには手を出さない

述べてきたように自分の限界を見極め，わからないことをわからないと言うことは，専門家であるからこそ，絶対に忘れてはならない．"専門がわかる"ということは"専門外のこととは何かがわかる"ということである．自分の専門外のことや自分の力量以上のことを引き受けてしまってはならない．わからないことをわからないと言えないとき，その背景に自分の不安が潜んでいないかどうかを洞察できる力をもちたい．

著者は，CNSが"わからない，できない"と表現することは，効果を生むこともあると考えている．CNS自らが"わからない"と言うことによって"わからないことはわからないと言ってよい"という雰囲気を生み出し，カンファレンスなどで，質問が多く出るようになり，より率直に自由に意見交換が行われるのを助けていると感じるからである．

④ スーパーヴィジョンを受ける

① 客観的なアドバイスによって自分の実践の偏りを是正し，現時点での活動の方向性を確認し，動機づけするとともに，活動の意欲を高めることができる
② 組織のなかで，どのようにするとより効果的な実践ができるのかを考えることができる
③ 精神的な支えが得られるので，ストレス解消に役立つ
④ スーパーヴィジョンがコンサルテーションのモデルとなり，学びが得られる

といった利点があるので，たいへん重要である．

看護管理者からのメッセージ

さて，CNSがいくらやる気をもってがんばったとしても，その活動の成功を助けてくれるのはやはり看護管理者である．看護管理者が"やれるものならやってみなさい"と放任した場合には，CNSは成長することが難しい環境下に置かれることになり，本来の力を発揮できない．看護管理者が，CNSを組織に紹介したり，部署での活用が促進されるように働きかけたり，CNSを頼りにしてくれたり，精神的に支えてくれたりするからこそ，CNSの活動に活力が生まれるのである．

そこで，CNSを導入したある看護部長がCNSにどのような期待をして，どういう支援をしたかについて語った内容（参考：第13回日本精神保健看護学会〈2003年5月1日～6月1日〉，ワークショップ配布資料）を，了解のうえで紹介する．この看護部長はこれまでに複数のCNSの雇用と，組織内での意識改革に取り組んできた方である．

組織にCNSを投入することで期待していたこと

① よい病院にするために看護の質をレベルアップする

① CNSには，管理者とは異なる視点で組織の様子や課題を見渡して把握し，課題を提示する役割を期待する（全フロアを全体的に見渡せる立場で活動できることの利点を生かして）
② 事例をひとつひとつ積み上げてもらい看護の底上げを図る
③ 現場の問題点の吸い上げによる体制の変更などが行える

② スタッフのメンタルヘルス支援
CNS を組織に定着させるために行ってきた支援

　CNS を組織に定着させるためには，まず前提として，看護部の力量を院内で認められるようにしておくことが必須である．そのうえで，看護部長としてCNSを浸透させるために必要なことは，主として以下の5点であった．
　①看護部長が本当にCNSを必要と考えている
　　ⅰ自らがCNSの必要性を感じ，使いたいという固い意志がある
　　ⅱ現状に看護課題がたくさんあり，それを何とかしたいと思っている
　②CNSとの人間関係を良好につくる
　　ⅰ窓口となる副看護部長を看護部組織のなかで力のある人にする
　③CNSの人間性を知ってもらう作業をする
　④上層部へのアピールを意識的にする
　⑤CNSを活用しない看護師長に動機づけをする
　　ⅰ個人的に"どうして看護部にCNSを雇用しているのか"を説明する
　　ⅱ活用することで看護に変化が起こることを話す

おわりに

　リエゾン精神専門看護師は大学院でどのような学びをし，輩出されるのか，大学院教育への期待，新人リエゾン精神専門看護師の能力と心得，さらに看護管理者に必要な支援の視点について述べてきた．リエゾン精神看護領域にとどまらず他領域のCNSにも重なる部分が多いと思う．日本におけるリエゾン精神専門看護師の活動は，十数年前から始まってはいるものの，CNSの認定が開始され，ようやく広く認知されるようになってきたところである．臨床での実績を重ねることは，よりよい看護提供につながるだけでなく，それを学問的にフィードバックすることによって，看護の理論や働きかけ論の発展にも寄与するのである．大学院教育は，実践活動のなかから見いだされた看護の実践知を統合し，理論化する役割も担っている．

索引

用語検索のための索引

あ
- サーショントレーニング　17,65,293
- セスメント　266
- ──の指標　9
- ルコール依存　29,30
- ンヘドニア　46
- 性症候群　42

い
- メージ療法　72
- 療事故　16,17,275
- 存　134,161
- ──の背景　135
- ──性　45
- ──性薬物　40
- ──欲求　134
- 行期　285
- 識障害　34,40,45,125,126
- 識変容　40
- 持療法　50
- り　105,251
- ──のレベル　106
- み　144,241
- ──の閾値　144
- 般システム理論　20,24
- 般身体疾患を示すことによる気分障害　114
- 性感情　8,235

う
- つ病　29,30,32,33,44,45,51

お
- レムの看護理論　79
- き換え　105,252

か
- ウンセリング　10,56,185
- タルシス　238,240,254
- ──の促進　226
- 説設定　36,37
- 面うつ病　29
- 族　90,201
- ──ケア　90
- ──システム　201
- ──，病者を抱えた　90
- ──療法　48
- 課題適応型コンサルテーション　211
- 回避　98
- 快体験　249
- 解凍期　285
- 外傷後ストレス障害　100,279
- 学習性無力感　115
- 看護管理コンサルテーション　288
- 看護師のメンタルヘルス　258
- 感情障害　113
- 感情表現　249
- 関係性　33,35

き
- 気分　20
- ──エピソード　113
- ──循環性障害　46
- ──障害　113
- ──変調性障害　46
- 疑診　37
- 共感的理解　11,12
- 教育課程の基準　305
- 教育・研究　268
- 筋弛緩作用　43
- 筋弛緩法　72,76

く
- グリーフカウンセリング　192
- グループ　61
- ──の発達　62

け
- ゲートコントロール理論　145
- 軽躁病エピソード　120
- 見当識　21
- 健康逸脱に関するセルフケア要件　79

こ
- コーディネーション　268
- コンサルタント　209
- ──に必要な教育　217
- ──に求められる能力と姿勢　218
- ──の役割　211,218
- コンサルテーション　14,209,268
- ──でできることの見極め　227
- ──の見学　219
- ──のタイプ　210,218
- ──の評価　219
- ──のプロセス　213,218,222
- ──の倫理的側面　213,218
- ──をめぐる課題　219
- ──，模擬　219
- 呼吸法　72,75
- 個人カウンセリング　267
- 個人精神療法　56
- 甲状腺ホルモン　34
- 行動療法　48

さ
- サポートグループ　17,267
- 再凍結期　285
- 産後精神病　156,157

し
- 支持的面接　8,10
- 仕事上のストレッサー　258
- 死の心理過程　189
- 死別体験　154
- 思考障害　21
- 自我機能　236
- ──を補強　99
- 自己一致　11,12
- 自己破壊的衝動性　107
- 自己表現トレーニング　17
- 自殺　17
- ──企図　82
- ──念慮　119
- 自傷他害　122,129
- 持続療法　50
- 疾患概念　37
- 実践的トレーニング　306
- 社会機能水準　40
- 主訴　30
- 受診動機　30,31
- 受容　11,12,226
- 周産期の死別　154
- 集団精神療法　48,61
- 出産　151
- 出生前診断　153
- 初期診断　37
- 小うつ病性障害　47
- 職場ストレスモデル　258
- 職場不適応　270
- 職務記述書　290
- 心身症　2,170

321

心身相関	2,29,230	喪失	105	パターナリズム	
心的外傷体験	278	——体験	115	パニック	97,1
心理検査	34	操作的診断基準	37	——障害	34,
身体依存	136	躁状態	120	——発作	29,1
身体化	98	躁的防衛	120,189	発達的セルフケア要件	
身体的治療	196	躁病エピソード	120	反跳性不眠	
侵襲性	35,36	**た**			
神経性大食症	164	タッチング	72,73	**ひ**	
神経性無食欲症	164	大量服薬	49	ヒステリー	
新人のリエゾン精神専門看護師	310	——時	51	否認	247,2
人格	176	対人関係	176	非言語的コミュニケーション	
——スタイル	176	——依存	134	非言語的情報	
		——療法	48	非内因性不安	
す		退行	136	非薬物療法	
スーパーヴァイザー	308	大うつ病エピソード	46,114	費用効果	2
スーパーヴィジョン	220,308,319	大うつ病性障害	46,48,49	光療法	
ストーリ	38	大学院教育	312	評価	2
ストレス・コーピング	20,23			開かれた質問	
ストレス反応	258,261	**ち**		広場恐怖	1
ストレスマネジメント	177,238	チーム医療	298		
ストレッサー	11,23	治療グループ	61	**ふ**	
錐体外路症状	42,43,49	治療的意味合い	35	プロセス依存	1
		知覚障害	21	プロセス適応型コンサルテーション	2
せ		遅滞	29	不安	
セルフケア	79,185	昼夜を問わずナースコール	247	——に対する対処	
——不足	79	調整機能	299	——のレベル	
——要件	79	直接ケア	7,54	——を表す反応	
セルフコントロール感覚	111	直面化	249	——衝動の行動化	
せん妄	9,21,29,31,32,33,40,42,43,47,125			不眠	28,
——状態	125	**て**		普遍的セルフケア要件	
生殖補助医療	152	てんかん	34	分裂	1
精神依存	136	定例会	287	——病質	
精神看護専攻教育課程の基準	306	抵抗	295		
精神状態の検査法	20	適応障害	7,10	**へ**	
精神遅滞	39			併診依頼	
精神病後うつ病性障害	47	**と**		変化	2
精神分析的精神療法	48	ドクター・ショッピング	31	——への抵抗	2
脆弱性	47	閉ざされた質問	59	——促進者	2
摂食障害	164,244	投影	251,254	——理論	2
専攻分野共通科目	307			変革戦略	2
専門看護師教育課程	304	**な**		変容	2
——基準	305	内因性	47		
——審査要項	305	——不安	96	**ほ**	
——認定規程	305			保証	2
——認定細則	305	**に**		母子分離	1
専門看護師認定実行委員会	303	日本看護協会専門看護師制度	302	防衛機制	20,21,2
専門看護師認定制度	5	日本看護系大学協議会	304		
専門看護師の教育理念	305	日内変動	33	**ま**	
専門看護師の共通目的	305	妊娠・出産期	151	マッサージ	
専門看護分野別登録者数	303	認知行動療法	65	慢性疾患	1
全般性不安障害	101	認知療法	48		
前向性健忘	46			**む**	
		の		無力感	1
そ		脳波	34		
組織の現状分析	286			**め**	
双極Ⅰ型障害	46	**は**		メランコリー型	
双極Ⅱ型障害	46	パーキンソニズム	29	メンタルヘルスケア	2
相談システム	264			メンタルヘルス支援	15,258,2

面接		8
も		
燃え尽き		5,15
幻覚		40
や		
役割		289
──の創造		289
──開発		284,289
──発達		294
薬物依存		134
──症		45
薬物療法		85
よ		
予期的悲嘆		192
抑圧		248
抑うつ状態		113,159,271
ら		
リエゾン精神医学		3
リフレーミング		173,239
リラクセーション		
	6,8,11,13,72,184,242,243	
離脱		29,43,45
──症状		50
了解		39
緑内障		45
倫理的葛藤		16,260
倫理的ジレンマ		293
臨床診断		37
臨床トレーニング		308
ろ		
ロールモデル		308
欧文その他		
burn out		5
Certified Nurse Specialist		3,302
Clinical Nurse Specialist		4
CNS		3
──の教育		302
──の研究		302
──の実践		302
──の専門看護分野の特定		302
──の相談		302
──のための大学院教育		304
──の調整		302
──の認定試験		303
──の認定条件		303
──の役割		302
──の倫理調整		302
DSM の多軸評定		39
CS		43
CS3		41
mental status examination		20
negative capability		36

perinatal bereavement		154
psychiatric liaison clinical nurse specialist		
		5

薬剤検索のための索引

他の薬剤は★マーク検索の●も参照.

あ行		
アモキサン		49
ウインタミン		42
か行		
気分安定薬		49,50
クロルプロマジン		42,51
グラマリール		42
コントミン		42
抗うつ薬		33,43,48,49,50,117
抗躁薬		122
さ行		
サイレース		43
三環系抗うつ薬（TCA）		50,51
ジプレキサ		43
セディール		50
セルシン		43
セロクエル		43
セロトニン・ノルアドレナリン再取り込み阻害薬（SNRI）		51
選択的セロトニン再取り込み阻害薬（SSRI）		51
ソラナックス		50
た行		
テトラミド		43
デパケン		49
デプロメール		49
トレドミン		49
ドグマチール		42,49
ドルミカム		43
は行		
ハロペリドール		43,51
バルビツール酸		51
──系睡眠薬		45
パキシル		49
ヒルナミン		42
非定型抗精神病薬		50
フェノチアジン系抗精神病薬		42,51
フェノバルビタール		45
ブチロフェノン系抗精神病薬		51
ベンゾジアゼピン系抗不安薬		51
ベンゾジアゼピン系薬剤		45
ホリゾン		43
ま行		
マイスリー		46
や行		
四環系抗うつ薬		49

ら行		
リーマス		49
リスパダール		43
リタリン		49
リチウム		50,51
ルボックス		49
レスリン		43,49
レボトミン		42
レボメプロマジン		42
わ行		
ワイパックス		43

★マーク検索のための索引

あ		
アカシジア		42
アモキサピン●		49
アルプラゾラム●		50
アレキシサイミア		170
悪性症候群		240
い		
医療状況が複雑化するなかでの看護師としての仕事		209
依存からの離脱		136
依存症		135
依存の代償的な対象		135
依頼の記載を鵜呑みにしない		32
え		
エスクレ●		204
エチゾラム●		119
エディプスコンプレックス		164
エンパワメント		254
お		
オランザピン●		43
か		
カルバマゼピン●		49
仮性認知症		47
仮面うつ病		29
家族が継続して受けられる資源		155
家族システム─全体性，非累積性，恒常性		201
家族性アミロイド性多発性ニューロパシー（FAP）		87
家族全員がたどる危機の過程─衝撃の段階，防衛的退行の段階，承認の段階，適応の段階		201
家族のストレスに対応する力		202
家族への支援		130
学習された無力感		115
葛藤の投影		165
看護現場実態調査		261
看護者の強い葛藤		260

索引

か
看護者の倫理綱領	260
患者を取り巻く心理社会的要因	114
感情労働	261
（患者の興奮の）緩和	129
（自傷他害を排除した）環境づくりと保持	129

き
疑診	37
虐待	81
急性錯乱状態	125
強化療法	50
筋萎縮性側索硬化症（ALS）	30

く
クアゼパム*	119
クエチアピン*	43
クライエント（患者）中心のコンサルテーション	210
グループのなかの闘争-回避	62

け
継続投与（中・長時間作用型睡眠薬）	45
血液脳関門（BBB）	41

こ
コンサルタント側の"権威的存在でいたい"という意識	210
コンサルティ中心の管理に関するコンサルテーション	210
コンサルティ中心のケースコンサルテーション	210
コンサルテーション	208
子どもを失ったあとの納得できない気もち	155
呼吸法の体位	76
呼吸抑制（注射薬）に注意	43
甲状腺ホルモン	50
向精神薬*	177,197
抗うつ薬*	197

さ
三環系抗うつ薬（TCA）*	49
産後精神障害のリスクファクター	158
産後の気分障害	155

し
ジゴシン（ジゴキシン）*	131
死を現実として受け入れるための援助	155
資源をつくる	209
自殺企図，自殺未遂への対応マニュアル	116
自助グループの活動	154
自動思考	65
自律神経症状を中心とした身体症状	113
自律神経抑制症状	85
（抑うつ患者の自殺にかかわる）時間帯	117
失体感症	170
種々の反応	39
受動-攻撃性	105
修正（無痙攣性）電気痙攣療法（mECT）	49
重症筋無力症	45
従業員支援システム（EAP）	263
初期診断	37
（ハロペリドール）静注後に持続点滴	42
職場不適応（症）	270
心気的	113
心身症	29,262
心的外傷後ストレス反応（PTSR）	278
身体表現性障害	48
神経性大食症	164
神経性無食欲症	164
進行性球麻痺（PBP）	30
人工妊娠中絶	156

す
スーパーヴィジョン	13,296
スキーマ	65
ストレス-脆弱性モデル	196
ストレッサー	10,259
スルピリド*	42,49,119
睡眠時無呼吸症候群（SAS）	44,45
錐体外路症状（EPS）	85

せ
セレネース*	29,42
セロトニン・ノルアドレナリン再取り込み阻害薬（SNRI）*	49
せん妄	40
せん妄症状	130
せん妄の気質因	126
せん妄の気質因に対する治療	130
せん妄の素因	126
せん妄の促進因	126
生殖補助医療	153
性的逸脱行動	134
精神運動性焦燥または制止	46
精神運動性抑制	113
精神状態のいろいろなレベル	40
（症状に影響されている）精神状態の程度	177
専門看護師（CNS）	3,55,212,247,284,302
選択的セロトニン再取り込み阻害薬（SSRI）*	48,49,85

そ
ゾピクロン*	119
ゾルピデム*	46
その人らしくない状態	39
組織にとってのリスクマネジメント	

た
操作行動	
タイプA行動特性	
タンドスピロン*	
ダイアップ*	
対応ガイドライン	
対象喪失と悲哀の仕事	
脱価値化	

ち
治療的効果	
遅発性ジスキネジア（TD）	
昼夜の区別をつける環境づくり	
超自我の形成	

て
テグレトール*	
テトラミド*	
ディタッチメント	
デパス*	
定型抗精神病薬*	
抵抗	
転移	
転換性障害	

と
トルサード・ド・ポアンツ	
ドルミカム*	
疼痛の特徴と影響	
統合失調症	

な
なるほどと頷ける連関	
内部コンサルタントがいることの利点	
内部コンサルタントと外部コンサルタント	

に
（現実への適応を助ける）日常的な会話	
人間の自我	
認定の更新制度	

は
ハビリテーション	
ハロペリドール*	
バルプロ酸ナトリウム（デパケン）*	
パーキンソン症状	
パキシル*	
パターナリズム	
（自殺のリスク）把握	
話に乗ってこない人	

ひ
ピンドロール*	

索引

"否認"のメカニズム　247
定型抗精神病薬●　43,85
配偶者間人工授精・胚提供により生まれた子どもの心のケア　153
秘密の心理　192
嘆作業　268

ふ
ブスコパン●　241
プラスのストローク　70
プリセプターシップ　18
プログラム中心の管理に関するコンサルテーション　210
不穏状態　125
妊治療の治療費　153
分離不安　194
分裂病質（人格障害）　35

へ
ベゲタミン●　45
ベンゾジアゼピン系抗不安薬●　43
米国精神医学会治療ガイドライン　42

ほ
ホールディング　190
リゾン　36,41,241
ボディイメージの変容　110
ボルタレン SR●　93

ま
マイスタン●　205
マタニティブルース　151

み
ミアンセリン●　43

め
メチルフェニデート●　49
目に見えるもので補強するコミュニケーション　129

も
持ち越し効果　46
燃え尽き現象　258
問診の進め方　36

や
薬物依存　134
薬物に対する渇望　136
薬物の身体依存・精神依存　135

よ
うつ気分　113
うつ症状　48

り
リエゾン精神看護　2
リエゾン精神専門看護の機能　7

リスパダール●　88
リチウム●　49
リハビリテーション　183
リフレーミング　70
リプロダクティブヘルス／ライツ　151
臨床用量依存　45

ろ
ロキソニン●　241
労働者のストレス　258

欧文その他
10代の妊娠＝望まれない妊娠　157
DSM-IV-TR　37,88,97,113,114,125,164,196
GHQ　258
ICD-10　37
JCS　40
NIOSH　258
SST　173
WAIS-R　34

図表検索のための索引

う
うつ病治療の時期と転帰　50

お
主な防衛機制　22

か
外傷後ストレス反応　279
軽い意識障害を見極めるためのサイン　126
看護師のメンタルヘルスを支える相談システム　264
患者の依存の現れ方　137

き
気分障害を引き起こすとされる薬物　115

こ
コンサルタントを活用する際の問い　214

さ
産後精神障害の分類　156

し
身体の病を抱える患者の精神状態に影響を及ぼす要因と適応力　10
神経科併診依頼書（入院患者用）　32
神経精神科問診用紙　34
人格スタイルの基本図式　176

す
ストレス反応の現れ方　262

せ
セルフケアと看護の関連　79
せん妄と認知症の鑑別　126
せん妄と抑うつとの鑑別　126
せん妄に関連する一般身体疾患　127
せん妄の診断基準（DSM-IV-TR）　126
せん妄発症の3要因　127
せん妄を引き起こすとされる物質　127
生物体システムの7つのレベル　25
精神看護専攻教育課程の基準　307
専門看護師の認定条件と認定試験　303
専門看護分野別登録者数　304

そ
躁状態・うつ状態にみられる症状　120
躁状態に関連する一般身体疾患　121

ち
地区別専門看護師登録者数　304
直線的因果律と円環的因果律　25

な
内部コンサルタントと外部コンサルタントの特性比較　215

に
日本看護系大学協議会—専門看護師教育課程基準　306

ふ
不安の鑑別診断　97
不安を呈する身体疾患　98
分野別専門看護師教育課程の認定教育機関数　305

へ
変化理論の各段階と介入方法　285

め
メンタルヘルスケアの4つの柱とリエゾン精神専門看護師が活用する機能　267

よ
抑うつ状態に関連する一般身体疾患　115

り
リエゾン精神看護相談用紙の一例　223
リエゾン精神専門看護師によるコンサルテーションのプロセス　223

欧文その他
DSM-IV-TRによる神経性大食症の診断基準　165
DSM-IV-TRによる外傷後ストレス障害の診断基準　279
DSM-IV-TRによる神経性無食欲症の診

索引

断基準　*165*
DSM-IV-TR による躁病エピソードの診
　断基準　*121*
DSM-IV-TR による大うつ病エピソード

114
DSM-IV-TR による適応障害の診断基準
98
DSM-IV-TR によるパニック発作の診断

基準　*17*
DSM-IV-TR による不安障害の診断基準
10
NIOSH の職業性ストレスモデル　*25*

リエゾン精神看護
患者ケアとナース支援のために　　ISBN978-4-263-23450-1

2004年 6月25日　第1版第1刷発行
2017年 4月25日　第1版第11刷発行

編著者　野　末　聖　香

発行者　白　石　泰　夫

発行所　医歯薬出版株式会社
〒113-8612 東京都文京区本駒込 1-7-10
TEL.（03）5395-7618（編集）・7616（販売）
FAX.（03）5395-7609（編集）・8563（販売）
http://www.ishiyaku.co.jp/
郵便振替番号　00190-5-13816

乱丁, 落丁の際はお取り替えいたします　印刷・三報社印刷／製本・愛千製本所
Ⓒ Ishiyaku Publishers, Inc., 2004. Printed in Japan

本書の複製権・翻訳権・翻案権・上映権・譲渡権・貸与権・公衆送信権（送信可能化権を含む）・口述権は，医歯薬出版（株）が保有します．

本書を無断で複製する行為（コピー，スキャン，デジタルデータ化など）は，「私的使用のための複製」などの著作権法上の限られた例外を除き禁じられています．また私的使用に該当する場合であっても，請負業者等の第三者に依頼し上記の行為を行うことは違法となります．

JCOPY ＜（社）出版者著作権管理機構　委託出版物＞

本書をコピーやスキャン等により複製される場合は，そのつど事前に（社）出版者著作権管理機構（電話03-3513-6969, FAX 03-3513-6979, e-mail:info@jcopy.or.jp）の許諾を得てください．